현대

의용기계공학

공학박사 나 승 권 저

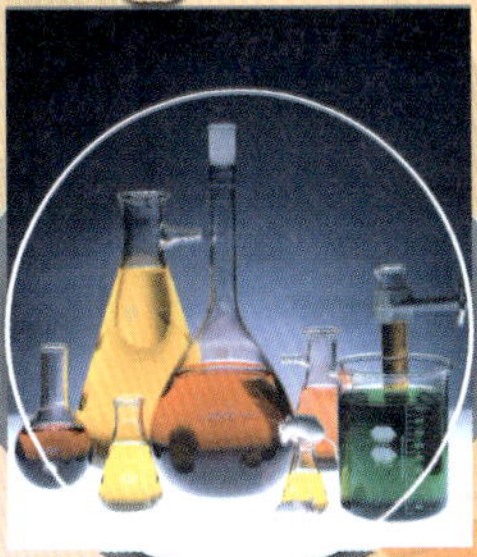

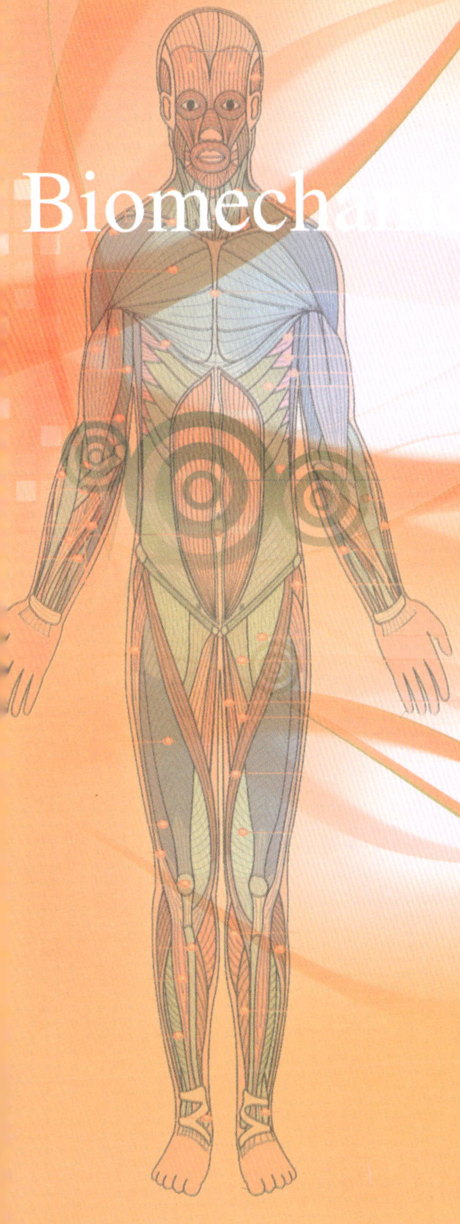

감 수

•윤 형 로•
공학박사 / 연세대학교 의공학부 교수

•황 락 훈•
공학박사 / 세명대학교 전기전자공학부 교수

•김 종 탁•
이학박사 / 상지영서대학 의료시스템정보과 교수

•남 삼 극•
의학박사 / 서울위생병원 의무원장

도서출판 상 학 당

머 리 말

의공학에는 크게 두 가지 분야가 결합한다. 의공학이란 단어에 내포되어 있듯이 바로 의료 분야와 공학이다. 하지만 이 두 분야의 기본은 다 같이 물리학이라 할 수 있다. 엄밀히 말하면 세상에 존재하는 모든 현상과 학문에 물리학은 알게 모르게 포함되어 있다. 하지만 물리, 화학적인 변화와 현상을 나타내는 생체의 특성과 그 신호를 이용해 진단 및 치료를 목적으로 하는 의공학의 목적상 물리적 지식과 그에 대한 이해는 아무리 중요하다고 해도 지나치지 않는다.

물리학은 크게 운동과 에너지 그리고 전기 · 전자 분야로 나눌 수 있으며, 이들 3가지 분야의 기본적인 지식과 이해는 의용기계공학을 이해하는 데 아주 중요한 과정이다. 앞으로 의용기계공학을 공부하며, 기본적인 물리용어와 단편적인 원리들은 충분히 숙지하거나 이해하길 바라며, 의공학을 공부하는 학생이라면 이 교재를 지침시로 일반물리학에 대한 충분한 시간 투자를 권장하는 바이다.

의용기계공학에 포함된 생체물성, 생체재료, 생체역학, 유체역학, 의지학, 보조학, 의료기계공학, 의용전기계측(생체계측 피부 인터페이스)에서 전기 센서를 이용하여 생체계측에 대해서 논하였다. 화학적인 생체의 변화는 물리적 신호를 발생시키고, 이 물리적 신호는 센서를 통해 전극을 이용하여 우리의 신체를 전자기적인 힘과 에너지 공급으로 인하여 센서를 통해 우리가 원하는 형식의 물리적 신호를 신호처리기로 보내는 것이다.

여기에서 배우겠지만 힘이란 벡터에 포함되며, 벡터란 크기와 방향을 가지는 물리량으로서 이는 생체 내의 신호는 단순히 수치와 크기만이 아닌 변위의 방향도 큰 의미를 가진다는 것을 말해준다.

생체재료는 생체 내에 삽입되거나 하나의 구조물로서 존재하게 되는 인공장기들의 생체 내에서의 부작용을 없애기 위한 특수한 물질로 이루어진 재료의 사용과 특성을 설명한다. 그 이외의 생체역학, 유체역학, 의지학, 보조학 등은 자연계에서 발생하는 물리적 현상과 생체의 특성과의 유사성을 이용해 생체의 현상을 분석하는 것과 장애를 받는 신체의 부분에 대해 가장 효과적이고 효율적으로 인공물을 대체하는 방법과 이론을 배울 것이다.

의료사진을 제외한 모든 그림과 삽화는 일러스트레이터로 컬러화하였으며, 이해하기 쉽게 하기 위해 그림에 설명과 한글화 발음을 표기하여 넣었으며 사용된 의학용어나 영문 단어는 모두 한글용어를 병용 표기하였고 한글화된 발음기호도 표기하여 실제 사용에 불편함이 없도록 노력하였다. 또한 의공기사 · 의공산업기사 · 의료전자기능사 등 자격증을 준비하는 수험생들에게 도움이 되도록 자격증 시험대비에 중점을 두었다.

그리고 조심스럽게 첫선을 보이는 이 책의 출간을 위해 감수해 주시고 격려해 주시며 끝까지 탈고할 수 있도록 독려해 주신 원주의료기기테크노밸리 김영호 원장님(공학박사), 윤형로 전 원장님(공학박사), 원주시청 이성철 과장님, 송창린 실장님(전 원주의료기기테크노밸리 소장), 세명대학교 전기전자공학부 황락훈 교수님(공학박사), 상지영서대학 의료시스템정보과 김종탁 교수님(이학박사), 정광손 교수님(공학박사), 서울위생병원 남삼극 의무원장님(의학박사), 메디저널 최병철 편집국장님, 티유브이코리아 박우성 이사님, 서울위생병원 이재운 의용팀장님(의용기사)에게 감사드린다.

또한 이 책을 쓸 수 있도록 물심양면으로 도움을 주신 한국폴리텍Ⅲ대학 원주캠퍼스 조영환 학장님, 김광수 전 학장님을 비롯한 교직원들에게 감사드린다. 그리고 여러 가지 많은 부분에서 도움을 준 의용공학과 교수님과 일러스트레이터로 컬러화 작업을 도와준 의용공학과 재학생 및 졸업생 김도형 군에게 고마운 마음을 전한다.

특히 교재자료의 수집과 집필을 위해 가정을 돌보지 못하여도 아무런 불평, 불만 없이 이해해준 나의 사랑하는 딸 은경, 아들 용주에게 아버지로서 대학일에만 매달려 아버지의 역할을 제대로 해주지 못한 점을 미안하게 생각하고 있으며 그럼에도 밝고 건강하게 자라주어 고맙다는 말을 전하고 싶다.

끝으로 의공학을 전공하는 이들에게 진정으로 학습에 도움이 되는 책이 되길 바라며 집필중 많은 고심에도 불구하고 손길이 미치지 못한 곳은 계속 보완할 것이다.

마지막으로 출판과정에 도움을 주신 도서출판 상학당 남승우 사장님과 이 책에 관심과 애정을 주신 모든 분께 감사의 말씀을 전한다.

2009. 1.

공학박사 나 승 권 씀

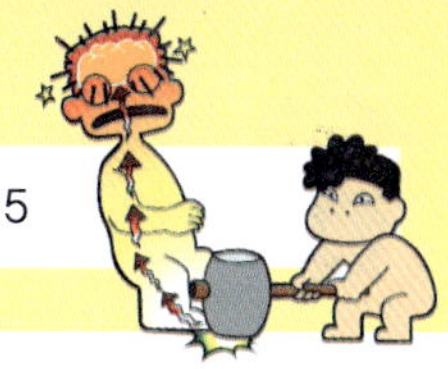

차 례

| 제 1 장 | 생체물성

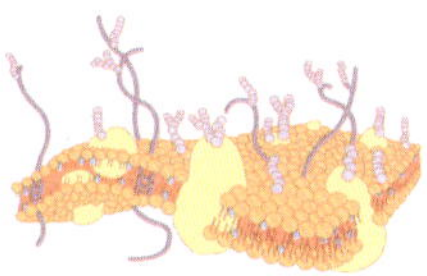

| 제 2 장 | 생체재료

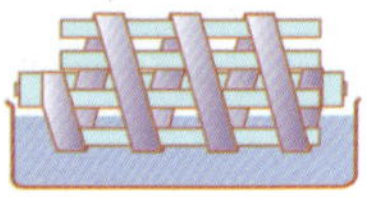

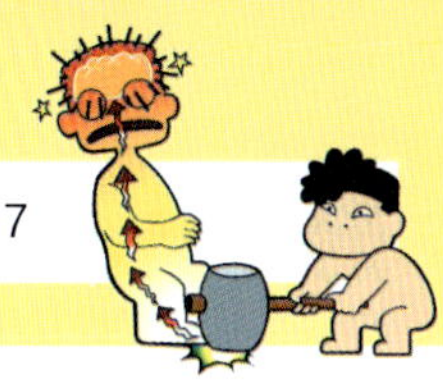

| 제3장 | 생체역학

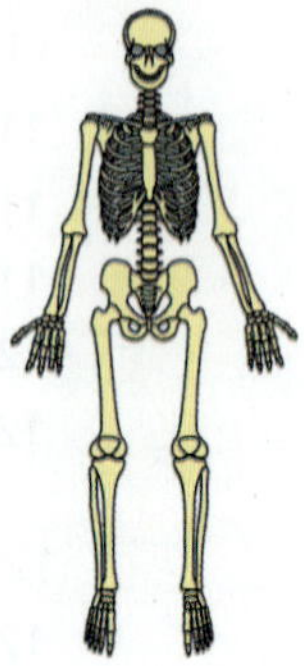

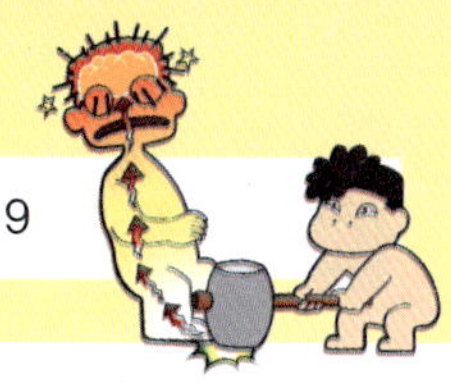

| 제 4 장 | 유체역학

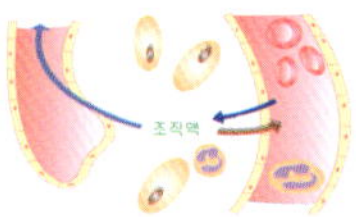

| 제5장 | 의지학

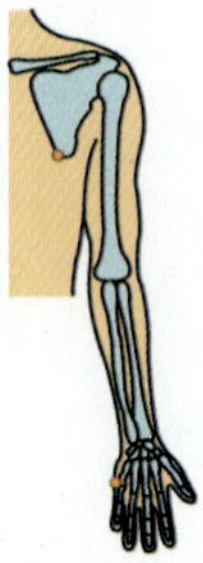

| 제6장 | 보조기

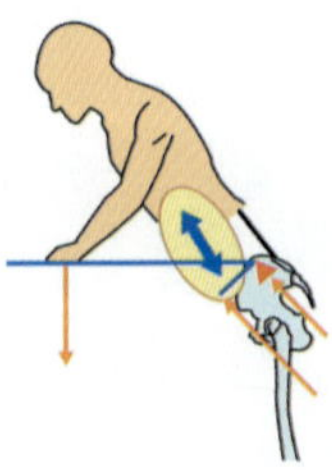

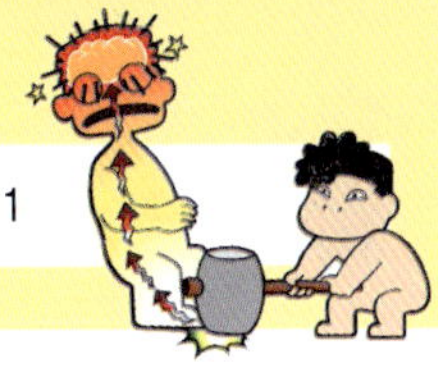

| 제 7 장 | 의용기계요소학(의료용 기계요소)

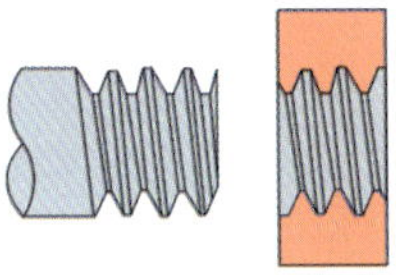

| 제8장 | 의용생체 인터페이스(피부 인터페이스)

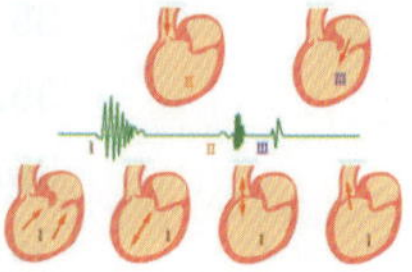

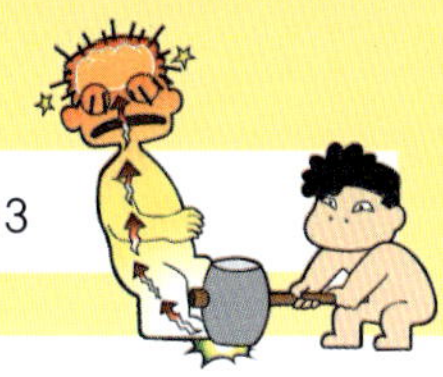

제 1 장
생체물성

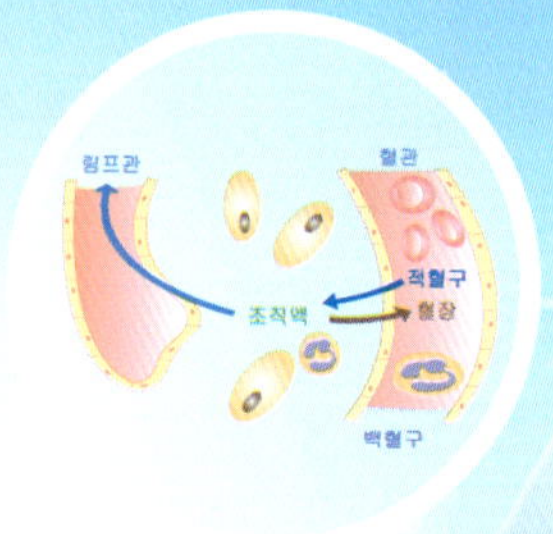

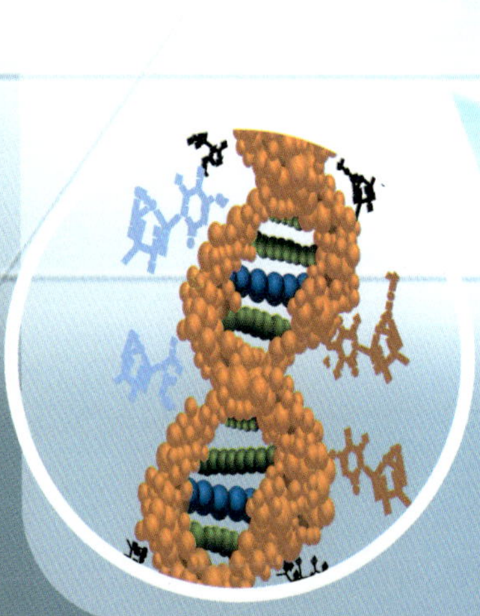

01 | 생체물성에 관한 도입

생체조직 상태의 차이에 따라 생기는 반응은 동일한 강도의 에너지가 인가되어도 생체조직의 상태의 차이에 따라 생기는 물성을 정량적으로 파악하는 것이 중요하다.

물리에너지는 생체조직에 여러 형태로 바뀌어 나타날 수 있으며, 주로 세포나 조직레벨에서의 반응도 고려하여야 한다. 세포나 조직에 발생하는 에너지는 강도가 일정 레벨 이상 도달하면 불가역적인 변화(장해)가 생길 수도 있다. 이런 특성이 생체물성의 정량화를 어렵게 하고 있다. 생체는 비선형성, 온도의존성, 주파수 의존성 등의 특성을 지니고 있다. 생체물성의 단원에서는 생체의 전기적 특성, 자기적 특성, 광학적 특성, 방사선에 대한 특성, 기계적 특성, 열적 특성, 진동과 초음파에 대한 특성을 다루게 된다.

1. 인체의 전기적인 특성

나트륨 칼륨 펌프(Na-K Pump) 및 탈분극, 지방, 단백질에 대한 전기적인 특성을 이해하며, 신경세포의 전기자극에 의해 나타나는 활동전위를 알아본다. 신경의 전달은 전기적 흥분물질인 시냅스 사이의 전달물질에 의해 조절된다. 심장의 특수한 근섬유는 신경계에 영향을 받지 않고 심장의 활동을 스스로 조절하기도 한다.

2. 생체의 자기적 특성

생체 안에서 움직이는 전해질에 로렌츠의 힘이 유발되는 메커니즘과 자기공명영상장치를 이용한 환자의 검사, 체액의 전기전도성을 가진 활성화된 세포 주위에 전류가 흐를 때 생체에 미치는 메커니즘을 알아본다.

3. 생체의 광학적 특성

빛의 특성을 알아보고 빛을 이용한 환자의 치료방법에 대한 연구 및 성과를 알아본다.

또한 파장영역을 달리하여 여러 가지 형태의 레이저로 안과 및 피부과 환자치료 이용에 대하여 알아본다. 광(빛)을 이용한 의공학 기술로는 광선치료, 안과검사, 광전맥파가 있다.

4. 생체의 방사선적 특성

방사선을 이용한 의료기기와 레이저, 알파선, 감마선, 베타선을 이용한 치료방법과 원리에 대하여 알아본다. 방사선을 이용한 의공학 기술로는 CT, 양자, gamma-camera(감마카메라), 방사선 치료, 양자 CT가 있다.

자기공명영상장치의 원리와 방사선이 인체에 미치는 영향에 대해서도 고찰해보자.

5. 생체의 기계적 특성

생체의 지지작용을 하는 근육, 연골, 뼈대에 대한 상호 보완적인 메커니즘을 연구하고 경조직과 연조직에 대한 점성과 밀도에 대하여 알아본다. 역학(기계)의 물리적 에너지는 인공관절, 교정기법, 근력계측, 혈압계측의 의공학 기술로 실현한다.

6. 생체의 열적 특성

체온의 조절 작용과 열을 이용한 치료방법, 열에 대한 생체의 반응 및 영향력에 대한 고찰을 해본다. 열을 이용한 의공학 기술로는 thermography(써모그래피), 심부(체온계측), 온열치료가 있다.

7. 생체의 진동과 초음파적인 특성

파동을 이용한 치료의 원리로써 저주파 대역, 중주파 대역, 고주파 대역을 이용한 치료에 대해 알아보고, 초음파로 가능한 진단에 대해서도 연구해 본다. 저주파 전류 및 직류의 물리적 에너지는 생체전기, 임피던스, 계측, GSR, 기능적 전기자극에 관한 의공학 기술로 상관관계를 나타낼 수 있으며, 저주파 자장 및 직류는 자기치료, MRI(자기공명영상장치)로, 고주파 전자계의 물리적 에너지는 전기메스, 온열치료, 의용 텔레메트리의 의공학 기술을 실현 가능하게 한다.

음파, 초음파의 물리적 에너지는 파쇄, 메스, 초음파 진단, 청음, 심음의 의공학 기술을 발전시켰다.

또한 생체물성의 학문은 여러 장해요인의 원인과 현상을 밝혔다.

생물학적 장해는 돌연변이의 유전자 장해, 불임증, 기형발생, 암발생을 유발하였으며, 물리적 장해는 열상, 동상, 골절, 염좌, 경색, 외상을 초래하였다. 기능적 장해는 체온조절 변화, 전해액의 밸런스 변화, 호흡정지, 제세동, 신경근의 이상 흥분을 유발한다.

생체물성에 대한 연구는 시작이 오래되지 않아 결과가 미흡하거나, 몇몇 자료는 연구중인 것도 있다. 그러나, 이 연구는 의공학의 발전과 전망에 지대한 공헌과 밑거름이 되는 중요한 학문이다. 거듭되는 이론의 수정 및 연구결과의 검토를 토대로 괄목할 만한 체계를 성립하여야 한다.

02 | 생체의 전기적 특성

1. 인체의 구성

인체는 원자(Atom : 애텀), 분자(Molecule : 모레큘), 세포(Cell : 셀), 조직(Tissue : 티슈), 장기(Organ : 오르겐), 기관(System : 시스템), 생체(Organism : 오르게니즘)의 계층 구조 속에서 각 구성 요소들의 상호작용을 통해 고도의 복잡성과 정교한 조절 기능을 구현해낸다. 그림 1-1과 같이 인간의 몸은 100조개의 세포로 이루어져 있고, 세포핵 내에는 23쌍의 염색체가 실타래처럼 얽혀있다. 또한 염색체 속의 유전자는 우리의 생로병사 등 모든 생리현상을 조절 · 통제하고 있다. 인간 기능의 복잡성은 유전자수가 아니라 이들의 유전형질 발현과 단백질 간의 상호작용 네트워크에 의해 발현된다.

이처럼 모든 생명체는 다양한 크기와 모양을 가지고 있는 그림 1-2와 같이 세포(cell :

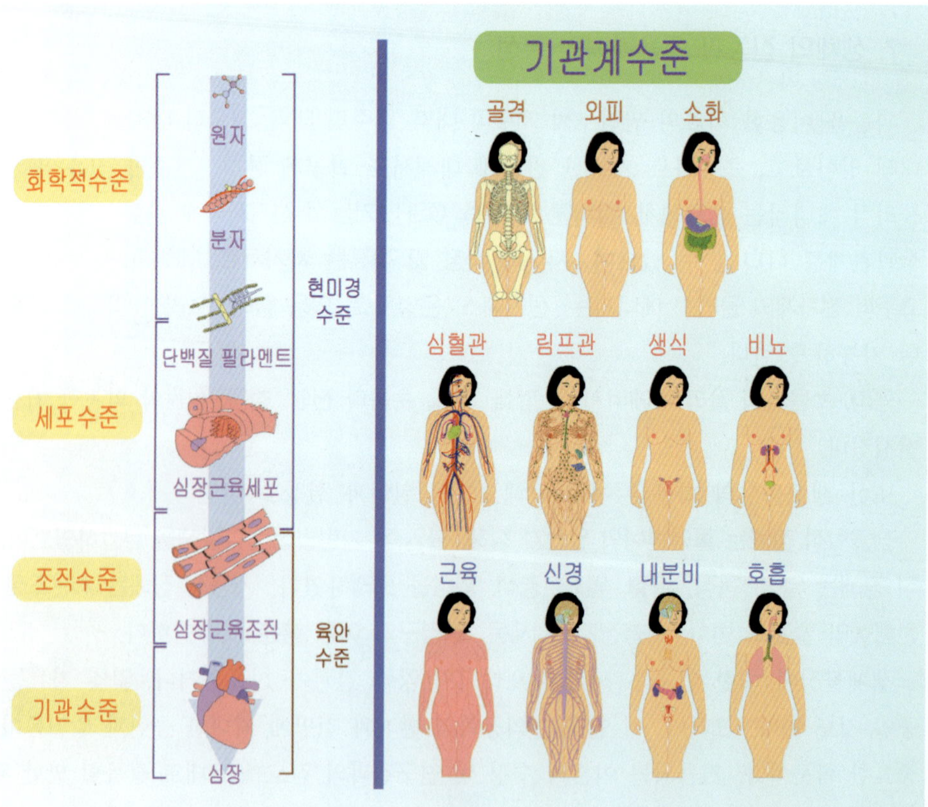

그림 1-1 • 인체의 구성

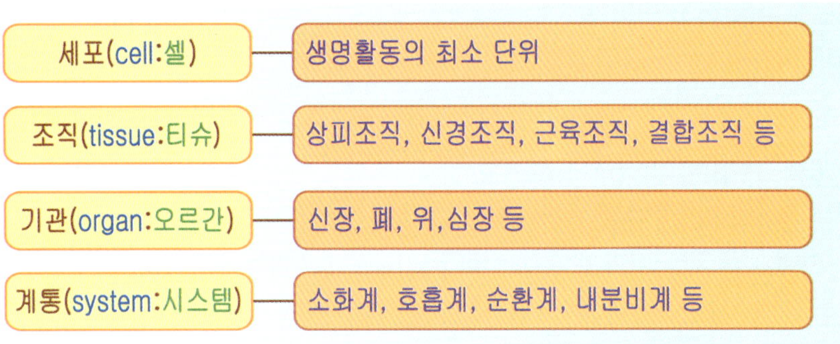

그림 1-2 • 인체의 구조적 단계

셀)들의 조합으로 구성되어 있고, 인체의 모든 조직들은 세포의 활동에 의하여 그 생명을 유지하게 된다. 또한, 우리 몸이 정상적인 기능을 유지하기 위해서는 인체 내의 모든 기관들이 상호보완적인 의사소통을 할 수 있는 신호가 필요한데, 이는 각 세포 단위에서 발생되는 활동전위[1]에 의하여 이루어지고 있다. 이러한 활동전위는 세포막을 통한 이온들이 움직임에 의해 발생, 전달되어지고 있으며 궁극적으로 전기신호의 개념이다.

(1) 인체의 전기적 특성

① 인체조직은 수분의 함량으로 크게 두 가지 범주로 분류되며, 피부와 근육은 수분의 함량이 많은 조직, 지방과 뼈는 수분의 함량이 적은 조직으로 분류한다(표 1-1 참조).

표 1-1 • 인체조직의 전기적 특성

주파수	물성	인체조직					
		근육	뇌		지방	뼈	피
			회백질	백질			
100[Hz]	전기전도도	0.52	–	–	–	0.0126	–
	비유전율	5.9×104	–	–	1.5×103	3800	–
100[kHz]	전기전도도	0.65	0.17	0.12~0.15	–	0.0129	–
	비유전율	2.3×103	3800	1960~3400	2×103	280	4000
1[MHz]	전기전도도	0.83	0.21	0.14~0.19	–	0.0173	0.71
	비유전율	2×103	1250	543~827	–	87	–
100[MHz]	전기전도도	0.95	0.69	0.36~0.48	0.02	0.0574	1.0
	비유전율	71~76	90	68	8~13	23	–
1[GHz]	전기전도도	1.38	1.1	0.8	0.03	0.05	1.4
	비유전율	49~52	46	–	4.3~7.5	8	58~62

1) 활동전위(活動電位) : 세포막 전위가 정상상태 이상으로 튀어 오르는 경우를 말하며 신경세포와 일부 내분비세포, 근육세포에서 신호를 전달하는 방법이다.

각 조직은 각기 다른 유전상수와 손실계수(loss factor : 로스 팩터)를 갖고, 수분함량이 많은 조직은 수분함량이 적은 조직에 비해 유전율이 10배 정도 더 크다.

② 인체조직의 전기적 특성값을 유전율과 도전율에 대하여 주파수 및 조직별로 알아보기 위해 체온(37[℃])에서의 조직인체 실험 결과를 표 1-2에 정리하였다.

③ 재료의 전기적 성질을 나타내는 도전율, 유전율, 투자율 3가지는 비자성체로 투자율은 진공의 투자율 μ는 0과 같다. 도전율 σ[s/m]은 저주파에서 유전율 ε을 고주파에서 제기되며, 생체는 두 가지 성질을 모두 지닌다. 수분을 적게 함유하는 근육과 수분을 많이 함유하는 지방에서의 각각의 유전완화[2] 주파수값은 표 1-2와 같다.

표 1-2 • 유전완화 주파수와 생체의 전기적 특성

구분	수분이 적게 포함된 조직			수분이 많이 포함된 조직		
주파수	유전완화 주파수 fc[MHz]	비유전율 [εs]	도전율σ [s/m]	유전완화 주파수 fc[MHz]	비유전율 [εs]	도전율 σ [s/m]
10	–	–	–	70	160	0.625
27.12	10~39	20	10.9~43.2	97	113	0.612
100	46~182	7.45	19.1~75.9	222	71.7	0.889
433	121~377	5.6	37.9~118	483	53	1.43
915	178~470	5.6	55.6~147	562	51	1.60
2450	314~693	5.5	96.4~213	842	47	2.21

(2) 세포의 구조 및 생체의 특성

① 생체의 전기적 특성을 이해하기 위해서는 세포 및 조직의 전기적 특성을 이해해야 하며, 이것은 하나의 이온채널 단백질(ion channal proteins : 이온채널 프로틴)로부터 심장과 같은 신체 조직의 다양한 계층구조에서의 전압 변화나 전류 흐름의 측정과 관계가 있다.

② 생물학적으로 그림 1-3과 같이 세포는 한 개의 핵을 가지며 세포막(세포질을 감싸서 보호)과 세포질로 크게 나눌 수 있다. 이 외에도 최초로 공생관계를 입증한 미토콘드리아 같이 세포가 살 수 있는 환경에 관여하는 미세한 구조물이 존재한다.

2) 유전완화현상 : 분극현상의 시간 의존성을 말한다. 전압을 인가하거나 제거할 때 인가나 제거순간에 분극이 형성, 소멸되는 것이 아니고 일정한 시간이 지난 후에 현상이 완료된다. 유전완화시간은 온도가 높을수록 짧아진다. 전자분극이나 이온분극은 유전완화시간이 극히 짧고, 배향분극이나 계면분극의 완화시간은 상대적으로 길다. 유전체에 전압을 인가하면 순간적으로 높은 전류가 흐르다가, 지수 함수적으로 감소하면서 일정시간 후에 일정값에 이르게 된다. 일정시간 후의 전류값이 누설전류이다. 절연저항 측정시 전압 인가 후 1분 후의 값을 기준으로 하는 것도 이 때문이다.

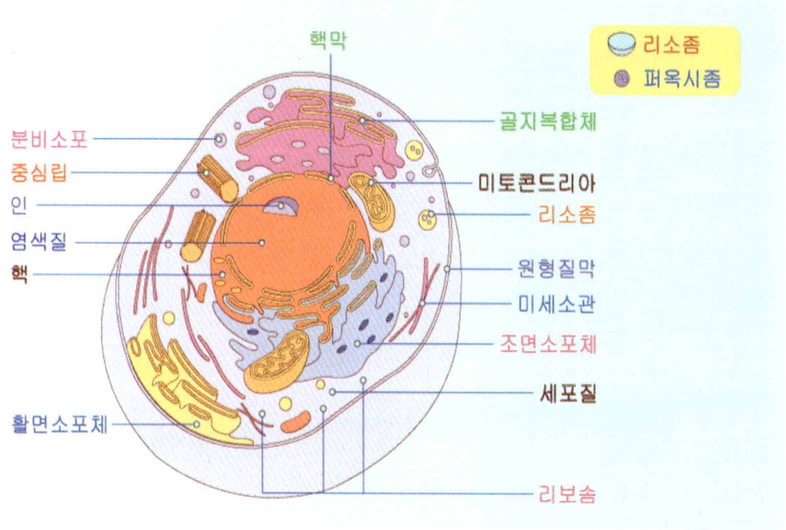

그림 1-3 • 세포의 구조

③ 단순하게 형질막이 세포 내액과 세포 외액으로 격리된 것을 세포라고 한다. 따라서 수동적 전기특성을 고려하였을 때 생체의 세포 또는 조직에 관하여 전기적 절연성이 높은 형질막, 세포 내액(반유동성 전해액), 세포 외액의 3개의 요소만이 중요시된다.

2. 안정막 전압

원형질막은 외부와의 경계로서 핵산, 단백질, 기타의 생체물질이 외부로 흩어지는 것을 방지하고 독립된 환경을 형성하여 생명활동을 영위하도록 한다. 그림 1-4에 나타낸 것처럼 막의 바깥쪽이 친수성, 안쪽이 소수성으로 구성되며, 막의 양면에 인지질 분자[3](Phosphatidyl choline : 포스파티디 1 콜린)가 2층으로 조밀하게 배열되어 있다.

(1) 원형질막의 크기

① 원형질막의 주성분은 지질 이분자막의 극성지질과 리포단백질[4]이다. 지질 이중층은 유동성이 있으며 표면에 존재하는 단백질은 친수성 아미노산 함량이 높고 막 내부에 묻혀 있는 단백질은 소수성 아미노산 함량이 높다. 또 막 내부에 존재하는 단백질은 촉진

3) 인지질 분자 : 세포막의 주요 성분, 머리 부분이 인산기가 이온화되어 친수성을 나타내고, 막의 내부 및 외부 표면을 향하여 나열하게 되며, 인지질의 꼬리부분인 지방산 분자의 소수성으로 인하여 꼬리 부분들이 막의 내부를 형성하고 있다. 분자 안에 인산에스테르를 가지고 있는 복합지질이다. 세포막을 형성하고 신경 전달에 중요한 역할을 한다.

4) 리포단백질 : 복합단백질의 하나로서 지질과 결합한 단백질의 총칭이다.

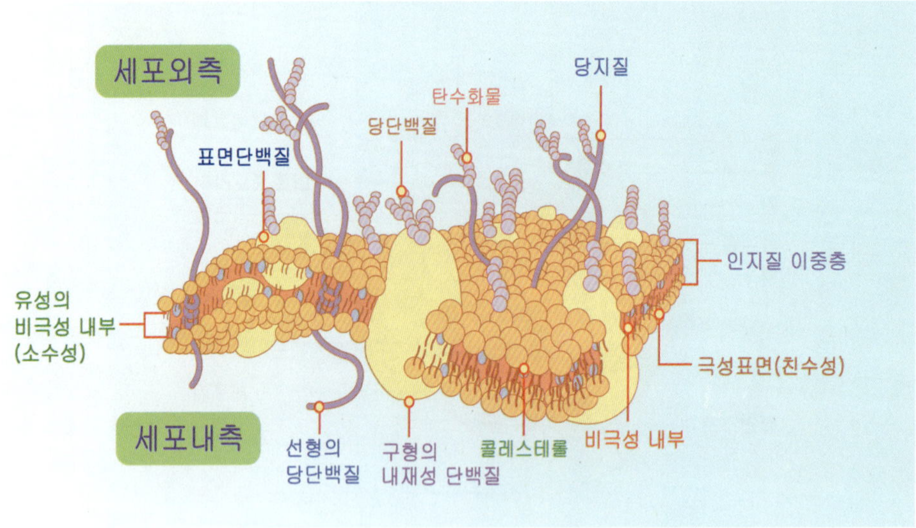

그림 1-4 • Singer(싱거)와 Nicolson(니콜슨)의 유동 모자이크 형질막 모델

확산[5)]에 의해 막 내부를 이동할 수 있다.

② 원형질막의 표면은 당단백질의 당사슬로 덮여 있으며 세포질 쪽에는 표면단백질로 보강된 당사슬층, 지질층, 단백질층의 3층 구조로 되어 있다. 당사슬층은 세포 상호 간의 인식이나 면역반응에 관여하고 보강단백질은 막 내부 단백질의 촉진확산을 제어하며 막을 안정화하며 세포 전체의 형태를 유지하는 역할을 한다.

두께는 수 [nm] 또는 10[nm]이고, 막 내부의 소수성 부분이 전기를 통하지 않고, 이때문에 콘덕턴스는 작고, 막의 면적 1[cm^2]당 0.1~2[ms] 정도이다.

③ 반대로 막의 바깥쪽의 친수성 부분은 전기가 잘 통하고, 마치 대립되는 2매의 전극 중에 절연물을 끼워 넣은 콘덴서와 같은 구조로 되어 있다. 형질막의 두께는 극히 얇기 때문에, 전기용량으로서는 상당히 큰 값이 되고 막의 면적 1[cm^2]당 1[μF] 정도가 되지만, 근세포에서는 특히 커, 10[μF] 이상이다.

신경활동은 막전압의 변동에 근거를 두고 있어 세포막을 사이에 두고 양쪽에서 분리된 전하량에 의해 결정된다.

신경세포가 안정상태에 있을 때 세포막 내외의 전압차를 안정막 전압(Resting Membrane Potential : 레스팅 맴브레인 퍼텐셜)이라고 하며, 대략 −40 ~ −75 [mV]로 세포 내 음성이다.

5) 촉진확산 : 투과효소(permease : 퍼미즈)라고 불리는 막단백질의 형태적인 변형이 확산기울기하에서 선택적인 분자나 이온의 수송을 촉진시키는 역할을 한다.

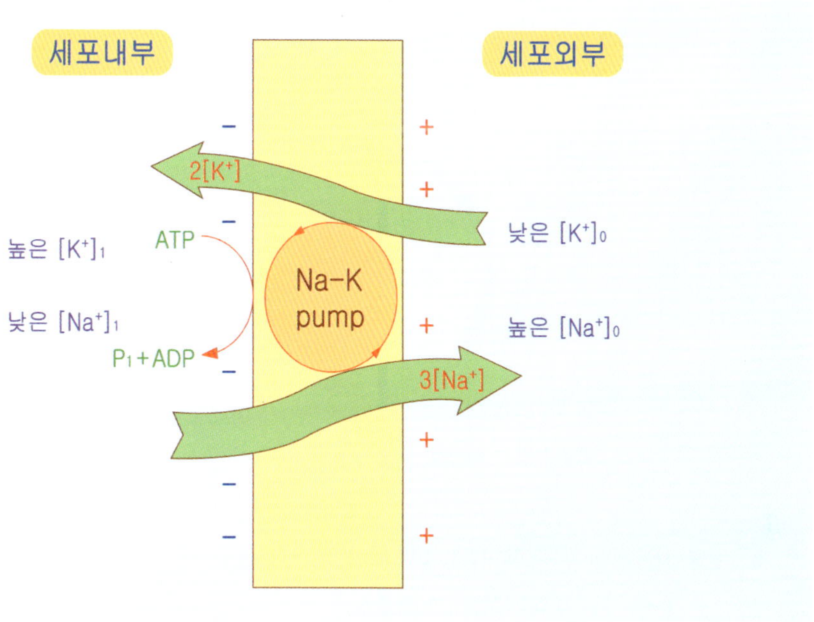

그림 1-5 • Na^- (나트륨이온) 펌프가 막전압에 미치는 직 · 간접적인 영향

(2) 세포 간의 이온 운반

① 안정막전압은 세포막 안팎의 이온들의 분포차이와 세포막의 선택적 투과성[6]에 기인한다. 주요 이온들의 세포 내외의 농도를 보면 세포 내외의 중요한 네 가지 이온들 가운데 Na^+(나트륨이온)과 Cl^-(염화이온)은 세포외에 K^+(칼륨이온)과 유기음이온(A^-)들은 [그림 1-5]와 같이 세포 내에 주로 분포한다.

막전압과 세포막의 투과성 및 세포 내외의 이온농도들 사이의 관계는 식 (1-1) Goldman-Hodgkin-Katz equation(골드만-호지킨-캐츠 이퀘이션)에 의해 정량화될 수 있는데, 막사이의 이온들의 농도차이가 존재할 때의 평형전압을 계산하는 Nernst equation(네른스트 이퀘이션)으로부터 유도된 것이다.

$$V_m = \frac{RT}{F} \ln \frac{P_K[K]_0 + P_{Na}[Na]_0 + P_{Cl}[Cl]_1}{P_K[K]_1 + P_{Na}[Na]_1 + P_{Cl}[Cl]_0} \quad (1\text{-}1)$$

여기서 R : 기체상수, T : 절대온도, F : Faraday(패러데이) 상수, P_K, P_{Na}, P_{Cl}은

6) 선택적 투과성 : 원형질막은 어떤 물질에 대해서는 더 투과성이 높으므로 선택적 투과성(selective permeability : 셀렉티브 퍼미어빌러티)을 갖는다. 선택되는 물질의 크기, 극성, 전하에 따라 다르며, 산소와 질소같은 작고 비극성인, 그리고 극성을 띠지만 전하를 갖지 않은 분자인 이산화탄소, 요소, 글리콜과 같은 분자는 막을 쉽게 통과할 수 있다.

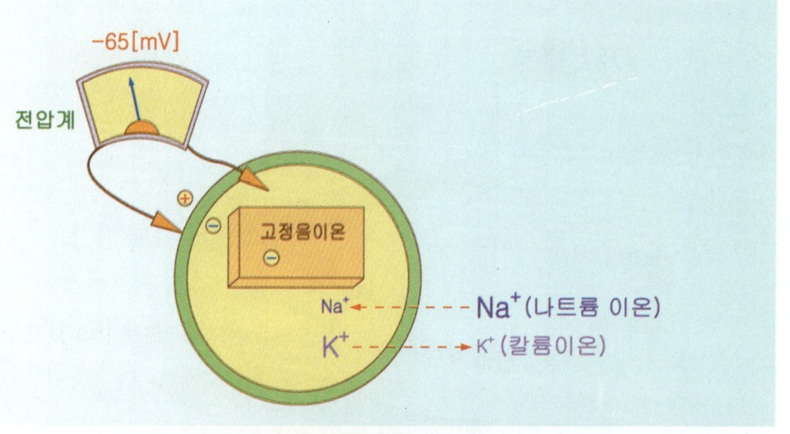

그림 1-6 • 세포밖 이온농도 변화에 의한 막전압의 변동

K^+(칼륨이온), Na^+(나트륨이온), Cl^-(염화이온)에 대한 막의 투과상수이고, $P_K : P_{Na} : P_{Cl} = 1 : 0.04 : 0.45$이다. 그림 1-6은 세포에 있어서 바깥쪽은 (+)로 하전되어 있고 안쪽은 (−)로 하전되어 있다. 막을 가로질러 생기는 전위의 크기는 존재하는 이온들에 대한 막의 선택적 투과성에 따라 결정된다.

② 나트륨 펌프의 작용으로 세포 내에는 보통 K^+(칼륨이온)농도가 높다. 정지상태에서는 다른 이온보다도 K^+(칼륨이온)이온의 세포막 투과성이 높아서 (Na+의 약 100배) K^+(칼륨이온)는 농도차에 따라서 형질막을 통해 확산하지만 K^+(칼륨이온)는 통과할 수 없다. 그 결과 (+)이온이 많은 형질막 외부는 (+)의 전위를 가진다. 이와 같은 상태로 되면

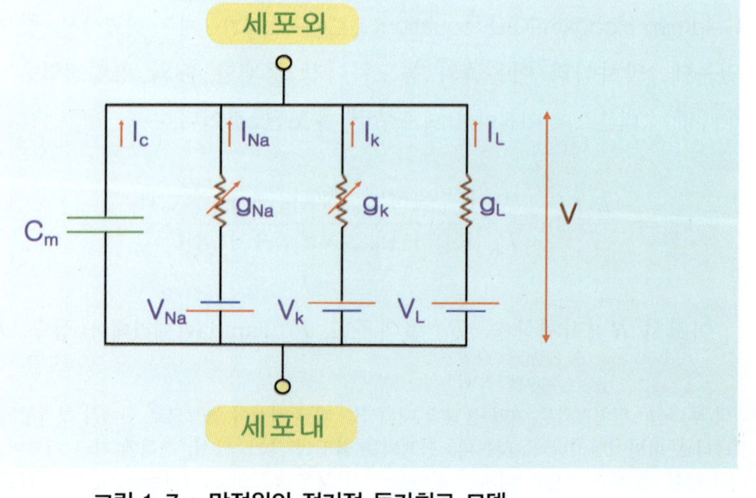

그림 1-7 • 막전위의 전기적 등가회로 모델

막 외부로 빠져 나온 K^+(칼륨이온)는 (+)끼리 반발하여 세포 내로 되돌려지고 결과로서 K^+(칼륨이온)의 출입은 평형상태로 된다.

③ Hodgkin(호드킨) 및 Huxley(헉슬리)는 막전위를 그림 1-7과 같은 전기적 등가 회로로 모델화했다. 즉, 칼륨(K^+), 나트륨(Na^+), 염소(Cl^-) 이온의 확산 전위와 각각을 막전위를 연결하는 3개의 전기전도율, 즉 Conductance(콘덕턴스)로 나타낸 것이다. 정지 전위에서 활동전위로 이행하는 과정은 주로 나트륨 이온에 관한 콘덕턴스의 급격한 변화에 기인하며, 회복 과정의 오버슈트는 칼륨(K^+) 이온에 관한 콘덕턴스가 천천히 변화하는 것에 기인한다. 이것은 자극에 의해 나트륨(Na^+) 이온 채널이 급격하게 열리고, 그 뒤 칼륨(K^+) 이온 채널이 천천히 열리는 것으로 설명된다.

또한, 자극 때마다 나트륨 이온(Na^+)이 세포 내로 유입되고 칼륨 이온(K^+)이 세포외로 유출되는 것을 되풀이해 가면 언젠가는 세포 내외액의 이온 농도차가 없어지게 되고, 신경이나 근의 능동적 동작은 소멸되어 갈 수밖에 없다. 세포막에는 능동적으로 세포 내의 나트륨 이온을 세포외로 유출하고 그 대신에 칼륨 이온을 유입하는 기구가 동작하고 있어 이것을 나트륨-칼륨 펌프(Na-K pump)라고 한다.

3. 활동전위

신경세포가 흥분할 때 그림 1-8의 안정막 전압은 그 크기가 작아져 탈분극[7](depolarization

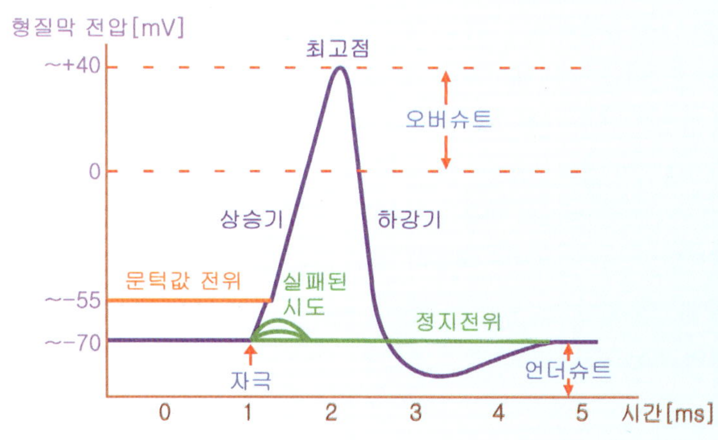

그림 1-8 • 신경세포에서 전기자극에 의해 나타나는 활동전위

7) 탈분극 : 신경세포 및 근육이 자극에 의해 반응하여 수축하는 현상을 말한다. 단일 활동전위에 의한 단수축과 반복 활동전위에 의한 강수축이 있다. 활동전위를 통하지 않은 근수축인 탈분극이 지속적인 경우엔 구축(拘縮)이라 한다.

: 디폴러리제이션)이 되고 이러한 탈분극이 역치(threshold : 스레숄드)를 넘어서면 탈분극이 급속히 일어나 초과량전압(overshoot potential : 오버슈트 퍼텐셜)을 보였다가 곧 재분극[8] (repolarization : 리폴러리제이션)이 되어 원상으로 돌아가는 가시모양의 전압변동을 보이는 막전압의 변동을 활동전압(Action Potential : 액션 퍼텐셜)이라고 한다.

(1) 활동전압에 의한 세포의 흥분 조절

신경세포, 근세포, 수용기세포 등은 자극에 따라 활동전위를 발생하며 이러한 활동전압을 흥분이라 한다. 흥분성세포는 활동전압을 발생하는 세포이며, 흥분은 막에서 일어나서 막 전체로 전도된다. 인접한 흥분이 확산되는 것을 흥분의 전달이라 한다. 활동전위는 정지시의 안정막전압에서의 탈분극이며 흥분의 발생과 전도에는 안정막용량과 세포 내 저항과 같은 세포의 소동적 성질도 관여한다.

(2) 활동전위

① 활동전위(Action Potential : 액션 퍼텐셜)는 전압차에 의해서 열리고 닫히는 Na^+(나트륨 이온) 및 K^+(칼륨이온) 통로(voltage-gate Na^+ and K^+channels : 볼테이지－게이트 나트륨 앤드 칼륨 채널스)를 통한 Na^+ 및 K^+의 이동에 의해 생긴다. 안정시에는 신경세포막의 바깥쪽은 Na^+ 농도가 비교적 높고 안쪽은 K^+의 농도가 비교적 높다.

② 형질막이 자극을 받으면 형질막의 Na^+에 대한 투과성이 높아져서 Na^+를 ATP(Adenosine Tri Phosphate : 아데노신 트리 포스패이트 : 아데노신 삼인산)를 사용하여 세포 내로 유입한다. 그리고 정지 전위가 역치를 넘어서 변화하면 형질막의 Na^+에 대한 투과성이 급격히 높아지고 막전위가 －70[mV]에서 ＋30[mV]로 증가한다.

③ Na^+의 유입은 세포 내부가 (＋)로 하전하기 때문에 생기는 반발력에 의해서 종료한다 (탈분극상태). 이 전위평형에 도달하면 형질막의 Na^+에 대한 투과성은 처음으로 되돌아가고 다시 나트륨 펌프의 작용으로 Na^+는 세포 밖으로 급속하게 나가는 한편 K^+나 Cl^-에 대한 투과성을 증가시켜 이들이 세포 내로 들어오면 처음의 정지전위로 돌아간다 (흥분억제). 이 현상으로부터 신경충격(impulse : 임펄스, 2～4[m/sec])은 신경섬유를 따라 전달되어 시냅스[9](synapse)에 도달한다.

---

8) 재분극 : 신경세포나 근육이 탈분극 상태의 활동전위에서 휴지상태로 다시 돌아가는 현상. 어느 한 지점에서의 활동전위는 탈분극이 시작되어 재분극 과정이 완료되는 데까지 모두 2[m/s] 정도 걸린다.

9) 시냅스 : 한 뉴런의 축색돌기 말단과 다음 뉴런의 수상돌기 사이의 연접 부위. 구조는 신경섬유의 말단은 가지가 나누어지고 그 끝은 주머니 모양으로 부풀어 다른 뉴런의 세포체 또는 수상돌기와 접촉하여 시냅스를 만들고 있다.

4. 신경흥분의 전도

생물체에 있는 많은 조직이나 기관의 활동은 전기현상과 밀접한 관계가 있어 그 활동상황은 뇌파나 심전도 등과 같이 전기적 활동이 지표가 되어 판정되는 경우가 많다. 신경세포・근세포 등 전형적인 흥분성 세포에서 흥분의 전도는 세포막에 발생한 극성역전이 일어난 흥분부가 비흥분부에 대해 전기적으로 (−)로 대전되어 비흥분부에서 흥분부로 전류가 흐르게 된다. 그리고 세포막 밖에서도 세포막 안쪽에서와 비슷하게 전류가 흘러 하나의 전류의 회로를 만든다.

세포막 밖에서 전류의 흐름은 세포막 내에서의 그것보다 현저하게 느리다. 이와 같은 현상을 국소전류(local current : 로컬 커렌트)라고 한다. 이 국소전류에 의해 흥분부에 인접한 비흥분부의 정지전위가 감소하여 결국 비흥분부가 흥분하게 되어 흥분이 세포막 전체에 전파(傳播)되어 가는 것을 신경흥분의 전도(Propagation of Nerve Impulse : 프라퍼게이션 오브 너브 임펄스)라고 한다. 일반적으로 흥분의 전도속도는 섬유의 지름에 비례하며 체온상태에서 지름 20[μm]의 신경의 전도속도는 매초 약 120[m]이다.

(1) 신경세포

① 신경세포 사이 또는 신경세포와 근세포 및 그 밖의 세포 사이에서의 전기적 전달에서는 세포 사이의 전기적 결합을 통해 국소전류가 직접 인접세포의 막전위를 변화시킨다. 감각기관이 자극되면 감각세포에는 자극의 세기에 따른 수용기 전위라는 단계적 전위변화가 생겨 이것이 감각신경섬유의 활동전위 빈도를 변화시켜 감각정보가 중추에 전달된다.

② 척추동물의 경우 그림 1-9의 굵은 신경들은 수초화[10](myelination : 미엘리네이션)되어 있으며, 이 수초는 슈반세포[11](Schwann cell : 슈반 셀)가 둘둘 말려 만들어진 것으로 세포막의 실제 저항을 크게 만든다. 수초는 군데군데 랑비에결절[12](Ranvier node : 랑비에 노드)에 의해 끊어져 있다.

---

10) 수초화 : 신경섬유 주위를 초상으로 둘러싸고 있는 피막으로 절연체 구실을 한다. 척추동물의 신경섬유에만 존재하며, 유지질(類脂質 : 미엘린이라 한다)로 되어 있다.

11) 슈반세포(Schwann cell) : 말초신경계에서 신경섬유의 수초를 형성하고 유지하며 절연작용을 하는 세포를 말한다.

12) 랑비에결절 : 수초의 두께는 신경섬유의 종류에 따라 여러 가지이며, 수초가 없는 섬유(무수초 신경섬유)도 있다. 수초는 연속되어 있는 것이 아니고, 일정한 간격으로 중단되어 있다. 그 부분을 랑비에결절이라고 한다.

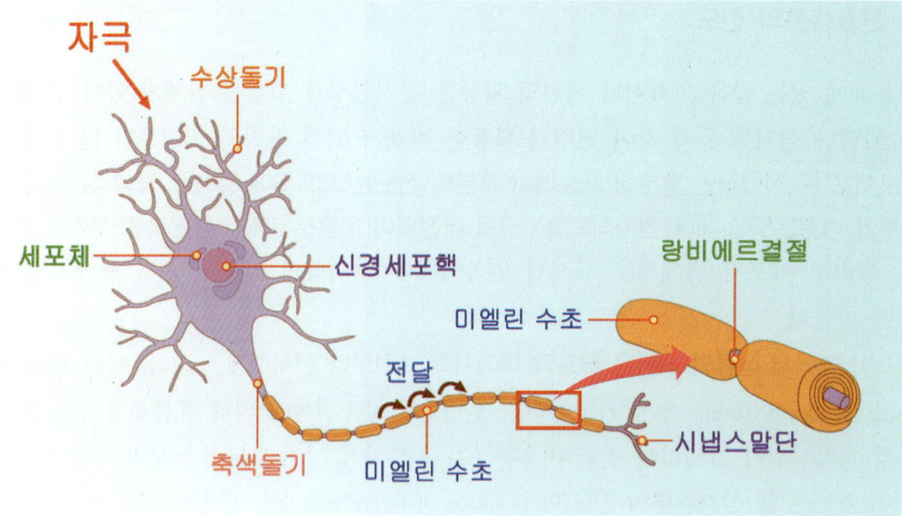

그림 1-9 • 뉴런의 구조

(2) 미엘린과 신경충격의 전송속도

① 미엘린의 결절 부위에서만 축색 막을 통한 전류가 흐르게 되어 축색에서의 흥분전도는 결절에서 결절로 도약하는 형식을 취하게 되어 **도약전도**[13]라고 한다. 축색 막을

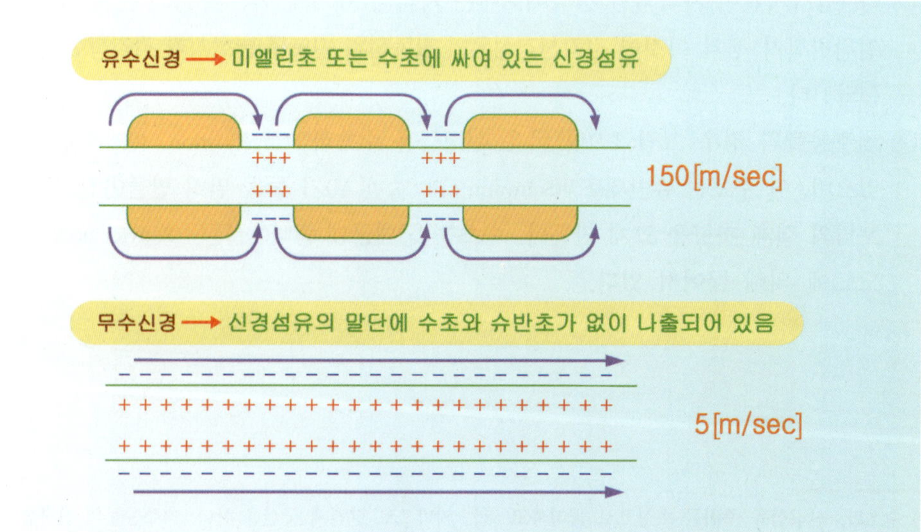

그림 1-10 • 유수신경과 무수신경의 충격전도 비교

13) 도약전도 : 미엘린에 쌓인 축색의 경우에 활동전위가 그 마디에서만 일어나는데 전위가 한마디에서 다음 마디로 점프를 하는 것처럼 뛰어서 이동하는 것을 말한다. 이렇게 전달하는 이유는 활동전위를 재빨리 퍼뜨려 다음 마디에 있는 나트륨 채널에 도달하게 하고 이 전위에 의해 문이 열리고 새로운 활동전위를 유발하기 위함이다.

통한 Na^+(나트륨이온) 및 K^+(칼륨이온)의 이동도 결절부위에 한정되므로 그림 1-10의 무수신경[14]에 비해 에너지소모가 적고, 흥분전도 속도도 대단히 빠르다.

② 신경섬유를 지나는 활동전위의 전도속도는 섬유의 크기와 수초의 상태에 따라 달라진다. 즉, 표 1-3의 신경섬유는 보통 그 크기에 따라 A, B, C의 세 가지로 구별되는데 A 섬유가 가장 크고 B 섬유는 중간크기이며 C 섬유는 가장 작은 것이다. 한편으로 A 섬유와 B 섬유는 미엘린에 쌓인 축색을 지닌 유수섬유인데 비해 C 섬유는 무수섬유이다. 섬유의 크기가 크고 유수상태가 발달되어 있을수록 전도속도가 빠른데 그 이유는 Ranvier(랑비어) 결절 사이의 간격이 멀기 때문이다. 결절 사이의 거리가 멀수록 전도속도가 빨라지는 것은 결절 부위에는 수초가 덮여 있지 않으므로 섬유막이 세포외 액과 직접 접촉되어 있어서 결절과 결절 사이를 건너뛰어 충동이 전달되기 때문이다. A 섬유의 전도속도는 5~100[m/sec]이고, B섬유는 3~14[m/sec]이며, C 섬유는 2[m/sec] 이하로 가장 느리다.

표 1-3 • 직경에 따른 섬유의 분류

군 (group)		직경 [μm]	전도속도 [m/sec]	예 (example)
Aα (alpha)	Group I	12~20	70~120	α(alpha : 알파)-유동섬유 신경근방추의 고리나선[일차] 신경종말(annulospiral or primary ending, Ia : 애뉼러스파이널 오아 프라이메리 엔딩) 골지힘줄기관의 구심성섬유(Ib) (Golgi tendon organ : 골지 텐던 오르간)
Aβ (beta)	Group II	5~12	30~70	신경근방추의 꽃술모양[이차] 신경종말(flower-spray or secondary ending : 플라워-스프레이 오아 세컨더리 엔딩) 대부분의 피막신경종말의 구심성섬유(encapsulated nerve ending : 인켑슐레이트 너브 엔딩)
Aγ (gamma)	-	3~6	15~30	γ(gamma : 감마)-운동섬유
Aδ (delta)	Group III	2~5	12~30	비교적 굵은 직경의 온도수용기(Thermoreceptors : 떠머리셉터)와 통각수용기(nociceptors : 노시셉터)
B	-	〈 3	3~15	신경절 이전 자율신경섬유, 내장구심성 섬유(visceral afferent fiber : 비써럴 애퍼런트 파이벌)
C	Group IV	0.1~1.5	0.5~2	작은 직경의 온도수용기, 통각수용기, 신경절 이후 자율신경섬유

14) 무수신경 : 신경섬유의 말단에 수초와 슈반초가 없이 나출되어 있다.

5. 신경연접

신경세포(neurn : 뉴런)의 축색 말단이 신경전달 물질이라는 적은 양의 화학물질을 유리시켜 제어신호(control signals : 컨트롤 시그널)를 다른 뉴런이나 근세포 또는 선세포[15](gladular cell : 그래듈러 셀)와 만나 세포의 흥분을 다른 세포로 전달한다. 신경단위세포 사이에 정보가 전달되는 연결 부위를 신경연접(synapse : 시냅스)이라고 한다. 영문 발음대로 시냅스라고 부르기도 하는 이 영역은 신경 간 혹은 운동뉴런과 근섬유 사이의 연접에 도달하게 되면 신경전달물이 연접부에 전달된다. 그림 1-11에서 두 뉴런 사이의 화학적 연접부는 흥분이나 억제 기능이 있다.

① 흥분성(excitability : 익사이트빌리티) 시냅스는 후시냅스 막의 탈분극을 일으켜서 그것이 연접하는 뉴론이 하나 이상의 신경임펄스를 일으키도록 한다.
② 억제성(inhibitory : 인히비토리) 시냅스는 후시냅스 막의 과분극을 일으켜서 후시냅스 뉴런을 비활동 상태로 유지한다.

시냅스는 크게 전기적 시냅스와 화학적 시냅스로 나눌 수 있다.

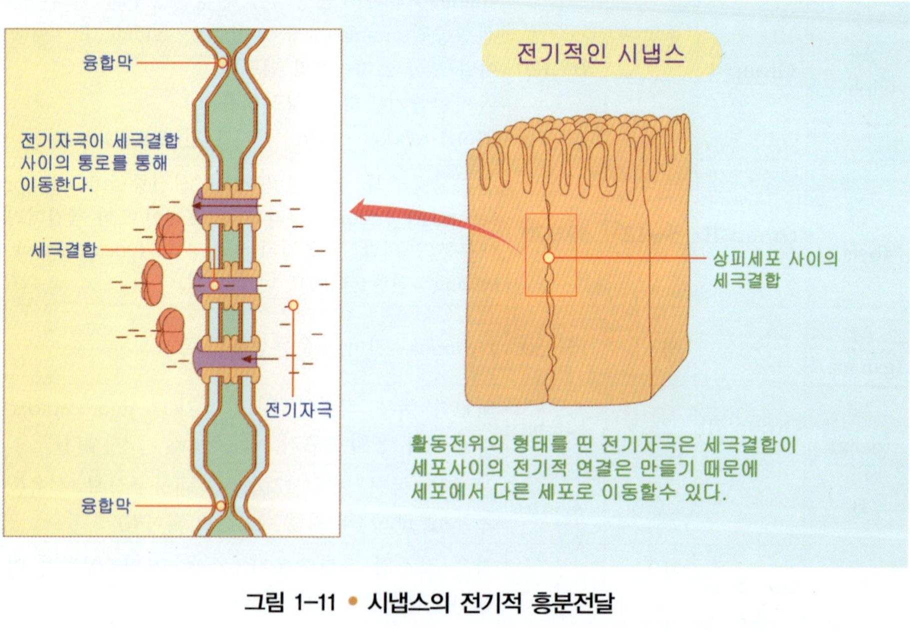

그림 1-11 • 시냅스의 전기적 흥분전달

15) 선세포 : 동물의 조직에서 분비물을 가지고 있거나 밖으로 내보내는 세포로 세포 안에 분비물을 단위막으로 싼 형태를 가지고 있으며 이것으로 세포질의 항상성을 유지한다. 선세포의 수에 따라 단세포선과 다세포선이 있다.

(1) 전기적 시냅스

전기적 시냅스는 두 세포 사이에 협간극 결합[16)](gap junction : 갭 정션)이라고 하는 통로를 통해 시냅스 전 세포의 전기적 신호가 바로 시냅스 후 세포에 전달되도록 한다. 전기적 시냅스는 무척추동물의 거대축색, 도망치는 행동과 관련이 있다. 또한 척추동물의 심장세포, 물고기의 갑자기 꼬리 휘두르는 행동과 연관이 있다.

(2) 화학적 시냅스

보통 신경세포에서 말하는 시냅스(synapse)는 그림 1-12처럼 화학적 시냅스(synapse)인데, 포유동물은 대부분 화학적 시냅스에 속한다. 축색막은 전기적으로 흥분을 전달시킬 수 있지만 신경계의 많은 시냅스에서는 신경흥분을 전기적으로 전달하지 않고 화학물질을 이용해 전기적 신호를 화학적 신호로 바꾸어 시냅스 간격을 통과한다. 신경세포체에서 만들어진 신경충격으로 신경섬유 종말의 시냅스부에서 탈분극이 일어나면 시냅스 전압변화에 민

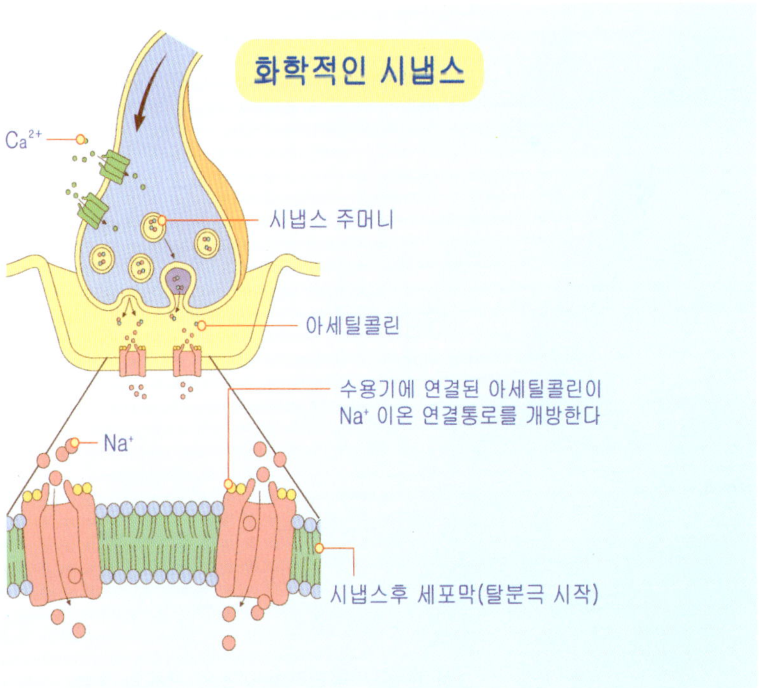

그림 1-12 • 시냅스의 화학적 흥분전달

16) 협간극 결합(gap junction : 갭 정션) : 전기적 시냅스는 신경세포들 사이의 협간극 결합에서 일어나며, 이 결합에서는 이웃하는 세포의 원형질막이 작은 구멍을 통해 연결되어 있어서 흥분된 세포로부터 휴지상태에 있는 세포로 쉽게 전류가 전달될 수가 있다.

감한 칼슘 채널(channel)이 열리게 되고, 축색 말단의 전압 의존성 칼슘 이온 통로가 열리며, 상대적으로 칼슘 이온 농도가 높은 세포 외부로부터 칼슘이 세포 내부로 유입된다. 그러면 신경세포 축색 말단의 세포질내 칼슘 이온 농도가 높아지고, 이것을 신호로 신경전달 물질을 담고 있던 소포체(vesicle : 베시클 : 작은 주머니)가 세포막에 융합되며, 신경전달 물질이 신경연접부(synapse)로 방출된다.

6. 근육의 전기생리

인체의 근육은 그림 1-13과 같이 3종류로 나누어지는데 심장벽을 이루고 있는 심근 · 위 · 방광 또는 혈관벽 등을 이루고 있는 내장근, 그리고 사지나 안면 구간 등에 있는 골격근이다. 골격근은 의지에 따라 움직일 수 있으므로 수의근이라고도 부르며, 내장근과 심근은 다 같이 수의적인 지배를 받지 않는 자율신경의 지배 아래 있는 것이므로 불수의근에 속하지만 심근은 가로무늬가 있고 내장근은 무늬가 없는 평활근[17]에 속한다. 3가지 형태의 근육들이 모두 정도의 차이는 있으나 수축과 이완이라는 기능을 가지고 있다.

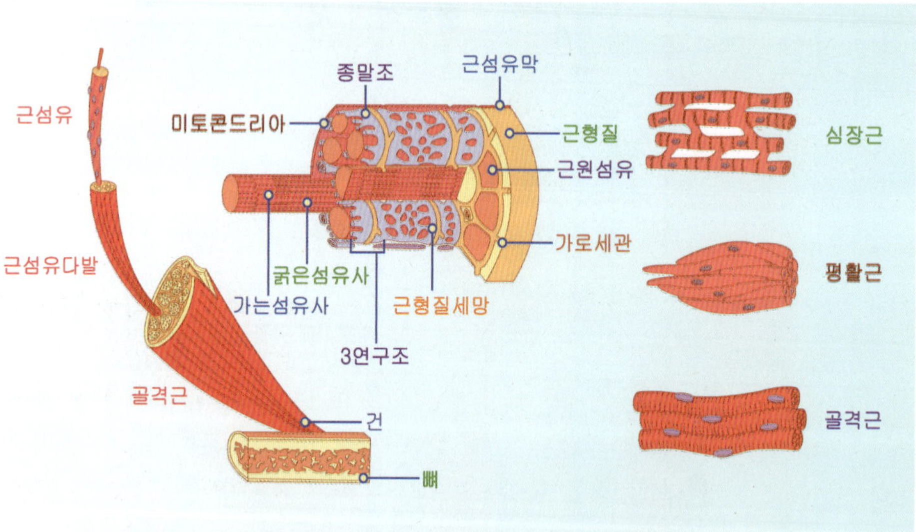

(a) 골격근의 구조 (b) 근육의 종류

그림 1-13 • 골격근의 구조와 근육의 종류

17) 평활근 : 근육 중에서 가로무늬가 없는 근으로 척추동물의 심장근 이외의 내장근은 모두 민무늬근이다. 운동이 활발하지 않은 부분에 발달되며 쉽게 피로를 느끼지 않는 성질을 가진 불수의근이다.
㉠ 자궁에 옥시토신이 작용하면 수축하는데 이렇게 민무늬근은 호르몬에 의한 액성조절이 현저한 것이 특징이다.

① 인간의 골격근은 휴식을 취하거나 격렬한 운동을 할 때뿐만 아니라 생체에너지의 항상성 유지 및 환경변화에 따른 신체기능을 유지하는데 매우 중요한 역할을 한다. 인간의 골격근은 움직임이나 호흡을 위한 힘을 발생시키는 기능, 자세를 유지시키기 위한 힘을 발생시키는 기능, 저온환경에 노출되었을 때 열을 발생시키는 기능이 있다.

안정상태에서 신경과 근육세포는 그림 1-14와 같이 다른 전기적 막전위를 띄고 있다. 즉 세포막은 −70[mV]의 전위차를 가지고 있다. 이러한 막전위의 차이는 세포 내부가 고농도의 K^+ 이온과 음전하를 띄고 있는 많은 단백질로 이루어져 있고, 세포 외부가 고농도의 Na^+ 이온으로 양전하를 띄게 되어 나타난다. 안정시 막전위는 ATP 가수분해효소(ATPase : 애이티페이스)에 의한 Na^+, K^+ 펌프의 작용과 세포막의 높은 K^+ 이온의 투과성에 의하여 유지되어진다.

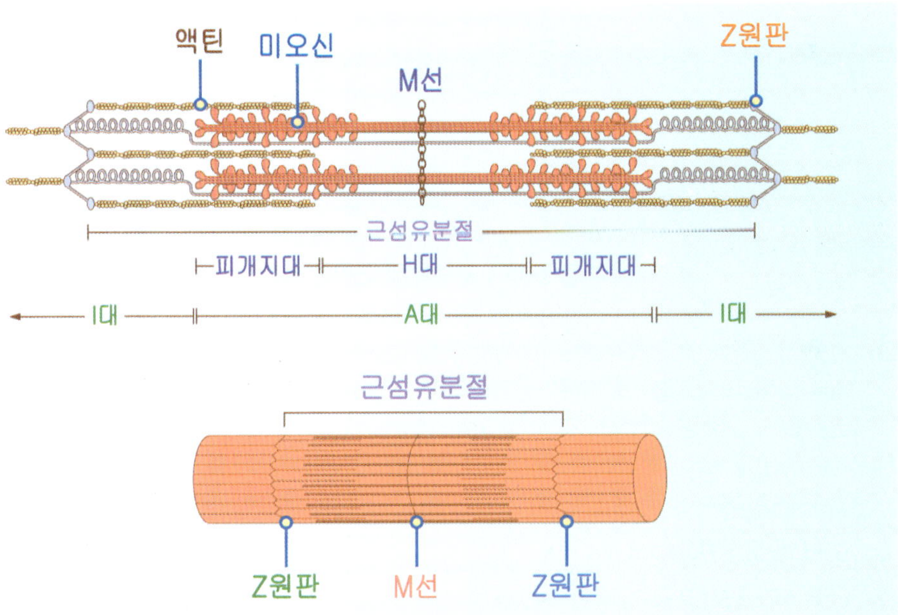

그림 1-14 • 근육원섬유의 미세구조

② 근수축은 신경충격에 의해서 이루어진다. 신경충격은 척수에 있는 운동신경의 세포체에서 생성되어 신경섬유를 따라 근육과 접하고 있는 신경말단으로 이동하는 전기적 충격이다. 이러한 전기적 충격이 근육과 연접하고 있는 운동신경의 축색 끝에 도달하면 여기에 존재하는 소포체에는 아세틸콜린을 근섬유의 표면에 분비함으로써 근수축이 일어나게 된다. 근수축이 일어난 뒤 아세틸콜린[18](acetylcholine)은 아세틸콜린 에스테라

18) 아세틸콜린 : 시냅스 전후에서 틈 사이를 오가는 신경전달물질의 한 종류. 아세틸콜린은 수용체를 가지고 있으며 수용체와 아세틸콜린이 결합을 하면 나트륨 혹은 칼륨이 시냅스 틈의 다음 세포안으로 들어가거나 나가게 된다.

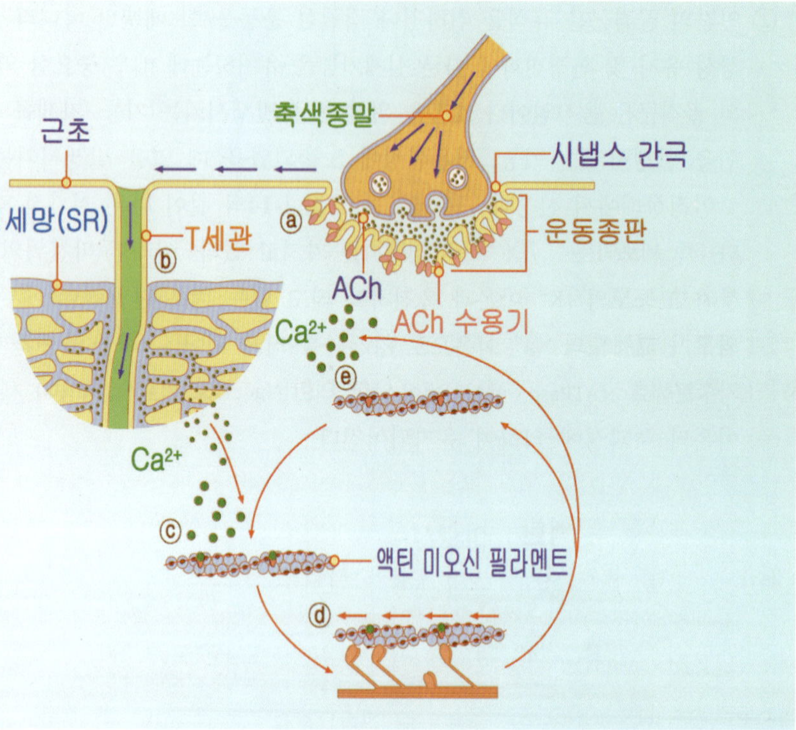

그림 1-15 • 근수축 및 근이완 과정

제에 의해 파괴되고, 또 다른 신경충격이 도달하면 새로운 근수축이 일어난다. 근수축 과정을 보면 그림 1-15와 같이 다음의 5단계로 볼 수 있다.

㉠ 근수축 과정은 운동신경의 종말로부터 신경전달물질인 아세틸콜린(Ach)이 분비되어 운동종판(motor end plate : 모터 엔드 플레이트)에 있는 수용체와 결합하면 신경임펄스가 근세포로 전달된다(그림 1-15ⓐ).

㉡ 신경펄스는 근초(근섬유 한 개를 덮고 있는 외피막)를 가로질러 퍼지고, T세관을 타고 내려간다(그림 1-15ⓑ).

㉢ T세관을 타고 내려간 신경자극은 인접한 근형질세망으로부터 칼슘 유리를 자극한다. 유리된 칼슘은 근원섬유로 확산되어 들어간다. 칼슘이 트로포닌(Troponin)에 결합하면 트로포닌[19]은 모양이 변형되면서 액틴의 결합부위를 차단하고 있는 트로포미오신[20](Tropo myosin)을 끌어당긴다(그림 1-15ⓒ).

19) 트로포닌 : 칼슘과 결합하면 억제되어 있던 액틴 · 미오신이 상호작용을 시작하고 이에 의하여 근육수축이 일어난다.

20) 트로포미오신 : 액틴 나선의 홈(groove : 그루브) 속에 들어 있는 단백질로 두 개의 긴 가닥이 나선형으로 꼬여 있으며, 액틴보다 훨씬 가늘다.

㉣ 굵은 세사(미오신)의 머리가 열려진 액틴의 결합부위와 결합한다.

굵은 세사의 머리 부분에서 ATP(adenosine triphosphate : 아데노신 트리포스페이트 = 아데노신 삼인산)는 ADP(adenosine diphosphate : 아데노신 디포스페이트 = 아데노신 이인산)와 Pi(인)로 분해되면서 머리는 안쪽으로 회전하고, 그 결과 가는 세사는 A-band(A-밴드)의 중앙 쪽으로 움직인다(그림 1-15ⓓ).

㉤ 근이완 과정은 신경인펄스의 전달이 중지되면서 근형질세망으로부터 칼슘 유리가 중지되고, 액틴의 결합부위에 결합하고 있던 칼슘이 근형질세망으로 들어가 저장된다. 액틴의 결합부위가 다시 닫히게 되고, 굵은 세사의 머리 부분과의 결합이 차단되어 가는 세사는 바깥쪽으로 움직이고 근절의 길이는 길어진다(그림 1-15ⓔ).

③ 그림 1-16과 같이 세포외 전극(extracellular electrode : 익스트라 일렉트로드)을 이용하여 근육의 전기적인 활동을 기록하여 골격근의 상태나 골격근에 대한 신경지배에 관한 정보를 얻을 수 있는데 이를 근전도(EMG : Electromyogram : 일렉트로마이오그램)라 한다. 임상에서 이용하는 근전도는 수축하는 근섬유 근처에 설치한 기록전극과 어느 정도 거리를 가지고 떨어져 있는 기준전극 간에 나타나는 활동전위를 측정하여 근육의 신경지배에 대한 정보를 얻는다.

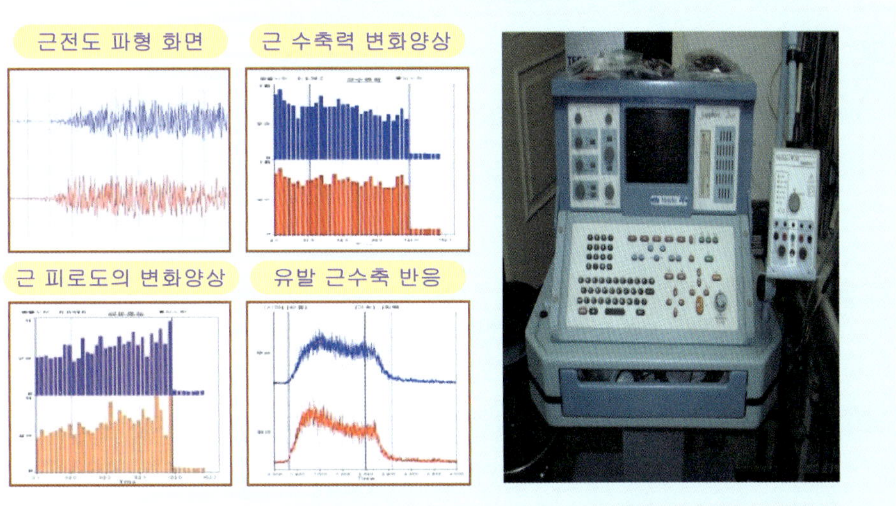

(a) 근전도 파형분석 (b) 근전도기

그림 1-16 • 근전도 그래프와 근전도기

7. 심장의 전기생리

심장의 특수한 근섬유는 신경계에 영향을 받지 않고 그림 1-17과 같이 심장의 활동을 스스로 조절하며, 이러한 조절능력은 내인성 요인(intrinsic factors : 인트린식 펙터)에 의해 조절되는데, 심장의 수축을 일으키는 원동력이 심방의 동방결절에서 발생되는 미세한 전류이며, 이 미약한 전류가 심장근육을 통하면서 신체 내에 전류가 흐르게 되고, 이 전류를 신체의 표면에서 기록할 수 있게 된다. 이를 기록하는 장치를 심전도계(Electrocardiography : 일렉트로카디오그래프)라 하고, 이 기록을 심전도(ECG : Electro-cardiogram : 일렉트로카디오그램)라 한다. 이러한 조절능력을 가진 특수한 계통을 전도계(傳導係)라고 한다.

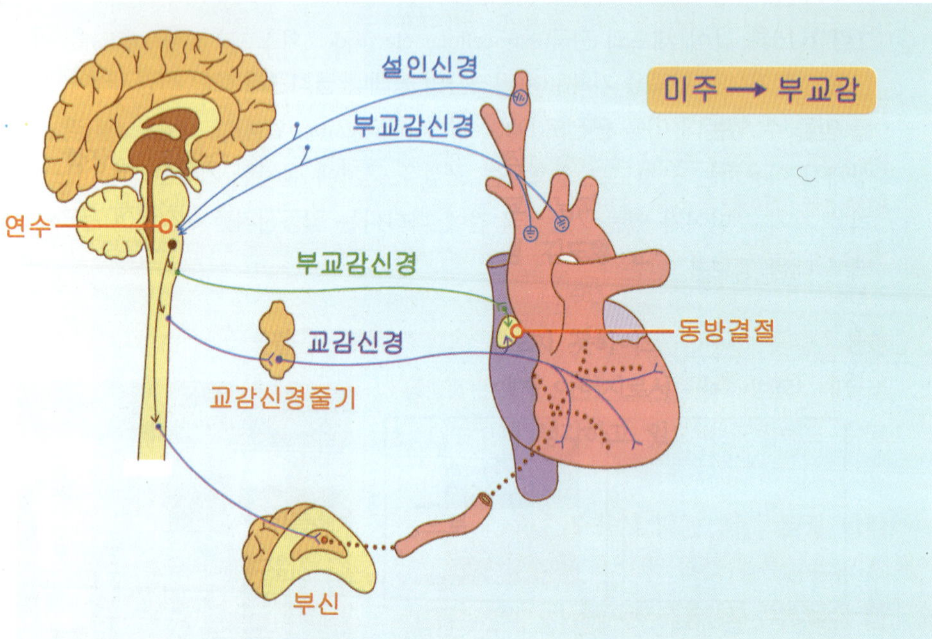

그림 1-17 • 교감신경과 부교감신경에 의한 심장 조절

① 심장에서 전기적 자극은 우심방 벽에 위치한 동방결절(SA-node : sinoatrial node : 싸이놀 에이트리얼 노드)에서 시작되며, 이러한 전기자극은 심실로 직접 전달되지 못하고, 방간중격(interatrial septum : 인터래드리얼 셉텀)에 위치한 방실결절(AV-node : Atrioventricular node : 에트리얼벤트릭큐러 노드)을 거쳐 방실속bundle of His : 번들 오브 히즈)으로 전달된다. 방실속으로 전달된 자극은 푸르키니에섬유(Purkinje fiber : 푸르키니에 파이벌)를 지나 심실의 근섬유를 자극하여 심실을 수축하게 한다. 이때 심전도상에 QRS파를 생성하고, 재분극을 하여 T파를 만들면서 심실이 이완하게 된다.

② 심근세포의 전기현상을 보면 심장세포의 휴지기에서 K^+(칼륨), Na^+(나트륨)이 전기적

이중층으로 Na^+은 세포바깥쪽 K^+은 안쪽으로 분극(polarization : 폴러리제이션)현상이 일어나고, 심근세포, 전도계 특수세포에서 −90[mV], 동방결절, 방실결절에서 −70[mV]의 안정막 전위(resting membrane potential : 레스팅 맴브레인 퍼텐셜)가 발생한다. 탈분극(depolarization : 디폴러리제이션)과 재분극(repolarization : 리폴러리제이션)을 거치고, 세포가 다시 탈분극하기 위해 재분극되어야 하는 수준인 동방결절과 방실결절에서 −30[mV]나 −40[mV] 역치전위(threshold potential : 스레숄드 퍼텐셜)가 발생한다.

③ 안정시 심장근육 세포의 안쪽은 음전극(negative charge : 네거티브 차지), 바깥쪽은 양전극(positive charge : 포지티브 차지)의 분극상태를 유지한다. 이러한 분극상태는 나트륨이온(Na+)이 세포막으로 이동하면서 깨지게 되어 탈분극이 시작되고, 이때 심근의 수축이 일어나게 된다. 심전도상에는 그림 1-18과 같이 세 가지의 파장이 형성되어 구별이 가능하다.

④ P파는 동방결절(SA-node)를 통해 심방에 전달된 자극이 심방을 탈분극시키면서 나타나는 파장이다. P파는 약 0.08초 정도 소요되며, P파가 시작되고 약 0.1초 후 심방은 수축한다. QRS파는 심실의 탈분극시 나타나며, 심실수축 이전에 실행되어진다. 또한 QRS파가 복잡하게 나타나는 것은 심근 및 심장 전도계의 구조적 특징 때문이고 소요시간은 약 0.008초이다. T파는 심실의 재분극시에 나타나며 약 0.16초 정도 소요된다. 재분극은 탈분극보다 천천히 진행되어, QRS파 보다 길게 벌어지고 진폭도 보다 낮게 나타난다. 또한 심방의 재분극은 크기가 작고 큰 QRS파에 가려져 나타나지 않는다. P-R 분절은 심방의 수축으로부터 심실의 수축이 일어나기까지 시간으로 약 0.16초

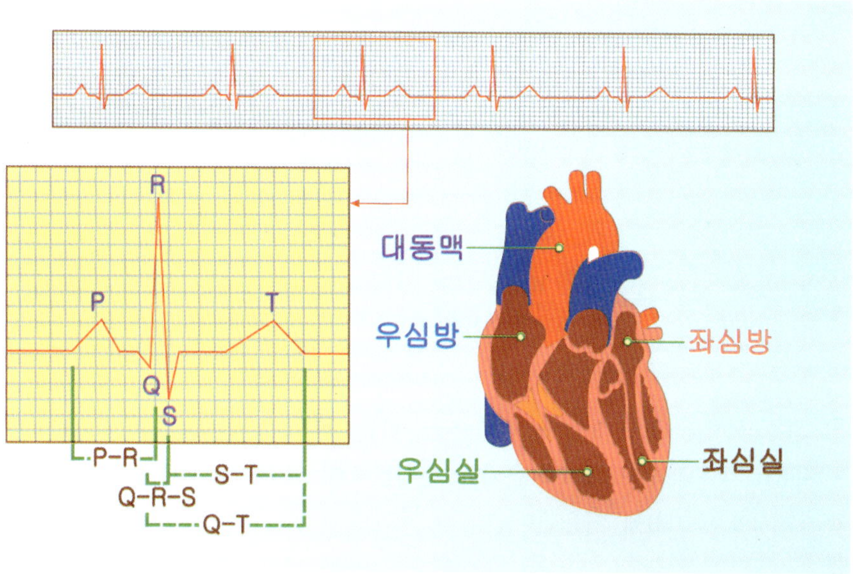

그림 1-18 • 심장과 EKG

가 소요된다. S-T 분절은 심실의 탈분극에서 재분극까지의 시간과 심실의 수축시간을 말한다.

⑤ 심장이 활동하는 동안의 전기적 자극을 기록한 그래프를 심전도(ECG or EKG : Electro-cardiogram : 일렉트로-카디오그램)라고 하며, 일반적으로 12유도를 사용하여 기록한다(표 8-5 심전도 표준 12 유도법 정리표 참조).

8. 의료용 전류

생체의 조직과 체액은 전기전도성을 가지고 있으므로 활성화된 세포 주위에는 전류가 흐른다. 이러한 인체의 전류를 검출하여 측정하는 것 이 외에도 치료를 목적으로 사용하는 전류가 있는데, 이를 의료용 전류(electrotherapeutic current : 일렉트로떼라퓨릭 커런트)라고 하며, 직류전류(DC), 교류전류(AC), 맥동전류(PC)로 나뉜다. 그 중 교류전류는 주파수에 따라 저주파전류, 중주파전류, 고주파전류로 구분된다. 저주파전류(low frequency current : 로우 프리퀀스 커런트)는 1~1000[Hz] 사이이고 많이 쓰는 주파수는 1~200[Hz] 사이이다.

① 저주파 대역은 세포막의 임피던스(impedance)가 높게 측정되므로 형질막의 전위차가 전류밀도 1[mA/cm^2]로 나타나면 세포 흥분이나 능동적 특성이 나타나기도 한다. 생체 내에 흘러들어가는 전류가 적어지는 경우는 표피를 사이에 두고 전압이 걸렸을 경우에 한한다.

그렇지 않으면 도전율이 커지므로 많은 전류가 심장 및 내부장기에 흐르게 되어 쇼크의 위험성이 높아진다(표 1-4).

표 1-4 • 저주파 대역의 저항률에 따른 장기비교

인체의 장기	저항률 ρ [Ω · cm]	인체의 장기	저항률 ρ [Ω · cm]
혈액	$0 \sim 2.5 \times 10^2$	간장	$2.5 \times 10^2 \sim 10^3$
심근	$2.5 \times 10 \sim 10^3$	췌장	$7.5 \times 10^2 \sim 10^3$
골격근	$1.5 \times 10^2 \sim 10^3$	신경	$1.5 \times 10^2 \sim 5 \times 10^2$
폐	$3 \times 10^2 \sim 10^3$	지방	$7.5 \times 10^2 \sim 4 \times 10^2$
신장	$2.5 \times 10^2 \sim 7.5 \times 10^2$		

② 중주파전류(middle frequency current : 미들 프리퀀스 커런트) 1~100[kHz] 사이이고 4[kHz]의 주파수가 많이 사용되며, 간섭전류치료(ICT), 러시아전류치료(Russian technique : 러시안 테크닉)에 이용된다.

③ 고주파전류(high frequency current : 하이 프리퀸스 커런트) 100[kHz] 이상의 경우 전기수술(electrosurgery : 일렉트로서저리) 및 심부투열치료(medical diathermy : 메디컬 다이어써미)에 이용된다. 치료의 목적으로 쓰이는 전류를 표 1-5와 같다.

표 1-5 • 치료목적에 따른 전기자극의 종류

신체 부의	약 자	명 칭
통증 완화	TEN(Transcutaneous electrical nerve stimulation : 트랜스큐태니어스 일렉트리컬 너브 스티뮬레이션)	경피신경 전기자극
	ICT(Interferential Current Therapy : 인터피렌셜 커런트 테러피)	간섭 전류자극
	HVPCS(High Voltage Pulsed Current Stimulation : 하이볼티지 펄스드 커런트 스티뮬레이션)	고전압 맥동전류자극
	LIDC(Low Intensity Direct Current : 로우 인텐서티 다이렉트 커런트)	저강도 직류전류자극
근력 증진	EMS(electrical muscle stimulation : 일렉트리컬 머슬 스티뮬레이션)	근육 전기자극
	LESS(Lateral Electrical Stimulation for Scoliosis : 래터럴 일렉트리컬 스티뮬레이션 퍼 스콜라이오시스)	측부 전기자극
	NMES(Neuromuscular Electrical Stimulation : 뉴로머슬러 일렉트로니컬 스티뮬레이션)	신경 전기자극
	FES(Functional electrical stimulation : 펑셔널 일랙트리컬 스티뮬레이션)	기능적 전기자극
	RC(Russian Current : 러시안 커런트)	러시아 전류자극
	ICT(Interferential Current Therapy : 인터피렌셜 커런트 테라피)	간섭 전류자극
	HVPCS(High Voltage Pulsed Current Stimulation : 하이볼티지 펄스드 커런트 스티뮬레이션)	고전압 맥동전류자극
조직 치유	LIDC(Low Intensity Direct Current : 로우 인텐서티 다이렉트 커런트)	저강도 직류전류자극
	HVPCS(High Voltage Pulsed Current Stimulation : 하이볼티지 펄스드 커런트 스티뮬레이션)	고전압 맥동전류자극
	EF(Electric Field stimulation : 일렉트로닉 필드 스티뮬레이션)	전기장자극
	PEMF(Pulsed ElectroMagnetic Field : 펄스트 일렉트로마그네틱 필드)	맥동 전자장자극

④ 열적 작용에 따르는 온도상승이 중심이 되는 고주파 영역은 전신평균 SAR 지침을 0.4 [W/kg]로 간주하며 인간 기초 대사량을 중심으로 하여 1~2[W/kg]의 전자장 폭로는 약 1[℃]의 심부체온 상승에 해당한다. 전자장인 고주파가 인체에 미치는 영향을 표 1-6에 나타내었다.

표 1-6 • 생체에 대한 고주파 전자장의 효과

효과	적용대상 및 나타나는 형태	비고
비열적 효과	반사, 조건반사, 뇌기능, 뇌파, 심전도, 심박수, 고차신경작용, 행동패턴, 운동, 온각, 청각, 전반, 근, 신경, 치사효과, 성장, 연명	결론은 불분명하고, 현재 연구 진행중이다.
열적 효과	고환 시력	5[mW/cm^2]에서 불임증 150[mW/cm^2]에서 백내장

⑤ 전류가 피부를 통하여 인체 내에 들어가고 다시 나올 때 발생하는 전기 쇼크인 매크로쇼크를 조사하여, 심실 세동이 발생하는 전류치를 다양한 체중의 동물에게 실험을 한 결과를 사람에게 추정하여 표 1-7을 제시하였고, 전기자극치료(EST), 기능적 전기자극치료(FES), 경피신경자극치료(TENS) 등에 이용된다(최대 전류는 교류 60[Hz]).

표 1-7 • 심실 세동이 발생하는 전류치의 인체반응

전류의 세기	인체의 반응	비고
1[mA]	온몸에 간지러운 느낌	미량 감지전류
5[mA]	콧등이나 귀에 벌레가 기어가는 느낌	인내심 한계전류
10~20[mA]	혼자서 움직일 수 있는 능력의 한계	이탈전류
50[mA]	심장박동 이상, 호흡곤란	
100[mA]~3[A]	심실 세동이 생김	
6[A] 이상	커다란 전류 흐름에 의한 화상, 상처, 경련	

03 | 생체의 자기장에 대한 특성

1. 자기장이란

자기장(磁氣場)이란 자석이 지닌 자기극에 대하여 힘을 미치는 장을 말한다. 움직이는 전하, 즉 그림 1-19와 같이 전류는 자기장을 만들어낼 수 있으며, 양자역학에서는 전자의 스핀이 전류와 같은 역할을 하여 자기장을 만들어낸다고 생각한다. 자기장은 세기와 방향을 지닌 벡터량이며, 단위 세기의 양자기극(陽磁氣極)에 대하여 미치는 힘으로, 그 세기와 방향을 나타낸다. 단위는 [H]로 나타내며 CGS 단위계에서는 Oe(에르스텟), MKS 단위계 · SI 단위계에서는 [A/m]을 단위로 쓴다. 자기장(혹은 자계)의 1[G]는 500[A]가 흐르는 전선으로부터 1[m] 떨어진 지점에 형성된 자기장을 1[G]로 정의하고, 발생원을 중심으로 원형으로 형성되는 특성을 가지며 어떤 물체나 재료 등에 의해 쉽게 제거 혹은 약해지지 않는 특성을 보인다.

① 전기 에너지의 측면에서 보면 교류의 경우 사람에게 미약한 전류를 유기시킬 수 있는 자기장(magnctic fields : 마그네딕 필드)이 빌생되는데 이것을 유노선듀(induced currents : 인듀스드 커런트)라고 한다. 사람의 건강에 영향을 미칠 수 있는 전자장(EMFs)에 관한 연구는 많은 부분이 이 교류에 의한 유도전류(AC-induced currents : AC-인듀스드 커렌트)에 관한 것이며 직류의 경우 대부분 유도전류를 발생시키지 않는다.

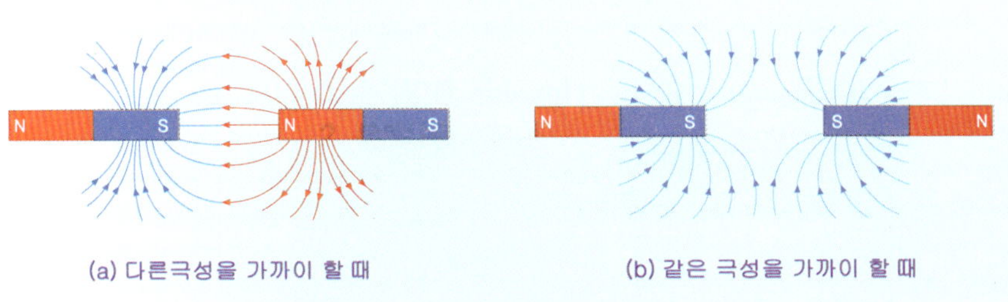

그림 1-19 • 자석과 철가루에 의한 자기장

② 자기장 역시 일종의 주파수 특성을 갖는 파동의 형태를 지니고 있기 때문에 주파수 대역에 따른 분류가 가능하며 그림 1-20과 같이 전자장 스펙트럼(Electromagnetic Spectrum : 일렉트로마그네틱 스펙트럼)으로 나타낼 수 있는데, 대략 1015[Hz]를 중심으로 그것보다 높은 주파수 대역을 갖는 전리방사선(X-ray, Gamma ray : 감마레이, UV)과 그 이하의 비전리 방사선(DC, ELF, RF, Microwave : 마이크로웨이브)으로 나누어진다. 이러한

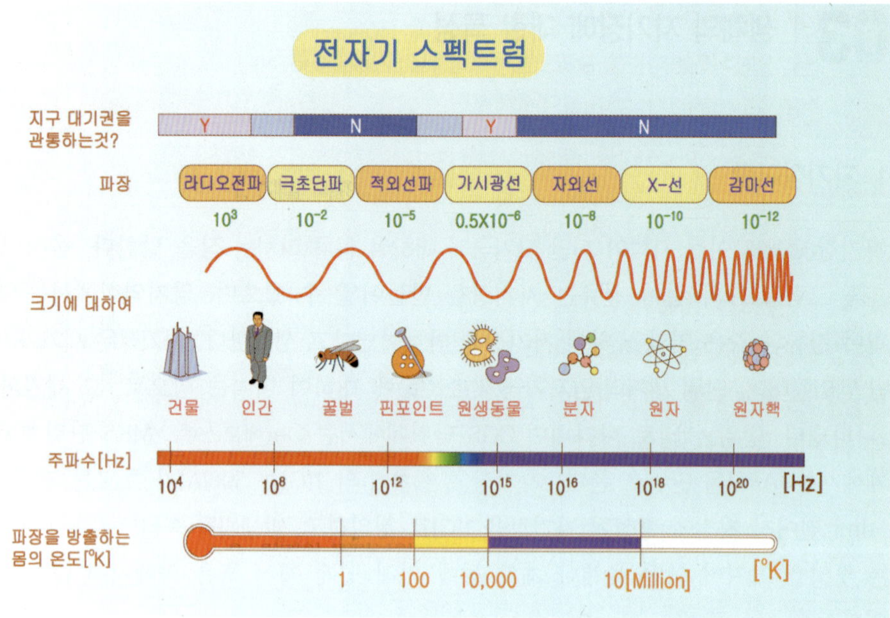

그림 1-20 • 전자장 스펙트럼

분류 기준은 세포중의 이온을 전리시킬 수 있는 정도의 에너지를 갖고 있느냐 혹은 갖고 있지 않느냐로 정해지는데, 비전리 방사선은 다시 열적 효과를 갖는 microwave(마이크로웨이브) 대역과 그렇지 않은 낮은 주파수 대역으로 구별될 수 있다.

정자기장이 생체에 영향을 주는 물리적 기전 중에서 중요한 것은 다음 두 가지이다.

㉠ 생체안에서 움직이는 전해질에 로렌츠(Lorentz)의 힘을 유발한다. 로렌츠(Lorentz)의 힘이란 대전된 입자가 자기장속에서 운동할 때 받는 힘이다. 입자의 전하를 q(C), 자속밀도를 B(T), 속도를 v[m/s]라 하면, 식 (1-2)와 같다.

$$F(\text{로렌츠의 힘}) = Bqv \tag{1-2}$$

운동하는 대전된 입자에 대해서는 힘을 미치나, 힘의 방향은 자속과 속도 방향은 수직이므로 자기장은 운동하는 입자에 대해서는 일을 하지 않고, 그 운동 방향만 바꿀 뿐이다. 상어 등 연골어가 지구 자기장을 이용하여 운동 방향을 정하는 기전이 바로 로렌츠(Lorentz)의 힘에 의한 것이다.

㉡ 자기물리적인 힘에 의하여 생체 안의 자기장 방향으로 약간 자화하는 상자성체(paramagnetic substance : 패러마그네틱 서브스텐스)나 반대 방향으로 자화되려는 반자성체(dimagnetic substance : 디마그네틱 서브스텐스)는 자기장안에서 자유 에너지가

가장 적게 토크(torque)를 받는다.

이와 반대로 맥동성 자기장이 생체에 영향을 주는 기전은 정자기장과 마찬가지로 움직이는 전해질에 Lorentz[21](로렌츠)의 힘을 유발하든지, Faraday[22](패러데이) 법칙에 의하여 생체안에서 유도 전류를 유발한다.

2. 생체자기

생체의 조직과 체액은 전기 전도성을 가지고 있으므로 활성화된 세포 주위에는 전류가 흐른다. 인체내부의 전기적 활동에 의해 자장이 발생되는데, 지구와 마찬가지로 인체는 초당 약 7.7[[Hz] : [cycles][DC]로 진동하는 생체자기(Biomagnetic fields : 바이오마그네틱 필즈) 장치이다. TV, 컴퓨터, 전구 등과 같은 전기 장치는 초당 60[Hz] : [cycles]의 교류로 진동한다. 자기 장치는 인체에 균형을 주고 몸에 해로운 60[Hz]의 진동을 막는 역할을 한다. 인체내의 활동전류에 의한 전압을 인체 표면에서 측정한 것이 뇌파 또는 심전도(心電圖)이다. 폐, 위 등에 축적된 자성체가 발생하는 직류자장은 체내에 전류를 발생시키지 않는다. 이를 생체자기장(biomagnetic fields : 바이오마그네틱 필즈)이라고 한다.

생체자기측정을 이용한 진단은 비접촉, 비파괴적이면서 우수한 시간 및 공간 분해능력을 바탕으로 뇌 또는 심장의 내부에서 일어나는 활동전류의 미세한 변화를 정밀하게 측정할 수 있기 때문에 뇌(심장)기능 연구 및 기능적 질환진단에 중요하게 이용될 수 있는 차세대 의료진단기술이다.

3. 생체자기의 측정

생체자기 측정에 관계되는 의료기기로는 핵자기공명(NMR)에 의한 화상 진단장치인 MRI가 있다.

생체내부에 있는 심장의 심장세포나 뇌내의 신경세포 등 전기(電氣)적 활동에 근거한 기전력원(신호원)은 생체조직에 전류분포를 만든다. 그림 1-21과 같이 생체조직을 통해 흐르는 전류는 체표에 장착한 전극 간의 전위차를 생성시키기 때문에, 이 전위차를 증폭시켜 생체전기신호를 측정할 수 있다. 동시에 전류는 자계를 발생시키기 때문에 체표(體表) 가까이에

21) Lorentz(로렌츠) : 로렌츠의 힘은 물리학에서 전하를 띤 입자가 전자기장 안에서 받는 힘을 뜻한다. 이 입자는 전기장 안에서 qE의 힘을 받고, 자기장 안에서 $qv \times B$의 힘을 받는다. 로렌츠의 힘 방정식은 이 둘을 합친 것이다. E : 전기장, B : 자기장, q : 입자의 전하량, v : 입자의 속력이다. 또한 $\times$: 외적을 뜻한다.

22) Faraday(패러데이) 법칙 : 균일한 자기장 내에서 직사각형 코일이 회전하는 경우에 기전력이 코일을 통과하는 자속의 시간변화율의 크기만큼 생겨나는 것을 자기력으로부터 유도해 보았다. 비록 직사각형이 아닌 임의의 폐곡선이라도 그 폐곡선을 통과하는 자속의 변화율이 폐곡선으로의 기전력을 만든다는 것을 증명할 수 있다.

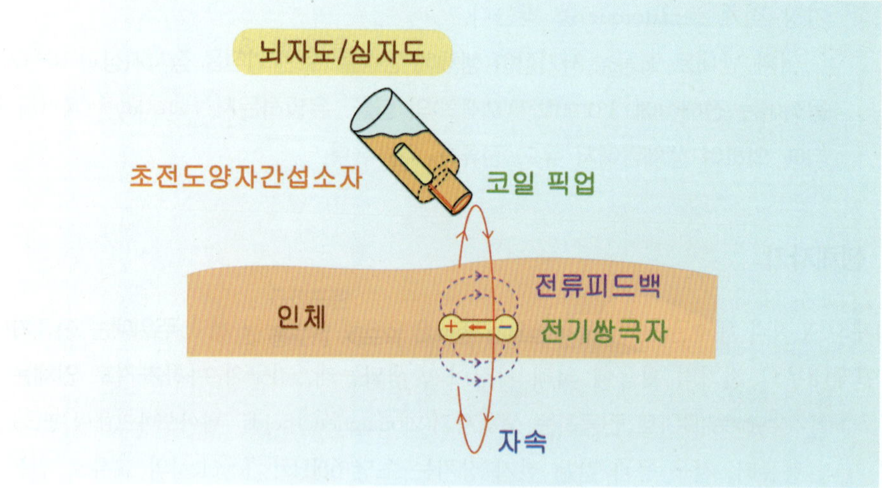

그림 1-21 • 뇌자도 측정의 개략도

둔 자기 센서에 의해 생체자계신호를 측정할 수 있다.

① 생체전기신호의 대표적인 것으로는 널리 알려진 심전도(ECG)나 뇌파(EEG)가 있고, 그 크기는 수[μV]~수[mV]이다.

㉮ 건전지 1.5[V] 수천분의 1~수십만분의 1 정도의 미약한 신호이다.

심전도나 뇌파의 기록은 심장이나 뇌의 내부에서 일어나고 있는 전기현상의 시간적 경과를 우리에게 알려주는 전기신호로 심장이나 뇌의 진단에 널리 이용되고 있다. 표 1-8은 주요 생체전기신호이다.

표 1-8 • 주요 생체전기신호

생체전기신호	크기[mV]	주파수[Hz]
심전도(ECG)	1	0.1~200
뇌파(EEG)	0.001~0.1	0.5~200
근전도(EMG)	0.01~10	10~2000
망막전도(ERG)	0.1~1	DC~20
세포활동전위	10~100	DC~1000

② 심장에서 발생한 자계(磁界)를 측정해 기록한 것을 심전도에 대응시켜 심자도(MCG)라고 부르고, 뇌로부터 발생하는 자계를 측정해 기록한 것은 뇌파에 대응시켜 뇌자도(MEG)라고 부른다.

그림 1-22와 같이 심장자계나 뇌자계 등의 생체자기신호는 우리들의 환경자계크기의

수십만분의 1~수천만분의 1 이하의 극미소(極微小) 자계신호이므로 초고감도의 자기센서인 초전도 양자간섭 소자(Superconducting QUantum Interference Device : 슈퍼컨덕팅 퀀텀 인터피어런스 디바이스, SQUID)를 이용한 자속계에 의해 측정된다.

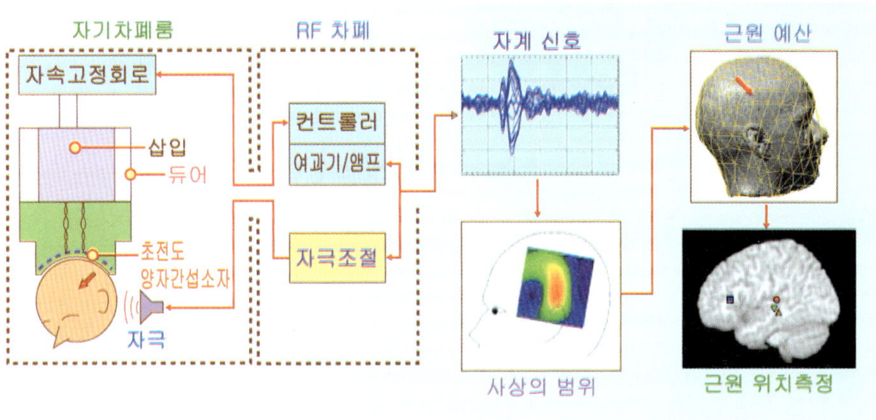

그림 1-22 • 뇌자도 측정의 개략도

③ SQUID는 초전도고리에서의 자속(magnetic flux : 마그네틱 플럭스)양자화와 조셉슨효과(Josephson effect : 조셉슨 에펙트)를 이용한 소자로서 자속을 전압으로 변환해주는 인류가 만든 가장 감도가 높은 자기센서이다. 표 1-9는 주요 생체자기신호를 나타낸다.

표 1-9 • 주요 생체자기신호

생체자기신호	크기 [pT]	주파수 [Hz]
폐자도(MPG)	5000	DC
심자도(MCG)	50	0.05~200
고분해능 심자도(HRMCG)	0.2	0.05~200
뇌자도(MEG)	1	0.5~30
유발자계(SEF, VEF, AEF)	0.1	DC~60
근자도(MMG)	10	DC~2000
안자도(MOG)	10	DC
망막자도(MRG)	0.1	0.1~30

측정하고자 하는 자속에 대하여 그림 1-23과 같이 SQUID 출력전압은 자속양자(fluxquantum : 플렉스퀀텀 : $\Phi_0 = 2.07 \times 10^{-15}$크기의 자기신호를 주기로 주기적인 변화를 한다. 자기장 측정을 위해서는 자속고정회로(flux-locked loop : 플럭스-록트 루프 : FLL)를

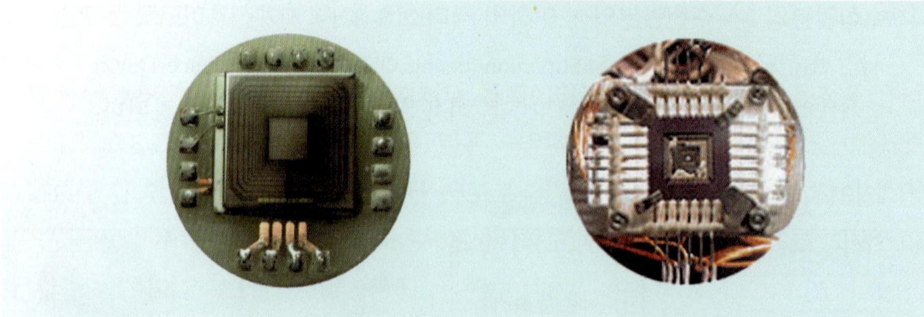

그림 1-23 • SQUID 센서

사용한다. FLL 회로에서는 SQUID의 자속신호에 대한 출력전압의 기울기가 최대가 되도록 SQUID에 가해지는 자속 바이어스를 일정한 값으로 고정시키고, 외부자속신호에 의한 미소한 전압변화를 증폭, 적분하여 외부신호와 같은 크기의 반대자속을 만들 수 있는 전류를 되먹임 코일(feedback coil : 피드백 코일)을 통해 SQUID에 인가함으로써 외부자속신호에 선형적으로 비례하는 출력신호를 얻을 수 있다.

④ 생체자기계측은 비접촉이며 무침범의 생체자기 계측법이라는 특징이 있고, 심장자계의 흉벽상(胸壁上)의 분포나 뇌자계의 두표상의 분포를 하나의 의용화상으로 생각하면 모아레상이나 자기온도계와 같은 표층상의 카테고리에 들어간다.

일반적으로 사용되는 자기에는 심전도나 뇌파계측에 비교했을 때 고가이며 조작성 및 자기차폐실 등 주변설비가 필요하다는 난점(難點)이 있으나, 유용한 생체계측법이라고 할 수 있다. 심자도, 뇌자도, 폐자도의 계측은 의료계에서 많이 시도되고 있으며, 생체로부터 발생하는 연구는 끊임없이 진행되고 있다. 표 1-10은 전자파가 생체에 흡수되는 메커니즘이다.

표 1-10 • 전자파의 생체에 대한 흡수

형태	흡수의 메커니즘	파장 [m]	주파수 [MHz]
체표흡수[23]	체표면, 표피흡수, 표면에서 거의 흡수, 체표의 온도가 상승한다.	~0.15	2000~
부분공진	감각기관 공진부 에너지 흡수가 최대이다.	0.75~1	300~400
전신공진[24]	에너지 흡수가 최대이다.	1~10	30~300
준공진[25]	전에너지의 흡수는 주파수가 증가하면서 비례한다. 생체 에너지 감소, 체표에서 에너지 흡수가 최대이다.	10~	~30

23) 체표면흡수 영역 : 수[GHz] 이상의 대역에서 전자파가 체내에 침투하는 깊이가 주파수의 제곱근에 반비례하므로 피부에만 흡수되어 가열되는 영역을 말한다. 예 적외선과 태양광선

4. 뇌자도 및 심자도

뇌자도(magnetoencephalography : 마그네토엔세팔로그래피, MEG)는 사람이 생각하거나 움직일때 뇌신경세포에서 발생하는 전류에 의한 자기장을 검출하여 영상으로 표시하는 것으로 1000분의 1초 단위로 움직임을 포착하여 뇌속 1~5[mm] 정도의 작은 부위도 영상으로 나타낼 수 있을 정도로 공간적 해상력이 뛰어나다. 뇌신경세포에서의 전기적 활동을 수[mm]의 공간분해능과 수[ms]의 시간분해능으로 직접 관찰할 수 있다는 점에서 다른 뇌기능 영상진단법과는 구분되는 특징을 가진다.

① 뇌자도(MEG)기술은 10여년 전 헬멧형 뇌자도 시스템이 병원에 본격적으로 투입되면서 수술전 대뇌피질의 기능조사, 간질발생부위의 국소화, 정신분열진단 등 임상에 널리 활용되고 있고 최근에는 감각/지각, 주의/기억/학습, 정서/사회인지 등 고차뇌기능과 관련된 연구에도 활용되기 시작하였다(그림 1-24).

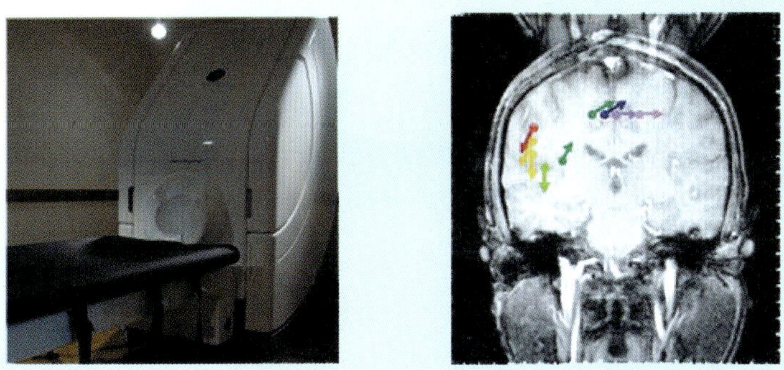

(a) 뇌자도 측정장치　　(b) 뇌자도 판독 화면

그림 1-24 • 뇌자도 측정장치와 측정 파형

② 심자도(magnetocardiography : 마그네토카디오그래프, MCG)는 그림 1-25와 같이 심장에서 발생하는 미세한 자기 신호를 측정하여 심장에서의 전기전도 상태와 심근의 활성화 상태를 검사할 수 있는 기술이다.

---

24) 전신공진 영역 : 수십 [MHz]~수백 [MHz]대역을 말하는데 몸전체와 머리 등의 크기가 전자파의 공진주파수와 일치되는 경우 에너지 흡수가 최대가 되는데 성인의 경우 70[MHz] 근처가, 유아의 경우 200[MHz] 근처가 전신공진 주파수이다.

25) 준공진 영역 : 수십 [MHz] 이하 대역을 말하는데, 이 영역의 경우 전자파 흡수는 비교적 작으나 표면에서 흡수가 다소 있다. 전력흡수의 경우 주파수가 낮아지면 급속히 작아지는 특성을 갖는 반면 근육의 수축/이완계통에 영향을 주는 자격작용이 지배적이다.

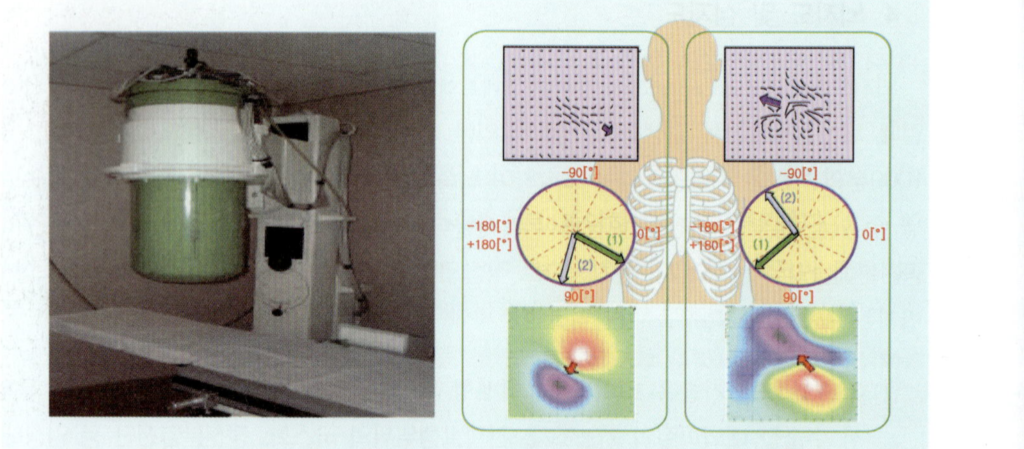

(a) 심자도 측정장치 (b) 심자도 및 심근전류 분포

그림 1-25 • 심자도 측정장치와 판독

그림 1-25(b)에서 보면 정상인(왼쪽)과 확장성 심근증환자(오른쪽)의 심자도와 심근전류의 비교를 볼 수 있다. 심자도가 가지고 있는 장점으로는 환자와 전혀 접촉하지 않은 상태로 심장에서 발생하는 신호를 증폭시켜 측정하기 때문에 인체에는 전혀 무해할 뿐만 아니라, 빠른 측정시간(통상 30초 정도), 그리고 매질에 의한 신호의 왜곡이 거의 없어 신호발생원의 위치추정이 정확하다는 점을 들 수 있다.

③ 현재 심자도 측정장치 및 측정기술 개발연구 분야는 세계적인 수준에 도달하는 성과를 이룩하였으며 앞으로 이 기술의 실용화를 위한 연구가 진행중이다. 이와 함께 뇌자도 측정기술 연구, 심혈관 정밀측정 기술 개발연구 및 나노 자성체와 SQUID(스퀴드)를 이용한 암세포 검출기초 연구 등이 진행중이다.

④ 현대인은 생활 속에 항상 자기장에 노출되어 있으며, 그 강도의 정도에 따라 다양한 효과가 생체에 미치는 것으로 보고되고 있다. 정적인 자기장에 대한 생체의 영향은 초기에는 세포의 핵이 점진적으로 수축하고 염색질이 농축되어 작은 과염 색상의 덩어리로 변하는 핵농축(pyknosis : 픽너서스)과 호흡의 억제, 창상 치유의 지연, 종양으로의 전이 등이 언급되었으나, 최근 실험실 연구에서 장기간 강한 자기장에 노출되어도 어떠한 영향을 미치지 않는다는 보고도 있어, 자기장이 생체에 미치는 영향에 관해서는 앞으로 더 많은 연구를 하여야 한다.

제 1 장

04 | 생체의 광학적 특성

지구의 모든 생명체들은 태양으로부터 나오는 빛에 의존하고 있다. 태양으로부터 지구까지 도달하는 광선(빛)은 여러 가지 파장 0.1~10[μ m]을 가진 전자기파가 광자라는 입자의 형태로 에너지를 가지고 있다. 파장이 대단히 짧고 고에너지인 X-선부터 파장이 길고 저에너지인 전파에 이르기까지 매우 다양한 파장을 갖고 있지만, 모든 복사에너지가 지구 표면까지 도달하는 것은 아니다. 특히 이들 태양광선 가운데 290[nm]보다 짧은 파장의 복사에너지는 그림 1-26과 같이 오존층에서 흡수되어 지구 표면에 도달하지 않는다.

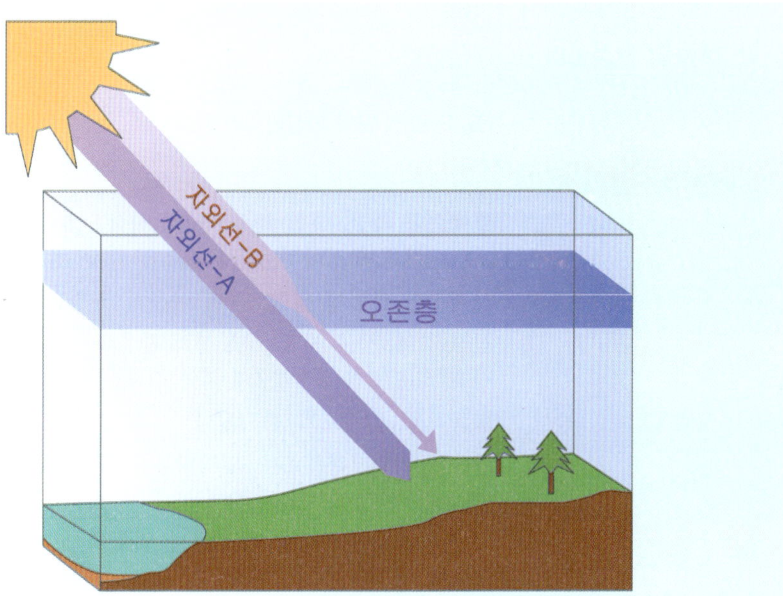

그림 1-26 • 오존층의 태양광선 흡수

① 빛은 우리에게 꼭 필요한 존재이지만 과도한 빛이 우리에게 입사되면 장해를 일으킬 수 있다. 표 1-11은 눈과 피부에 대한 빛의 파장영역이 주는 효과에 대해 제시하고 있다.

표 1-11 • 빛의 파장에 대한 감각기관의 변화

파장범위	피 부	망막(눈)
적외선 B(1.4~3.0[μm])	열에 의한 화상	각막열상, 백내장
적외선 A(780~1400[nm])		망막열상, 백내장
가시광선(400~780[nm])		망막손상, 광화확
자외선 A(315~400[nm])	피부색깔의 흑화	백내장
자외선 C(200~280[nm])	붉은 반점, 노화의 촉진, 멜라닌 색소 증가	안구염

② 태양에서 나온 빛이 어떤 물체에서 반사되는 것을 통해 사물을 인식할 수 있으며, 빛의 강도와 노출시간에 따라 기분, 수면-각성주기, 식욕과 체중조절 능력 등에 영향을 주는 신체의 신경 화학물질과 호르몬을 조절하고, 표 1-12와 같이 신체의 자연적인 리듬을 조절한다.

표 1-12 • 빛의 파장범위와 용도

파장범위	색상	용 도
6,300~7,700[Å]	적색	혈액순환 촉진, 충혈 해소, 후각, 시각, 청각, 촉각, 미각 자극, 교감신경계 활성화된다.
5,900~6,300[Å]	주황색	신체적인 활력에 영향, 몸과 마음의 균형유지, 우울증 치료
5,500~5,900[Å]	노란색	신경 강화, 사고 자극, 운동신경 활성화, 근육에 사용되는 에너지 생성(단시간 위장계통에 쬐면 소화 기능 강화)한다.
4,900~5,500[Å]	녹색	항균작용, 암세포가 파괴된다.
4,500~4,900[Å]	파란색	마음의 평화, 해독효과, 열맥박통증 감염염증에 효과이다. (여드름, 황달, 관절염 치료)
4,100~4,500[Å]	남색	마음을 평화롭게 하며 두려움과 억압에서 자유롭게 한다. 눈병과 귓병에 사용한다.
3,900~4,100[Å]	보라색	정신질환 증상 완화, 감수성 조절, 식욕억제, 백혈구 조성, 칼륨나트륨의 이온 균형 유지한다.

1. 빛의 전파

빛은 직진하는 성질이 있으며, 이 직진성을 띤 빛이 한 점에서 다른 점으로 전파될 때 페르마(Fermat's principle : 페르마스 프린서플)의 원리[26]에 의해 시간이 가장 적게 걸리는 경로

26) 페르마의 원리 : 프랑스의 수학자 P. 페르마가 빛의 전파경로를 변분원리에 따라 나타낸 것, 〈빛이 두 점 사이를 지날 수 있는 경로들 중 가장 짧은 시간에 지날 수 있는 경로가 실제로 빛이 전파되는 경로로 된다. 굴절률이 일정한 매질에서의 빛의 직진 경로는 물론, 굴절률이 연속적으로 변하는 매질 속에서의 빛의 전파 경로를 정하는 데에도 적용된다.

를 따라 진행한다. 또한 빛의 파동은 다른 파동과 마찬가지로 에너지를 전달하는데 이 방향은 바로 광선의 방향이다. 이것은 빛의 밝음이나 따뜻함이 그것의 이동경로로 전달되는 듯한 느낌을 갖는 것으로 추측할 수 있다.

(1) 빛의 직진과 반사 · 굴절

빛이 공기를 투과하다가 그림 1-27과 같이 물의 면(공기와 물의 경계면)에 닿은 경우와 같이 빛이 매질 1속에서 직진하다가 다른 매질 2의 경계면에 입사되면, 이 입사광선의 일부는 반사되고, 나머지 빛은 굴절되어 매질 2속을 직진하게 된다. 빛의 굴절현상은 매질(媒質)이 달라지면, 매질 속에서의 광속도가 달라지기 때문에 일어나는 광학현상이다.

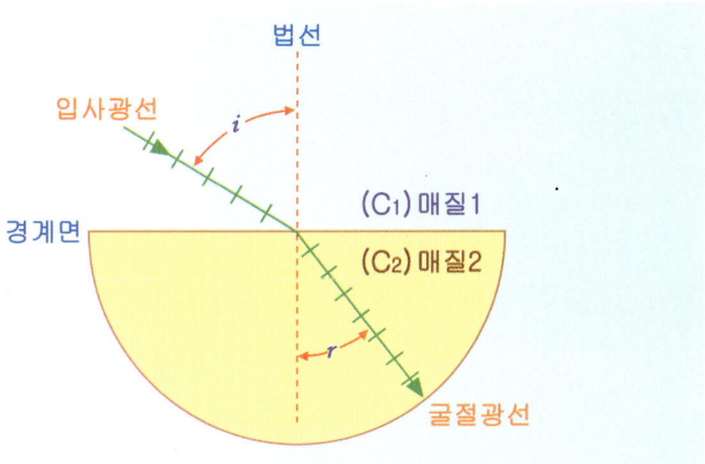

그림 1-27 • 빛의 굴절

입사광과 법선이 이루는 각을 입사각 i, 굴절광과 법선이 이루는 각을 굴절각 r이라고 한다. 이때 매질 1, 매질 2에서의 광속을 각각 C_1, C_2 라 하면 식 (1-3)이 성립한다.

$$\frac{\sin i}{\sin r} = \frac{C_1}{C_2} = n_{12} \tag{1-3}$$

여기에서 입사각의 사인값과 굴절각의 사인값의 비 n_{12}은 두 매질의 종류에 따라 정해지는 상수로서, 매질 1에 대한 매질 2의 상대굴절률이라 한다. 이를 굴절의 법칙이라 하며, 1621년 네덜란드의 W. 스넬이 발견하였기 때문에 스넬의 법칙이라고도 한다.

(2) 빛의 간섭 · 회절

같은 진동수를 가지는 2개 이상의 파동이 한 점에서 만날 때, 2개 이상의 파동이 겹쳐져 그 점에서의 진동이 각각의 파동(성분파)의 진동의 합으로 나타나는 간섭현상이 생긴다. 간섭현상은 물뿐만 아니라, 빛 · 소리 · X-선 등의 모든 파동에 공통되는 기본 성질이다. 19세기 초에, 영국의 물리학자 토마스 영(Thomas Young)은 이 파동의 간섭과 같은 현상이 빛의 경우에도 존재한다는 것을 발견하였다.

그림 1-28에서처럼 스크린 A의 작은 구멍 S_0에서 회절된 빛이 스크린 B에 있는 작은 구멍 S_1과 S_2를 지나게 된다. 두 개의 작은 구멍을 지난 빛이 스크린 B와 C사이에서 중첩되어 스크린 C에 간섭무늬를 만든다.

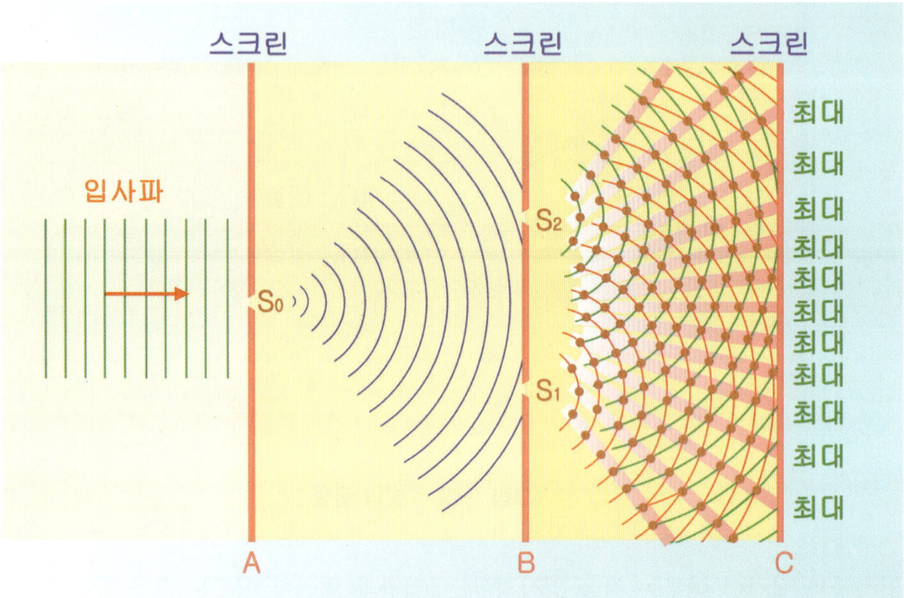

그림 1-28 • 영의 간섭실험[27)]

회절도 산란파의 간섭에 따라 생기는 현상으로, 회절은 파동이 진행하는 경로상에 장애물이 놓여 있더라도 이를 우회하여 그림자의 영역에도 미칠 수 있는 현상을 말하지만 우회하는 여러 파동들이 만나서 이루는 간섭 현상을 말하기도 한다.

27) 영의 간섭실험 : 1801년 Thomas Young은 이중 슬릿을 이용하여 빛의 간섭 무늬 실험을 관측함으로써 빛의 파동성을 밝혀냈다. 빛은 단색광(하나의 파장을 갖는 빛)이라고 가정하면 슬릿을 통과한 두 광선이 스크린 위의 P점에 도달하는 경우를 생각하라. 슬릿에 의하여 밝고 어두운 간섭무늬를 만들게 된다. 입사파가 스크린을 통과한 두 광선이 P점에 도달하기까지 지나는 경로가 서로 다르므로, 경로차(거리의 차)가 생기고 따라서 위상차(두파의 위상의 차이)에 의하여 밝고 어두운 간섭무늬가 생긴다.

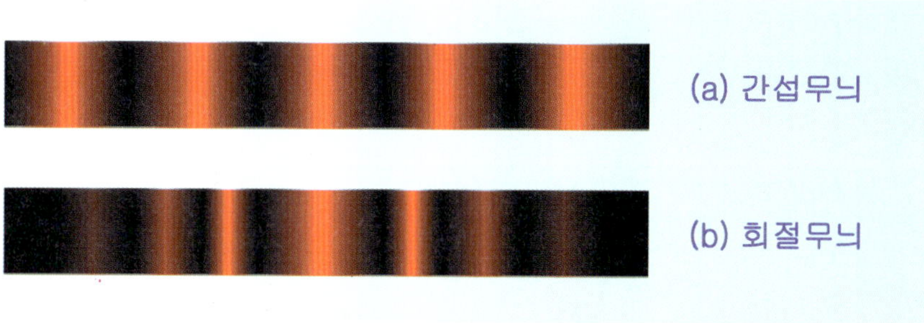

그림 1-29 • 간섭, 회절현상에 의한 무늬

즉 우리가 보통 '간섭(干涉)[28]'과 '회절(回折)[29]'이라 하는 것은 원래 의미의 회절현상에 의해 진행방향이 다르게 우회하는 여러 파동들이 만나서 간섭의 효과로 공간에 특이한 무늬가 형성되는 것을 말한다.

보편적으로 간섭의 무늬는 넓은 범위에 걸쳐 그 강약의 정도가 별로 변하지 않으나 회절의 무늬는 주변부로 갈수록 점차 어두워진다. 그림 1-29는 명암이 계속되고 있는 간섭무늬(그림 1-29(a))와 중심에서 가장자리로 갈수록 무늬의 밝기가 점차 어두워지는 회절무늬(그림 1-29(b))를 비교한 것이다.

2. 인체의 광반응

인체 조직의 광학적인 반응은 조직의 구조에 달려 있다. 모든 조직은 물로 구성되어 있으나 혈액과 색소의 양들이 다르므로 흡수 특성이 다르다. 생체조직의 광학적 특성을 말할 때 총광흡수계수를 사용하는데 식 (1-4)와 같다.

$$\mu_t = -\ln(T)/L \tag{1-4}$$

여기서, T : 투과도, L : 조직의 두께를 나타내며 파장에 따른 멜라닌(Melanin), 헤모글로빈(Hemoglobin) 그리고 물의 흡수계수의 변화는 그림 1-30과 같다.

---

28) 간섭(interference : 인터퍼런스) : 파동이 가지고 있는 특별한 성질의 하나로서 둘 이상의 동일한 진동수의 파동이 진행방향이나 위상을 달리하면서 공간에 전파될 때 위치에 따라 파동이 크거나 작게 나타나는 것이다. 이때 합성된 파동의 세기가 각각의 파동의 세기를 합한 것보다 더 커지는 것을 보강간섭, 줄어드는 것을 소멸간섭(상쇄간섭)이라 한다.

29) 회절 : 옆반 교실에 있는 학생들이 떠드는 것을 볼 수는 없지만 떠드는 소리를 들을 수는 있다. 이는 소리의 파동이 벽의 좁을 틈을 통해서 퍼져 나와 장애물 뒤쪽으로 전달되는 회절현상 때문이다.

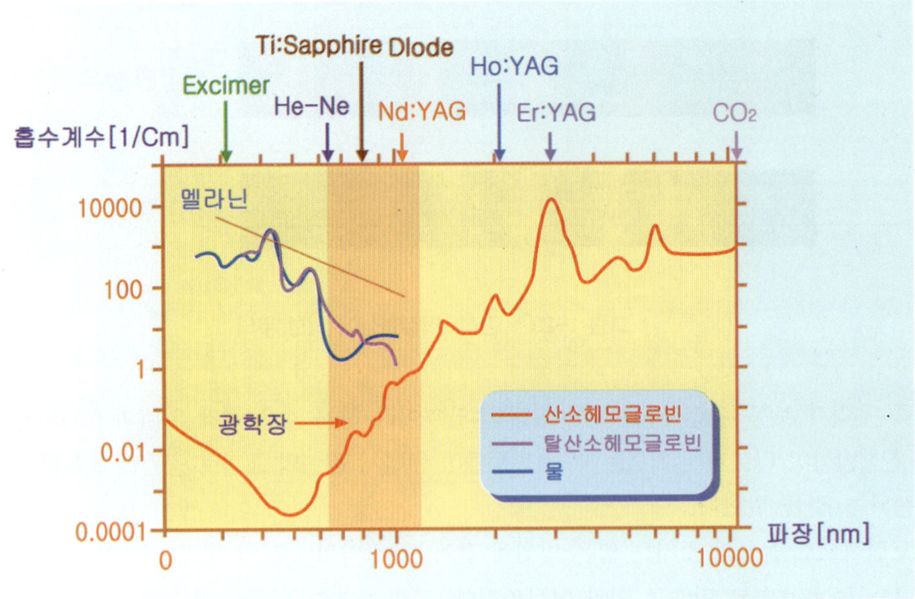

그림 1-30 • 인체 영의 간섭실험

인체조직의 온도가 증가하자마자 냉각은 시작되고 냉각에 의한 열손실률은 온도가 증가함에 따라 증가한다. 정상상태의 노출에 대해 최대온도는 흡수되는 에너지의 율이 냉각에 의한 에너지 손실률과 같을 때 도달한다.

(1) 광열적 효과

빛이 생체조직과 만나게 되면 흡수나 산란이 일어나게 되고, 일단 흡수된 빛에너지의 일부는 열적 에너지로 변환되며 따라서 생체조직의 온도를 증가시키게 된다. 온도증가가 일정치를 넘게 되면 광응고[30](photocoagulation : 포토코어글래이션)가 일어나고, 조직 표면에서의 온도상승이 특히 심한 경우에는 탄화(carbonization : 카본이재이션)가 일어나 검은색을 띄게 된다(그림 1-31).

① 탄화가 일어나면 대부분의 빛에너지가 표면에서 흡수되어 버리므로 빛이 투과하지 못하고 표면온도만 상승하므로 큰 조직을 열적으로 괴사시켜야 할 경우 목적을 달성하기 힘들어진다(그림 1-31(a)).

② 저온의 물이나 액화질소를 스프레이로 만들어 표면의 온도를 일정하게 유지하여 빛의 투과깊이를 유지하면서 큰 조직을 광응고시키는 방법이 많이 쓰이고 있다(그림 1-31(b)).

30) 광응고 : 특수레이저 파장을 이용하여 조직이나 혈관을 빛을 이용하여 굳게 만드는 것이다.

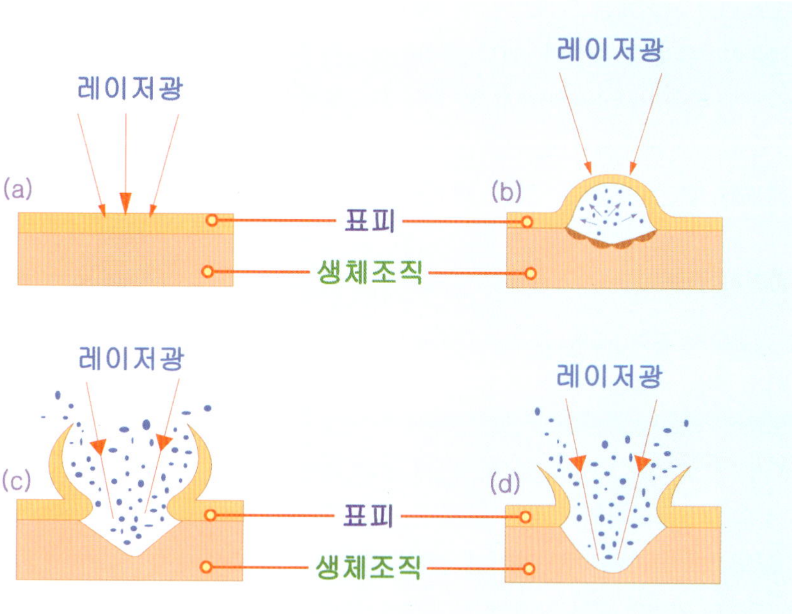

그림 1-31 • 영의 간섭실험

③ 광열적 효과(photothermal effect : 포토써멀 이펙트)에 의한 조직의 변형을 이용하여 조직 절개를 위한 메스적 응용에서는 조직 이탈이 일어나는 온도까지 조직이 가열되어야 하며 광응고는 단백질의 응고 및 변성이 일어날 때까지 온도를 높여야 한다(그림 1-31(c)).

④ 레이저에 의한 조직의 국부적인 가열이 혈류에 의한 냉각 작용을 초월하게 되면 조직 자체의 온도가 상승하게 된다. 조직의 온도가 증가하여 100[℃] 정도가 되면 세포의 내부와 세포 사이에 존재하는 물이 증발을 시작하여 조직 내 증기 압력이 증가함에 의해 조직 폭파가 일어나 조직이 절개된다(그림 1-31(d)).

(2) 광기계적 효과

광기계적 효과(photomechanical effect : 포토머캐니컬 이펙트)란 조직에 흡수된 빛에너지가 과도한 경우, 특히 빛 에너지가 빠른 시간 내에 조직의 일부 지역에 집중적으로 축적될 경우, 빛을 흡수하는 흡수체의 온도가 임계점을 넘어 기화되면서 주위조직이 폭발적으로 제거되는데 따르는 부수적인 현상들을 말한다. 빛의 파장이 적외선 영역에 있는 경우 주된 흡수체는 물이므로, 물이 기화되어 기포를 형성하고 그 에너지가 주위조직의 탄성한계를 넘어서면 ablation(어블레이션)이 일어난다. 이때 폭발로 인한 반동압(recoil pressure : 리코일 프레셔)과 기포가 깨지면서 생기는 충격파(shock wave : 쇼크 웨이브)로 인해 주위 조직에 추가적인 기계적 손상이 가해지게 되는데, 많은 경우 원하지 않던 큰 손상이 갈 수도 있으므로 레이저의 파라미터를 정하는데 주의가 요망된다. 레이저의 파장, 펄스길이, 에너지, 빔의 크기 등의 파라미터에 따라 광기계적 효과가 달리 나타날 수 있다. 보통레이저 펄스의 투과 깊이가 레이저 빔의 반지름보다 작으면, 열의 주위조작으로 확산되기 전에 작은 조직부피에 집적되어 효과적인 광열 또는 광기계적 제거가 가능하다. 반면 펄스길이가 매우 짧은 압력파(pressure wave : 프레셔 웨이브)의 진행속도보다도 빠르게 조직에 집적되게 되면, 더 많은 에너지가 집적되어 높은 광기계적 조직 제거율을 얻을 수 있다.

(3) 광화학적 효과

빛의 광화학적 효과(photochemical effect : 포토케미컬 이펙트)는 보통 두 가지 다른 의미로 설명된다.

1) XeCl 레이저

자외선 영역의 레이저로 조직을 제거하는 현상을 설명한 것으로서, 이때 광자는 그 높은 에너지로 인해 라디칼을 형성하거나 분자 자체를 쪼개어 전자와 이온가스를 형성하여 제거한다. 자외선 영역의 빛은 단백질이나 핵산에 의해 주로 흡수되며 광열적인 효과보다는 이러한 플라즈마로 인한 조직제거가 주를 이루기 때문에 주위조직에 열적 손상을 덜 일으킨다는 것이 알려져 있다. 따라서 엑시머(Eximer) 레이저와 같은 자외선영역의 빛은 열적 손상을 적게 하며 각막 등을 효과적으로 제거하기 때문에 요즈음 라식 수술 등에서 효과적으로 쓰이고 있다.

2) 광동역학적 치료

광화학적 효과를 이용한 치료법이라 할 수 있다. PDT(PhotoDynamic Therapy : 포토다이나믹 테라피)란 빛을 흡수할 때 산소와 결합하여 라디칼을 생성시키는 광민감성 약품(Photosensitizer : 포토센시티저)을 이용하여 암세포 등을 파괴하는 치료법이다. PDT 암 치료는 광 과민성 약물과 레이저로 건강한 세포에 영향을 주지 않고 암세포만을 선택적으로 파괴시킨다. 광흡수제 약물을 도포한 후 몇 시간이 지나면 정상세포보다 암세포에만 광흡수 약물이 축적되어 머무는데 그 부분만 레이저를 조사하여 암세포를 선택적으로 파괴하는 원리다. PDT 암치료는 현재 국내 종합병원 등에서도 널리 사용되고 있는 안전한 시술법이다.

3. 빛을 이용한 치료

빛은 생명 유지에 필요한 영양소 외에도 사물의 인식을 가능케 하며, 몸을 따뜻하게 해주고 또한 살균 작용도 행한다. 19세기 말경 덴마크에서 행해진 적색빛의 조사에 의한 천연두의 치료와 자외선에 의한 결핵성 피부염의 치료이다. 이 치료법을 창시한 핀젠은 광선 치료법의 창시자로 1903년 노벨상을 수상했다. 그러나 이 당시는 진공 램프가 발명되기 이전이므로 태양광 외에는 이렇다 할 광원이 없어 치료가 낮에만 행해질 수 있었으나, 카본 아크 램프가 발명되고 난 후부터는 밤에도 실시가 가능하게 되었다. 이후 할로겐 램프, 수은 램프, 지논 램프 등보다 강력한 램프가 출연됨에 따라 광선 치료법이 동·식물의 생산성 향상을 위한 연구에도 이용되었다.

4. 의료용 레이저

레이저는 유도방출복사에 의한 빛의 증폭(Light Amplification by Stimulated Emission of Radiation : 라이트 엠플리피케이션 바이 스티뮬레에트 에미션 오브 레디에이션)의 첫 글자들을 딴 것으로 이 빛은 경도가 가장 크고 열에 가장 강한 물질을 충분히 증발시킬 만큼 강하다. 1954년에 발명된 메이저(maser)[31]의 확장으로 미국의 물리학자 C.H. 타운스와 A.L. 숄로가 레이저의 가능성을 구체적으로 제창했으며, 1960년에 루비결정으로 T.H. 메이먼이 최초로 레이저 발진[32]에 성공하였다. 초창기의 레이저는 필요한 출력을 얻기 위한 레이저의 발진 장치 크기가 너무 커서 설치와 취급이 곤란했으며, 사용 가능한 레이저의 수효가 적어 널리 보급되지 못했다.

이 당시 의료 분야에 있어 그림 1-32와 같이 레이저의 응용은 주로 루비레이저를 이용한 피부의 빈점 제거나 암치료 가능성에 대한 기초적인 연구와 망막의 혈관을 응고시키는 광응고 기술이 연구되었고, 1964년에 탄산가스 레이저가 개발된 이후부터는 이를 메스(Mess)로 이용하는 외과 수술 연구가 행해졌다.

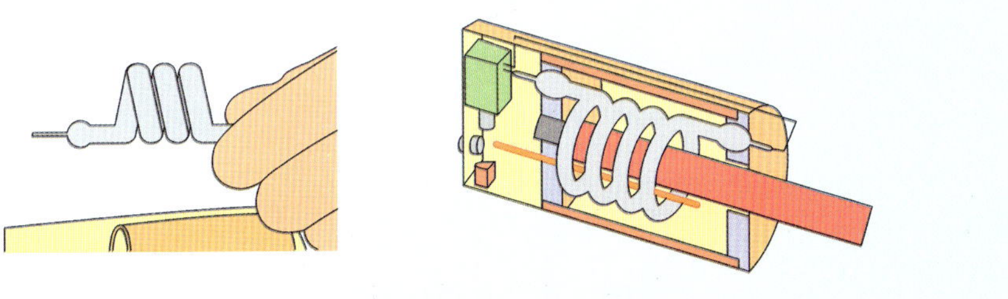

그림 1-32 • T.H.메이먼이 만든 루비레이저와 초기 루비레이저의 구성도

31) 메이저(maser) : 분자(分子) 증폭장치 microwave amplification by stimulated emission of radiation(마이크로웨이브 엠플리피케이션 바이 스티뮬래이티드 엠이션 오브 레디에이션)의 약자로 전자기파 중 주로 마이크로파 영역의 전자기 복사를 생성하고 증폭하는 기구이다.

32) 레이저 발진 : 최초의 레이저에 사용한 루비는 0.05[%]의 Cr_2O_3를 불순물로 가지고 있는 Al_2O_3의 결정체다. 루비레이저는 694.3[nm]와 692.9[nm]의 붉은 빛을 낸다. 플라즈마의 진단이나 홀로그래피의 제조에 쓰인다.

그 후 계속적인 레이저 발명으로 현재는 매우 많은 원자 · 물질을 사용하는 다종 다양한 레이저가 실현되고 있는데, 최근에는 레이저 장치의 소형화와 종류의 다양화에 힘입어 외과, 안과, 피부과, 치과, 내과, 산부인과 등 광범위한 의료 분야에 파급 사용되고 있고 이 중에서 안과는 레이저가 가장 많이 보급 사용되고 있는 분야이다.

(1) 레이저의 특성

레이저의 특성을 보면 스펙트럼 폭이 '0'에 가까운 선스펙트럼을 갖는 단색광이며, 위상이 고르고 간섭현상이 일어나기 쉽다. 그림 1-33과 같이 자연광은 여러 가지 파장의 빛이 혼합되어 있어서 한 점에 모이지 않는 반면 레이저 광은 한 파장의 깨끗한 빛이어서 한 점에 퍼지지 않고 모이며 집광성이 좋아서 에너지 밀도가 크다.

① 일반적인 빛의 간섭 가능한 거리가 수십[cm]인데 비해 훨씬 멀리 떨어져도 간섭한다.

② 렌즈로 집광하면 단위 넓이당 통과하는 광 에너지가 매우 크다. 특히 펄스레이저 광인 경우는 첨두(peak)광의 출력이 크고 막대한 값으로 된다. 그 결과 광의 전기장 세기(자기장의 세기도 포함)가 매우 커져 10^8[V/m] 정도의 값에 쉽게 도달한다.

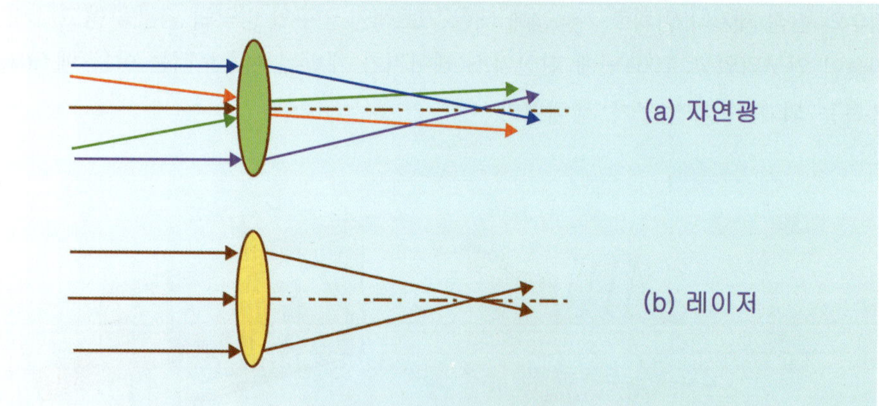

그림 1-33 • 자연광과 레이저의 굴절차이

(2) 레이저의 종류

파장 영역에 따라 자외선 영역 레이저, 가시광선 영역 레이저, 적 · 원적외선 영역 레이저로 분류되며, 레이저에 사용되는 매질에 의한 분류는 기체 · 고체 · 액체 · 반도체 · 화학 레이저, 단원자 Laser(레이저), 특수화합물 Laser(레이저)가 있다.

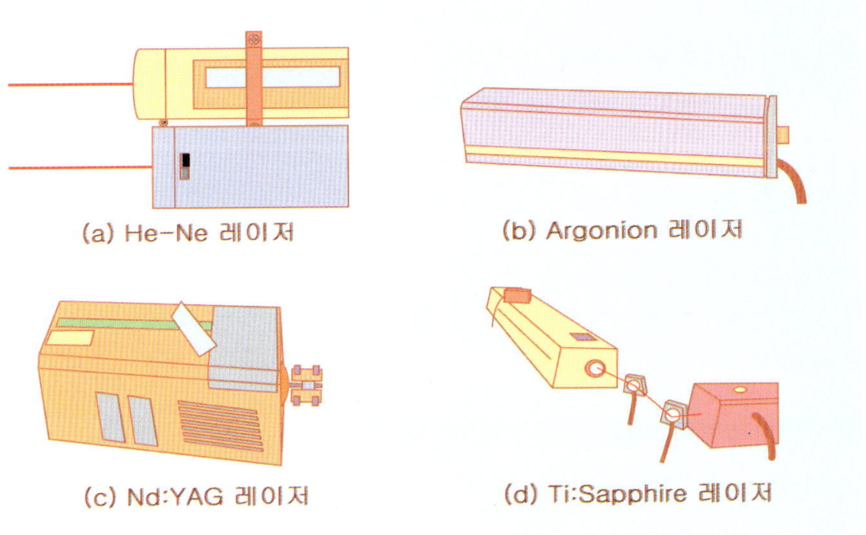

그림 1-34 • 여러 가지 레이저

이 밖에도 그림 1-34와 같이 레이저 광의 출력에 따라 저출력 Laser(레이저), 고출력 Laser(레이저)로, 레이저 광의 작용방식에 따라 열작용 방식, 광열 융해 원리의 방식, 레이저 광의 출력방식에 따른 문류 연속파, 충격파로 분류되기도 한다.

(3) 레이저의 발생 원리와 구조

원자집단(또는 물질)의 적당한 두 에너지준위 사이에서 반전분포를 만든다. 그림 1-35와 같이 두 준위 사이의 에너지 차에 주파수가 공명하는 빛에 유발되어 윗 준위의 원자가 아랫 준위로 전이하여 에너지를 광에 주는 유도복사가 일어난다. 그 결과 입사광은 주파수·위상이 같고 세기가 증대된다. 이를 간섭성인광의 증폭이라 한다. 음 온도 매질을 광의 공진기 안에 넣고 증폭된 광을 반복하여 왕복시키면 광의 자려(自勵)발진이 일어나 레이저로 된다.

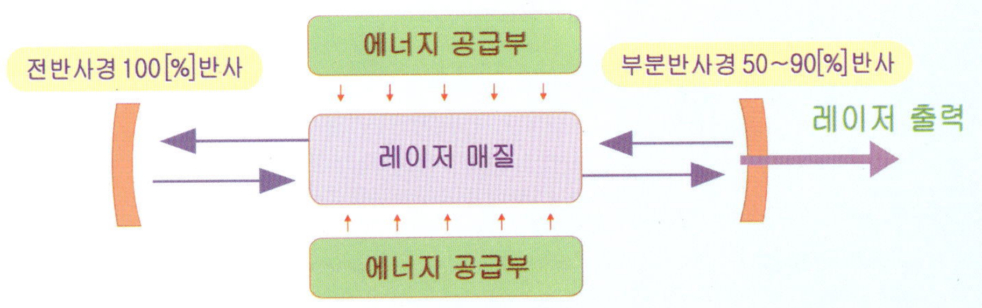

그림 1-35 • 레이저의 구조

레이저 빛의 발생을 위해서는 이산화탄소 가스 혹은 야그봉과 같은 매질과 이매질에 외부에서 전기나 빛을 통해 에너지를 공급해주는 부분, 그리고 빛을 증폭시켜 한 방향으로 출력해 주기 위한 반사율이 다른 두 개의 반사경이 필요하다.

5. 의료용 레이저의 이용

의료용 레이저로는 대부분의 레이저가 이용되고 있으며, 산업용 레이저에 비해 출력이 낮고, 적용 대상이 인체의 조직과 같이 수분을 많이 포함하는 불균질한 물질이기 때문에 종류가 다양하다.

① 레이저 수술은 출혈이 없는 수술이 가능하기 때문에 병변을 정확하게 없앨 수 있고, 미세수술이 가능할 뿐만 아니라 수술 후 염증이 가볍고 통증과 흉터가 적으며 입원기간이 짧거나 필요하지 않을 수 있다는 장점이 있다.

신체조직에 레이저 광선을 쏘면 특유의 스펙트럼이 형광되는 성질을 이용해 신체조직의 영상을 입체적으로 보여주거나 파장이 약 400[nm]인 레이저 빔을 환부에 조사하여 생기는 형광 스펙트럼을 분석하여 암의 여부를 판정한다. 최근에 개발된 폐영상 형광 내시경은 형광 물질의 주입이 없이 파장이 442[nm]인 He-Cd 레이저를 폐에 조사하여 생기는 형광을 측정하여 폐암을 그림 1-36과 같이 진단 가능하다.

② 자유롭게 굽힐 수 있는 광섬유를 통해서 강한 레이저를 암이나 종양 등에 선택적으로 쏘여 태우거나 파괴하는 치료적인 방법도 있다. 레이저는 빛이므로 특수한 파장대를 가지는데, 이 파장대에 따라 치료할 수 있는 질병이 달라진다. 붉은색에 잘 반응하는 레이저 빛, 검정색과 파랑색에 잘 반응하는 레이저 빛, 물에 잘 흡수되는 레이저 빛, 피부를 아주 정교하게 깎을 수 있는 레이저 빛 등 다양하고 특수한 파장대의 빛을 이용하여 주변 조직에 손상을 적게 주면서 원하는 비정상적인 병변을 치료하고,

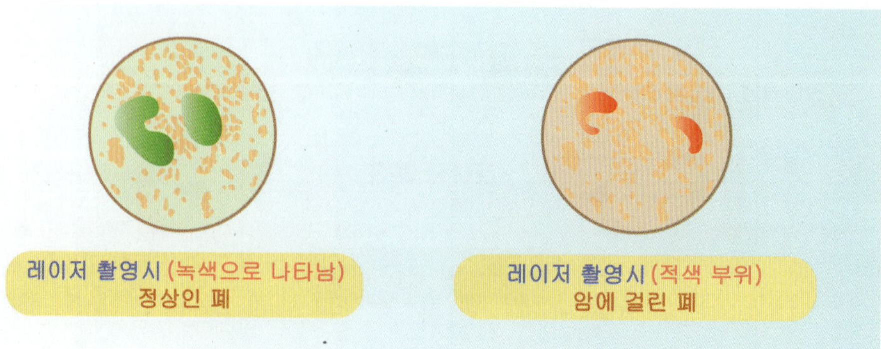

그림 1-36 • 레이저로 촬영한 폐진단 그림

기계적인 접근이 불가능한 위치에 레이저 광선을 쏘아 강한 열을 발생시켜 수술칼 대신 사용한다.

표 1-13 • 레이저 종류 및 특징

레이저 이름	레이저 매질	펌핑 방법	주 발진파장	발진형태	특 징
Ruby레이저	cr^3 : Al_2O_3	플래시램프	694[nm]	Pulse	가시광, 고출력
YAG레이저	Nd^{3+} : YAG	각종 램프, 레이저	1.064[μm]	CW Pulse	고출력, 범용성
Glass레이저	Nd^{3+} : Glass	플래시램프, 레이저	1.062[μm], 1.054[μm]	Pulse	초대형 증폭기, 고출력
YLF레이저	Nd^{3+} : YLF	각종 램프	1.047[μm], 1.053[μm]	CW Pulse	초대형 글라스 레이저용 발진기
알렉산더 라이트레이저	Cr^{3+} : $BeAl_2O_4$	각종 램프	720~790[nm]	Pulse	파장가변, CW가능
사파이어 레이저	Ti^{3+} : Al_2O_4	플래시램프 레이저	660~1178[nm]	CW Pulse	파장가변 극초단 펄스
F센터레이저	KCL, Li^+ 외	레이저	0.89~3.3[μm]	CW	파장가변
He-Ne레이저	He, Ne	방전	6328nm, 1.15[μm] 3.39[μm]	CW	안정성
구리증기 레이저	Cu	방전	511[nm]	Pulse	동위체 분리용
Ar^+레이저	Ar^+가스	방전	488nm, 515[nm] 외	CW	고전류밀도, 중출력
Co_2레이저	Co_2, N_2, He	방전 전자빔	10.6[μm] 9.6[μm]	CW	고효율, 고출력, 범용성
N_2레이저	N_2	방전	337[nm]	Pulse	고출력
색소레이저	색소 (로다민6G 외)	플래시램프, 레이저	308~1285[nm] 362~1020[nm]	Pulse	파장가변 극초단 펄스
반도체레이저	AlGaAs, GaAs	전류	680~880[nm]	CW	소형고효율, 직접변조가능, 고신뢰성, 최고 실용적 레이저
	InGaAsP, InP	전류	1.1~1.6[μm]	CW	
엑시머레이저	KrF, XeCl 외	방전	249[nm]		고효율, 고출력
		전자빔	308[nm] 외	Pulse	
화학레이저	HF, HBr 외	화학반응	2.4~6.3[μm]	준 W	고출력

표 1-14 • 의료용 레이저의 특성용도

파장영역	종류	파장[nm]	출력(연속)	출력(펄스)	용도
자외선	ArF	193.351		0.6 [J]	조직파괴, 동맥 내 수술
	XeCl	308		250[mJ]까지	동맥 내 기름 갭슘 플라크 제거 안과 및 심장 수술
	N_2	337.1		9[mJ]	생체자극, 생물학적 연구
	Ne-Cd	325.0 441.6	1~15[mW] 10~50[mW]		생체자극, 형광법, 유속계, 현미경
가시광선	Ar+	488 514.5	0.5~20[W]		혈관종치료, 세포미소 외과, 치과, 망막, 광응고, 조직 특성 결정, 홀로그래피
	Gold Vapor	628		~4.5[W] (첨두 50[kW])	광화학 요법
	Dye	504-620		2[J]까지	광화학 요법, 안과, 피부반점, 모반, 주근깨,
	He-Ne	632.8	1~75[mW]		생체자극, 창상치료, 유속계, 침술, 투과조명, 사진, 세포미소외과
	Kr+	647.1	10~20[W]		망막 광응고, 홀로그래피
	Ruby	694.3 373(고조파)		(첨두수 10[MW]) 2[J]까지	피부 종양, 뇌에 조사, 안과용광응고, 홀로그래피, 분광분석 피부반점 치료
적외선	반도체	830(GaAs) 910(AlGaAs)	10~ 20[mW]	첨두수 10[MW]	통증치료, 레이저 지팡이
	Nd : YAG	1064	1~100[W]	첨두수 [MW]	내시경, 광응고, 비뇨기과, 신경과, 피부과, 외과수술용 레이저메스, 심장내과, 일반외과
	Ho : YAG	2010	60[W]까지	4[J]까지	심장내과, 안과, 정형외과
	Nd : Glass	1064,532		0.5[J]까지	안과, 피부과, 치과
	Er : YAG	2940		1[J]까지	안과, 치과
	CO	5300	~40[W]		동맥 내 수술
	CO_2	10600	~100[W] 까지		레이저 메스, 일반수술, 일반외과, 치과용 치료, 피부
	Ti : Al_2O_3	700~1000 [mm]		1[J]까지	비뇨기과, 피부반점

③ 의학영상(X-선 필름 등)을 컴퓨터로 처리하려면 디지털 정보로 저장해야 하는데, 이때 데이터를 입력하는 장치에 레이저를 사용하는 등 영상처리에 응용하고 있다.

④ 안과에서는 눈 안에 있는 혈액이 혈관으로부터 새어 나와 질병을 일으키는 망막 박리증, 당뇨병성 망막증, 망막 변성증 등에서 혈관을 소각시켜 병변을 줄이는데 이용한다. 이밖에도 근시, 녹내장, 백내장 등 각막질환치료에 엑시머 레이저, 각막절제술, 라식수술, 아르곤 레이저, Nd : YAG 레이저 등이 사용된다.

⑤ 피부나 성형외과적 치료는 특정한 색을 띠는 목표를 파괴하기 위해 특정파장을 쪼이면 선택적 파괴가 가능한 선택적 광열분해를 통한 치료를 하고 있다. 모반이나 문신제거, 피부암, 안면성형, 종양제거 등의 치료에 CO_2 레이저, Eb : YAG laser 등이 사용된다.

⑥ 헬륨네온 레이저는 가시광선과 같이 눈으로 식별이 가능하므로 레이저 침술이나 내과에서 혈류속도 측정에 사용하는 등 레이저의 사용범위가 넓어지고 있다.

⑦ 의료용 레이저는 산업용 레이저에 비해 출력이 낮고, 적용 대상이 인체의 조직과 같이 수분을 많이 포함하는 불균질한 물질이기 때문에 종류가 다양하며 의료용 레이저의 특성과 용도를 표 1-13, 표 1-14에 정리하였다.

05 | 생체의 방사선에 대한 특성

1. 방사선이란

원자를 구성하는 양성자, 중성자, 전자가 균형을 이루지 못할 때 방사선을 방출할 수 있는 능력을 갖게 되는데 이것을 방사선(放射線) 물질이라 하고, 이러한 방사선 물질에서 나오는 에너지를 방사선이라 하는데, 물리학적으로 방사성 원소가 붕괴할 때 방출되는 알파선 · 베타선 · 감마선의 입자선 또는 전자기파를 말한다. 방사선은 자연방사선과 인공방사선으로 나눌 수 있다.

(1) 자연방사선

땅속의 광물질로부터, 우주로부터, 또 전자기기로부터, 음식물로부터 발생된다. 또한 인체에는 소량의 방사선핵종이 존재하며 이것은 주로 인간이 섭취하는 음식물에 함유된 소량의 방사성핵종에 기인한다. 사람의 몸에 필수 원소인 칼륨은 보통 몸무게가 70[kg]인, 성인의 경우 약 1백 40[g] 정도를 포함하고 있고, 이 중 1만분의 1은 방사성 칼륨(K^{-40})이어서 사람은 누구든지 약 0.01[g]의 방사성 칼륨을 몸속에 지니고 있게 되는데, 이 방사성 칼륨은 인체 내에서 강한 베타 방사선과 감마 방사선을 방출한다.

(2) 인공방사선

인위적인 행위에 의해 발생되는 방사선을 말하는데 그림 1-37과 같이 병원에서 검사에 쓰이는 진단방사선과 치료에 쓰이는 치료방사선과 공항에서 쓰이는 보안 검색장치, TV 등과 같은 전자제품, 원자력발전소 같은 곳에서 발생되는 방사선 등을 인공방사선이라고 한다.

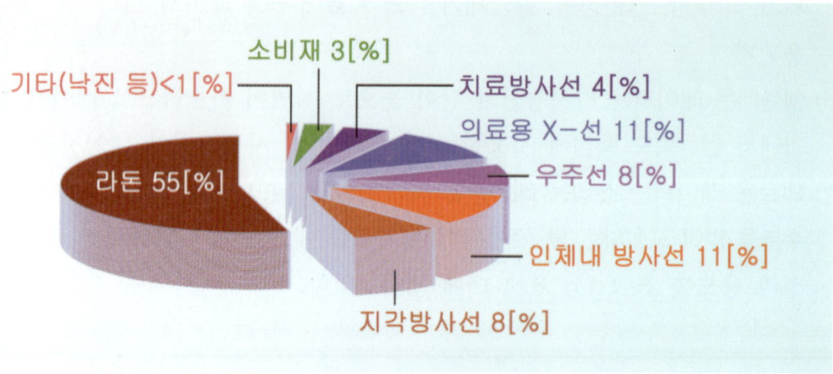

그림 1-37 • 방사선원

2. 방사선의 종류

(1) 알파선

원자핵의 α 붕괴에 따라 방출된다. 질량과 전하가 비교적 크기 때문에 물질 속에서 에너지 감소가 현저하여 공기 중에서는 수[cm], 물 속에서는 10[μm] 정도로 투과력이 약해서 얇은 종이 또는 인체의 피부조직으로도 충분히 차폐가 가능하다. 중성자 · 중양성자 등과 함께 인공적으로 가속시켜 핵반응을 일으키기 위한 포격입자로 많이 쓰이고 있다.

+2전하이며 전리 능력은 크고, 공기 중에서 3.5[cm]/5.0[MeV]의 투과력을 지닌다.

(2) 베타선

핵의 베타 붕괴시 방출되는 전자의 흐름으로 그림 1-38과 같이 알파선보다는 월등히 큰 투과력을 가지며(공기속에서 수[cm]~수[m] 정도) 질량이 작기 때문에 물질원자 내에서 산란되는 정도가 크다. 베타선의 에너지에 따라 적당한 두께의 플라스틱 또는 나무를 사용하여 차폐를 한다. 전하 −1 또는 =1이며 전리능력은 중간이며, 물질투과력은 1.9[mm]이다.

(3) 감마선

파장이 10^{-9}~10^{-10}[cm] 정도의 전자기파(광자)로 핵의 알파 · 베타 붕괴 후 일시적으로 들뜬 상태에 있던 핵이 안정된 에너지 상태로 돌아갈 때 방출되며 투과력이 매우 강하여 외부피폭의 경우에도 인체내부의 장기에 손상을 주므로 감마선 피폭으로부터 보호하기 위해서는 벽두께 정도의 콘크리트 또는 차폐효과가 우수한 납을 차폐체로 사용해야 한다.

감마선의 전하는 0이며 전리능력은 간접적이며 거의 적다. 물질투과력은 4.2[cm]투과 후 반감된다. X-선은 감마선보다 투과력이 약하다는 것을 제외하면 감마선과 동일하다.

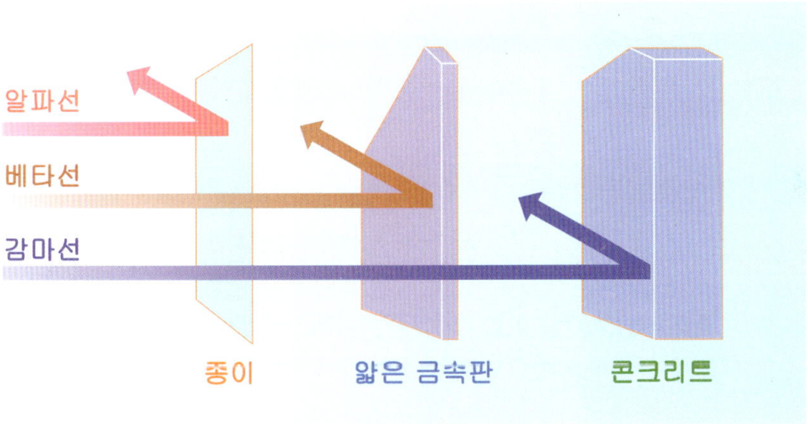

그림 1-38 • 방사선의 종류와 투과력

의료 분야에서 이용되고 있는 방사선 분야로는 전리 및 비전리 방사선을 이용하여 방사선 진단 및 방사선 치료, 방사선 동위원소(핵의학) 분야에 널리 이용되고 있으며, 현재 X-선 촬영이라고 하는 진단 방사선 분야에 많이 사용되고 있다.

3. 방사선이 인체에 미치는 영향

방사선이 인체에 미치는 영향은 입사방사선과 생물체를 구성하는 원자와의 상호작용결과 발생하는 전리현상으로 구별할 수 있으며 인체에 조사된 방사선 에너지가 인체를 구성하는 원자, 분자로 이행됨으로써 물리, 화학, 생물학적 작용이 일어나 화합물의 조성에 변화가 일어나게 된다. 이때문에 세포는 기능장해, 증식저지, 사멸 등이 일어나게 되고 조직이 파괴된다.

방사선에 노출되므로 인해 발생하는 그림 1-39와 같이 건강상의 영향은 암의 발생가능성을 의미하는 확률적 영향, 후손에게 발생할 수 있는 유전적 영향, 백내장과 골수세포 감소 등의 결정적 영향이 있다.

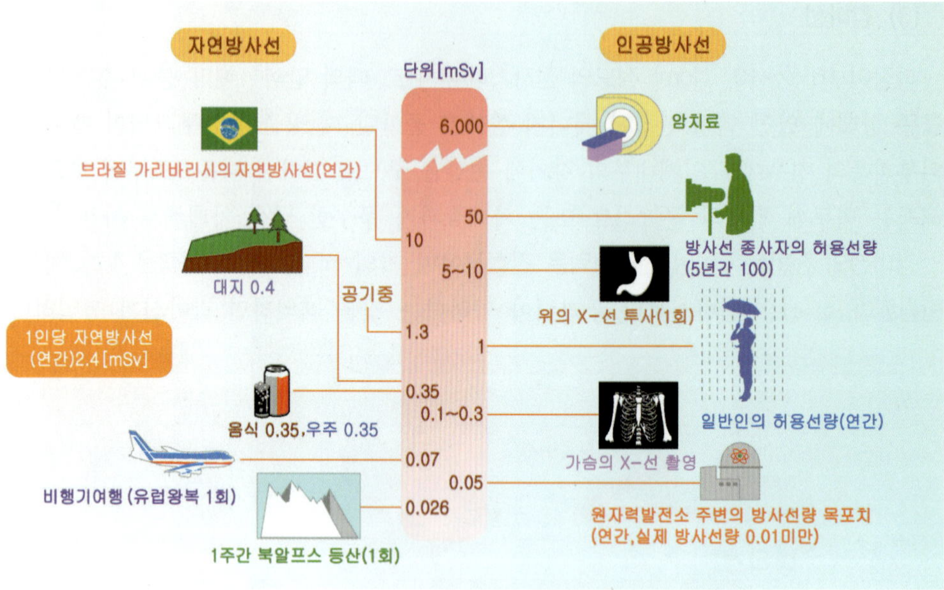

그림 1-39 • 생활속의 방사선

① 세포 성분의 대부분인 물은 이온화에 의해서 분자 수준에서 변화가 일어나게 되고, 그 때문에 염색체를 이루고 있는 물질에서 과산화물 등의 해로운 화학물질이 만들어진다. 이러한 유해작용은 세포의 구조와 기능을 변화시키게 되며 임상증상을 나타내게 된다.

② 물분자의 방사분해를 통해 직접 생성되는 H, OH 및 eaq^- 등을 일차 유리기라 하며 이들과 반응하여 생성되는 유리기인 O_2^-, HO_2^- 및 기타 유리기화된 거대 유기물 분자 등을 이차 유리기라 한다. 일차 유리기는 반응력이 강해서 생성부위에서 바로 또 다른 반응을 일으켜 소멸되거나 과산화물을 생성하기도 하며 다양한 형태의 이차 유리기를 생성시킨다.

③ 단백질의 기본 단위인 아미노산에 있어서 방사선에 가장 민감한 부위는 아미노기인데 대부분의 아미노기는 아미노산이 펩티드 결합을 이룰 때 인접한 아미노산의 카르복시기와 결합하기 때문에 아미노기가 직접 노출되어 있지 않으며 카르복시기 역시 아미노기의 경우와 동일하다. 결국 단백질을 이루고 있는 아미노산 분자 중에서 방사선에 의하여 구조적 변화가 일어날 수 있는 부위는 곁사슬로서 탈수소 등의 구조변화를 가져오게 된다.

④ 방사선이 DNA 분자의 원자 또는 세포의 생존에 중요한 역할을 하는 세포구성요소와 반응을 하면 세포가 증식 또는 생존하는데 영향을 줄 수 있다. 즉, 방사선에 의해 충분한 수의 원자가 영향을 받게 되며, 염색체 복제가 올바르지 않거나 DNA의 정보에 심한 교란이 일어나 세포는 그림 1-40과 같이 사멸할 수 있다.

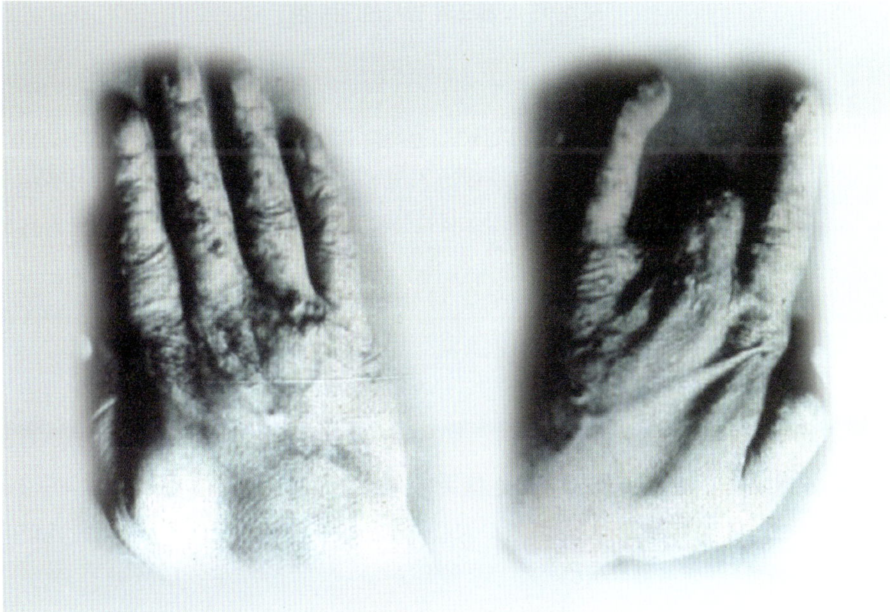

그림 1-40 • 방사능 피폭에 의한 기형

(1) 방사선 손상이 일어나는 과정

① 최초의 물리적 단계는 방사선 에너지의 흡수이며, 몇 초 동안에 일어나는 것으로 세포의 원자나 분자에 부여된 에너지에 의해서 물분자에 이온화가 생기는 것이다.

② 몇 초 동안 계속되는데 이온이 다른 물분자와 반응하여 새로운 물질을 생성한다. 이렇게 생성되는 물질은 일차 유리기, 이차 유리기 및 과산화물 등이다.

③ 약 2~3초간 계속되는 것으로 물리화학적 단계에서 생긴 반응 생성물이 세포의 중요한 유기분자와 작용한다. 유리기와 산화제(oxidizing agent : 옥시다이징 에이전트)가 염색체를 이루고 있는 복잡한 분자를 파괴하게 된다.

㉮ 이것들과 결합하여 다른 분자가 되거나, 긴 사슬 형태의 분자를 절단하게 된다. 생화학적인 효소반응으로 효소화학반응이 생기기도 한다.

④ 각각의 증상에 따라서 몇 십분에서 수십년의 시간이 걸린다. 화학변화기가 각각의 세포에서 세포가 조기에 사멸하거나, 세포분열이 중단되거나, 지연되기도 하며 또는 영구적인 변화가 일어나서 그것이 자손의 세포에 전달되기도 한다. 또한 생물학적으로는 세포의 장해, 신체적 영향이나, 식세포의 장해, 유전적 영향이 유발되기도 한다.

⑤ 생물체에서 방사선 효과는 생물의 종류, 조직 또는 세포가 다르면 비록 같은 선량을 같은 조건으로 피폭하더라도 반응의 정도가 다르다. 표 1-15에 나타내었다.

표 1-15 • 세포의 방사선 감수성

방사선 감수성 순위	조 직	조직특성
1	골수, 생식기, 위장상피, 수정체 상피, 피부상피	간세포가 끊임없이 분열하여 기능세포로 되고 일정수명 이후에는 사멸하지만 사멸된 만큼 간세포에서 보급한다.
2	간, 근육	정상상태에서는 분열하지 않으나 손상 등의 자극을 받으면 분열한다.
3	신경	분열을 하지 않으므로 수의 증감이 없다.

(2) 방사선 관련 단위

① 방사능이란 불안정한 원자핵이 바닥상태로 가기 위하여 입자 또는 전자파 형태로 에너지를 방출하는 자발적인 과정으로, 방사능을 나타내는 단위인 1[Ci]는 Ra226 1[g]이 1초 동안 붕괴하는 핵변환수이다.

베크렐 : 매초에 원자가 한 개씩 붕괴하는 원자의 수이다.

$$1[\mathrm{Ci}] = 3.7 \times 10^{10}\mathrm{Bq}[\mathrm{Bq}=\mathrm{dps}] = 1[\mathrm{Bq}] = 1[\mathrm{s}^{-1}]$$

② 엑스선 또는 감마방사선에 의하여 공기단위질량당 생성된 전하량을 조사선량(Exposure Dose : 익스포셔 도즈)이라 하며 단위는 [C/kg], Roentgen(뢴트겐)이다.

$$1[\mathrm{R}] = 2.58 \times 10^{-4}[\mathrm{C/kg}]$$

③ 흡수선량(Absorbed Dose : 앱소브드 도즈)은 방사선에 피폭되는 물질의 단위질량당 흡수된 방사선의 에너지를 말한다. 단위는 그레이[Gray], [Gy]이다.

$$1[\mathrm{Gy}] = 1[\mathrm{J/kg}] = 100[\mathrm{rad}]$$

④ 인체의 피폭선량을 나타낼 때 흡수선량에 당해 방사선의 방사선 가중치를 곱한 양을 등가선량이라 한다. 단위는 시버트[Sievert], [Sv]이며 식 (1-5)와 같다.

$$H = \Sigma Wr \cdot Dtr \quad (1\text{-}5)$$

여기서 Wr은 방사선하중계수, Dtr는 방사선 r에 의하여 조직 t에서 흡수된 선량을 나타낸다.

⑤ 유효선량(Effective Dose : 익펙티브 도즈)은 인체 내 조직 간 선량분포에 따른 위험정도를 하나의 양으로 나타내기 위하여 각 조직 간의 등가선량에 해당조직의 조직가중치를 곱하여 피폭한 모든 조직에 대해 합산한 양을 말한다. 단위는 시버트[Sievert], [Sv]이고 식 (1-6)과 같다.

$$E = \sum Wt \cdot Ht \qquad (1\text{-}6)$$

여기서 Wt : 조직, 장기 t의 방사선하중계수, 그리고 Ht : 조직, 장기 t의 등가선량이다.

(3) 광양자 에너지

이상적으로 분자가 1개의 광양자을 흡수하여 1개 분자에 변화가 생긴다. 이것을 수식으로 정리하면 식 (1-7)과 같다.

광양자 에너지는 [einstein : 아인슈타인] → N개의 광양자의 에너지(6.02×10^{23})으로 주어지며, 1[eV]는$=1.60\times10^{-19}$[J]이다. h는 플랭크 상수(6.62×10^{-27}[rg/s) v는 빛의 진동수([s^{-1}])이다. c는 광속으로 3×10^{10}[cm/s]이며, λ는 빛의 파장으로 [nm]이다.

$$\begin{aligned} 1[\text{einstein}] &= Nhv = Nhc/\lambda = 2.86\times10^{4}/\lambda[\text{nm}][\text{kcal}] \\ &= 1.24\times10^{3}/\lambda[\text{nm}][\text{eV}] \end{aligned} \qquad (1\text{-}7)$$

4. 의료용 방사선

의료용 방사선의 이용에는 방사선 치료와 진단 등 여러 분야에서 사용되고 있다. X-선, 감마선과 같은 파동 형태의 방사선, 전자선 또는, 양성자선과 같은 입자형태의 방사선의 조사는 정상 조직과 암 조직 모두 방사선으로 인한 장애를 일으킨다. 정상 조직은 어느 정도의 시간이 지나면 회복되지만 종양 조직은 회복이 불충분하므로 이를 이용하여 하루에 180~200[cGy]씩 장기간 분할 치료하여 정상 조직의 방사선 장애는 최소화하고 종양 조직의 파괴는 높여 치료율을 높일 수 있다.

최근에는 의공학의 발전에 따라 첨단의료영상을 이용하여 삼차원치료 계획을 수행할 수 있으며, 최적의 치료효과를 높이기 위하여 방사선수술(Radiosurgery : 래디오서저리), 입체조형치료(conformal therapy : 컨포멀 테라피), 로봇을 이용한 방사선수술(cyber knife : 사이버 나이프) 등의 최첨단 치료방법들이 개발되고 있다.

(1) 진단방사선

1) 일반촬영검사

병원에서 X-선을 이용한 일반적인 방사선 검사(그림 1-41)를 말하며, X-선 발생장치를 이용하여 생성된 X-선을 인체에 투과시켜 그 결과를 필름에 영상화한다. 촬영된 필름을 통해서 생체 내 질병의 변화나 질병 정도를 추정, 또는 해부학적 구조를 이해하는데 중요한 정보를 제공한다.

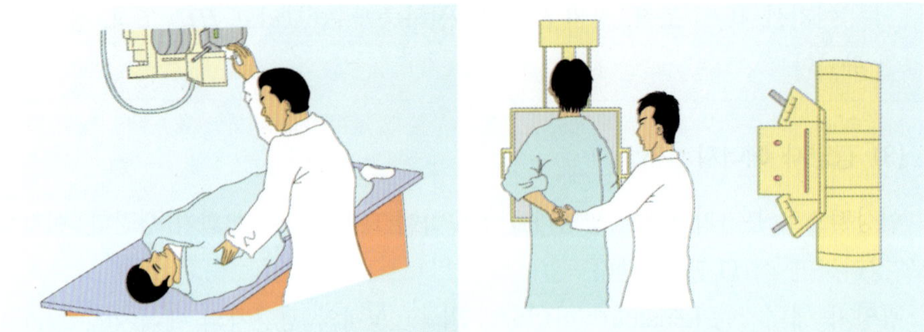

그림 1-41 • 일반촬영검사

2) 전산화 단층촬영술 Computed Tomography(CT, CAT)

CT scanner(스캐너) 전산화 단층촬영기(Computed Tomography : 컴퓨티드 토모그래피)는 인체의 특별한 단면 주변에서 여러 각도로 이온 X-선을 조사하여 투과된 데이터를 분석하여 입체적인 상태를 평면화상으로 나타낸다. 각 단층 사진들은 외부의 모든 물질을 없애고 촬영을 하려는 조그만 단면 하나에만 초점을 맞추기 때문에 전통적인 X-선에서 잡아내지 못했던 석회화나 기타 단단한 병변들이 단층촬영으로 확인될 수 있다.

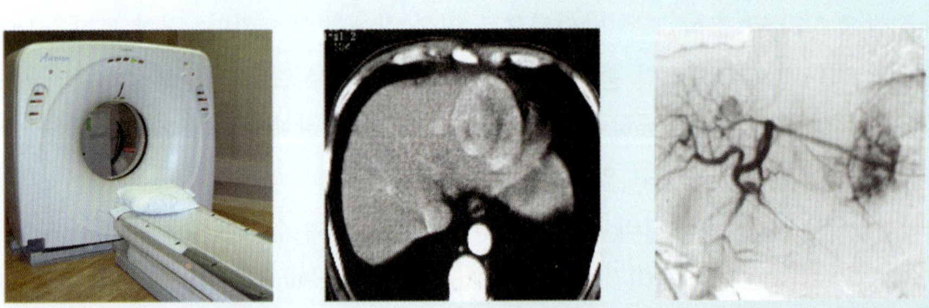

(a) CT (b) 간암부위의 CT영상과 혈관촬영영상

그림 1-42 • 간암부위의 CT영상과 혈관촬영영상 및 CT기기

전산화 단층촬영기가 비정상을 탐지해내는 능력은 혈관을 구분해낼 수 있도록 요오드를 함유하는 조영제를 사용하게 되어 더욱 강화되어 혈관계의 변화의 촬영이 가능하며, 그림 1-42와 같이 뇌종양 등 두개골 내에 생긴 종양을 개구하지 않은 상태로 뽑아낼 수 있도록 시뮬레이션하는 뇌정위 촬영과 체내의 장기 및 혈관, 뼈의 모양을 삼차원적인 형태로 화상을 구성할 수 있으므로 정밀한 진단을 할 수 있다.

(2) 방사선치료

방사선치료는 방법상의 차이에 따라 원격치료와 근접치료로 나눌 수 있다.

1) 원격치료

외부에서 선형가속기 그림 1-43을 통해서 나오는 방사선을 병소 부위에 조사하는 방법이다.

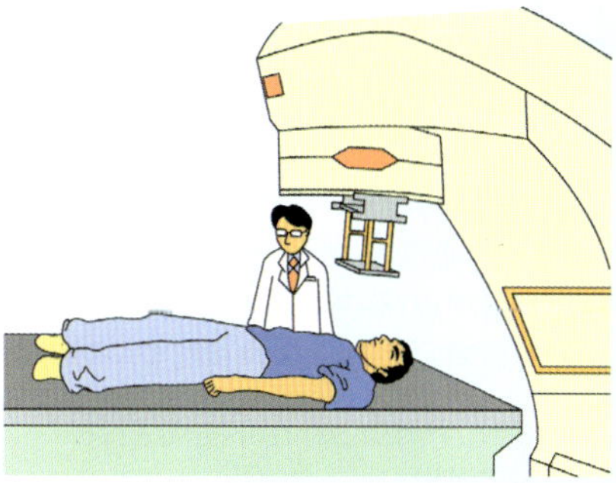

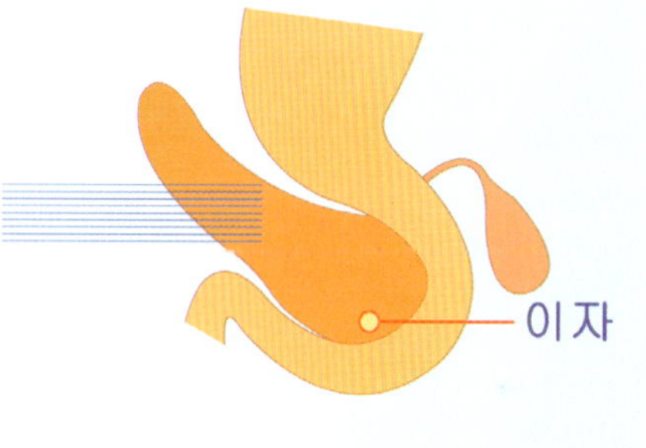

그림 1-43 • 선형가속기로 치료하는 모습과 근접치료

2) 근접치료

병소부위에 방사선 물질을 직접 쪼이거나 집어넣어 치료하는 방법이다.

치료의 목적에 따라 완치 목적으로 시행되는 방사선치료를 말하며 장기간의 치료 기간이 소요되는 근치적 방사선치료(curative radiotherapy : 커래티브 래디오테라피)와 암이 발견 당시 상당히 진행되었거나 원격전이를 동반하여 완치의 가능성이 없는 경우에 고식적 효과(증상 완화)만을 목적으로 하는 고식적 방사선치료(palliative radiotherapy : 팔리애티브 래디오테라피)로 나뉜다.

06 | 생체의 기계적 특성

생체는 위험한 상황에서 벗어나거나 적절한 서식지를 찾거나 이동하는 능력을 갖추면서 근육과 골격을 사용하였으며, 천체의 중력에도 대응할 수 있게 되었다.

척추동물의 골격은 생체의 기계적 특성에 기원하며 이러한 결합조직은 크게 경조직(=경골골격, bony skeleton : 보니 스켈레톤)과 연조직(=연골, 연골세포, chondrocyte : 콘드로싸이트)으로 구성된다.

1. 경조직의 특성과 의의

표 1-16 • 경조직의 특성과 의의

분류		역할 (=의의)	특 징
뼈	해면골(망상골) : (trabecular bone : 래배큘러 본)	• 조혈세포를 통한 적색골수(적혈구)를 생산한다. • 칼슘이온의 저장고	• 유리같은 맑은 구조 : 연골세포 (chondrocyte : 콘드로싸이트)로 구성한다. • 발생 배에서 뼈의 전구물질도 나타났다가 사라지면서 귀, 코, 관절에 남아 있다. • 스펀지 모양으로 뼈의 내부를 구성한다.
	치밀골(치조골) : (compact bone : 컴팩트 본)	• 몸을 지탱한다. • 근육의 부착점으로 작용한다. • 보호작용을 한다. (두개골과 갈비뼈)	• 뼈의 외곽을 구성하며 단단하고 치밀하다. • 골소강 내에는 골세포(경골세포)가 들어 있는데 이는 호르몬에 의한 칼슘의 농도의 조절에 대단히 중요한 역할을 한다.

2. 경조직의 생체역학적 특징

(1) 해면골(망상골)

표 1-17 • 해면골 분류 및 특징

분 류	특 징
밀도	밀도에 따라 기계적 성질이 변하며, 이방성으로 횡방향 및 축방향에 따라 다르다.
점탄성	망상골에 큰 변형이 가해지면 점탄성은 증가하며 골수를 다공성 구조에 내포하고 있으므로 전체적으로 점탄성이 나타난다.
탄성 및 강도	횡방향에 비해 축방향의 경우가 기계적 특성이 높다. 이방성을 지니고 있다.
노화 영향	노화가 되면 다공성이 증가하며, 기계적 강도가 약해진다.

(2) 치밀골(치조골)

표 1-18 • 치밀골 분류 및 특징

분 류	특 징
변형속도	반응이 심하지 않으며, 변형의 순발력이 높다.
인성과 에너지 흡수	뼈는 축방향의 힘에 강하며, 많은 에너지를 흡수하여 뼈의 파괴를 지연시킨다.
탄성 및 강도	압축하중에 더욱 강하며, 뼈의 수직방향에 가해지는 탄성거동과 강도는 그것의(뼈) 길이방향과 다른 이방성을 보인다.
노화 영향	골다공증의 발생우려가 있으며, 나이에 따라 강도 및 탄성계수가 감소하는 경향이 있다.

3. 연조직의 특성과 의의

(1) 근육의 구조와 역할

① 평활근(smooth muscle : 스무스 머슬), 심장근(cardiac muscle : 카디엑 머슬), 골격근(skeletal muscle : 스켈레털 머슬)의 세 가지로 구성된다.

② 복잡한 형태로 조직되어 있으며, 몸의 60[%] 이상을 차지한다.

③ 인체의 운동을 담당하며, 운동에 필요한 ATP(Adenosine Tripos Plate : 아데노신 트라이포스 플레이트)를 공급한다.

④ 골격근은 원통형이며 세포의 아랫부분에 핵을 지니고 있으며, 다핵세포로써 수미터에 달하기도 한다.

⑤ 연조직 끝부분에 추를 달고 늘어난 길이를 측정하면 일정 하중 내에서 길이변화를 알 수 있는데, 이를 크리프(creep) 현상이라고 한다. 원상태로 돌아가는 것은 하중이 제거(unloading : 언로딩)된 후 일정시간이 지나야 한다.

(2) 인대와 힘줄

① 인대(ligament : 리게이먼트)는 뼈와 뼈를 관절 주위에서 연결시켜준다.

② 인대는 평형을 유지시켜주며, 관절의 여러 가지 복잡한 운동을 가능하게 해준다.

③ 힘줄(tendon : 텐던)과 인대는 근육의 이완, 수축에 의해 움직이며 혈관의 공급이 없어 손상이 가해지면 회복이 느리다.

④ 힘줄은 뼈와 근육을 연결시키는 연조직이다.

⑤ 뼈와 근육에서 발생하는 힘을 전달시켜 원하는 움직임을 나타낼 수 있다.

(3) 연골의 역할과 의의

① 관절과 뼈에 전달되는 하중을 흡수하거나 골고루 분산시켜 뼈와 근육을 보호한다.
② 뼈와 뼈사이 맞닿는 부분의 움직임이 있을 때 윤활 기능을 한다.
③ 관절이 연속적인 운동을 가능하게 해주며 부과되는 하중을 분산시킨다.
④ 연골(cartilage : 카틸레이즈)이 노후되면 기계적인 마모(퇴행성 관절염)로 손상이 발생한다.
⑤ 내마모성이 우수하지만 혈관 공급이 제한되어 1회 손상되어도 회복이 어렵다.

(4) 생체조직

생체구조(生體組織)는 역학적으로 복잡하지만 조직에서는 탄성섬유, 콜라겐 및 점성을 갖는 조직액 등의 복합적 성질로 되어 있다. 여러 종류의 물질의 배열이 불균일(nonhomogenous : 논보모지니어스)하고, 하중과 변형의 관계나 기계적인 진동, 음파 초음파의 전파 특성은 생체조직의 점성특성 및 탄성특성에 기인한다. 그 이외의 생체조직은 이방성(anisotropic : 애니소트로픽), 비선형(nonlinear : 논라이니어)의 특징을 지니기도 한다.

(5) 생체응력과 하중곡선에 따른 변위

연조직을 일정한 힘으로 파괴시까지 장력을 가한다.

① 연조직(힘줄)의 하중변위 곡선은 그림 1-44와 같이 S자형 곡선의 형태이며 시작구간에 비해 항복 및 파괴 구간이 넓다.
② 교원섬유(Collagen : 콜라겐)는 변위, 하중곡선에 많은 영향을 미친다.
③ 선형구간 : 콜라겐이 하중방향의 직선형태로 나열된다.(하중은 변위에 비례)

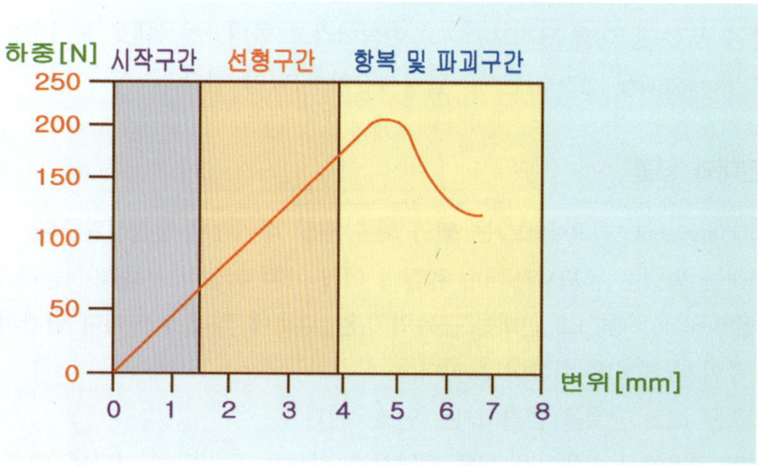

그림 1-44 • 힘줄의 하중, 변위곡선

④ 시작구간 : 콜라겐이 직선형태로 변화한다.

⑤ 연조직에 하중을 부하시키면 이를 변형시키기 위해 소모된 에너지의 일부가 그림 1-45와 같이 열로 방출되는데 이를 히스테리시스(hysteresis)현상이라고 한다.

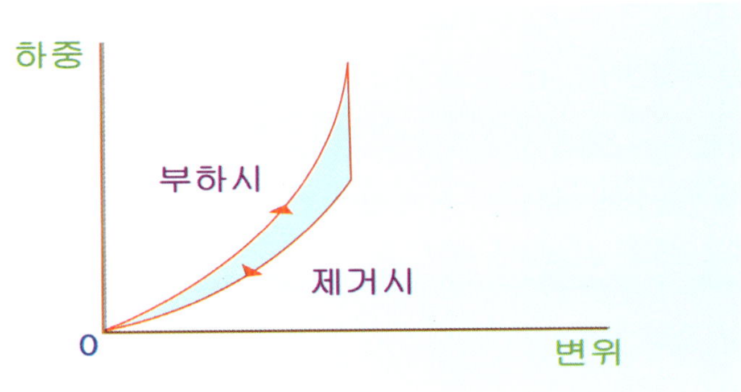

그림 1-45 • 히스테리시스현상

⑥ 단면적 S의 재료에 하중 P의 인장을 작용하면 단위면적당 P/S의 응력이 발생한다. E를 영률(신장탄성률)로 나타내고 그림 1-46과 같이 신장 또는 압축 Δl을 원래 길이 l기준일 때 $\Delta l/l$로 하면 탄성체에서 응력과 변형(strcss rclaxation : 스트레스 릴랙세이션)의 관계는 식 (1-8)과 같다.

$$E = (P/S) / (\Delta l/l) \tag{1-8}$$

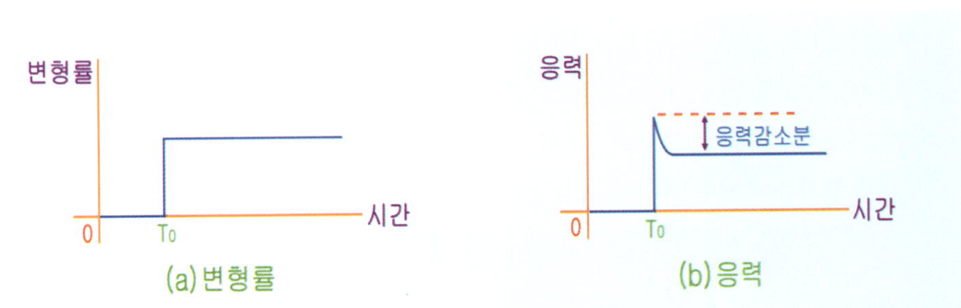

그림 1-46 • 응력이완

07 | 생체의 열적 특성

1. 생체반응과 열

(1) 열이란 무엇인가

온도가 서로 다른 2개의 물체가 접촉하면 고온의 물체에서 저온의 물체로 이동하는 에너지, 즉 열이 이동한다. 에너지가 이와 같이 전달되어 대개 저온인 물체는 온도가 증가하고 고온인 물체의 온도는 감소하게 된다.

1) 에너지의 전달

① 전도(傳道) : 열의 전도(conduction : 컨덕션)는 물질의 이동을 수반하지 않고 열에너지가 온도가 높은 곳에서 낮은 곳으로 이동하는 현상으로, 온도가 높은 물체와 낮은 물체를 접촉시켜 놓으면 시간이 지나면서 둘 사이의 온도차가 없어지고, 결국에는 똑같은 온도의 열평형 상태가 된다. 전도는 물체를 이루고 있는 원자들의 위치가 고정되어 있는 경우로 고체 내에 존재하는 원자들처럼 평균 위치가 고정되어 있고, 그 위치를 기준으로 열운동을 하고 있는 경우에 해당된다.

② 대류(對流) : 대류(convection : 컨벡션)는 가열된 공기나 유체와 같은 열운동하고 있는 원자 또는 분자들의 스스로 움직임으로 열이 전달되는 현상이다. 큰 운동에너지를 가진 열에너지를 많이 가진 원자가 다른 곳으로 이동함으로써, 그 곳으로 열에너지를 전달하는 현상이다. 연료를 사용하여 물을 데우거나, 햇빛에 의해 공기가 더워지는 과정에서 볼 수 있다.

③ 복사(輻射) : 복사(radiation : 레디에이션)는 원자 내부의 전자는 열을 받거나 빼앗길 때 원래의 에너지 준위에서 벗어나 다른 에너지 준위로 전이한다. 이때 전자기파를 방출 또는 흡수하는데, 이러한 전자기파는 매질이 없어도 전파되는 성질을 가지고 있다. 이때 에너지 방출의 비율은 절대온도의 4제곱에 비례한다.

2) 에너지를 전달하는 전자기파의 특성 2가지

① 비전리 복사(nonionizing radiation : 논아이어닝 레디에이션) : 전파, 단파, 적외선, 가시광선, 자외선 복사 등으로 분류된다.

② 전리 복사(ionizing radiation : 아이어닝 레디에이션) : X-선, 감마선, 복사 등으로 분류된다.

제1장

(2) 인체의 체열과 체온

체열이란 고등동물에서 대사 작용의 부산물로 생긴 열에너지이다. 조류와 포유류는 깃털을 부풀리거나 털들을 세움으로써 또 바깥 표면과 말단부의 혈류량을 감소시켜서 체열을 보존하며 몸을 떨거나 운동하여 체열을 증가시킨다. 과다한 체열은 주로 동물들이 몸의 표면과 말단부의 혈류량을 증가시키고, 땀을 흘리거나 헐떡거리며, 몸의 표면을 주위 환경에 최대한 노출시킴으로써 제거한다.

① 항온동물인 생체의 체온은 대체로 37±1(36~38)[℃]로 보통은 거의 일정하게 유지된다. 온도 환경이 변화하여도, 스스로 열의 산생(産生)과 방산(放散)을 통하여 체온이 37[℃] 근처의 일정한 값이 유지되도록 제어하고 있다.

② 체온은 신체의 부위에 따라서 차이가 있어 어느 부위에서 측정한 체온인가가 중요하다. 그림 1-47과 같이 체표면에 가까워질수록 온도가 내려가는데, 이것은 외각(外殼)이 차가운 말초 조직으로 둘러싸여 있기 때문이며 온도를 외층온도라고 한다. 폐는 호흡으로 인해 항상 찬 외부공기와 접하므로 온도가 비교적 낮고, 간장(肝腸)과 같이 끊임없이 열을 생성하는 곳은 상대적으로 온도가 높다.

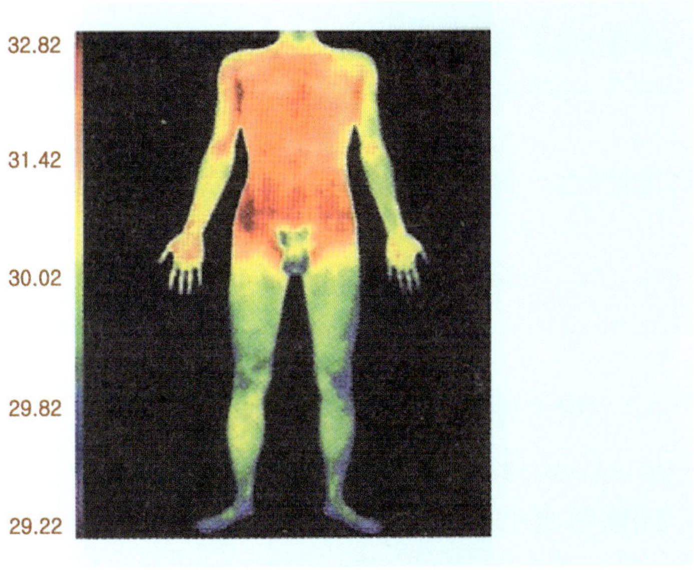

그림 1-47 • 인체의 체열

③ 학술적으로는 체온을 "신체의 주요 내장온도로서 의미가 없는 우연한 변화를 하지 않는 곳의 온도이며, 그 온도는 실제 측정 가능한 것이어야 한다."고 정의하고, 이 조건에 가장 가까운 것으로서 항문에서 6[cm] 이상 들어간 곳에서 측정한 직장(直腸)의 온도를

표준체온으로 정하고 있다.

④ 임상에서는 흔히 구강 · 직장 · 겨드랑이의 세 부위에서 사람의 체온을 측정한다. 구강 측정법은 편리하여 가장 자주 이용된다.

(3) 인체에 작용하는 열의 종류

열은 인체에 투열되는 효과에 따라 표층열(Superficial heat : 슈퍼피셜 히트)과 심층열(Deep heat : 딥히트)로 나눌 수 있다.

1) 표층열

피부와 가까운쪽의 조직에 미치는 열이고, 침투 깊이는 부위의 지방층의 양과 관계가 있어 피부로부터 1[cm] 정도 깊이까지 전달된다. 표층열 치료로는 가정에서 하는 찜질이나 월풀(whirlpools), 파라핀욕조, 적외선램프 등이 있다.

2) 심부열

표피조직을 관통하여 깊숙한 부위의 관절막, 인대, 힘줄, 근육 등에 열을 발산한다. 3~5[cm] 정도 깊이까지 전달된다.

① 심부열 치료는 피부에서는 아무 느낌이 없지만 깊숙한 부위의 조직에서 열을 내기 때문에 관절염이나 점액낭염, 인대손상, 힘줄의 염증 등에는 심층열 치료를 해야 효과가 있다.

② 심부열 치료는 고주파전류를 이용하는데, 고주파 전류는 장파, 단파, 극초단파로 분류하며 오늘날 장파는 사용하지 않고 있으며, 초음파 치료(Ultrasonic wave : 울트라소닉 웨이브), 극초단파 치료(Micro Wave Diathermy : 마이크로 웨이브 다이어써미), 맥동 단파투열 치료(Pulsed Short Wave Diathermy : 펄스 쇼트 웨이브 다이어써미, CURA)가 있다.

(4) 고온, 저온에 대한 생체반응

생체조직에 여러 가지의 물리적 에너지가 인가되었을 때 특징적인 효과 및 생체측의 반응을 생각할 수 있지만, 가장 일반적이며 직접적인 것은 열에 대한 생체반응이다. 신체의 피부에는 많은 혈관과 신경이 밀집되어 있어 말단 부위 체온 조절에 중요한 역할을 하며, 체표면(Body Surface : 보디 서페이스)에서 수 [mm] 이내의 혈류 조절(Blood Flow Regulation : 블러드 플로우 레귤레이션)은 주로 자율신경계(Autonomic Nervous System : 오토노믹 너버스 시스템)에 의해서 조절이 되는데 인체 표면의 국소적이며 비대칭적인 온도변화(Thermal Asymmetry : 떠멀 에이시머트리)는 예로부터 많은 사람들의 관심의 대상이 되었다.

① 항온동물의 경우 온도는 중요한 생체 정보로 의학 분야에서는 오래 전부터 체온이

신체의 이상을 감지하는 중요한 단서가 되었다.

② 기원전(B.C) 400년 전 그리스의 히포크라테스(Hippocrates)는 이러한 인체의 온도분포를 이용하여 질병을 알아내고 치료에 이용하려 하였으며 환자의 몸에 진흙을 얇게 도포한 후 빨리 건조되는 곳에 질환이 있다고 추측한 것이 체열 검사의 시초이다.

2. 생체의 열조절 메커니즘

(1) 체온조절

체온조절은 시상하부(hypothalamus : 하이포살러머스)에 있는 대뇌중추(cerebral center : 서리브럴 센터)의 기능으로, 열생산과 열손실에 관련된 여러 가지 물리적·화학적 과정이 통합되어 일어난다.

① 체온조절중추는 중심체온이 올라가면 열손실을 일으키는 메커니즘을 자극하고 중심체온이 떨어지면 열생산과 열보존 메커니즘을 활성화시켜서 체온을 정상범위 내로 유지시키는데, 체온조절중추에 종양이나 퇴행성 질환, 혈관질환, 감염과 같은 질환이 생기면 체온조절 기능에 이상이 생겨 저체온증(hypothermia : 하이포서미아)이나 고체온증(hyperthermia : 하이퍼서미아)을 일으킬 수 있다.

② 열이 인체에 미치는 생리적 효과를 보면, 그림 1-48과 같이 체내에서는 체온조절 기전이 있어서 체온을 일정하게 유지시켜 준다. 열이 외부로부터 적용되면 혈관운동기전(vasomotor mechanism : 베이저모터 메커니즘)이 반응하여 과다한 열을 능동적으로 소비시킨다.

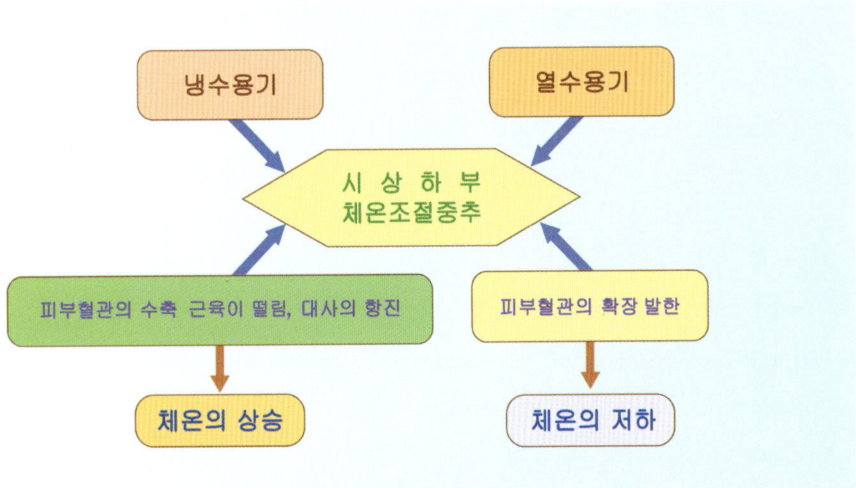

그림 1-48 • 체온조절중추와 체온조절기전

③ 열은 궁극적으로 조직세포에 작용하게 되며, 열이 세포에 적용되면 세포의 촉매-대사(catalysis-metabolism : 커탤러시스 메태볼리즘)의 요구가 증가하고, 산소, 단백질, 탄수화물 등의 에너지 분자가 생성된다. 또한 혈관확장 및 모세혈관의 증가가 여출액(transudation : 트랜수데이션)과 세포막의 배위나 역학의 변화가 나타나, 전해질(electrolyte : 일렉트로라이트)이나 체액의 이온성 펌프 등이 나타난다.

④ 인체가 갖는 조절 가능한 범위를 넘어서 외부에서 고온이나 저온이 전달되면 항상성을 잃게 되고 장해를 받게 된다.

⑤ 혈액중의 백혈구는 액체의 온도 상승과 함께 활동이 항진(亢進)하며, 50[℃]을 넘게 되면 사멸하고, 적혈구도 변형 등의 불가역적인 변화가 생기고, 60[℃]에서는 용혈[33]이 시작되고, 70[℃]에서는 혈구가 응고한다.

⑥ 체온조절 기능이 여러 가지 원인이 있다.

㉮ 세균감염 등으로 정상체온 이상으로 된 상태를 발열이라고 하는데, 체온의 상한은 44~45[℃]이며, 이 이상에서는 효소 등의 단백질이 비가역적(非可逆的)으로 변성하기 시작하여 급속히 죽음에 이른다. 체온의 하한은 33[℃]로서 이 이하에서는 의식을 상실하는데, 신체의 조직세포 자체는 저온에서 잘 견딜 수 있다.

⑦ 인체의 조직이 저온에 노출되면 동상, 붉은 반점(홍반), 수포형성, 조직 결손이 일어난다. 또, 전신이 저온에 노출되면 체표면에서 열을 빼앗겨, 교감신경 긴장을 가져오고, 오한(shivering : 쉬버링)에 의해 체온 저하를 막는 반응이 나타난다.

⑧ 한층 더 체온이 저하하면 피로감이나 무력감이 나타나고 운동이 저하되어 졸리게 되며 결국은 사망에 이른다.

(2) 인체 조직의 열전도율

열전도율이란 물체 내부의 등온면의 단위면적을 통과하여 단위시간에 수직으로 흐르는 열량과 이 방향에서 온도 기울기의 비, 즉 열이 전해지는 정도를 나타낸 것으로서 두께 1[m]인 판의 양면에 1[K]의 온도 차가 있을 때 그 판의 1[cm^2]를 통해서 1초 동안에 흐르는 열량을 줄(joule)로 측정한 값으로 표시되며, 주요 기체 액체의 열전도율을 표 1-19에 정리하였다.

33) 용혈 : 어떤 원인에 의해 적혈구가 파괴되는 것을 말한다. 만약 골수에서의 적혈구 생성이 이 파괴를 따라가지 못하면 빈혈이 일어난다. 용혈은 여러 가지 원인에 의해 생길 수 있다.

표 1-19 • 주요기체 및 액체의 비열 비중 열전도율

	물 질	분 자 식	온도 [℃]	열전도율 [kcal/mh℃]
기 체	공 기		0	0.0207
	포화수증기		100	0.0207
	탄산가스	CO_2	0	0.0125
	일산화탄소	CO	0	0.0200
	산 소	O_2	0	0.0197
	수 소	H_2	0	0.144
	염 소	Cl_2	20	–
	질 소	N_2	20	–
	물	H_2O	0	0.476
액체	물	H_2O	20	0.511
	물	H_2O	100	0.586
	올리브유		40	0.143
	브라임	$CaCl_2$(30[%])	20	0.382
금속	알루미늄	Al	0	235
	구리	Cu	0	401
	은	Ag	0	428

(3) 열전도율 측정

열전도율의 측정을 위해 T_H의 커다란 열저장고(Thermal reservoir : 떠멀 레저보와)와 T_L의 열저장고 사이를 고체 막대기로 연결하였다. 그림 1-49와 같이 막대기의 양 끝단은 각각 T_H와 T_L의 온도에 있으며 이 온도차에 따라 막대기를 통해서 열이 전달되고 있다.

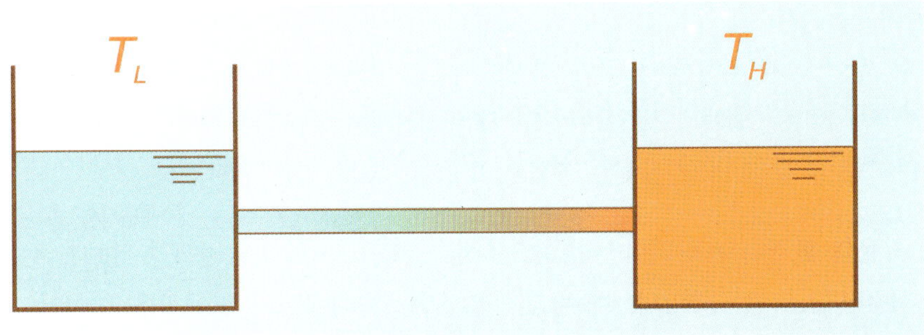

그림 1-49 • 체온조절중추와 체온조절기전

이때 시간당 에너지 이송량(전달되는 열)은 물질 내부의 온도구배$\left(\frac{\Delta T}{\Delta x} \approx \frac{\sigma T}{\sigma x}\right)$와 물질 고유의 성질에 따라 결정되며, 이것을 Fourier(푸리에)의 열전도 법칙이라고 한다. 일정 단면적에 대해서 물질 내부의 온도 구배를 적분하면 식 (1-9)와 같다.

$$\frac{Q}{A} = -k\frac{\sigma T}{\sigma_x} \tag{1-9}$$

여기서 Q는 단위시간당 전달되는 열량 [J/sec], A는 물질(막대기)의 단면적 [m^2], 그리고 비례상수 k는 물질에 따라 달라지며 그 물질의 열전도도 [J/sec · m · K]라고 정의한다. (−) 부호는 온도구배의 반대방향으로 열이 전달된다는 뜻을 표시한다. 이 k값을 측정하는 데는 단위면적당의 열류의 크기와 시료중의 온도 구배 또는 시료양단의 온도차를 측정하면 된다. 전달되는 열이 일정하다면 열전도도가 높은 물질의 양단간 온도차는 적을 것이고, 양단간의 온도차가 일정하다면 열전도도가 높은 물질은 열의 전달속도가 빠를 것이다. 19세기 말부터 많은 연구자가 생체조직의 열전도율의 측정했지만, 결과에 관한 데이터는 반드시 일치하고 있지는 않다. 그러나 대략의 값은

근조직 : 100×10^{-5} [Col/㎝ · s · ℃]
지방 : 50×10^{-5} [Col/㎝ · s · ℃]

으로 측정된다.

(4) 생체의 열생산과 열발산

생체는 생명을 유지하기 위해 항상 물질대사를 하고 있고, 이 과정에서 유리된 에너지의 25~35[%]는 역학적, 화학적, 전기적인 일로 변환되어 유효하게 이용되나, 나머지는 전부 열이 된다.

이와 같이 신체 각부에서 열이 발생한다. 그 비율은 안정시 근육에서 20[%], 호흡 및 순환계에서 10[%], 뇌에서 20[%], 간 및 기타 내장에서 50[%]라 한다. 근에서 꽤 많은 부분을 차지하지만, 근육이 동작할 때는 전체의 80[%]까지도 열을 발생한다.

① 고온의 환경에서 일반적인 경향으로서는 기온이 10[℃] 높아지면 기초대사는 5[%] 정도 낮아진다고 볼 수 있다. 이런 현상은 모두 체내에서의 열생산을 줄여서 외부환경의 부담을 줄이고자 하는 적응반응에 속한다. 고온 환경에서는 몸으로부터 증발 이외의 열발산은 기대할 수 없으며, 피부로 부터의 체온의 발산은 전체의 70~80[%]에 달한다.

② 열발산의 대부분은 발한 기능이며, 체온이 올라가면 교감신경계가 에크린 땀샘[34)]을 자극해 피부 표면으로 수분을 분비하게 되고 이것의 증발로 체온이 내려가게 된다. 따라서 에크린 땀샘에서의 땀분비는 온도를 조절하는 중요한 메커니즘이다.

③ 땀은 99[%] 이상이 물이며, 나머지 대부분은 식염이고, 그 밖에 요소 · 젖산 등이 함유되어 있다. 즉 땀은 낮은 농도의 식염수라고도 할 수 있다. 땀분비 세포에서 분비되는 땀 원액의 Na 농도는 140[mEq/l]로서 혈장의 경우와 거의 같으나, 이 원액이 뇨관을 지나 배출되는 과정에서 NaCI(나트륨, 염소)의 재흡수가 일어나기 때문에 땀은 점차 저 농도로 되어 Na(나트륨) 농도는 50[mEq/l] 이하가 된다. 이 농도는 땀이 나는 속도가 증가함에 따라 재흡수 능력이 떨어져 짙어진다. Cl(염소) 농도도 이와 같은 경향을 나타낸다.

④ 발한(그림 1-50)은 그 원인에 따라 온열성 발한과 정신성 발한으로 분류된다.

㉠ 온열성 발한은 체온조절에 관여하며, 기온이 높을 때나 근육운동에 의한 열생산이 높을 때 일어난다(그림 1-50(a)).

㉡ 정신성 발한은 정신적 또는 감각적 자극에 의하여 발생하며 손바닥 · 발바닥 · 겨드랑이쪽에만 나타난다(그림 1-50(b)).

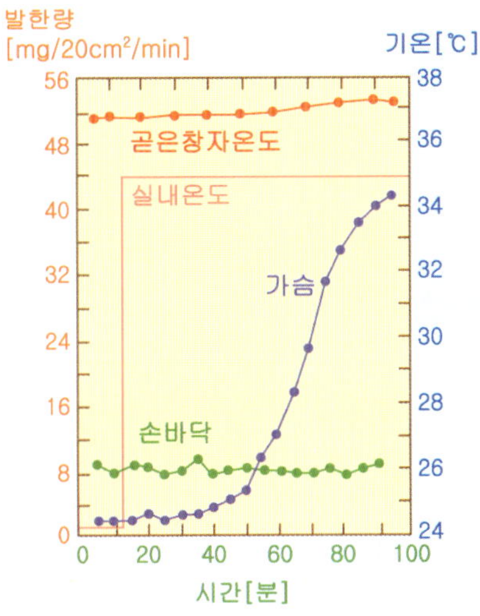

(a) 온열성 발한

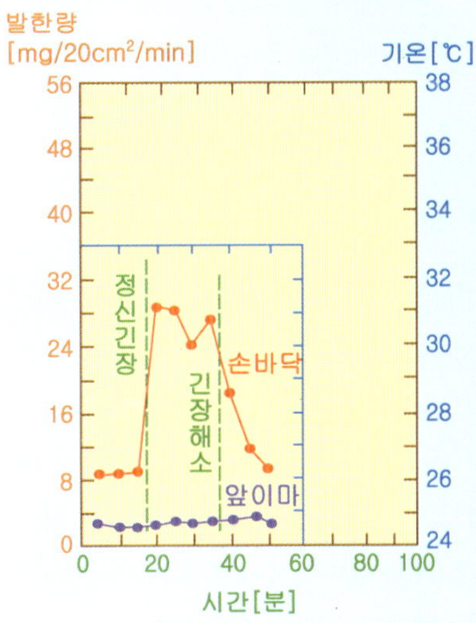

(b) 정신성 발한

그림 1–50 • 온열성 발한과 정신성 발한

34) 에크린 땀샘: 주요 기능은 땀을 분비하여 피부표면에서 증발시켜 체온을 낮추는 것이나 손바닥, 발바닥, 겨드랑이, 이마에 존재하는 땀샘은 체온을 낮추는 기능 이외에도 정서적 자극, 즉, 통증, 스트레스, 긴장, 분노 등의 자극에 의해 땀을 분비하게 된다.

3. 열을 이용한 치료

(1) 온열치료

온열치료(hyperthermia : 하이퍼서미아)는 근-골격계 질환의 증상을 완화 등 그 자체만으로는 어떤 적응증에 대해서도 그 질환을 치유시키는 방법이 되지는 못하기 때문에 다른 치료들에 부수적인 치료로서 오래전부터 사용해왔다. 일반적으로 온열치료는 핫팩, 온열램프(적외선 램프), 수치료, 교대욕, 파라핀욕 등의 표재열 치료와, 초음파 치료, 극초단파 치료, 단파 치료가 심부 열치료로 구분된다.

① 온열치료는 신진대사를 증가시키고, 관절의 경직을 완화시키며, 통증을 완화시켜 준다. 뿐만 아니라 근경련의 감소와 혈류량을 증가시키는 작용을 하며, 스포츠 손상 등의 경우 부종과 혈종의 흡수를 위해 사용된다.

② 암세포가 정상세포에 비교하여 열에 약하여 암세포를 고온에 쬐었던 경우 동일한 처리 시간, 예를 들면 100분의 열처리에 대하여 약 42.5[℃]를 경계로 암세포의 생존율이 급격히 저하한다는 사실이 알려지면서 암치료에도 이용되고 있다.

③ 국소적인 온열치료를 위해서는 전자파에 의한 고주파 치료기 등이 주로 전기자극의 효과를 목적으로 하는 저주파 치료기와 함께 이용되었다.

④ 열요법에는 건열과 습열을 이용한 치료방법이 있는데, 습열이 건열보다 침투력이 좋다. 건열방법에는 온습포, 온포(화학물질 팩), 더운물 주머니가 있고, 습열방법에는 온찜질, 파라핀욕 등이 있다.

(2) 적외선 치료

적외선이란 태양광선 중에 눈에 보이지 않는 파장 780[nm]~106[nm]으로 가장 긴 광선을 적외선(infrared radiation : 인프러레드 레디에이션)이라 하고 모든 생명체의 생육과정에 있어 절대적인 광선이며, 적외선 치료법은 피부속 깊숙이 약 40[mm] 침투하여 피하심층의 온도를 상승시켜 미세혈관의 확장과 혈액순환을 촉진하여 혈액량과 산소량을 충분히 공급시키는 인체에 유익한 적외선을 조사하는 치료법이다. 물질을 따뜻하게 하는 성질로 열선이라고도 하며, 그림 1-51과 같이 치료적으로 사용하는 적외선(infrared : 인프러레드)은 복사열로 무광이나 발광 텅스텐 또는 탄소 필라멘트(carbon filament : 카본 필라멘트) 전구를 이용한다.

① 적외선은 열량의 95[%] 이상이 피부에 흡수된다. 빛을 내는 램프(luminous lamp : 루머너스 램프)는 피부조직의 5~100[mm]까지 침투할 수 있어 혈관, 림프관, 신경말단, 피하조직에 직접 영향을 준다.

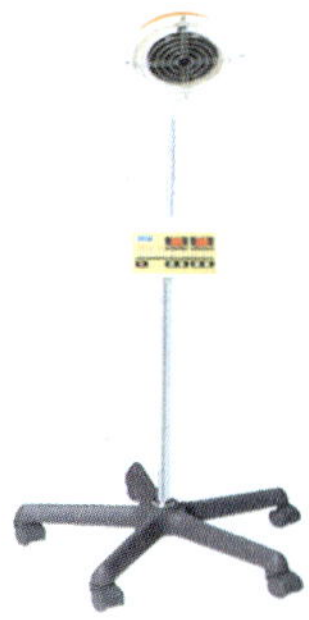

(a) 적외선 치료기

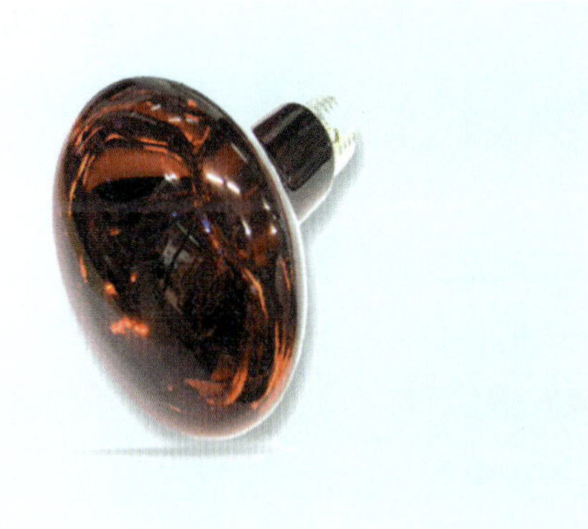

(b) 적외선 램프

그림 1-51 • 적외선 치료기와 적외선 램프

② 빛을 내지 않는 등(non-luminous lamp : 논 루머너스 램프)은 2[mm] 이상을 침투하지 못하고 주로 0.5[mm]까지 침투할 수 있어 피부상층에 적용한다. 열등, 베이커, 전기광선욕, 석영적외선(Quartz infrared : 쿼트스 인프러레드) 등이 치료기구로 사용된다.

③ 조사량은 피부표면과의 거리로 조정하며, 빛이 나는 램프의 경우 18~20[inch]정도이고 빛이 나지 않는 등의 경우 24~30[inch] 정도를 유지한다. 보통은 50[cm] 정도의 거리가 안전하며 치료시간은 약 20~30분이다.

(3) 온습포와 파라핀욕

① 온습포(Hot pack : 핫팩)는 규산겔(silicate gel : 실리케이트 겔)을 싸고 있는 면으로 구성된 팩을 온도 170[°F]의 더운물에 담가 규산겔이 흡수한 습열(moist heat : 모이스트 히트)로 뜨겁게 하여 사용하게 되는데, 여러 겹의 타올로 감싸서 적용하여 피부의 화상을 방지해야 하며, 외상(traumatic injury : 트러매틱 인져리)이나 근섬유소염, 관절염의 증상에 사용한다.

② 파라핀욕은 파라핀과 광물성 기름을 7 : 1로 혼합하여 52~54[℃](126[°F])에서 녹인 파라핀 용액을 사용하는데, 적용 방법에 따라 적심법(dipping : 디핑)과 담금법(immersion : 이머젼)으로 나눌 수 있다. 이때 열은 파라핀에 담근 후 약 20분간 면수건으로 치료부위를 감싸는 방법으로 유지시킬 수 있다.

(4) 수 치료

수요법(hydrotherapy : 하이드로테라피)은 의료적 목적 달성을 위해 물의 여러 가지 다양한 물리화학적 성질을 이용하여 질병을 치료하는 것으로 따뜻한 물에 환부나 또는 전신을 담그는 방법이다.

표 1-20 • 온도의 종류와 범위

분 류	온도의 범위		효 과
	온도[℃]	온도[℉]	
		40[℉]↓(저열)	40[℉] 이하에서는 조직손상의 위험이 있다.
빙냉(verycold)	0℃ = 32℉	32~55	마취효과
한냉(cold)	18↓	65↓	자극효과
냉(cool)	18~24 6	65~75 10	
미온(tepid)	24~33 9	75~92 17	진정효과
중온(neutral)	33~36 3	92~97 5	
상온(warm)	36~37 1	–	
고온(hot)	37~40 3	98~104 6	자극효과
서온(very hot)	40↑	104↑	
		115~120(고열)	조직손상의 위험이 있다.
		130	점막조직의 손상 및 상한온도가 있다.

물은 비열이 높아 열을 방출, 흡수할 수 있고 부력이 있어 근력이 약한 환자에게 치료적 운동도 할 수 있다. 물에 약물을 녹일 때도 용해력이 강하고 피부에 세척작용과 신경말단에 자극효과가 있다.

① 액체상태의 물을 사용할 때 피부조직에 손상을 주지 않는 온도범위의 하한 안전온도는 40[℉](4도)이고 상한 안전온도 110~115[℉](43.3도)로 온도의 종류와 범위를 표 1-20에 정리하였다.

② 부분적으로 사용하는 그림 1-52와 같이 월풀(whirlpool) 목욕법은 41~45℃(또는 104~115[℉])의 물에 부분적으로 환부를 담그는 것이고, 전신을 침수시킬 수 있는 하바드통

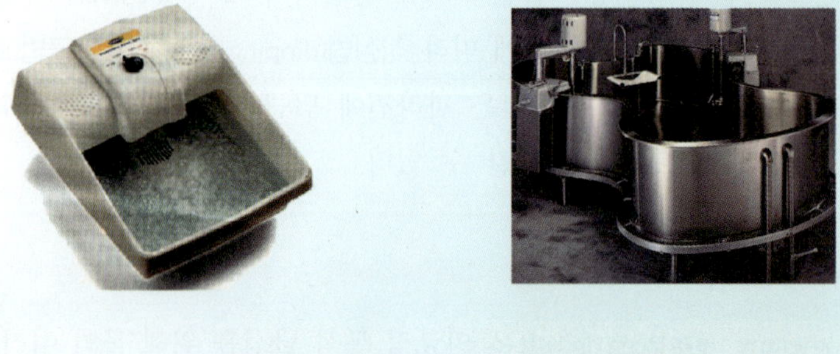

(a) 손발용 월풀 (b) 하바드통(hubbard tank)

그림 1-52 • 적외선 치료기

(hubbard tank : 하바드 탱크)은 욕조에 37~41[℃](또는 98~104[℉])의 더운물을 넣고 와류기(agitator : 애지테이터)로 물을 회전시킴으로써 열이 효율적으로 전달되게 한다.

(5) 한냉치료

한냉치료(cryotherapy : 크라이오쎄라피)는 전도·증발·대류에 의해 전달되는 것이 아니라 얼음, 냉수포 등을 표층에 직접 접촉하여 체표면의 열을 주위환경으로 이동시켜 열을 상실하게 한다.

① 냉요법은 근-골격계의 외상에 주로 사용되는데, 혈관수축과 대사활동의 감소로 혈류량을 더 감소시켜 출혈과 부종을 조절하는데 도움을 주며 통증을 경감시킨다. 적용 방법으로는 얼음마사지, 얼음주머니, 화학 물질팩, 냉수욕, 분무제 사용 등이 있다.

② 한냉치료를 하게 되면 근육의 기본 단위인 근방추에서 나타나는데 피부의 외부 수용기에 한냉 자극을 주면 근방추와 운동신경에 직접 작용하여 근방추의 민감도가 떨어져 근긴장이 감소된다.

③ 말초신경 및 신경-근 접합부에서 신경 전도를 느리게 하며 혈관에서는 혈관 수축을 야기하여 부종과 출혈을 감소하게 된다. 다리를 다쳐 부었을 경우 이틀 동안 그림 1-53(a)와 같은 얼음찜질을 해주는 것을 권유하게 된다.

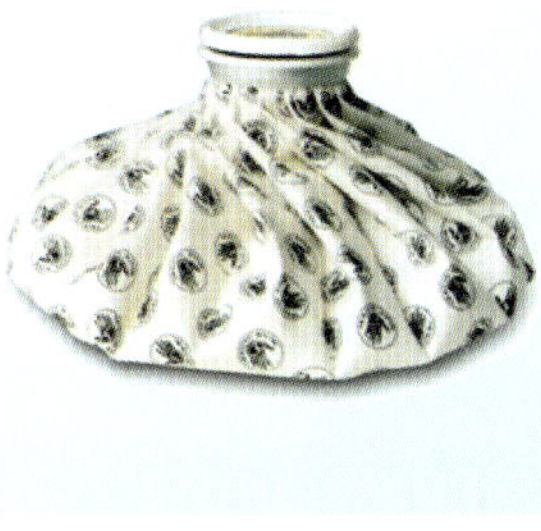

(a) 얼음주머니

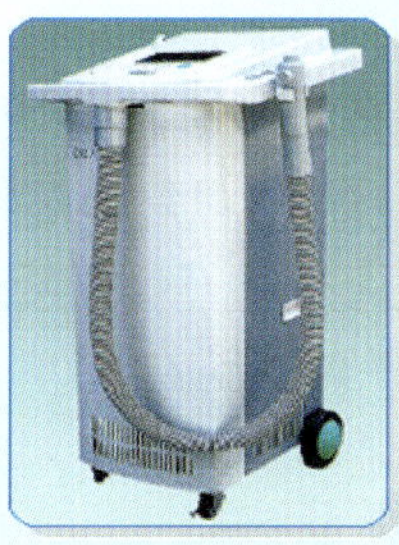

(b) 냉각치료기

그림 1-53 • 얼음주머니와 냉각치료기

④ 국소 빈혈, 한냉 불내성, 레이노증후군(Raynaud's syndrome : 레이노 신드롬), 한냉 과민반응을 보이는 사람이나, 혈관부전, 열에 대한 감각이 소실된 경우는 사용하지 않는다.

⑤ 물리치료 이외에도 영하 30[℃]의 저온의 공기로 조직을 순간 역동 냉각시켜 근육과 골절 부위의 질병 조직을 치유하거나 열손상이나 통증없이 레이저치료를 할 수 있도록 응용되기도 한다.

08 | 생체의 진동과 초음파 특성

1. 파동과 음파

파동(Wave motion : 웨이브 모션)이란 공간적으로 전해져 퍼지는 진동으로, 공간이나 물체 일부에 가해진 상태변화가 차례로 주위 부분에 어떤 속도로 전달되어 나가는 현상이다. 여기서 진동은 한 물체가 어떤 평형 위치 주위에서 동일한 운동을 계속하는 것을 말한다. 파동과 진동을 구분하면 파동은 연달아 놓여 있는 수많은 물체들이 함께 진동하는 현상을 말하며, 진동은 한 물체가 어떤 평형 위치 주위에서 동일한 운동을 계속하는 것을 말한다.

① 파동(波動) 중에서 소리와 빛은 인간과 밀접한 관계를 맺고 있다. 빛은 전자기파의 일종으로 전기장과 자기장의 세기가 커졌다 작아졌다 하는 진동이 계속되면서 진행한다. 이에 반하여 소리는 인간의 귀에 의해 측정되고 빛은 인간의 눈에 의해 측정된다.

② 공기와 같은 매질을 통하여 전달되는 소리는 매질 입자들이 역학적인 이유에 의해 진동하면서 진행한다. 그림 1-54와 같이 파동의 종류는 진동방향과 진동하는 전체 모습인 파동의 진행방향이 서로 수직인 횡파와 매질을 구성하는 입자 하나 하나의 진동방향과 진동하는 전체 모습인 파동의 진행 방향이 서로 평행한 종파로 분류된다.

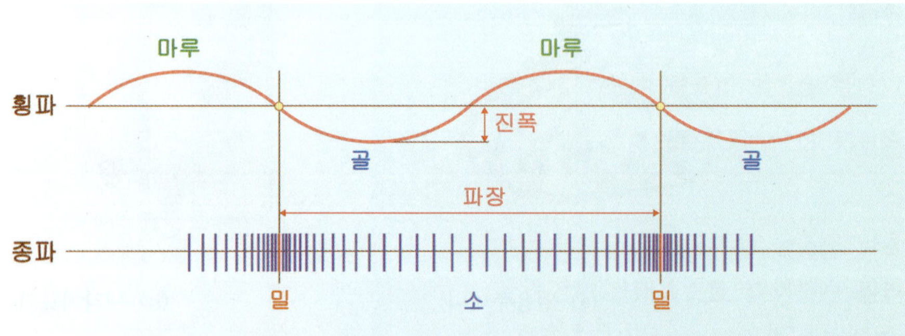

그림 1-54 • 파동의 표시

③ 파동에서는 물체가 직접 한 장소에서 다른 장소로 이동하지 않고 많은 입자가 진동하는 형태만 이동한다. 그래서 파동이 존재하려면 그 형태를 이동시켜줄 매개 물체가 꼭 필요하며, 이것을 파동의 매질이라고 부른다. '레오나르도 다 빈치'의 빛과 소리 등 파동에 관한 이해에 관한 기록을 보면 그림 1-55와 같이 '물결은 지나가지만 물은 제

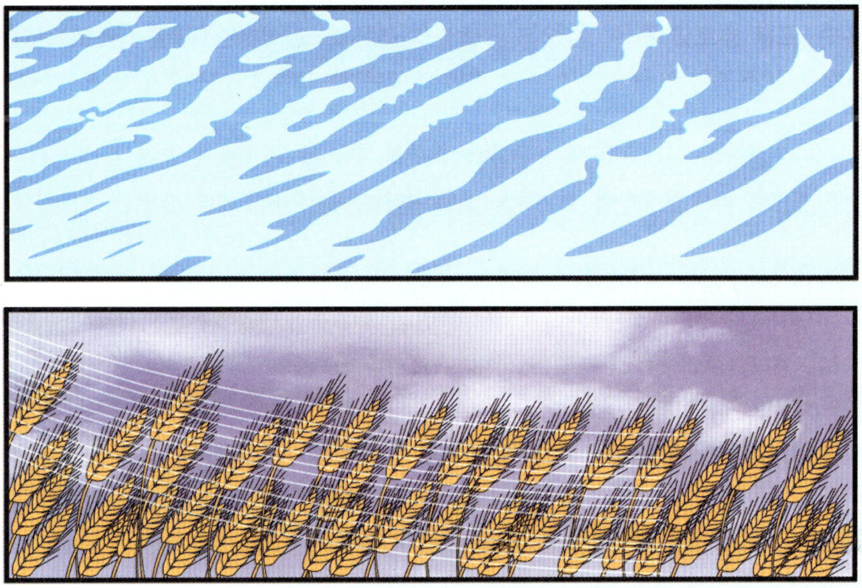

그림 1-55 • 파동과 매질

자리에 남아 있다. 이는 보리밭에 바람결이 지나가지만 보리는 제자리에 남아 있는 것과 같다'고 하였다. 이것은 파동과 매질을 구별하는 것이며 이 경우 파동은 물결과 바람결이고 매질은 물과 보리이다.

④ 일반적으로 소리라고 하는 것은 진동체로부터의 진동이 종파로서 공기속을 지나서 귀에 도달하는 것으로 가청진동수 16~20,000[Hz]인 것을 말한다. 이보다 진동수가 커서 소리로서 감각할 수 없는 음파(音波)를 초음파라 한다. 표 1-21과 같이 음파의 세기(Sound wave intesity : 사운드 웨이브 인테시티)는 음파(Sound wave : 사운드 웨이브)가 단위시간 동안 단위면적을 지나는 음파가 나르는 에너지를 말한다.

표 1-21 • 여러 매질에서의 소리의 속도

기체매질	소리속도 [m/s]	액체매질	소리속도 [m/s]	고체매질	소리속도 [m/s]
공기	331	물	1,402	알루미늄	6,420
공기	343	물	1,482	강철	5,941
수소	1,284	바닷물	1,522	화강암	6,000

2. 초음파

초음파(Ultrasonic sound : 울트라소닉 사운드)란 소리의 일종으로 사람의 귀에 들리는 음(音)의 주파수 이상으로서 일반적으로는 약 1만 6000[Hz] 이상의 음파를 말한다. 보통 음파와 마찬가지로 음향학의 여러 법칙을 따르지만, 주파수가 높고 강도가 보통 음파보다 두드러지게 크다. 우리가 들을 수 있는 소리는 보통 1초[S]에 16번에서 18,000번 진동하는 소리다.

① 초음파는 액체, 금속, 물체 등에서 빔상태의 음파가 정방향으로 전달되는데, 이때 초음파가 물체의 끝에 닿거나 다른 재질의 경계에 도달할 때 반사하는 성질도 갖고 있다. 그림 1-56과 같이 초음파 성질을 이용하여 임상용 진단장치나 산업용 비파괴검사에 이용되고 있다.

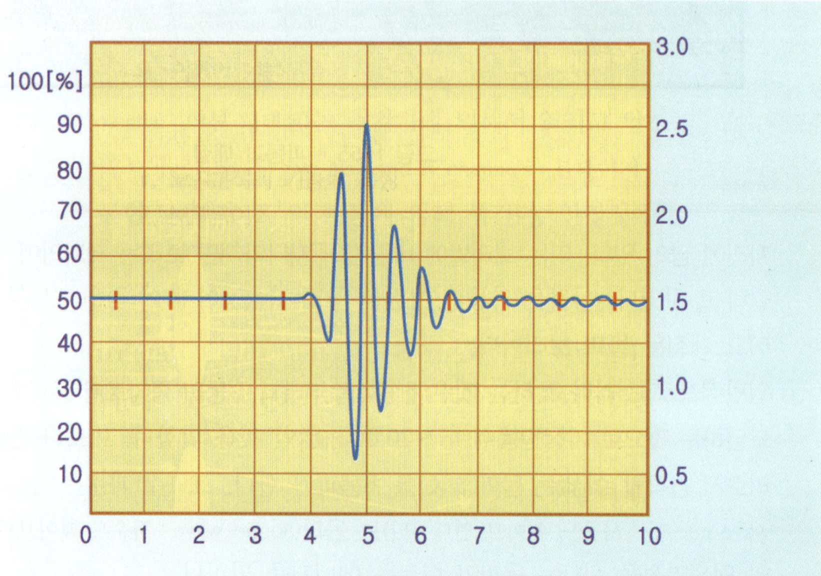

그림 1-56 • 초음파 파형

② 초음파는 물질을 뒤흔드는 힘이 강하다. 물을 넣은 그릇의 아랫부분에서 초음파를 발생시키면 물보라를 만들 수 있으며, 초음파의 진로상의 매질은 부분적으로 가열되어 그 큰 장력 때문에 물속에 작은 기포가 발생한다. 또 기포가 터질 때의 압력과 기포안의 방전 때문에 초음파를 받은 물질은 기계적인 작용을 받거나 화학변화를 일으킨다.

㉮ 초음파를 받으면 박테리아나 적혈구는 파괴되고, 고분자 등은 원자 간의 결합이 끊어지는 변화를 나타낸다.

3. 초음파의 의료 분야에 이용

초음파는 우리 생활에서 광범위하게 사용되고 있다. 이를테면 의료용 초음파 진단 시스템, 유속·유량 측정, 초음파 거리 측정, 비접촉 초음파 감지 장치, 초음파 세척기, 용착기, 초음파 가습기, 초음파 지방 두께 측정기, 초음파 가축용 임신 진단 장비, 초음파 해충 퇴치기, 초음파 노즐/스프레이, 초음파 위치 탐지 시스템, 초음파 가전 장치, 초음파 모터, 초음파 개 퇴치기, 어군 탐지기, 초음파 후방 감지 시스템 등이 있다.

① 1950년 Keidel이 초음파를 흉부에 조사하여 음향 음영을 얻어 심장의 용적 변화에 따라 변화를 검사한 것이 최초이며, 최근 전자공학의 발달로 X-선, CT, 마이크로웨이브 화상(畵像), NMR(핵자기공명), 이미지 등에도 쓰인다. 의학적으로 사용되는 초음파가 인체에 해롭다는 보고는 없다. 따라서 의학 분야에서 신체의 내부구조의 영상을 얻는 데 X-선 대신 저출력 초음파를 사용하기도 하며, 초음파는 물리요법이나 외과분야에서도 사용되고 있다.

② 초음파진단 표 1-22의 특징은 무혈적(無血的) 검사이며 고통이 없고, X-선 피폭 위험성이 전혀 없으며 영상으로 볼 수 있다. 따라서 산부인과 영역에서 태동의 모니터, 태아의 심박동 모니터, 자궁암 검사 등 X-선을 사용할 수 없는 영역에서 많이 쓰인다. 이 밖에 이자·간·신장·뇌·안구 등의 종양검사, 심장 판막 움직임 검사 등에도 폭넓게 쓰이고 있다.

표 1-22 • 초음파로 가능한 진단

인체부위	질 병
간	간암, 간경화, 간염, 지방간, 간농양, 간디스토마 등
췌장/비당	췌장염/암, 비종대, 비낭포 등
담낭계/신장	담낭염/암, 담석증, 담관암, 신석, 수신증, 신세포암 등
자궁/난소	자궁근종, 자궁암, 난소암, 난소낭종 등
태아	임신여부, 태아발육상태, 기형아, 자궁외 임신 등
전립선	전립선 비대증, 전립선암 등
심장/혈관계	판막 이상, 심근질환, 혈관협착 등
유방	유방암, 유방성형확인 등
기타	갑상선 이상, 요로계 이상, 방광암 등

③ 초음파는 서로 다른 조직의 경계에서 일부 반사되고 나머지는 투과된다. 이 과정에서 조직의 온도 증가와 역학적인 힘의 발생 등과 같은 현상이 함께 나타난다. 뿐만 아니라 산란과 도플러 효과에 의해 주파수 스펙트럼이 변하는 현상도 나타난다. 이러한 초음파의 특성을 이용해 그림 1-57과 같이 초음파 영상진단기술과 심장혈류 이상 및 골다공증 진단 기술이 개발되어 활용되고 있다.

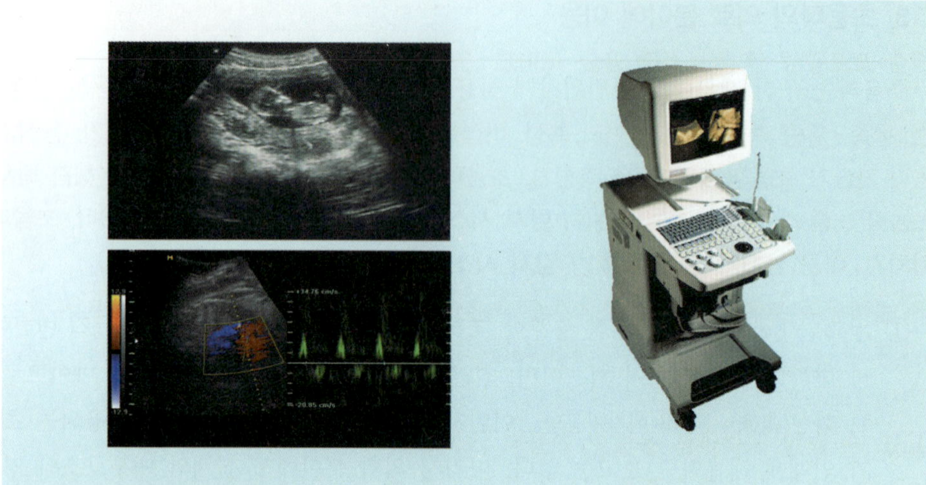

(a) 일반초음파사진과 컬러 도플러 심장초음파사진 (b) 컬러 도플러 초음파진단기

그림 1-57 • 초음파진단 사진과 진단기

④ 초음파를 인체 내부의 환부에 집속시켜 선별적으로 가열, 물리치료 효과나 지방 유화 또는 암치료 기술도 개발됐다. 더 나아가 인체를 절개하지 않고 체외 충격파로 담석을 깨는 치료방법까지 개발되어 있다.

⑤ 최근에는 나노 기술과 접목, 환부에 선별적으로 작용하는 약물전달 기술 개발이 진행중이다. 인체 내의 담석을 파괴하는 충격파 쇄석기와 인체 내의 종양을 가열 · 응고시켜 개복수술을 하지 않고서도 암 조직을 제거하는 기술 등에서 보듯이 초음파는 강력한 에너지를 인체에 전달할 수 있다. 하지만 잘못 다루어지면 심각한 위험을 끼칠 수 있다. 의료용 초음파의 출력을 진단수준, 치료수준 등으로 나누어 범위를 설정하고 이에 맞게 사용하는 것은 매우 중요하다.

제 2 장

생체재료

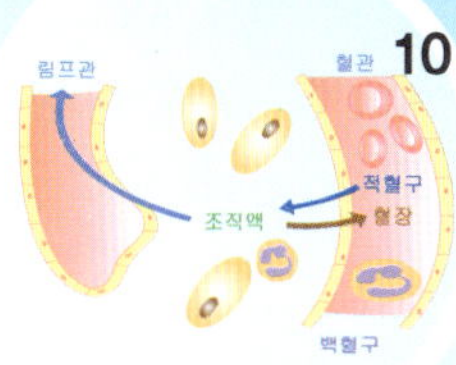

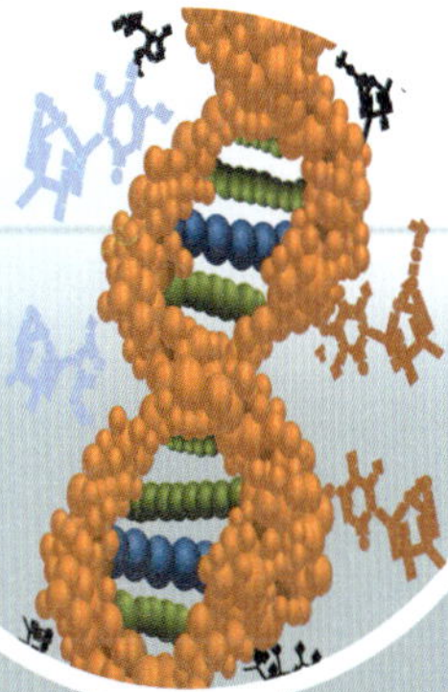

01 | 생체재료의 정의

의료용 재료의 특성과 성질은 각각의 용도에 따라 넓은 범위를 갖고 있다. 식물로부터 추출한 모든 생물학적 재료를 생체재료라 한다. 의료용 생체재료는 살아 있는 인체, 다시 말해 생체와 직접 접촉하는 물질이라는 점이다. 동물의 조직과 같은 살아 있는 조직 또는 기관의 기능을 대신하는 모든 생물학적 재료를 의공학의 생체재료로 정의할 수 있다. 생체재료의 응용분야는 크게 인공장기(artificial organs : 아터피셜 오르간), 약물전달체계(drug delivery system : 드러그 딜리버리 시스템), 외과용 임플란트(surgical implants : 서지컬 임플란트) 및 치과용 소재로 분류할 수 있다.

02 | 생체재료의 역사

① 고대 이집트의 피라미드에서 미이라의 의치가 발견되었다.

② 초기 금속 생체재료 : 주로 청동기(bronze : 브론즈)와 구리(copper : 코퍼)를 사용하였다.

㉠ 초기 금속 생체재료의 용도 : 부러진 뼈를 재조립하여 지지해주는 역할로 사용되었다.

㉡ 초기 금속 생체재료의 단점 : 부식 등에 대한 지식이 없어 인체 내에서는 오랜 시간 치료효과를 발휘할 수 없었고 부작용이 초래하는 경우가 많았다.

③ 인체 내부에서 경조직과 연조직을 대체할 수 있는 생체재료의 본격적인 개발은 과학이 발전된 19세기 중반 이후부터이다.

④ 생체조직과 유사하며 부작용이 작은 최초의 이식재료는 코끼리 상아이다.

⑤ 19세기 이후 수많은 과학자와 의사에 의해 다양한 생체재료의 소재가 개발되었으며, 안전하고 효율적인 소재 개발의 속도는 최근에 급속도로 빨라졌다.

03 | 생체재료의 분류 및 평가

1. 의료용 생체재료의 분류

의료용 생체재료는 표 2-1과 같이 분류할 수 있으며, 예전에는 천연재료를 사용하였으나 기술의 발달을 통해 인공재료의 활용이 급속도로 늘어나고 있다.

표 2-1 • 생체재료의 분류

생체재료		
천연재료	인공재료	
	유기재료[1]	무기재료
천연고분자재료(교원섬유 등)	합성 고분자재료	금속 재료
인공배양 세포(환자의 골세포)		세라믹 재료
인공보존 조직(연골, 각막)		
복 합 재 료		

용 도		기 능
사용부위 사용기간 필요기능	용도+기능=생체재료	생체적합성 생체기능 기계적 물성

생체재료				
인공장기		인공조직		치료용 제품
체내장기	체외장기	경조직	연조직	봉합사 콘택트렌즈 치과재료 정형외과재료 수집 및 주입기구 1회용품
인공심장 인공혈관 인공신장판막	인공신장 인공심폐기	인공뼈 인공치아 인공관절	인공피부 인공관 인공유방 인공수정체 인공각막	

2. 의료용품의 분류

의료용품의 분류(medical device classification : 메디컬 디바이스 클라시스피케이션)는 비접촉 의료용구(non-contact device : 논-콘택트 디바이스), 표면접촉 의료기기(surface-contacting device :

1) 유기재료 : 생명을 가지고 생활기능이나 생활력을 갖추고 있어야 한다.

서피스 콘택팅 디바이스), 체외에서 체내로 삽입하는 의료기기(externally communicating device : 익스터널리 커뮤니케이팅 디바이스), 체내 이식형 의료기기(implant devices : 임플란트 디바이스)로 분류한다.

(1) 비접촉 의료용구

비접촉 의료용구(non-contact device)란 X-ray 필름, 요분석기, 화학분석기, PACS(의료영상 저장 전송 시스템) 등의 환자의 신체에 직접 혹은 간접적으로 접촉하지 않는 의료기기 등이다.

(2) 표면접촉 의료기기

1) 점막과 접촉하는 의료기기

콘택트렌즈, 요도 카테터, 결장경, 위내시경, 기관 튜브, 기관지경, 치과 보철물, 치과교정기구 및 자궁 내 피임장치, 질 내벽 및 내부장기 관련 의료기기 등이다.

2) 파열된 표면과 외상 표면

파열된 표면과 외상 표면(breached or compromised surface : 브리치드 오어 콤프러마이즈드 서피스)이란 손상되거나 파열된 표면과 접촉하는 의료기기(궤양, 육아조직의 드레싱 혹은 치료기구, 화상 등) 등이다.

3) 피 부

손상되지 않은 피부(skin : 스킨)에만 접촉하는 의료기기(심전도용 전극, 청진기, 보조기, 의지, 체온계 등) 등이다.

(3) 체외에서 체내로 삽입하는 의료기기

체외에서 체내로 삽입하는 의료기기(externally communicating device)란 인체에 접촉하는 의료기기이다.

1) 조직, 뼈 및 상아질과 접촉

복강경, 관절경, 치과용 보철물 및 피부 스테플, 치과용 충전재료 등이다.

2) 혈액과 간접적으로 접촉

혈관의 한 지점에서 접촉하여 혈관계 입구의 도관 역할을 하는 의료기기(짧은 시간 혈액에 주입되는 주사기, 수액 시스템 및 수혈 시스템) 등이다.

3) 순환 혈액과 접촉

순환하는 혈액과 접촉(circulating blood : 서큘레이팅 블러드)하는 의료기기(혈관 내 카테터, 산소공급기, 체외 산소공급 튜브 및 부속품, 임시적 인공심장 박동기 전극, 투석기 튜브 및 부속품 등) 등이다.

(4) 체내 이식형 의료기기

1) 뼈와 접촉하는 의료기기

뼈(bone : 본) 부위에 상용되는 인공관절, bone cement(본 시멘트), 골접합제, 정형외과용 핀, 플레이트, 대체 조인트, 뼈 보철기, 치과용 임플란트에 사용하는 의료기기 등이다.

2) 생체조직과 접촉하는 의료기기

생체조직과 접촉하는 의료기기(tissue and tissue fluid : 티슈 앤 티슈 플루이드)란 생체 내 조직에 삽입되는 심장박동기, 근육신경 센서 및 자극기, 약물 의료기기, 인공유방 내 이식물질, 인공후두, 골막하의 이식물질, 결찰클립 등이다.

3) 혈액과 접촉하는 의료기기

인공심장 박동기전극, 인공동정맥관, 심장 밸브, 혈관이식, 약물 전달 카테터 및 심실보조기구, 인공심장판막 등이다.

3. 생체재료의 조건

생체재료 적합성의 요건은 표 2-2와 같이 분류한다.

① 생체 내에서 생리학적으로 생체재료가 적합하고 양호해야 한다.
② 대체된 인체부위의 기능을 수행하는 데 있어서 무리가 없어야 한다.
③ 기계적 물성[2)]이 우수하고 동시에 체내에서 물성의 저하가 있어서는 안된다.
  ㉠ 의료용 재료 : 생체 사용부위에 따른 필요기능 및 사용시간에 따라 요구되는 특성이 다르며 크게 인공장기, 인공조직 및 치료용 제품으로 분류된다.
  ㉡ 생체재료의 적합성 : 생체조직 또는 혈액과 접촉하여 조직 및 혈액을 괴사시키거나 혈액을 응고시키지 않아야 하는 조직적합성 및 항응혈성을 말한다. 따라서 인체 내에 환경의 자극을 주지 않으며 부작용을 일으키지 않으면서 그 기능을 발휘하여야 한다. 실제로 재료와 생체의 상호작용은 매우 복잡하여 자세한 것은 의공학에서 알아내기 어렵다.

2) 기계적 물성 : 물질이 가지고 있는 성질(물질의 전기적 · 자기적 · 광학적 · 역학적 · 열적 성질 따위를 통틀어 이르는 말)을 말한다.

표 2-2 • 생체재료의 조건

<table>
<tr><th colspan="3">생체적합성(biostability : 바이오스테빌리티)</th></tr>
<tr><td rowspan="7">생체친화성
(biostability :
바이오테빌리티)</td><td rowspan="5">기계적 성질
(mechanical
: 메커니컬)</td><td>강도(intensity : 인텐시티)</td></tr>
<tr><td>마모(wear : 웨어)</td></tr>
<tr><td>탄성(elasticity : 일래스티서티)</td></tr>
<tr><td>취성</td></tr>
<tr><td>내구성[3]/비열화[4](non-deterioration : 논-디터리오레이션)</td></tr>
<tr><td rowspan="2">계면
생체친화성
(interfacial
: 인터패시얼)</td><td>Ⅰ. 능동적 조직 결합형(bioactive : 바이오액티브):
생체조직과 화학적으로 결합하여 기능적으로 일체화하는 성질이다.</td></tr>
<tr><td>Ⅱ. 수동적 비이물형(bioinert : 바이오이너트):
재료와 주위조직이 직접 결합하지는 않지만 면역반응을 일으키지 않으면서 안정적으로 기능을 유지한다.</td></tr>
<tr><td rowspan="4">생체안전성
(biocompatibility :
바이오컴패티빌리티)</td><td rowspan="4"></td><td>발열반응</td></tr>
<tr><td>세포위해성/비독성</td></tr>
<tr><td>항원성(antigen : 안티겐)</td></tr>
<tr><td>발암성(carsinogen : 카시노겐)</td></tr>
</table>

㉮ 혈액이 응고되는 과정 등은 아직 완전히 규명되지 않았다.

또한 재료표면의 구조(화학적 조성, 형태 및 평활도)에 따르는 혈액적합성과 조직적합성의 상관관계는 끝없는 연구에도 아직 풀리지 않고 있는 것이 의공학의 어려움이라 하겠다. 그러나 근래의 기술발전으로 인한 혈액적합성과 조직적합성에 관련된 연구의 축적으로 사용용도에 따라 재료를 새롭게 설계, 개발되는 경향이 활발히 연구되어지고 있다.

4. 혈액의 응고기구와 혈액적합성

혈액이 인공물질과 접촉하면 상처에서 나온 혈액이 응고되는 혈전[5]이 생성된다. 혈전과 같은 응고기구는 많은 연구에도 불구하고 아직 완전히 규명되지 못하고 있으나, 일반적으로 그림 2-1과 같다.

3) 내구성 : 변형변질이 되지 않고 오래 견디는 성질이다.

4) 비열화 : 내열재(높은 열에 견딘다.)이다.

5) 혈전 : 생물체의 혈관 속에서 피가 굳어서 된 조그마한 핏덩어리이다.

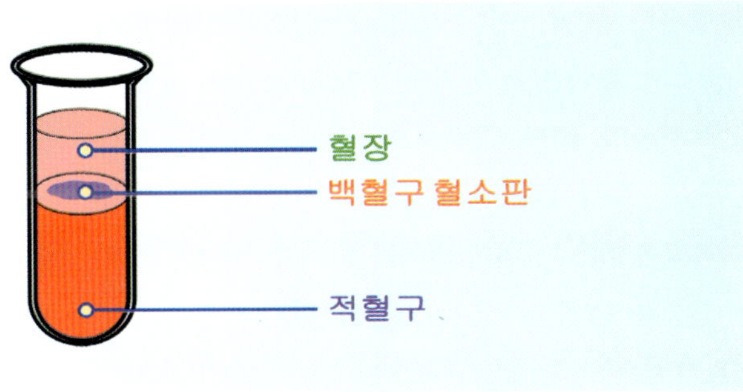

그림 2-1 • 혈액의 분류

혈장 속에는 알부민, 피브리노겐, 글로불린 외에 혈액응고에 관여하는 많은 단백질과 응고인자들이 들어 있다. 또한 혈장 속에 들어 있는 칼슘이온도 혈액응고인자의 활성화에 중요한 역할을 한다. 혈액응고의 과정을 그림 2-2에 나타내었다.

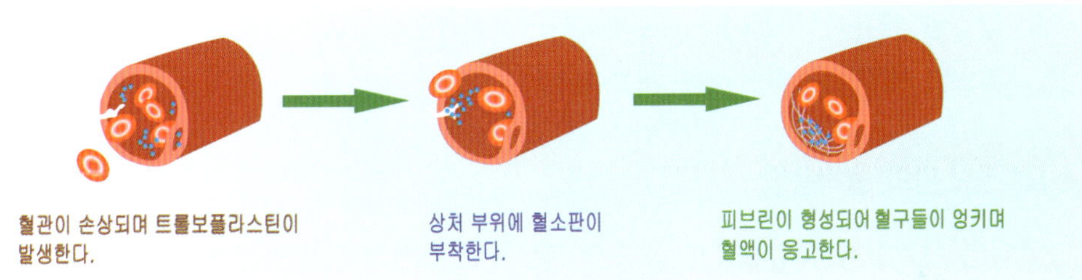

그림 2-2 • 혈액응고의 과정

(1) 단백질 흡착시험

① 의료기기나 재료의 표면에 단백질 흡착이 일어나는 정도를 측정하면 혈액응고의 첫 단계 시험이다.

② 단백질 흡착(protein adsorption : 프로틴 애드소프션)이 잘 일어나는 표면은 혈전형성이 잘 되고 혈액접합성은 나쁘다.

(2) 단백질 흡착변형

다른 물체가 혈액과 접촉하게 되면 순간적으로 혈장 내의 단백질이 흡착되고, 흡착된 단백질은 변형되며 혈소판의 부착을 유도한다. 그러므로 흡착되어지는 단백질의 형태와 현상이 일어나는 단백질의 종류, 변형되는 과정, 혈소판과의 상호작용 등에 관하여 실험적인 접근이 어려우므로 연구해야 할 과제가 많다.

① 일반적인 채혈에서 항응고제를 첨가하여 원심분리를 이용하면 혈구[6]는 침전물이고 액

제 2 장

체 성분으로 이루어진 혈장[7]은 상청액으로 분리된다.

② 혈장에는 혈액응고 인자(알부민, 글로불린, 섬유소원)를 포함한 단백질, 다당류, 지방질 및 무기물이 들어 있다.

③ 알부민은 혈장 단백질의 대표적인 물질로 지방산(수소성 대사산물)과 결합하여 수송하는 역할을 하고 글로불린에는 항체가 들어 있으며, 혈액응고 과정에서 섬유소로 변하여 혈전을 형성하는 섬유소원이 있다.

④ 대표적인 단백질 중 알부민(혈액응고 억제), 피브리노겐과 글로불린(혈전촉진)의 실험결과에 대해서는 연구자들이 이의를 제기하고 있지 않다.

(3) 혈소판 잔류시험

① 컬럼의 글라스 밴즈를 테스트하려는 재료로 코팅한다.

② 혈장을 흘려보낸다.

③ 컬럼에 잔류하는 혈소판의 양을 측정한다.

④ 혈소판 잔류시험(platelet retention test : 프레이틀릿 리텐션 테스트)은 잔류혈소판의 양이 많으면 혈액적합성이 나쁜 재료이다.

(4) 혈소판의 흡착응집

혈액의 이물질과의 접촉으로 응고가 시작되면 흡착으로 변형된 혈소판[8]은 원래 디스크로부터 위족(Pseudopodium : 쉬더포리엄 ; 원생 동물의 헛발, 위족)이 돌출되고 납작하게 변형

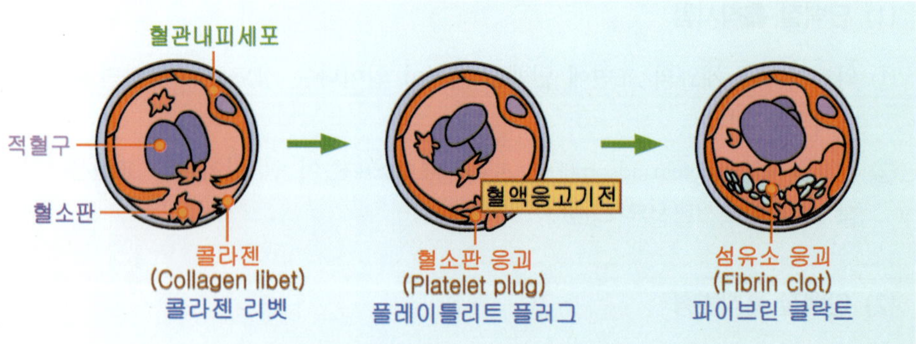

그림 2-3 • 피부표면과 혈소판의 상호작용

6) 혈구 : 혈액세포, 혈액에서 혈구를 제외한 핵상성분이다.

7) 혈장 : 혈액에서 혈구를 제외한 액상 성분. 척추동물에서는 수분 외에 단백질 · 당질 · 지질(脂質) · 무기 염류 · 대사 물질을 함유하며, 세포의 삼투압과 수소 이온을 일정하게 유지하는 역할을 한다. 늑플라스마

8) 혈소판 : 혈액고형 성분의 하나, 핵이 없는 불규칙한 모양으로 골수에 있는 거대 핵세포에서 만들어진다.

하여 활성화되면서 서로 응집하게 된다. 이 과정에서 PF3, ADP 등 활성화를 촉진시키는 물질이 방출된다. 이처럼 응고과정에서 혈소판은 중요한 역할을 그림 2-3에 나타내었다.

① 우리 몸에 상처가 생길 경우 그림 2-4와 같이 피부 표면과 혈소판이 상호작용을 하여 혈액을 응고하여 이물질의 침투를 막아준다.

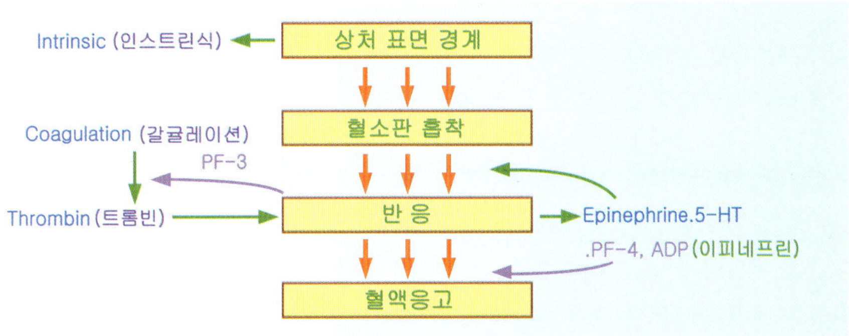

그림 2-4 • 표면과 혈소판의 상호작용

② 단백질 흡착 및 칼슘침착과정을 표 2-3으로 나타내었다.

표 2-3 • 단백질 흡착 및 칼슘침착과정

	(재료)		(생체)		
단백질 흡착 및 형성	혈소판 / 백혈구의 흡착 & 활성화	-->	혈소판/백혈구 응 집	응혈 (혈전)	항응 혈성
	응혈인자의 활성화	-->	FIBRIN 형성		
	적혈구 파괴	-->	용 혈		
	대식세포 활성화 & 섬유소 이상 증식	-->	염증, 흉터 및 ENCAPSULATION		직적 합성
	독성물질	-->	조직파괴, 발암 면역 이상		
↓ 칼슘침착	칼슘화	-->	물성 변화		
재료표면의 화학적 형태학(MORPHOLOGY) 울퉁불퉁함(ROUGHNESS)		----------------->	혈액적합성 조직적합성		

(5) 내인계, 외인계 응고기구의 활성화 및 피브린 네트워크 형성

혈액응고 인자는 알려진 바로는 13가지로 나누어지는데 표 2-4와 같다.

내인계는 프리칼리크레인(Prekallikrein)부터 시작되어 factor VII, VI, V(팩터 7, 6, 5)로 연결되는 내인계 응고기구와 외인계 응고기구는 티슈 트롬보플라스틴(tissue thromboplastin)으로 시작되어 팩터 VII, X(7, 10)로 이어진다.

이는 응고기구가 생물학적으로는 프로트롬빈의 화학반응을 돕고 트롬빈의 반응으로 피브리노겐이 피브린으로 변환되면서 피브린이 공유결합되어 혈전을 형성하는 데 한 가지 구실을 한다. 또 이 과정에서 칼슘은 필요한 원소 중 하나이다.

표 2-4 • 혈액응고 인자

순 번	혈액응고 인자
I	Fibrinogen(피브리노겐)
II	Prothrombin(프로트롬빈)
III	Tissue thromboplastin(티슈 트롬보플라스틴) thrombokinase(트롬보키나아제)
IV	Calcium(칼슘)
V	Proaccelerin(프로아셀레린), Label factor(레이블 팩터)
VI	알 수 없음
VII	Proconvertin(프로콘버틴), Stable factor(스테이블 팩터)
VIII	Antihemophilic A factor(앤티헤머필릭 A팩터)[AHF] Antihemophilic globulin(앤티헤머필릭 글로불린)[AHF]
IX	Antihemophilic B factor(앤티헤머필릭 B팩터) [AHB] Plasma thromboplastin component(플라즈마 트롬보플라스틴 컴포넌트)[PTC]
X	Stuart factor(스튜어트 팩터) Stuart-power factor(스튜어트 파워 팩터)
XI	Plasma thromboplastin antecedent(플라즈마 트롬보플라스틴 앤터시던트)[PTA]
XII	Hegeman factor(헤게만 팩터), Contact factor(콘택트 팩터)
XII I	Fibrin stabilizing factor(피브린 스태빌라이징 팩터) Fibrinase(피브리나스)

(6) 보체의 활성화

살균성이 있으며 면역반응에 관여하는 보체[9](complement system : 콤플러먼트 시스템)는 백혈구와 함께 면역체계를 담당하고 있으나 혈전형성에도 상당한 역할을 담당하는 것으로 알려지고 있다. 보체의 단백질 중 C_3가 분리되고 백혈구와 함께 복잡한 경로로 혈전 형성에 기여한다.

9) 보체 : 동물의 혈장 가운데 있으면서 효소와 같은 작용을 하는 물질. 항체와 협력하여 용균, 식균, 살균, 용혈 현상에 관여한다.

(7) 혈전의 형성

보체의 활성화에서 설명한 것과 같이 혈소판의 응집, 응고기구의 활성화에 따른 보체 및 백혈구의 활성화, 피브린네트워크의 형성이 동시에 일어나며 서로 자극 활성화되어 혈전이 형성된다. 최종 단계에 적혈구는 양적으로 참가한다. 간혹 혈전에서 분리된 미세혈전이 혈류를 따라 흐르다가 미세혈관을 막기도 한다.

5. 조직적합성 재료

치료를 목적으로 인간의 몸에 삽입되는 소재를 바이오 재료(bio material : 바이오 머티어리얼)라고 한다. 바이오 재료는 인체라는 특수한 환경에서 사용되는 소재이므로 아무리 뛰어난 성능을 가진 소재라 하더라도 인체에 삽입시 부작용을 일으키는 소재라면 사용할 수 없으므로 소재에 대한 일반적인 지식뿐만 아니라 인간의 신체에 대해서 정확히 인식하는 것이 무엇보다 중요하다. 표 2-5와 같이 인체에 적용하는 부위 및 용도에 따라 생체를 자극하지 않거나 또는 친화력이 우수한 바이오 재료로 생체흡수성 재료, 생체활성 재료, 생체불활성 재료로 나눌 수 있다.

표 2-5 • 조직적합성 재료의 종류와 성격

재 료	종 류	성 격
생체흡수성 재료	콜라겐, 폴리글라이콜라이드, 폴리락타이드, 트라이칼슘, 포스테이트	생체 내에서 분해되어 흡수되는 재료이다.
생체활성 재료	바이오글라스, 하이드록시아 파타이트, 콜라겐	생체조직과 우수한 결합작용으로 세포부착성장이 우수한 재료이다.
생체불활성 재료	실리콘, 테프론, 세라믹	인체에 자극 및 독성을 일으키지 않는 재료이다.

6. 생체재료의 독성 평가

(1) In vivo법(생체 내 시험)

1) 자극성 시험

눈, 점막, 피부 등을 의료기기 혹은 용축액과 접촉한다.

2) 근육 내 이식시험

이식재료에 대한 근육조직의 생물학적 반응을 분석하는 데 이용되며, 동일한 의료용 재료의 표면처리상태에 따른 생물학적 반응의 비교와 의료기기 재료의 변형이나 여러 가지 처리에 따른 영향을 평가하는 데 이용된다.

3) 피하반응시험

피하조직에 접촉시켜 부하조직을 관찰한다.

4) 발암시험

발암시험(carcinogenicity : 카서노제니시티)이란 실험동물을 이용하여 종양의 유발 가능성을 검색함으로써 인간의 발암성 위해도를 예측하기 위해 실시하는 시험이다. 발암시험은 인간의 수명에 상당한 기간 동안 적용되는 의약품, 구조활성의 상관관계에 있어서 유전독성 또는 발암성이 의심되는 의약품, 반복투여 독성시험에서 전암병변이 관찰된 의약품 등에는 반드시 적용되어야 하는 중요한 시험항목이다.

(2) In virto법(체외실험)

1) 용혈시험

용혈시험(hemolysis assay : 히몰러시스 애세이)은 혈액과 접촉하는 의료기기의 재료 중에는 혈구세포의 파괴를 초래하는 물질이 방출될 수도 있어서 적혈구가 파괴되는지의 여부를 의료기기와의 직접 접촉 또는 용출액과의 접촉을 통해 시험한다.

2) 조직배양

조직배양(tissue culture : 티슈 컬처)은 세포를 배양하면서 의료기기와 직접 혹은 용출액과 간접적으로 접촉시켜 세포의 성장에 영향을 주는지의 여부를 판단한다.

direct contact(드렉 콘택) → agar diffusion(아갈 디퓨션)〈한천(우뭇가사리류) 확산〉 → membrane filter(멤브레인 필터)〈얇은 막 제거 확산〉 → Reduced cell adhesion(리듀스 셀 애디션)〈세포유착축소〉 → reduce cell proliferation(리듀스 셀 프러리퍼레이션)〈세포확산축소〉 → altered cellular morphology(얼터라도 셀주럴 멀팔로기)〈세포로 된 형태학변형〉 → cell death(셀데스)〈세포소멸 등을 측정〉

7. 인공장기

인공장기는 장기의 기능을 대용시킬 목적으로 만들어진 장치로서 체내에 들어가면 큰 변화가 일어나는데 혈전을 만들지 않는 한 혈전성을 지녀야 하고 재료로는 합성고분자 플라스틱, 금속세라믹 등이 사용된다.

(1) 인공심장

1) 인공심장 사용 목적

심장의 기능이 저하되거나 악화된 심장 대신 생체 내에서 기계적으로 인공심장을 장치하여 혈액의 전신순환을 영구적으로 보조 또는 대행하도록 만든 심장이다(그림 2-5).

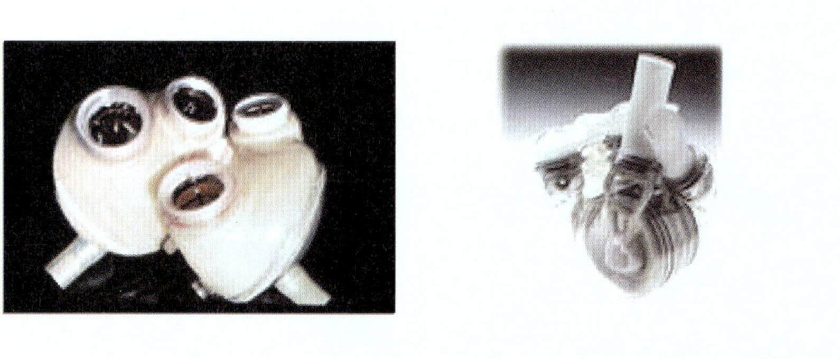

그림 2-5 • 인공심장

2) 인공심장의 기본구조

① 구동기구 : 에너지원과 전달기구

※ 에너지원 : 유체전기를 이용하지만 생물학적 · 화학적 에너지에 대한 연구가 검토되어야 한다.

② 혈액기구 : 혈액형 검사시 혈액의 응집반응을 검사한다.

③ 제어기구 : 심박수, 심박출량, 유량파형, 심실압력파형, 혈액가스분압, 체온조절 등이 필요하다.

3) 인공심장 펌프의 구성

심실 판막 및 생체부와의 결합부로 구성된다.

4) 인공심장의 단점

좌심실보조심장에 비하여 혈액의 과류나 정체, 혈전현상이 생기기 쉽다.

5) 인공심장의 재료

폴리우레탄, 실리콘, 합성고분자재료 등이다.

6) 좌심실보조심장

① 심실은 1개관상 또는 U자 모양, 완전인공심장은 2개의 심실이 혈류가 들어오고 나가는 통로가 공급받는 환자의 심방 및 대혈관에 대응하도록 주머니 모양으로 만들어졌다.

① 특징

㉠ 우심실 부전과 출혈경향이 있으며, 사용하는 것이 늦다.

㉡ 폐혈관저항이 일어나고 기능부전이 되며 좌실심 첨 연결관이 된다.

(2) 인공고막

① 인공고막에 큰 천공이 있어 귀가 잘 들리지 않는 경우에 사용한다.

② 인공고막을 사용할 때 주의할 점

㉠ 내이나 청신경의 이상으로 난청이나 귀고름이 나오는 경우에는 효과가 없다.

㉡ 인공고막을 사용하면 귀에 이상이 발생할 수 있으므로 처음 30분 사용 후에 차차 시간을 늘려야 한다.

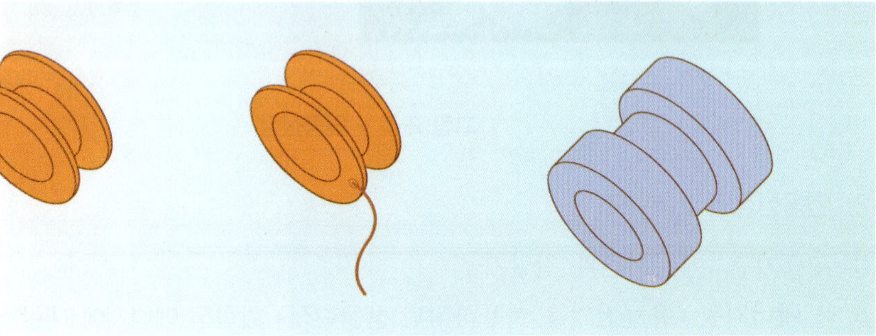

그림 2-6 • 인공고막

(3) 인공항문

대변을 지속적으로 또는 편안히 배출하기 위하여 인공적으로 만든 인공항문은 배출구로서 결장암 또는 직장암 등으로 근치 수술이 불가능하거나 직장암의 근치 수술로 직장 항문 등을 크게 절제했을 경우에 대용으로 사용한다.

(4) 인공혈액

인공적으로 반인공적 물질을 사용하여 인간의 혈액이 지닌 기능을 대용하기 위해 만들어진 물질로 혈액은 혈구성분과 혈장성분으로 구분되는데 혈구성분의 이물질 등의 탐식기능을 가진 백혈구와 지혈기능을 가진 혈소판 그리고 혈구성분의 대부분을 차지하며 조직 및 장기에 산소를 운반공급하여 탄산가스(이산화탄소)를 반출하는 적혈구로 나뉜다.

- 단점 : 혈액 수혈자와 혈액 수급자가 수혈이 같지 않는 경우 인공혈액 보존이 어려우며, B형 간염, 매독, AIDS가 걸리기 쉽다.

04 | 생체매식용 금속

의료용 생체재료로서 가장 오래 전부터 사용되어 온 생체매식용 금속(metallic implant materials : 메탈릭 임플란트 머티어리얼스)은 주로 손상된 골격부의 재생을 유도하는데 널리 사용되고 있으며, 그림 2-7과 같이 생체 각각의 손상된 부위에 맞게 쓰인다.

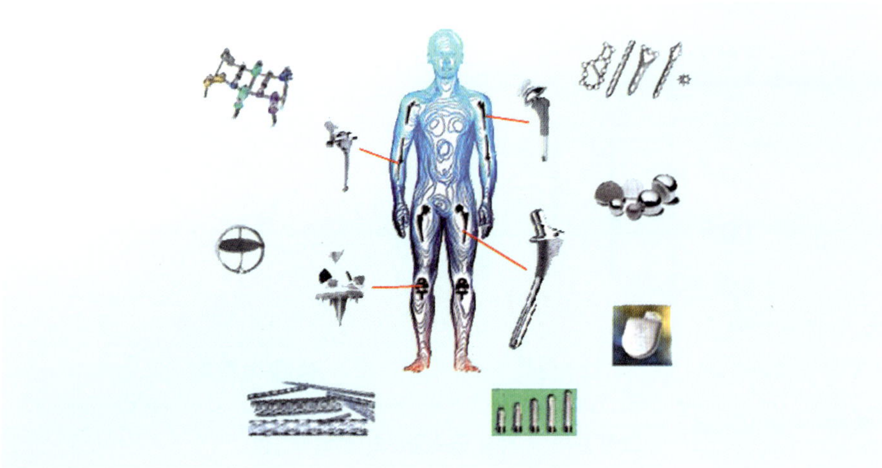

그림 2-7 • 생체의료용으로 사용되는 금속들

생체매식용 금속 재료는 오랜 시간 동안 역학적 우수성 및 높은 내구성을 요하는 부위의 인공장기 형식의 재료로 쓰였으며, 최근에는 첨단기술의 발달로 인체와 거의 유사하게 만들어지고 있으며 앞으로 더욱더 성장할 것이다.

① 용도 : 손상된 골격부 재생용이다.
② 조건 : ㉠ 내구성이 좋아야 한다.
　㉡ 인체구조와 유사하게 만들어 사용한다.
　㉢ 비독성이어야 한다.
　㉣ 내부식성이어야 한다.

1. 각 금속원소들의 인체 내에서의 반응(사용재료 및 인체의 반응)

인체에 상용되는 각종 금속원소들은 그림 2-8과 같이 독성반응을 일으키는 Co(코발트), Cu(구리), Ni(니켈), V(바나듐) 등의 금속과 비독성으로는 부식저항이 낮은 금속군과 높은 금속군으로 나눌 수 있다.

① 비독성이며 부식저항이 낮은 금속으로는 Fe(철), Al(알루미늄), Mo(몰리브덴), Au(금), Ag(은), Co-Cr(코발트-크롬) 등이 있다.

② 독성은 없지만 부식저항이 매우 높은 금속으로는 Pt(백금), Ta(탄탈륨), Nb(니오븀), Zr(지르코늄), Ti alloy(티타늄 합금) 등이 있다.

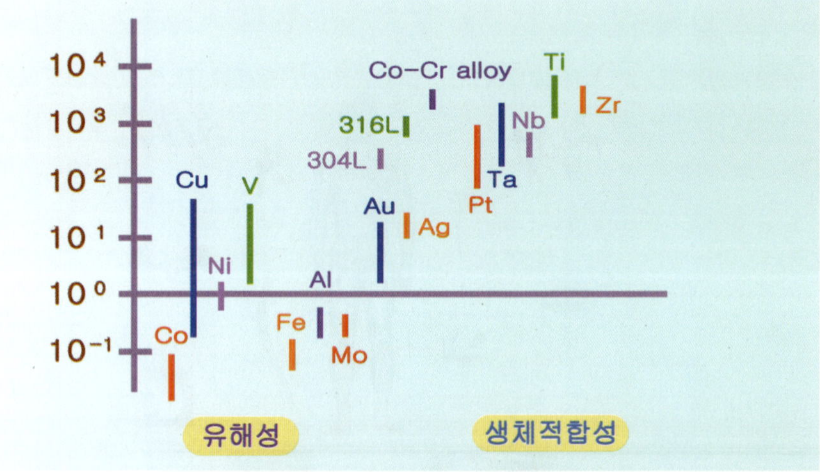

그림 2-8 • 각종 금속원소의 생체적합성

2. 순금속

단일원소로 된 금속을 순금속(pure metal : 프레 메탈)이라 한다.

순금속의 성질은 원소의 양자와 전자가 전기적으로 가변평형 상태로 산소와 반응하여 에너지 준위[10)]를 낮추려 한다. 금속은 부식과 산화가 동시에 발생하며 부식은 표면산화의 파손이 일어남과 동시에 진행된다.

① 부식은 금속원자로부터 전자가 탈락하면서 양이온이 되어 방출된다.

② 부식은 일방적으로 전자를 방출하는 애노딕 코로젼과 물과 반응해 이동한 전자가 OH^-(수산기, Hydroxyl Group : 히드록시 그룹)와 교환되어 금속표면에 산소가 부족한 경우도 필요한 산소를 얻으면서 전자를 방출하게 되는 캐노딕 코로젼이 있다.

③ 순금속의 특징

㉠ 비중이 크고 금속적 광택이 있다.

㉡ 강도가 크고 가공변형이 쉽다.

10) 준위 : 어떤 물리적 양을 이미 주어진 양의 상태적인 양으로 표시한 값이다.

㉢ 열 및 전기의 좋은 전도체이다.

㉣ 상온에서 고체이고 고체에서 결정을 형성한다.

3. 스테인리스강(연)

(1) 주성분

Fe(철) + Cr(크롬) + Ni(니켈) + Mo(몰리브덴)

ⓐ Cr : 반응활성도가 매우 높으나, 합금화하면 강한 산화막을 형성하여 부식을 억제한다.

ⓑ Ni : 저온에서 취성을 억제하며 실온에서 가공성을 높여준다.

ⓒ C : 강도를 높여준다.

ⓓ Mo : 내부식성을 향상시킨다.

현재 사용하는 스테인리스강(stainless steel)은 Cr=12~14[%], C=0, 0.4~0.5[%]의 B[%] Cr형 페라이트계 스테인리스강, Cr=16~20[%], Ni=7~10[%], 0 〈 0.2[%]의 18-8형 오스트나이트계 스테인리스강 2종류가 있다.

1) 페라이트계 스테인리스강

보통 13[%]의 탄소가 들어 있으면 Fe_3C와 Cr_4C의 복탄화물이 생기므로 내식성이 좋지 않고 가공성도 불량하므로 탄소를 적게 하면 내식성 및 가공성 양호하다.

2) 오스테나이트계 스테인리스강

단순한 고Cr계보다 부식 내산성이 우수하다. 오스테나이트계(Austenite) 조직은 비자성이고 상온가공하면 경화되어 다수자성을 갖는다. 1000~1100[°C]에 가열하여 급냉하면 더욱 연화되고 가공성 및 내식성이 증가한다. 그러나 400[°C]에서는 Cr_4C 등의 탄화물이 결정입계에 석출하기 쉽고 이것으로 인하여 입계 부식이 생기기 쉽다. 이것을 방지하기 위해 고온으로부터 유중에 급냉하여 탄화물 고용시킨다. 연성이며 가공성이 좋고 용접이 쉬우며 내식성이 좋다.

(2) 특 징

스테인리스강은 자성을 갖지 않으며, Mo(몰리브덴)에 포함되어 내부식성이 우수하다.

의료용 스테인리스강(SS)으로 사용되는 것은 오스테나이트(Austenite)계(철 910[°] 이상) 316 시리즈로서 그 주성은 표 2-6과 같다.

제 2 장

표 2-6 • 스테인리스강(316, 316L)의 구성 성분비율

구성 원소	Composition–컴포지션(w/o)–구성비율	
	등급1 : Grade1(max)	등급2 : Grade2(max)
Sulfur(서퍼) S	0.030	0.030
Phosphorus(포시퍼로스) P	0.030	0.030
Carbon(카본) C	0.08	0.030
Silicon(실리콘) Si	0.75	0.75
Manganese(망간) Mn	2.00	2.00
Molybdenum(몰리브덴) Mo	2.00~4.00	2.00~4.00
Nickel(니켈) Ni	12.00~14.00	12.00~14.00
Chromium(크롬) Cr	17.00~20.00	17.00~20.00

① 316L : Fe(철) + Cr(크롬) : 18[%] + Ni(니켈) : 8[%] + Mo(몰리브덴) : 2[%] + C(탄소) : 0.1[%] + C(탄소) : 0.03[%]

316의 내식성을 보강하기 위해서 탄소함유량 0.03Wt[%]로 감소시켜 저탄소를 의미하는 스테인리스강이다.

② 316 : Fe + Cr : 18[%] + Ni : 8[%] + Mo : 2[%] + C : 0.1[%]

바나듐강(vanadium steel : 바나듐 스틸)보다 강도 및 내식성이 우수하다. 이 합금에 Mo(몰리브덴)을 첨가시켜 염분에 대한 내식성을 강화시킨 스테인리스강이다.

의료용 스테인리스강은 임시적인 뼈판, 나사, 못 등 그림 2-9를 주로 사용하고 지속적으로 체액과 접촉하면 부식이 발생한다. 이러한 경우 생체매식 후 적출 및 교체를 위한 2차 수술을 해야 한다.

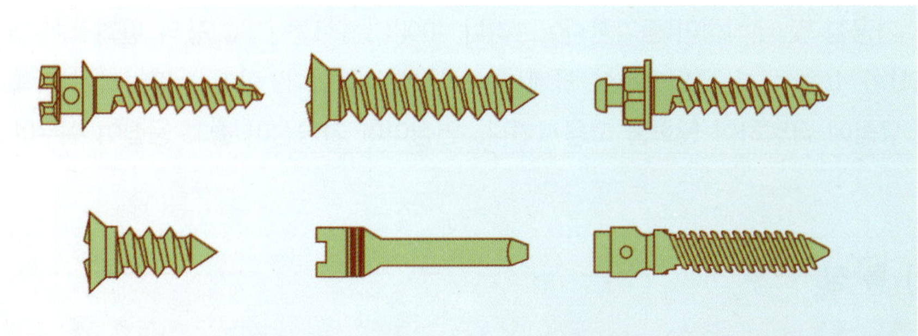

그림 2-9 • 의료용 스테인리스강 나사

(3) 의료용 스테인리스강의 부식 주원인

① 서로 다른 성분의 스테인리스강을 사용하게 되면 이온 간에 갈바닉 커런트(Galvanic current : 갈바닉 커런트)가 발생하여 전기화학적 부식을 유발한다.

② 같은 성분의 스테인리스강이라도 부분적으로도 밀착·폐쇄되지 않으면 틈이 생기게 되어 부식이 발생한다.

③ 탄소양의 증가는 430~870[°C]에서 크롬 카바이드(chromium carbide)를 형성하며 인접 결정입계에 Cr(크롬) 결핍을 유발한다.

④ Mo(몰리브덴)이 체액에 대하여 내부식성을 증가시키지만, 과다배합시에는 취성(brittleness : 브리틀네스)이 증가된다.

4. 코발트-크롬(Co-Cr) 합금

(1) 주성분

① 단조체(forging : 포징) : Co — Ni : 35[%] — Cr : 20[%] — Mo : 10[%]

② 주조체(casting : 캐스팅) : Co — Cr : 30[%] — Mo : 5[%]

㉠ Co(코발트) : 철보다 높은 강도를 갖는다.

ⓐ 비중 8.9. 용융온도[11] 1494[°C], 1494[°C]에서 조밀육방격자, 477[°C] 이상에서는 면심입방격자 β로 된다.

ⓑ 은백색의 금속으로 자성재료, 내열합금, 주조경질합금, 압연판 재료, WC공구 결합재료 사용한다.

ⓒ 공구강, 내열합금, 경질합금 등에 사용한다.

ⓓ Ni(니켈)과 비슷하나 효과가 크므로 합금원소로 사용한다.

㉡ Mo(몰리브덴) : 내부식성을 증가시킨다.

ⓐ 비중 10.23, 크롬족 원소, 용융점[12] 2610[°C], 체심입방격자, 세선, 리본 형태로 사용된다.

ⓑ 분말합금법 또는 아크 용해로서 임곳트 제조한다.

ⓒ Mo(몰리브덴)은 주로 강의 첨가성분으로 사용되고, 열처리하는 구조용강 및 공구강에 사용한다.

ⓓ 합금공구강으로는 항공기 내열재료, 고온용 전기저항선으로도 사용한다.

11) 용융온도 : 고체가 열에 녹아 액체상태로 되는 온도이다.

12) 용융점 : 융해점이라고도 하며, 순수한 결정성 고체를 가열하면 구성입자 등의 운동에너지가 증가하여, 일정 온도에 도달하면 회전운동을 일으키면서 자유롭게 되어 유동성 액체가 된다.

㉢ Ni(니켈) : 진성을 제공한다.

ⓐ 비중 8.9, 용융점 1455[°C], 면심입방격자이다.

ⓑ 화학적으로 안정하고, 내식성 · 내열성이 크므로 화학공업용, 식품공업용, 화폐, 항공기용, 의료용 등 널리 사용된다.

㉣ Cr(크롬) : 산화막을 형성하여 부식을 억제한다.

ⓐ 비중 7.2, 용융점 1890[°C], 면심입방격자이다.

ⓑ 경도를 크게 하고 경화층이 깊고, 자경성이 있어 공냉중에 냉각하여도 마르텐사이트가 된다.

ⓒ 흑연화를 방지시키고 탄화물을 안정시킨다.

ⓓ Cr(크롬)을 0.2~1.5[%] 첨가하면 퍼얼라이트 조직을 미세화하여 경도 증가, 내열성과 내부식성이 좋아진다.

ⓔ Cr(크롬)을 많이 넣으면 특히 고온에서 내열성이 좋아진다.

㉤ Cr(크롬)의 장점

ⓐ 경도를 크게 한다(경화가 용이하고 경화층이 깊고 안전성이 좋다).

ⓑ 내마모성이 크다.

ⓒ 내식성 및 내열성이 크다.

(2) 단조체 : CoN : CrMo 합금

용융[13] 후 형태를 만들기 위하여 두드려서 생산한다. 전성에 의해 금속결정이 신전(elongation : 일롱게이션 : 강도 증가)됨에 따라 강도가 증가하게 된다[Mo(몰리브덴)은 단조시 입자를 미세화, 강도 향상시키는 역할을 한다.

단조체는 우수한 피로강도와 인장강도를 가지므로 파절되기 쉬운 인공고관절에 이용된다. 하중이 많이 걸리는 대퇴부와 무릎관절의 축으로 사용된다.

(3) 주조체 : CoCrMo 합금

용융 후 형틀(mold : 몰드)에 붓고 압력을 가하여 생산한다. 금속입자 간 결합으로 고체확산이 일어나며 이로 인한 미세결정이 형성되어 강도가 증가된다.

주조체는 높은 마찰계수를 가지므로 낮은 생리부하 부위에 사용한다(내마모성). 치과재료의 주조에 많이 사용되며 인공관절의 주조에 사용되고 있다.

13) 용융 : 고체가 가열되어 액체로 변하는 현상이다.

(4) 의료용 Co-Cr(코발트-크롬) 합금의 특징

① 높은 내마모성을 가지고 있다.
② 체액과 생리적 부하에 대한 내부식성이 우수하다.

이러한 특징을 가지고 있는 코발트-크롬 합금은 주조과정을 통해 그림 2-10과 같은 형태의 인공관절을 만들 수 있다.

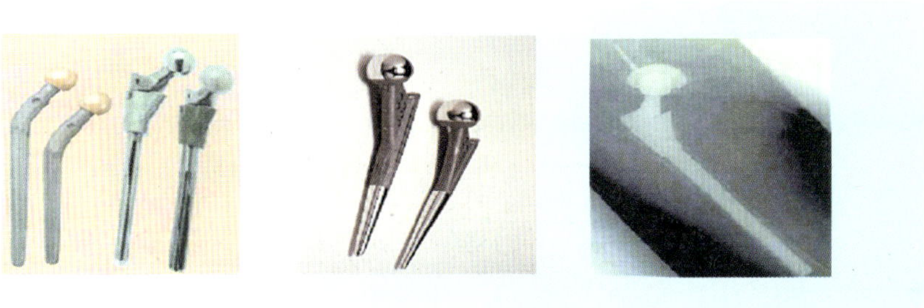

그림 2-10 • 코발트-크롬 인공관절

(5) Co-Cr의 부식 원인

① 용구제작시 용접(welding : 웰딩)을 하게 되면 피복이 벗겨지므로 산화현상이 발생하여 부식(galvanic corrosion : 갤배닉 커로전)된다.
② 응력에 의한 부식 또는 피로부식이 발생한다.
③ 단조체는 316L 스테인리스강(SS)의 약 3배에 달하는 니켈(Ni)을 함유하여 표면부식이 발생하기 쉽다.

5. 티타늄 및 티타늄 합금

티타늄의 성형가공은 스펀지상의 티타늄을 진공이나 불황성 기체 내에서 아크용접 또는 플라즈마 빔을 용해하여 사용하며, 현재 의료 생체재료로 많이 사용하는 것은 순티타늄과 Ti_6Al_4V합금이다.

① 기계적 성질

㉠ 기계가공이 어려우며 불순물의 첨가는 연성이 감소한다(O_2, N_2, C가 고용).
㉡ 내부식성이 매우 우수하며 마찰계수가 높고 마모저항이 낮다.
㉢ 낮은 전단강도 때문에 하중을 받는 나사로는 사용하기 어렵다.
㉣ 탄성계수가 Co(코발트) 합금에 비하여 절반수준이다.

② 물리적 성질

㉠ 비중 4.57[g/ml], 용융점 1670[°C], 변태점이 882[°C]이다.

㉡ 결정구조상 조밀육방격자, 면심입방격자이다.

㉢ 열전도율 및 전기전도율이 낮다.

이러한 특징을 가지고 있는 티타늄을 이용하여 그림 2-11과 같은 형태의 인공관절, 인공치근, 금속나사, 핀, 와이어 등과 같은 고정장치들을 만들 수 있다.

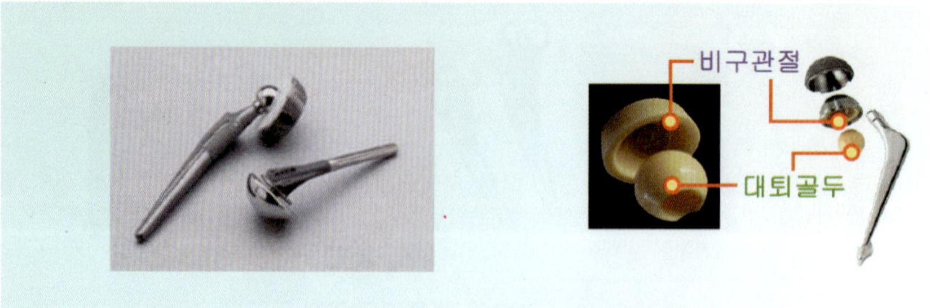

그림 2-11 • 티타늄 인공관절

(1) Ti(티타늄)계 금속성분

티타늄계 금속 중에서 티타늄의 금속성분과 나머지 티타늄계 금속성분을 비교하면 표 2-7과 같다.

표 2-7 • 티타늄계 금속의 구성성분

	Fe(철)	O_2(산소)	N_2(질소)	C(탄소)	H_2(수소)	Al(알루미늄)	V(바나듐)
Ti(티타늄)	0.3	0.3	0.07	0.10	0.013		
Ti_6Al_4V	0.25	0.13	0.05	0.08	0.013	5.5~6.5	3.5~4.6

(2) 티타늄의 특성

티타늄은 고이온 활성원소로서 882[°C] 이상에서는 반응속도가 급감하여 산소는 연성과 강도를 저하시키므로 진공상태에서 고온으로 주조한다. 882[°C] 이하에서는 다른 원소가 고용상으로 존재하며 산소, 질소, 철과 같은 불순물과 쉽게 결합한다.

① 체액과 접촉하면 표면에 TiO_2(이산화티타늄) 산화막이 형성되어 금속이온의 용출을 방지하게 되어 내부식성이 향상되고 고강도, 저밀도, 저탄성계수를 가지게 된다. 그리하여 자연 골에 근접한 금속이라고 할 수 있다.

티타늄은 고온에서 반응성이 크고 산소상태에서 연소가 가능하며 산화막 형성하여 부식에 잘 견딘다. 용융하기 위해서는 진공상태에서 가열하거나 불활성기체로 하여야 한다. 티타늄 합금의 강도는 코발트 합금이나 스테인리스강보다 떨어지지만 비강도는 다른 합금에 비해서 높다.

② 티타늄과 더불어 뼈의 대체물로 사용되고 있는 여러 가지 합금들의 특징은 표 2-8과 같다.

표 2-8 • 뼈와 여러 가지 합금의 특성 비교

합금	밀도[g/ml]	탄성계수[GPa]
티타늄(Ti)	4.5	100
스테인리스강 316L SUS	7.9	200
코발트(단조체)CoNiCrMo	9.2	230
코발트(주조체)CoCrMo	8.3	200
Bone(뼈)	–	20

6. 형상기억합금

일정한 형상을 기억하여 힘을 가해 변형시키거나 마텐자이트(martensite) 변태점 이하의 온도에서 변형시키더라도 온도상승과 함께 본래의 기억된 형태로 복귀하는 성질을 가진 금속이다.

형상기억합금은 그림 2-12와 같이 이 금속의 원리를 설명하고 있으며 주성분은 Ti(티타늄)과 Ni(니켈)을 1 : 1로 합금처리한 금속이다.

① M변태점 이하 : 약간의 압력 흡수(stress absorption : 스트레스 애브소프션) 효과이다.

② M변태점 이상 : 하중제거시 본래 형상으로 돌아가는 초탄성효과(ultraelastic effect : 울트라일래스틱 이펙트)이다.

㉠ 내부식성 : SUS, Co-Cr, 형상기억합금 < Ti

㉡ 내마모성 : SUS, Co-Cr, Ti < 형상기억합금

단, 산화막 파괴시 발암성 Ni ion(니켈 이온) 용출이 문제이다.

③ 형상기억합금의 사용 용도 : 치과교정용 와이어, 응혈제거용 필터, 척추측만증 교정용 pole(폴) 등이 있다.

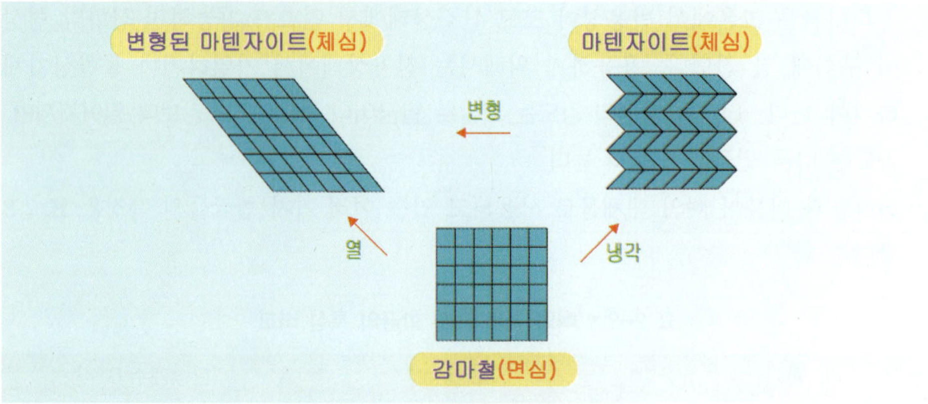

그림 2-12 • 형상기억합금의 원리

마텐자이트와 감마철의 결정구조를 통해 형상기억합금의 구조도를 그림 2-13에 나타내었다.

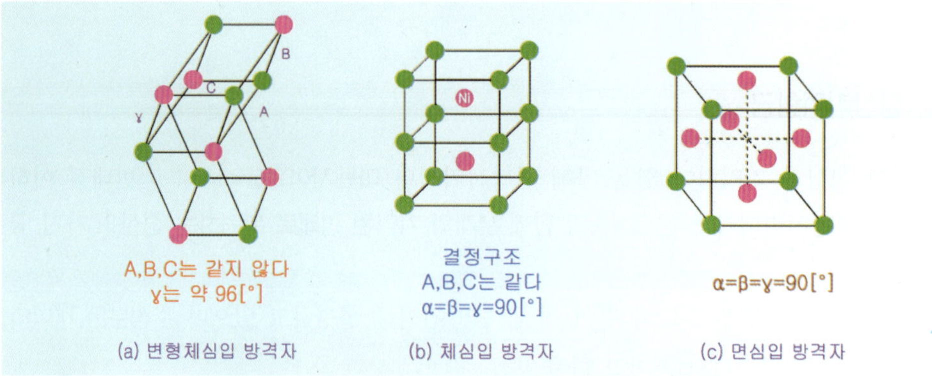

그림 2-13 • 마텐자이트(체심)와 감마철(면심)의 결정구조

05 | 바이오세라믹스

다양한 세라믹들이 생체재료로서 금속재료들의 문제점을 해결하기 위하여 많이 응용되어 왔다. 1960년대 초부터 **바이오세라믹스**(Bio ceramics)의 기초연구가 시작되어 **골수복재, 인공치근 및 치아, 인공관절, 인공신장 등 골 대체용 소재**로 이미 실용화되어 있다. **알루미나**(Al_2O_3), **수산화아파타이트, 글라스 세라믹스, 카본 등이 이미 대표적인 바이오세라믹스로 상용화**되어 있다. 제조기술의 진보에 의하여 세라믹스의 순도 또는 밀도를 매우 높여 매식체의 용도에 따라 선택적으로 이용하고 있다. 세라믹스의 처리과정에 따른 결정체의 변화를 그림 2-14와 같다.

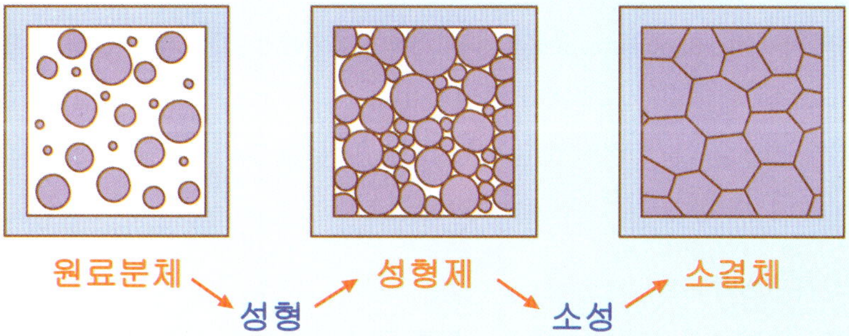

그림 2-14 • 세라믹스의 처리과정

1. 세라믹스의 특성

고온으로 열처리하여 만든 비금속의 무기질 고체재료를 이르는 말이다. 내화성이 뛰어나서 도자기, 유리, 시멘트 등에 사용된다.

① 일반적으로 경도가 높으며, 파괴인성치가 낮다.
② 내구성, 내화학성이 좋으며, 성형성이 좋지 않고, 대부분 절연성을 가지고 있다.
③ 표면장력에 의해 입자가 응집, 수분이 증발되면 입자 간의 공간이 치밀해진다.
④ 단결정화하면 강도증가, 취성이 감소한다.
⑤ 입자의 크기와 분포에 따라 성질이 변화한다.
⑥ 생체가 갖고 있는 Ca, P, K, Na, Si 등의 원소로 이루어져 있다(독성이 없고, 생체친화성이 좋다).

2. 바이오세라믹스의 분류

생체활성 세라믹스(bioactive ceramics : 바이오액티브 세라믹스) 수산화아파타이트(hydroxyapatite), 바이오글라스(bioglass), 글라스 세라믹스 등(그림 2-15)이다.

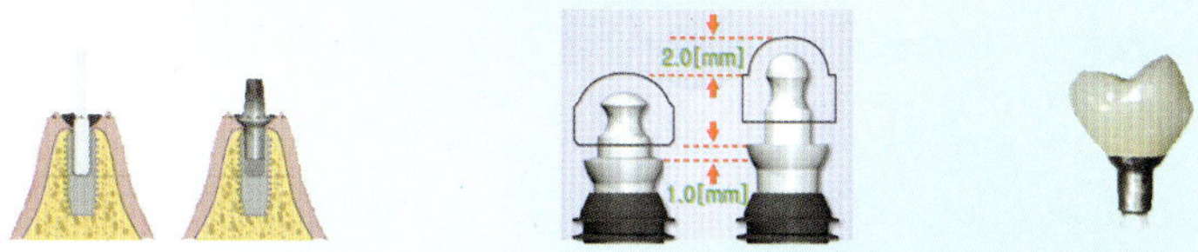

(a) 어버트먼트깊이표준 (b) Brevis 툴리시스템 (c) abutment 완성품

그림 2-15 • 치아 임플란트-어버트먼트 시스템

1) 생체불활성 세라믹스

생체불활성 세라믹스(bioinert ceramics : 바이오이너트 세라믹스)는 가장 널리 사용되는 재료는 고강도, 고순도(99.5[%])인 알루미나 소결체이다. 이 재료는 섬유상 캡슐의 두께가 다른 불활성 재료에 비해 얇아 주위 생체조직으로부터 누름을 받아 기계적 고정이 잘된다. 이를 형태학적 고정이라 한다. 카본세라믹스, 알루미나 등이다.

2) 치료용 세라믹스

세라믹스는 단순히 상처입은 조직을 치환할 뿐만 아니라 손상된 조직을 치료하며 생체가 본래 가지고 있는 자기 수복 기능을 돕는 역할도 한다. 이 재료를 뼈의 결합 등에 넣었을 경우 뼈가 서서히 자라면서 이 이식재료는 녹아서 없어지게 되고, 결국은 새로운 뼈로 교체된다. 이 재료는 시간이 흐름에 따라 화학적 파괴가 일어나는 것이므로 새로 생긴 세포의 강도가 증가하기 전에 강도가 급격히 감소하는 것이 문제이다. 이런 재료의 용해도를 조절함으로써 Controlled Release Glass(CRG : 컨트롤드리즈 글래스)를 만들 수 있다. CRG 재료에 약을 포함시킨 후 치료할 환부에 넣어두면 서서히 녹아서 투약의 효과를 오랜 기간 지속시킬 수 있다.

3) 생체흡수성 세라믹스

생체흡수성 세라믹스(bioabsorbable ceramics : 바이오애브서버블 세라믹스)는 생체이식재료와 생체조직 사이의 계면 문제를 해결하는 방법으로 흡수성 생체이식재료를 들 수 있다. 이 재료는 이식 후 시간이 지남에 따라 이식재료는 점점 녹아 없어지며 그 자리가 새로운 생체조직으로 대체가 된다. 흡수성 생체재료의 생체 내에서의 반응 현상은 새로운 생체조직이 못쓰게 된 조직을 밀어내고 자라나는 신진대사의 원리와 같은데 그 재료로는

① 이식재료가 녹으면서 강도의 저하가 크지 말아야한다.
② 이식재료의 흡수 속도가 생체조직의 성장 속도와 잘 일치하여야 한다.
③ 이식재료로부터 녹은 물질들이 신진대사에 의해 쉽게 제거될 수 있어야 한다.

4) 복합재료 세라믹스

세라믹 복합재료에서 보강섬유와 기지재료의 관계는 고분자재료나 금속기지 복합재료와 반대이다. 후자의 경우에서 보강섬유의 파괴연신율이 기지재료에 비해 낮아 복합재료의 파괴를 섬유가 유발하는데 비해서 세라믹 복합재료는 기지재료가 먼저 파괴된다. 섬유강화 세라믹 복합재료 파괴는 섬유와 기지의 계면이 전단응력에 의해 파괴 후 기지로부터 섬유가 뽑힘으로 일어난다. 섬유의 계면 결합력에 영향을 주는 요인 중 하나로 섬유와 기지재료 간의 열팽창계수 차를 들 수 있는데, 열팽창계수 차에 따라 계면에서 압축응력이나 인장응력이 걸리는 수가 있으며, 큰 차이로 인해 제조 후 냉각과정 중 균열이 발생된다.

3. 생체불활성 세라믹스

바이오세라믹스는 경조직에 대하여 활성이 거의 없으며 생체세포와 화학적·생물학적으로 결합이 이루어지지 않으므로 시간의 경과에 따라 매식재료 주위의 이물반응에 의해 섬유상의 조직 이상이 발생하게 된다. 그 조직-매식체 계면의 두께가 금속보다는 얇지만 이 미소한 섬유성 피막의 형성으로 매식체는 골과의 결합이 쉽게 이루어지지 않아 캡슐 안에서 움직이게 되어 결국 매식체의 분리를 유발하게 되고 생체 내 뼈와 결합시에는 얇은 피막을 경계로 결합한다.

① 고밀도 생체불활성 세라믹스는 친수성이 높아 표면에 수막을 형성하여 내마모성, 마찰이 적으며 윤활 특성하여 생체에 안전하다. 열분해 탄소는 항혈전성과 내마모성이 우수하다. 골과의 결합소재로 많이 이용되기도 하지만 주로 내마모성 소재로 인공관절과 골두와 같은 마찰부위에 적합하여 실용화되어서 사용되고 있다.

② 생체불활성 세라믹스의 단결정은 인공치근, 뼈 고정용 나사로 사용되고 있다.

(1) 알루미나(Al_2O_3)

세라믹 중 인체에 가장 먼저 사용된 재료인 알루미나(alumina)는 높은 친수성으로 표면에 수막을 형성하므로 내마모성, 저마찰, 윤활 특성, 생체안정성의 특성을 갖고 있다. 알루미나는 다결정체로서 압축응력에 강하지만, 인장강도가 약한 단점이 있다. 또한 비운동성 골격손상부위용 인공골재 생체재료로 사용되며, 규소와 같은 극소량의 불순물이 존재할 경우 물분자 따위의 침투에 의한 부식성 표면열화가 발생할 수 있다.

① 화학적 조성 변화 및 고밀도화로 기계적인 강도와 파괴인장을 높이기 위한 많은 연구들이 이루어졌으나 충격에 약한 세라믹스들은 인공치근을 비롯하여 접골용 금속판 및 골절 고정용 나사, 인공관절의 줄기, 골 수정 등의 높은 하중을 지지하는 생체재료로서는 사용이 제한되어 그림 2-16과 같이 경조직이나 간단한 접합부분에 이용되고 재료로 쓰이고 있다.

② 알루미나 세라믹스의 특징과 용도는 다음과 같다.

㉠ 지극히 안정된 상태를 갖는 것이 특징이다.

㉡ 경도와 강도가 높고, 높은 내마모성을 요구하는 부위의 인공관절이나 인공뼈, 인공치근으로 이용되고 있다.

㉢ 단결정 알루미나는 인공치근으로 실용화되고 있다. 수산화 아파타이트보다 강도가 높지만, 뼈와의 화학적 결합이 어렵기 때문에 나사홈에 의해 기계적으로 고정되고 있다.

㉣ 산, 알칼리, 유기용제 등에 거의 영향을 받지 않는 뛰어난 내약품성을 지니고 있으며, 화학적 침식에 높은 저항성을 갖고 있다.

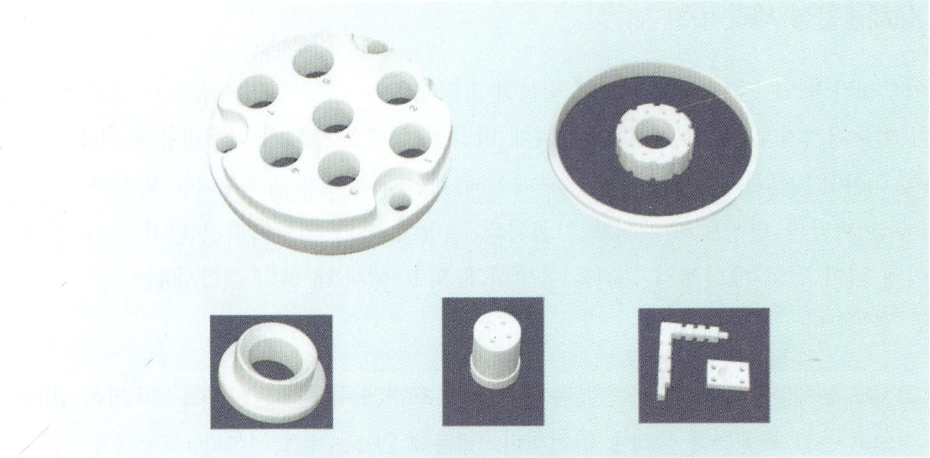

그림 2-16 • 알루미나를 이용한 재료들

(2) 카본 세라믹스

① 기상분해탄소[14](pyloritic carbon)의 대표적이다.

② 특징은 다음과 같다.

㉠ 탄성계수가 작아서 자연골과 비슷하기 때문에 생체재료로 이용하는 경우에 기계적 자극이 적다.

㉡ 불활성이어서 독성이 없고 이물반응도 적다.

㉢ 경도가 낮고 내마모성이 약하다.

㉣ X－선 불투과도(radio-opacity)가 낮아서 X-ray 검사에 잘 보이지 않는다.

㉤ 색이 검다.

③ 용도 : 심장판막의 코팅재료나 인조혈과벽에 주로 실용화되었다.

(3) 바이오세라믹 박막의 제조

일반적인 생체불활성 코팅은 인체 내에서 금속재료에 비해 거부반응을 일으키지 않아서 높은 마모저항이 요구되는 인공장기나 보조장치에 응용되어 왔다. 특히 티타늄에 비해 TiN(질소화 티타늄), ZrN(질소화 지르코늄)과 같은 질화물 코팅층은 부식저항과 내마모성이 매우 높고 균질한 코팅면을 얻기가 용이한 지르코니아, 알루미나 같은 산화물은 다양한 경조직 대용 임플란트 외에도 인공판막과 같은 순환계 인공장기에도 적용되고 있다.

이온도금법은 고진공 중에서 플라즈마를 이용하는 방법으로 코팅층의 결합력이 매우 높다. 고순도의 세라믹층을 얻을 수 있어 생체재료로 이용이 매우 유망하다. 일반적으로 이

---

14) 기상분해탄소(pyloritic carbon) : 2000[°]에서 가열하여 기화시킨 후 임플란트에 침착되도록 하여 사용한다.

온도금법에 의해 형성된 막은 습식도금이나 진공증착에 비하여 결합력이 50~100배 높고 내마모성이 우수하여 치아용 그라인더, 골 천공용 드릴과 같은 의료용 수술기구 소재로 이용되고 있다.

이온도금법을 티타늄소재에 이용하여 TiN(질소화 티타늄)을 코팅한 후 순수 티타늄과 비교한 결과, 코팅된 티타늄 TiN이 모재와의 높은 결합력과 낮은 마모도를 가지며 훨씬 우수한 파괴강도를 보이며 순수 티타늄과 같은 조건의 세포독성검사에서도 큰 차이가 없이 양호한 결과를 얻고 있다.

나머지의 다른 생물활성 코팅의 응용으로는 스퍼터링 증착법, 열분해 카본 코팅, 이온주입법 등이 있다. 이러한 응용 중 이온주입법은 효과가 있는 이온들을 금속표면에 주입시켜 표면에 세라믹층을 만들고 마모저항을 높임으로써 뼈와 접촉시 유해반응을 감소시켜 준다.

윌리엄스(Williams) 등은 티타늄 합금으로 된 인공고관절 표면에 탄소이온 또는 질소이온을 주입시켜 마모율을 크게 감소시켰고 여러 가지 다른 수술기구에도 적용되어 왔다.

생체재료에 이온주입법을 응용하여 주입된 이온들과 생체재료 표면 사이에서 발생하는 화학적 메커니즘을 규명하고, 주어진 이온 에너지에 대한 이온분포도 연구에서 얻어진 정보를 임플란트의 사용도에 따라 요구되는 재료표면에 균일한 이온분포도를 얻기 위해 이온에너지 변환설계 및 표면경화 깊이를 조절할 수 있는 방법 등에 관한 여러 가지 연구가 활발하게 진행되어 왔다.

1) 알루미나(Al_2O_3)

① 소결체 제조법

㉠ 고순도의 알루미나 미분말(submicron : 서브마이크론)에 바인더와 용매를 가하고 잘 혼합하여야 한다.

㉡ 가소성이 있는 원료 분말을 만든 뒤 이를 몰드에 넣고 가압 성형한다.

㉢ 알루미나 가압 성형체를 1,000[°C] 이상에서 예비 소결체를 얻기 위하여 소성[15)] 시 산화마그슘을 0.25wt[%] 이하 첨가하거나 압력을 가하면서 소성한다.

㉣ 바인더로는 전분, 아라비아고무, 폴리비닐 알코올 등으로 쓰이고, 용매로는 아세톤, 알코올, 벤젠 등이 이용된다(바인더 첨가량은 보통 1~5[%] 정도이다).

② 단결정 합성

㉠ 결정 자체의 성질이 최대한으로 발휘되므로 알루미나 단결정은 소결체에 비하여 높은 강도를 나타낸다(그림 2-17).

15) 소성 : 물체가 변형하여 원래 상태로 돌아오지 않고 물체 내에 잔류응력이 남아 있게 되는 경우이다.

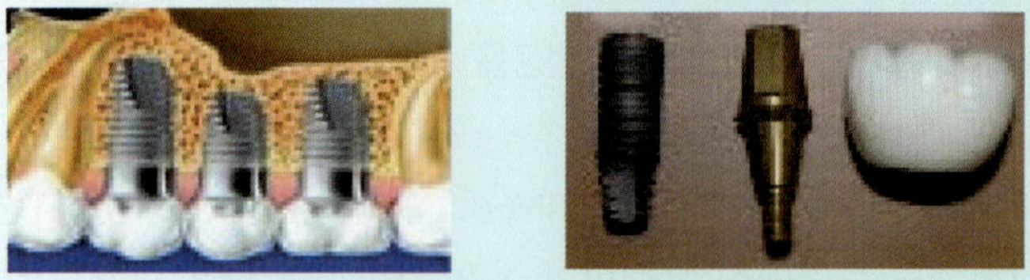

그림 2-17 • 알루미나 지대치와 연결나사

ⓛ 단결정은 결정이 3차원적으로 연속해서 성장한 것으로 소결체 등의 다결정에 존재하는 임계[16]가 없다.

ⓒ 단결정 육성법 : 용융법, flux(플럭스)법, 기상법, 대역용융법, 결정인상법, Bridgman법, Verneuil법 등이다.

ⓡ 알루미나 단결정 육성법 : flame fusion[17](프레임 퓨전)법이다.

2) 아파타이트(apatite)

① HAp 분말합성법

㉠ HAp는 인산칼슘염이다.

ⓛ 분말합성 : 인산 화합물과 칼슘 화합물을 반응시키는 방법을 사용한다.

㉠ PH $8Ca(OH)_2$ + H_3PO_4 $Ca_{10}(PO_4)_6(OH)_2$의 반응에 의하여 얻어지는 비정질 HAp를 숙성, 건조하고 800[°C]에서 가열한 뒤 분해하면 결정질 HAp가 얻어진다.

② 아파타이트의 소결[18]

합성된 분말을 가열하면 1300[°C] 부근에서 $Ca_{10}(PO_4)_6(OH)_2 3Ca_3(PO_4)_2$ + Cao + H_2O, 즉 아파타이트의 소결체 제조는 1300[°C]보다 낮은 온도에서 이루어져야 한다는 분해 반응이 일어난다.

③ 상압소결법

㉠ Jarcho의 방법 : 수용액 반응에 의하여 합성된 케이크상의 아파타이트 분말을 건조하지 않고, 그대로 1,000~1,250[°C]의 온도범위에서 소결된다.

ⓛ Jarcho의 방법의 단점 : 제조공정이 간단하나 소결에 의한 수축률이 크기 때문에 크랙이 발생하기 쉽고 균질한 소결체를 제조하기 어렵다.

ⓒ Aoki의 방법 : 합성된 아파타이트를 건조한 뒤에 하소[19]하고 이를 분쇄하여 입자를

---

16) 임계 : 어떠한 물리현상이 갈라져서 다르게 나타나기 시작하는 경계이다.

17) flame fusion(프레임 퓨전)법 : 알루미나 미분체를 산소-수소 혼합 기체가 연소되는 불꽃 속으로 조금씩 떨어뜨려서 용융시키며 하부의 온도가 낮은 부분에 이용액이 떨어지면서 단결정이 육성된다.

18) 소결 : 가루상태의 물질이 적당한 가압(加壓)과 녹는점 이하의 가열에 의하여 덩어리로 굳어지는 현상이다.

고르게 한 다음에 정압하여 내리눌러 성형하고 1,000~1,250[°C]의 온도범위에서 소성한다.

㉣ Aoki의 방법의 단점 : 소결에 의한 수축률이 작기 때문에 균질하고 비교적 치밀한 소결체를 얻을 수 있으나, 제조공정이 복잡하고 저공정에서 고도의 기술을 필요로 하는 어려움이 있다.

4. 생체활성 및 흡수성 세라믹스

바이오세라믹스와 경조직과의 결합기전에 관하여 완전히 기전이 밝혀져 있지 않지만 생체불활성 세라믹스의 경우 생체조직 내에서 구조적 변경이 되지 않으면서 주위조직이 재료표면에 부착되지 않는 것으로 일반적인 사례로 알려져 있다. 이러한 기존의 불활성 세라믹스는 주로 충격이 가해지지 않는 작은 힘을 받는 마찰면 또는 경조직 대용소재에 주로 활용되어 왔다.

① 세라믹은 생화학적으로 독성, 암 유발, 염증반응성은 거의 없는 것으로 알려져 있다. 하지만 뼈와 직접적인 결합을 요구하는 임플란트 표면의 경우 주위 경조직과의 결합을 위한 새로운 생체활성 세라믹스 개발이 요구되어 왔다. 생체활성 세라믹스는 생체 내 매립하여 뼈와 직접 접촉하여 강한 화학결합을 이루는 것을 말한다.

② 생체조직과 친화적으로 결합하거나 정상적인 조직의 형성을 촉진시켜 줄 수 있는 재료를 표면변경 및 합성을 할 수 있는 다양한 연구가 진행되어 왔다. 특히 1970년대부터 듀체인(Ducheyne), 헨치(Hench), 그로트(Groot) 등 여러 바이오세라믹스 연구자들에 의해 어떤 원소가 얼마만큼의 양으로 유출될 때 주위의 골조직 형성을 도와서 뼈의 대용으로 사용할 수 있는지 많은 연구가 이루어져 왔다.

(1) 수산화아파타이트[$Ca_{10}(PO_4)_6(OH)_2$]

가장 넓게 사용되고 있는 수산화아파타이트는 골 유착성 세라믹재료, 생체 내 활성형, 높은 취성과 우수한 생체친화성으로 생리적 부하가 많은 부위에 사용하고 있다.

인산칼륨 화합물인 수산화아파타이트는 초기 연구에 이러한 재료들의 의학적 생체활성을 규명하기보다는 표 2-9와 같이 뼈의 무기성 성분과 같은 원소들이 함유된 재료들을 사용하여 직접 동물실험을 통해 주로 결과적인 현상을 밝혀내는 연구를 하였다.

---

19) 하소 : 어떤 물질을 고온으로 가열해 그 물질 속에 들어 있는 수분이나 황 · 비소 따위의 휘발 성분을 없앤다.

표 2-9 • 표면활성 생체유리의 수산화아파타이트 형성기구

wt.[%]	45S5 Bioglass (바이오글라스)	Cerabone (세라본)	Ceravital (세라바이탈)	Bioverit (바이오버릿)
SiO_2	45.0	34.0	46.0	49~52
P_2O_5	6.0	16.2	–	4~24
CaO	24.5	44.7	33.0	9~30
$Ca(Po_3)_2$	–	–	16.0	–
CaF_2	–	0.5	–	F 0.5~7
MgO	–	4.6	–	5~15
Na_2O	24.5	–	5.0	3~5
K_2O	–	–	–	3~5
Al_2O_3	–	–	–	12~33
Phase	Na_2O–Cao –P_3O_5–SiO_2 glasses	38[%]apatite+34[%]wollastonite+28[%]glassy matrix(wt.[%])	apatite+glassy matrix	20~40vol.[%] apatite+phlog–opite+glass matrix

① 생체활성재료를 매식한 후 일정 시간이 경과하게 되면 재료표면 위에 성장된 골의 밀도분석, 골과 매식체의 경계를 이루는 면에서의 접착력 실험을 주로 수행하여 왔다. 골모세포 성장 및 접착능력을 조사하고는 재료표면 위에 정상적인 골이 자리잡을 수 있도록 도와주는 골 유도능력과 골 형성들을 형태학적으로 관찰하여 평가하여 왔다.

② 인산칼슘화합물은 골의 무기성분과 화학적 조성이 비슷하여 경조직 대체재료로 많이 사용되고 있으며, 이에 대한 연구는 TCP(Tricalcium phosphate : 트리칼슘 포스페이트)와 수산화아파타이트 간의 화학적 조성의 변화를 통한 생체활성도를 높이는 연구 또는 기계적 강도를 높이는 데 필수적인 고밀도화 공정 개발에 역점을 두었다.

③ 낮은 강도 및 취성 때문에 인산칼슘화합물로 하중지지대로 사용되지 못하고 주로 골의 결손부위를 복원시켜 주는 골수복재에 사용되고 있다. 턱뼈나 두개골 수복재료, 인공치근으로 사용되고 있으며 인공골반뼈, 인공척추뼈 충전재료로 실용화되고 있다.

(2) 바이오글라스

① Na_2O–CaO–SiO_2 유리에 산화인, 산화붕소, 산화마그네슘 등을 6~20[%] 함유시킨 유리이다.

② 이 첨가물들은 생체 내에 이식되면 서서히 녹으면서 자연골의 골세포의 이동 및 기질분비에 의하여 임플란트나 자연골의 결합에 촉진된다.

③ 1970년대에 미국의 Hench가 바이오글라스라고 명하였고 유리가 뼈와 화학적으로

결합했다고 최초로 보고했다.

④ 내구성이 떨어져서 인공이소골 등으로 사용이 제한적이다.

(3) 세라본(cerabone)

① $CaO-SiO_2-P_2O_5$계 결정화 유리이다.

② 생체활성을 가지면서 굽힘강도, 피로수명, 파괴인성 등 기계적 강도가 크게 개선되어서 인공척추제, 인공장골 등으로 사용된다.

(4) 열분해성 탄소 및 유리상

열분해성 탄소 및 유리상은 매우 높은 생체친화성을 갖는 세라믹스로, 우수한 혈액적합성, 단백질에 대한 비결합성을 가지고 있으므로 금속제 심장판막에 입혀지는 형태로 도포하여 사용한다. 파괴시에는 조직 내 분산 축적하게 된다.

① 헨치(Hench)는 바이오글라스를 개발하면서 동물 뼈 속에 매식한 후 일정 기간이 경과한 후 매식체 표면에 골이 결합된 부위의 면적을 고려하여 각 바이오세라믹스에 대한 소위 생체활성도를 실험적으로 정립하였다. 그는 시험적으로 다양한 바이오세라믹스들의 생체활성도를 찾아내었고, 바이오글라스 내에 Na_2O(산화나트륨), SiO_2(이산화규소), CaO(산화칼슘) 양의 차이에 따라 이 생체활성도가 크게 변화가 생기는 것을 보고한 바 있다. 그 외 많은 연구자들에 의하여 화학적 조성이 다른 다양한 바이오글라스들이 개발되어 왔으나 충격에 약하여 그 용도는 많은 부분을 차지하지 못하고 매우 제한적으로 사용되고 있다.

② 생체용 글라스는 생체뼈와 직접 결합하는 생체재료로서 인공적으로 제조하고 있다. 그 제조법으로는 원료를 1400[℃] 전후 고온에서 용융한 후 mold(몰드)에 부어 성형하고 냉각시키는 방법으로 제조하고 있다.

(5) 생체흡수성 세라믹스

생체흡수성 세라믹스의 대표적인 TCP(Tricalcium Phosphate : 트리칼슘 포스페이트)는 상당히 빠른 속도로 분해되므로 용해도가 매우 낮은 수산화아파타이트와 혼합하여 사용함으로써 인체 내에서 용해되어 흡수되는 속도를 조절할 수 있다. 이러한 흡수성 세라믹스는 뒤에 설명할 복합재료의 충진재로 사용하여 오랜 기간에 걸쳐 골이 안정적으로 채워지게 되는 공간으로 변형되기도 한다. 장기적인 부작용의 가능성이 없다는 장점이 있다.

5. 바이오세라믹스 복합재료

복합재료(composite material : 콤퍼짓 머티어리얼)라 함은 2가지 이상의 재료를 결합하여 물리적, 화학적으로 각 재료의 장점을 살리고 단점을 보완함으로써 공학적으로 유효한 기능의 요구를 만족시키는 재료이다. 크게 보면 자연계에 존재하는 재료, 즉 대나무나 목재 또는 생체재료 등의 대부분이 복합재료라 할 수 있다.

① 표 2-10과 같이 바이오세라믹스 응용으로 경조직 대용 복합재료의 개발이 이루어지고 있다. 일반적으로 기계적 강도가 약한 의료용 고분자재료 또는 생체활성 또는 충격에 약한 세라믹스의 물성을 높이기 위하여 fiber(섬유) 또는 세라믹 분말을 결합하여 사용하고 있다.

㉠ 골 접착제의 경우 뼈 속에 매식하면서 뼈와 매식체를 직접 접착시키기 위하여 체내에서 많은 분자가 결합하여 중합을 시킬 경우 단분자(monomer : 모노머)의 증발이 원인이 되어 많은 미세한 기공들이 형성되게 된다. 장기간 사용시 이러한 미세한 기공들은 접착제의 파손 또는 분리의 원인이 되기도 한다.

표 2-10 • 바이오세라믹스를 이용한 경조직 대용 복합재료들의 응용 분야 및 목적

응용분야	Matrix(매트릭스)	Filter(필터)	목 적
골접착제	PMMA	Glass ceramics (글라스세라믹) : HA Carbon fibers(카본 파이버)	기계적 강도가 증가한다. 생체활성이 향상된다. 강도증가 및 피로파괴를 방지한다.
하중지지대	Bioceramics	ZrO_2, Carbon fibers	강도와 파괴인성이 향상된다.
골수복재	PE, TiO_2, Al_2O_3	TCP, HA, CaO	강도 및 생체활성이 향상된다.
치아접착제	PMMA, Epoxy	Carbon fibers Glass fibers (글라스 파이버)	강도증가 및 수축률 감소한다.
인공치아	HA, Bioglass	Ti & Carbon fibers	강도가 증가된다.
인공관절	UHMWPE, SiC	Carbon fibers	마모저항 및 강도가 향상된다.

② 골 접착제의 강도를 높이고 크립 특성을 낮추기 위해 PMMA(폴리메털메타아크릴레이트) 내에 탄소섬유, 유리 등을 충진재로 쓰기도 하며, 골과 골접착제의 결합력을 높이기 위하여 생체활성 수산화아파타이트 분말을 첨가하여 사용하기도 한다. 또는 인공관절의 마찰면에 많이 사용되고 있는 초고밀도 폴리에틸렌의 물성과 마모저항을 높이거나 골수복재의 기계적인 강도를 높일 수 있는 복합재료 개발에 관한 연구가 활발히 진행되고 있다. 바이오세라믹스 복합재료들을 인체 내에 사용할 경우 기계적 강도를 향상시키고 특히 뼈와 탄성계수가 큰 차이를 가짐으로써 일어나는 응력을 막아 주는 현상에 의하여 발생하는 골 흡수를 방지할 수 있어 현재 많은 연구가 활발히 진행되고 있다.

06 | 의료용 합성고분자

의료용 합성고분자(Synthetic Polymers)는 무수히 많은 단위분자가 서로 화학적 결합으로 형성되는 유기물질로서 결합하고 있는 분자의 수가 증가할수록 고체화되는 특성을 가지고 있다.

1. 의료용 고분자의 종류와 응용 분야

(1) 폴리에스터

폴리에틸렌 터프탈레이트(PolyEthylene Terphthlate : PET)이다 에스테르기(基)가 연결기가 된 고분자의 총칭을 말한다. 흔히 다크론(Dacron)으로 부르는 대표적인 합성섬유로서 오디오, 비디오, 테이프용 필름과 콜라병, 음료수병, 기름병 등 우리생활 전반에 쓰이고 있으며 인공혈관과 같은 의료용으로도 폴리에스터를 편직 또는 제작한 것이며, Teflon에 비해 생체적합성이 나쁘기 때문에 대구경에만 사용된다(그림 2-18).

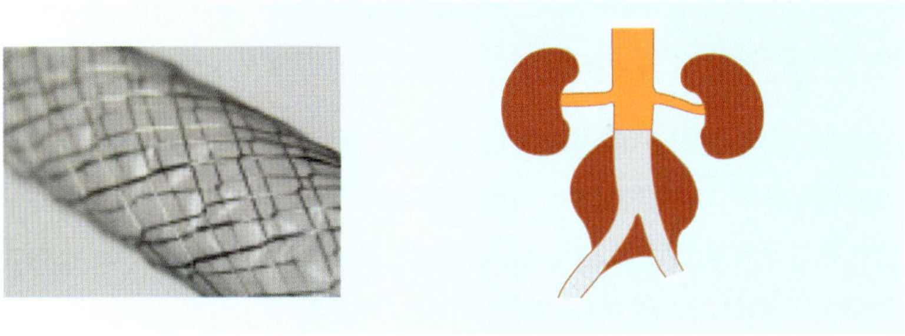

그림 2-18 • 다크론으로 피복한 혈관이식 편과 사용

(2) 테플론

$-(-CF_2-CF_2-)n-$의 화학구조를 가지며 테플론(polytetrafluoroethylene : 폴리테트라플루오로에틸렌 : PTFE)은 뒤퐁(Dupont)사의 상품명이며 불소계 합성수지로서 열적, 화학적으로 가장 뛰어나고 안정하여 화학기구, 반응기, 내부 코팅재료로 많이 사용된다. 그러나 테프론도 직경 4[mm] 이하의 혈관에서는 혈전에 의하여 막히므로 사용할 수 없으므로 인공혈관에는 테플론 필름을 특수 조건에서 잡아당기어 다공성 재질로 가공한 연신 테플론을 사용한다.

에틸렌의 수소가 불소로 치환된 구조이며 수소에 비하여 더 큰 원자이므로 주사슬의 탄소를 완전히 가려주어 생체단백질 등이 흡착하지 못하는 특징이 있다. 불소는 다른 원자와

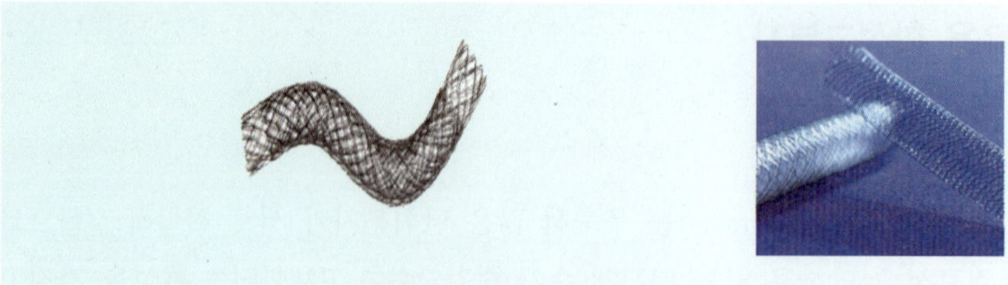

그림 2-19 • 테프론막으로 도포된 스텐트

의 상호인력이 작으므로 인조혈관으로 사용시 단백질 흡착을 억제하며 혈액응고를 방지하기 때문에 인조혈관의 재료로 쓰인다(그림 2-19).

(3) 실리콘

무기계고분자로 -(-si-o-)- 구조를 가지므로 탄소화합물인 생체 단백질 등의 흡착이 적어서 생체적합성이 우수한 재료이다. 열적, 화학적으로 가장 안정한 상태의 규소계 합성고무이다. 분자량이 높은 고무는 강도가 약해 대개 실리카를 충전시켜 강도를 높여야 하는 단점이 있는 반면 생체에 안정성이 우수하여 수두증 치료를 위하여 shunt(선트)를 만들 때의 튜브로 사용되었다. 이외에도 물성이 생체 연조직과 비슷하므로 인공귀·인공코, 인공성기, 인공유방, 인공피부 등 정형·성형외과에서도 쓰인다. 강도가 다소 약한 것이 흠이며 보통 실리카를 충전시켜 강도를 높인다(그림 2-20).

① 중합도가 아주 작으며 실리콘(silicone) 오일, 중합도가 크며 실리콘 네진이 되고, 중합도가 크면서 가교결합을 시키면 실리콘 고무(ekastomer : 에칸토메)가된다. 실리콘 고무가 주로 의료용으로 쓰인다. 조직합성이 좋아서 인공유방, tissue espander(티슈 이패더), 약물전달장치 등으로 사용되었다.

② 인공유방, tissue espander(티슈 이패더), 사용시에는 내부에 saline(새린)을 함유한다. 실리콘막으로 약물을 싼 후 피부에 심으면 약물이 실리콘막을 통과하는 속도를 조절하여 약물전달장치로 이용된다(피임제 : Norplant : 노플랜트), 기체투과성이 가장 큰 분자로 인공 심폐기용 고분자막으로도 실리콘이 상용되고 있다.

③ 젤리 형태는 분자량이 작아 인공유방으로 사용되었다가 발암성 등의 이유로 중지된 바 있고 오일은 고온용 특수 윤활유로도 쓰인다.

④ 일반적으로 규소화합물로서 분자골격을 실록산 결합으로 하고 Si 원자에 알릴(allyl : $CH_2=CHCH_7-$), 알킬(alkyl : R, C_nH_{2n+1}) 또는 그 유도기가 결합한 사슬을 가진 반무기·반유기적 구조체로 형성되어 있다.

⑤ 규소구리합금 위에 유기염화물을 300[℃] 정도에서 보내어 각종 R_2SiCl_2, R_3SiCl_3, 클로르실란 유도체 R_3SiCl 등(R은 탄화수소기, 흔히 메틸기)을 만들어서 가수분해, 유기실

록산을 얻은 후에 산염기 촉매로 가열 중합하여 만든 사슬형 고분자이다. 우수한 내열성, 전기절연성, 발수성, 불휘발성, 내열화성의 특성이 있다. 특히 실리콘 고무(silicone rubber : 실리콘 루버)는 비이물형 생체친화성과 더불어 뛰어난 점탄성으로 의료용 재료로 널리 사용되며 중합도와 구조를 비교하면 표 2-11과 같다.

표 2-11 • 의료용 고분자 중압도 · 구조 비교

중합도의 비교		구조의 비교	
작은 것	silicon gel(실리콘 겔)	cross linking 구조 (크로스 링킹)	silicone rubber (실리콘 루버)
비교적 큰 것	MW300,000~60,000	network 구조 (네트워크)	silicone resin (실리콘 리진)

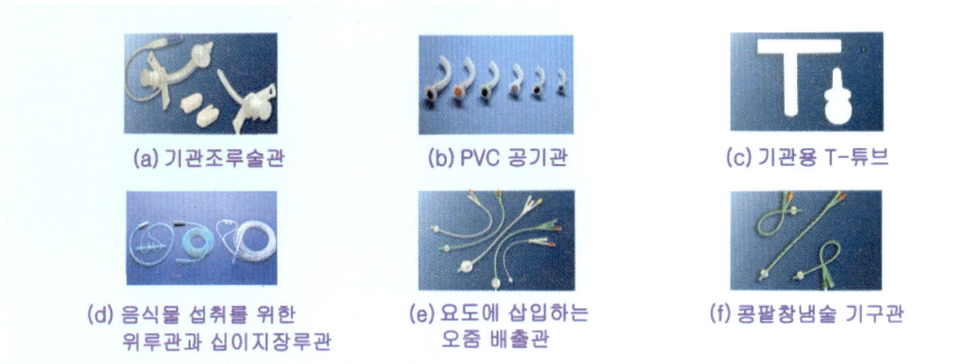

그림 2-20 • 실리콘으로 만들어진 의료용구들

(4) 폴리우레탄

우레탄결합(−NHCOO−)을 분자골격으로 갖는 고분자이며 일상에서 다양하게 사용되는 합성수지로서 원료 및 조성이 다양하여 부드러운 스펀지에서부터 롤러스케이트 바퀴, 구두 밑창, 인조가죽, 스키 등으로 이용되고 있다. 합성고무 중 가장 탄성이 좋고 질기며 혈액 및 신체에 대한 집합성이 우수하여 의료용으로 사용이 증가하고 있다. 인공판막, 인공혈관, 인공심장 등에 사용되고 있다.

(5) 폴리비닐 크로라이드 PVC

폴리염화비닐로 불리는 범용 합성수지의 하나로서, 싸고 강도가 크며 특히 가소제와 잘 혼합된다. 부드러운 필름으로부터 딱딱한 파이프, 시트, 튜브, 혈액백(수혈용 주머니)으로 가공된다. 대표적인 가소제로는 디옥틸프탈레이트(DOP)가 있으며 연산 PVC(polyvinyl chloride : 폴리비닐 클로라이드) 제품을 사용하였을 경우에 신체속으로 녹아 나오므로 그 유해성 여부가 끊임없이 제기되고 있다. 하지만 유해하다는 증거로 밝혀진 사례가 없다. 혈액 및 용액의 Bag(백), Surgical packing(서지컬 패킹), IV sets(셋트), 투석장치, 카테터 bottle(버틀), 커넥터, Cannulae(커널래) 등 의학적으로 적용된다(그림 2-21).

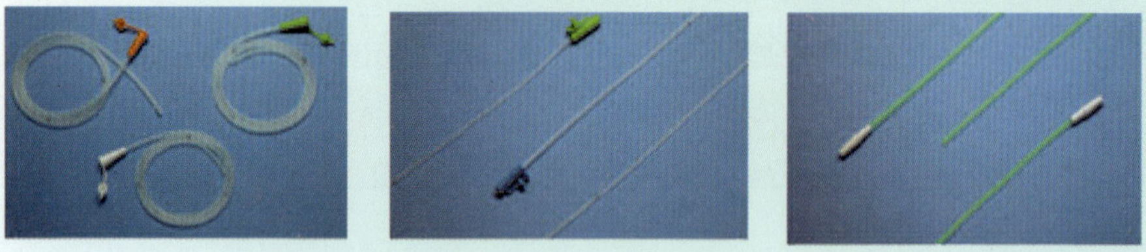

그림 2-21 • PVC 관(위 · 십이지장관, 급식관, 산소관)

(6) 탄 소

의료용 코팅 재료로 사용되며 특수조건에서 열분해하여 코팅시킨 것으로 혈액적합성이 매우 뛰어나다.

(7) 고 무

천연고무는 고무나무에서 나온 액체 라텍스를 굳혀서 만든 것으로 성질이 비슷한 합성고무인 SBR과 함께 콘돔, 장갑, 카테터 등의 재료로 사용된다.

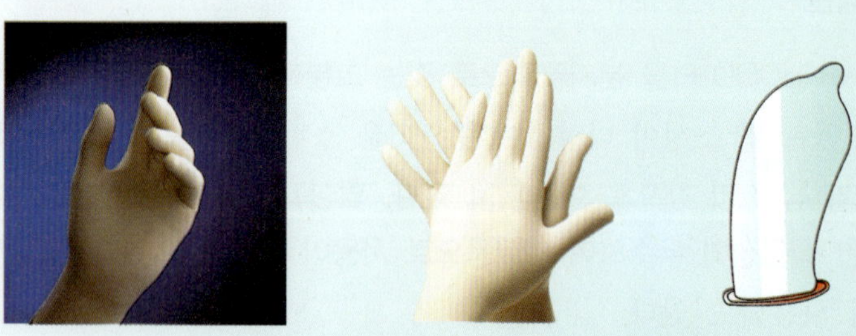

그림 2-22 • 라텍스로 만들어진 수술용 장갑과 콘돔

셀룰로오스를 구리 암모니아 용액에 녹인 후 섬유를 뽑는 것과 같은 습식방사로 만든 것을 재생 셀룰로오스라 하는데 상품명인 큐프로판(Cuprophan)으로 불리는 경우도 있다. 이는 셀로판은 같은 재질을 필름으로 뽑은 것이다. 합성고무의 종류로는 폴리크롤로프렌(네오프렌), 폴리소프렌, SBR(스티렌/부타디엔 공중합체), 부틸러버(이소부틸렌/이소프렌 공중합체) 등이 있다(그림 2-22).

(8) 초산 세룰로오스

셀룰로오스(cellulose)를 초산(acetate)과 반응시켜 만든 합성섬유로서 가열 방사할 수 있는 장점이 있다. 인공신장용 투석막으로 사용된다(그림 2-23).

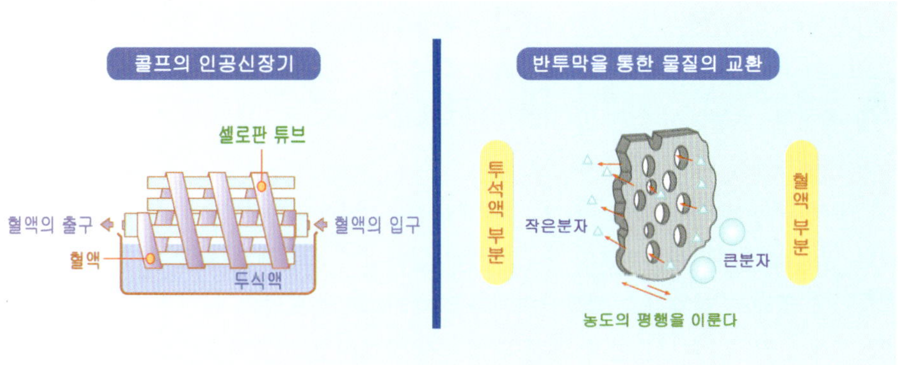

그림 2-23 • 인공신장용 투석막

(9) 폴리아크릴로니트릴

흔히 아크릴로 불리는 합성섬유로서 부드러운 재질을 가지고 있어 스웨터와 같은 의류용으로 많이 사용되고 있다.

(10) 폴리프로필렌

대표적인 범용 합성수지로 불리는 PP(polypropylene)는 담배포장 필름, 포장 필름, 생활가구뿐 아니라 자동차 내장재 등 산업용으로도 다양하게 쓰이고 있다. 또한 폴리설폰은 금속과 비슷한 강도를 가지며 우수한 내열성으로 엔지니어링 플라스틱 신소재 중 하나이다. 폴리프로필렌은 단단한 열가소성 물질이고 대단히 안정적인 분자구조를 가진다. 다소 거칠지만 냄새가 잘 나지 않으며 높은 충격력을 가지고 있다. 가장 가벼운 열가소성 물질 중 하나이며, 모양은 진공 형태의 기계나 간단한 수작업으로 매우 편리하게 만들어진다. 실질적으로 폴리프로필렌은 열가소성 플라스틱의 가장 대표적인 형태이다. 폴리프로필렌은 지금

러계 촉매를 이용해 중합 과정중 단위체의 위치 조정하여 비대칭 반복단위로부터 연쇄구조를 만들어내게 한다. 일회용주사기, 혈액 Oxygenator Membrane(아크시나토 멤브레인), 봉합사, Nonwovenm fabric(노오벤 패브리크), 인공혈관 등 의학적으로 적용된다.

(11) EVAL

기체투과성이 매우 작은 가스 차단성 신소재로서 에틸렌/비닐알코올 공중합체 소재이다.

(12) 폴리메털메타 아크릴레이드 & 메틸메타크릴레이트

원래의 이름은 폴리메틸메타 아크릴레이트(PMMA : Poly Methyl Methacrylate)로 옥외에서 안정성이 좋고 투명하여 아크릴 간판, 조명용으로 쓰이는 투명한 합성수지이다. 중합개시제인 과산화물이 섞여 있는 분말 형태의 폴리메틸 메타크릴레이트와 투명한 액상의 메틸메타크릴레이트(MMA)와 혼합하면 밀가루 반죽과 같은 가소성의 dough를 형성하고 dough를 몰드에 채운다. 상온에서 쉽게 중합반응이 일어나므로 치과용 임시치아, 치아 접착제, 골 접착제, 하드 콘택트렌즈 등으로 사용된다.

PMMA(Poly Methyl Methacrylate : 폴리메틸 메타크릴레이트) 분말에 촉매가 섞여 있어 혼합하면 열이 발생하면서 MMA의 중합반응이 일어나며 실온에서 맑고 투명한 용액이다. 라디칼중합에 의해서 얻어지고 액상단위체나 막대기, 피막 모양의 완전중합체로 만들어지게 된다. 측쇄에 큰 원자단이 있어 완전 비결정질 상태이고 비교적 높은 인장강도와 연질화 온도(125[℃])를 가지며, 다른 고분자에 비하여 무른 성질을 나타낸다. 혈액 펌프 및 Reservoirs(레저보르), 혈액투석 멤브레인, 뼈접착제 Implantable ocular lens(임플란터블 어커러 렌즈) 등 의학적으로 적용된다(그림 2-24).

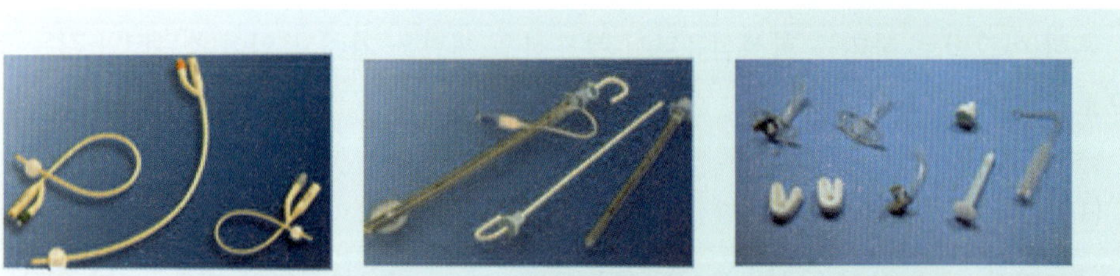

그림 2-24 • 실리콘 의료용구

(13) 폴리비닐 알코올

PVA(Poly Vinyl Alcohol : 폴리비닐 알코올)는 물에 녹는 고분자로 폴리비닐 알코올의 성질을 가지며, 조성에 따라 차이를 보이지만 특성은 변하지 않는 고분자이다. 의료용 소재로는 물에 녹지 않는 고강도섬유소재를 사용한다. 가장 광범위하게 사용되는 필름형태의 폴리비닐 알코올 시트와 백이 있다.

(14) 콜라겐

콜라겐(collagen)은 소의 심낭, 돼지 심장판막은 글루타르알데히드로 처리하여 수술용 패치 조직 및 심장판막으로 이용된다. 기계 심장판막보다 생체에 가까운 장점이 있으나 하얗게 가루가 뿌려진 것과 같은 석회화현상이 생기므로 내구성이 떨어진다.

(15) 폴리액티에이시스

PGA보다 PLA(Polylacticacid : 폴리액틱에이시드)는 더 딱딱하고 분해하는데 시간이 더 오래 걸린다. 따라서 2개의 공중합체(copoiymer)인 PGLA를 만들어 조성을 변화시키면 물성을 조절할 수 있다. 흡수형골고정판, 약물전달용 기재 등에 사용된다.

(16) 폴리액티에이시스

PGA(Polyglycolicacid : 폴리글리콜릭에이시드)은 흡수형(수술용)봉합사, 생분해성 고분자이다.

(17) 폴리에틸렌

폴리에틸렌(Polyethylene : PE)은 $-(CH_2-CH_2)-$으로 표시되는데 n은 에틸렌 단위분자가 n개 결합한 것을 의미한다.

에틸렌은 이중결합을 가지고 있어서 자유기(free radical : 프리 라디칼)에 의하여 이중결합이 열리고, 인접 단위분자와 결합하는 방식으로 사용이 길어져서 생긴 고분자이다. 폴리에틸렌은 우수한 입체적 안정성을 지니며 단단함과 유연성을 가지며 매우 우수한 전기적 저항과 한냉에 대해 저항하고 무게가 가볍고 무독성이다. 심장격벽, 탈장수술용 패치에 사용된다. 저밀도 폴리에틸렌은 고기압(100~300(MPa))에 에틸렌 가스를 페록사이드 촉매하여 반응시켜 중합하게 만든다. 고밀도 폴리에틸렌은 저기압에 지글러(Ziegler) 촉매를 사용하여 만들어지며 저밀도 폴리에틸렌과 다르게 가지를 포함하지 않는다. 그러하기 때문에 체인이 서로 조밀하게 이루게 모여 있어 밀도와 결정화도를 높여주게 된다. 약제용 병, Nowoven fabric(노오벤 패브릭크), 카테터, Pouch(파우치), Flexible(플레크서벌)용기, Orthopedic implants(오슬러피디크 임플란트) 등 의학적으로 적용된다.

(18) 폴리스틸렌

PS(Polystylene : 폴리스틸렌)은 세포배양용기, Tissue culture(티시 컬처) 플라스크, Roller Bottle(롤러 버틀), Filterwares(필터웨어) 등 의학적으로 적용되어진다.

2. 혈액적합성 고분자 개발

의료용 고분자는 사용하는 생체부위와 사용기간에 따라 혈액적합성이 다르게 요구된다. 수 시간에서 수일간 사용되는 인공심폐기, 정맥 카테터, 인공신장과 장기간 이식되는 인공심장, 심장판막, 인공혈관을 각각 적당한 예로 들 수 있다. 현재 단기간 혈전생성을 지연, 억제하는 몇몇 제품이 성공적으로 개발되고 있으나, 장기간 사용제품으로, 특히 구경 3[mm] 이하의 미세혈관의 개발은 아직도 그 성과에 미치지 못하여 계속 연구중이다.

(1) 혈관세포의 배양 부착

혈관내피세포를 인공적으로 배양하여 재료표면에 부착시킨다면 가장 이상적인 세포의 배양이다. 따라서 효과적인 기질 고분자로서 이온성 고분자, 분해성 고분자 등에 관하여 또는 세포배양조건 등에 관하여 많은 연구가 활발하게 이루어지고 있으나, 아직 소규모적인 실험실적 성공으로서 그것을 깨지 못하고 있다. 특히 근래에 간세포를 배양한 소위 티슈 엔지니어링(tissue engineering : 조직공학)으로 인공간, 인공피부 등이 크게 성공하고 있으므로 앞으로도 이 분야는 더 많은 연구가 활발히 진행될 것이다.

(2) 헤파린 등 약리활성물질 응용

체내에서 생산되는 음이온성 다당류인 헤파린은 항혈전제로서 인공신장처리 및 심장수술 등 임상에서 많이 사용되고 있다. 헤파린은 설폰산기를 다량 함유하고 있는 구조로서 이 설폰산기가 프로트롬빈과 결합하여 트로빈의 기능을 억제하여 피브린 생성을 막는 기능을 한다.

또한 프로스타글라딘과 아스피린도 혈소판 응집을 저해하는 기능을 나타내고 이 외에도 몇 가지 항혈전약제들이 같은 기능을 갖고 있다. 한편 유로키나아제는 생성된 혈전을 용해하는 기능을 가지고 있다. 헤파린 등 유사한 기능을 갖는 약제를 고분자 표면에 고정하거나 약물방출 시스템 또는 단순히 코팅으로 서서히 방출하는 연구가 많이 수행되어 왔고 실제 헤파린이 고정된 카테터와 헤파린 서방성 카테터, 스텐트(stent), 인공심폐장기 등이 연구의 성과로 상품화된 바 있다.

(3) 물리화학적 개질 연구

재료화학적 구조에 따르는 혈액적합성과 상관관계에 대하여 혈액응고 기구가 분명하지 않아도 다수의견이 있으나, 대체로 다음과 같은 방향으로 화학적 및 물리적 연구의 방향을 잡을 수 있다.

이러한 연구에 사용되는 고분자는 표 2-12에서와 같이 각각의 용도에 따라 사용되며 이들은 소수성 및 친화성에 관하여 서로 상반되는 성격을 갖는다.

표 2-12 • 심혈관계에 사용되는 고분자

재　료	용　도	모 양
연신 테플론	인공혈관 및 동정맥 shunt	관형
폴리에스터	인공혈관	편직, 제작
폴리우레탄	심장박동기 lead	코팅
	카테터	튜브
	인공심장, 인공보조심장	사출성형품
실리콘	인공심폐기	시트
	체외순환기 부품, 카테터	튜브
고무(latax : 라텍스)	혈관확장 카테터	풍선
탄소	심장판막디스크	코팅
초산 셀룰로오스	혈액투석기, 혈액여과기, 혈장분리기	중공사
재생 셀룰로오스	혈액투석기, 혈액여과기	중공사
폴리아크릴로니트릴	혈액여과기	중공사
폴리프로필렌	인공심폐기, 혈장분리기	중공사
폴리설폰	혈액투석기, 혈액여과기, 혈장분리기	중공사
PMMA	혈액투석기, 혈액여과기, 혈장분리기	중공사
PVA	혈장분리기	중공사
EVAL	혈액투석기	중공사
콜라겐(동물조직)	인공심장조직판막	판막, 심낭
연질 PVC	카테터, 체외순환기부품	튜브

1) 친수화 고분자

혈액의 대부분이 물이므로 친수화된 표면이 혈액의 상호작용이 최소로 작아 유리하다는 의견으로서, 물과 같은 친수성 겔인 하이드로젤이 예이다. 특히 플라스마 처리 친수화가 많이 연구되었다.

2) 친수성/소수성 미세구조

폴리우레탄은 혈액적합성이 우수하다. 실험적으로 폴리스티렌(소수성)/폴리히드록시메틸 메타크릴레이트(소프트 콘택트렌즈 재료, 친수성) 고분자로 제조된 2[mm] 인공혈관이 동물실험 결과 좋은 성과를 보이고 있다. 불균일하게 분포된 표면은 혈액과의 친수성 또는 소수성 상호작용을 최소화할 수 있다.

3) 낮은 에너지 표면

불소수지, 실리콘과 같이 소수성이 매우 큰 표면은 표면 에너지가 최소로 작아 유리하다.

4) 음이온 표면

헤파린이 설폰산기를 많이 함유한 사실에 비추어 특히 설폰산기를 함유한 고분자가 많이 연구되었는데 그 혈전효과의 억제기능이 확인되었다.

5) 표면분자의 유동성

친수성 고분자와 같은 폴리에틸렌옥시드(PEO)가 표면에서 움직이면, 혈소판 및 단백질의 부착을 억제한다.

6) 생체유사막

우선적으로 포스포리피드를 흡착하여 생체와 유사한 기능을 가지는 특수한 고분자는 높은 항혈전효과를 보여주고 있다.

7) 네거티브 실리아

네거티브 실비아(negative cilia)는 음이온 표면과 표면분자의 유동성을 결합한 개념으로서 설폰산화 PEO를 고분자 표면에 도입하여 항혈전성이 매우 우수하다.

3. 생체분해성 고분자

생체조직 내에서 분해, 흡수되는 고분자재료를 생체흡수성 고분자재료라 한다. 인공이식재료, 흡수성 봉합사, 방출조절성 의약 등에 사용한다.

(1) 분해 메커니즘

① 물성상실 : 공유결합의 계속적 절단으로 분자량 감소하고 물성이 상실된다.
② 물성상실 및 용해 : 생체조직에 의한 흡수로 물질이 완전히 제거된다.
③ 장력상실 : 고분자 주쇄 절단되는 현상으로 비가역적인 강도의 상실이다.
④ 수화 : 수분흡수로 강도가 감소한다.

(2) 콜라겐

콜라겐(collagen)은 최초의 장사(catgut : 캣것)로 수술봉합사로 이용되었다. 생체 내에서 30~70일 사이에 흡수되며, 인장강도를 약 2주간 유지시킨다. 효소로 인한 단백질 오염 및 분해, 초기 팽윤성 과대로 강도유지기간이 짧은 단점이 있다.

(3) 히알루로닉 에이시드

히알루로닉 에이시드(hyaluronic acid)는 생체분해성 용액으로 닭벼슬에서 분리되는 고점도 용액이다. 인공수정체(IPL) 시술시에 충진액으로도 이용한다.

(4) PHB

미생물계의 구성물인 PHB(poly β-hydroxybutyric acid : 폴리 베타-하이드록시뷰더릭 에이시드)는 그림 2-25와 같은 분자구조를 가지며 수십만에서 수백만에 달하는 분자량을 갖는다. 170[°C]의 융점에서 결정성 지방족 폴리에스터로 열가소성, 기계적 물성을 비슷하게 갖는 폴리프로필렌이 유사하다.

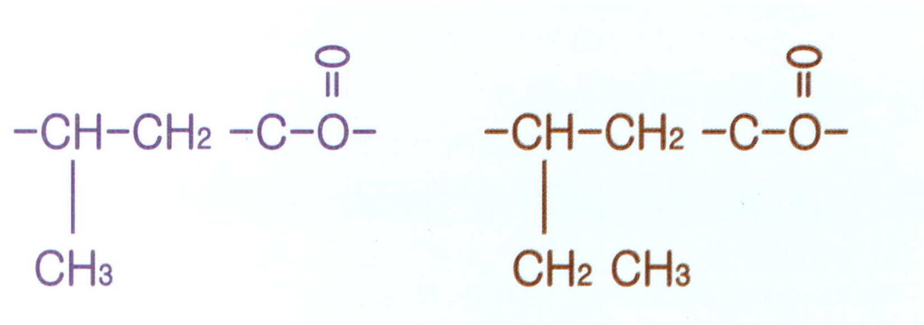

그림 2-25 • PHP 분자구조

(5) Polylactide와 Polyglycolide

Polylactide(폴리랙타이드 : PL)과 Polyglycolide(폴리글라이콜라이드 : PG)의 분자구조는 그림 2-26과 같고, 표 2-13과 같은 물리적인 차이점을 가지고 있어 각각의 특징이 있다.

1) PL

D(−), L(−), 메소(meso) 형태의 광학이성질체 폴리락타이드(Polylactide)는 PLL, PLD는 고결정성, PDLL은 저융점 무정형의 특징을 갖고 있다.

PG의 분해는 PL과 유사한 단순 가수분해이나 PG보다 분해속도가 훨씬 떨어진다. 생체분해성 뼈접합제, 방출 조절성 약물 운반체, 섬유로의 활용을 활발히 추진하고 있다. L-PL/D-PL Stereo(스테레오)−Complex Fiber(콤플렉스 파이버)는 고강도 섬유이다.

2) PG

폴리글라이콜라이드(Polyglycolide)는 결정성이 우수하고 용매 용해도가 매우 낮은 물질이다. 인장강도가 4~6주 후에 상실되면서 서서히 질량이 감소하게 된다.

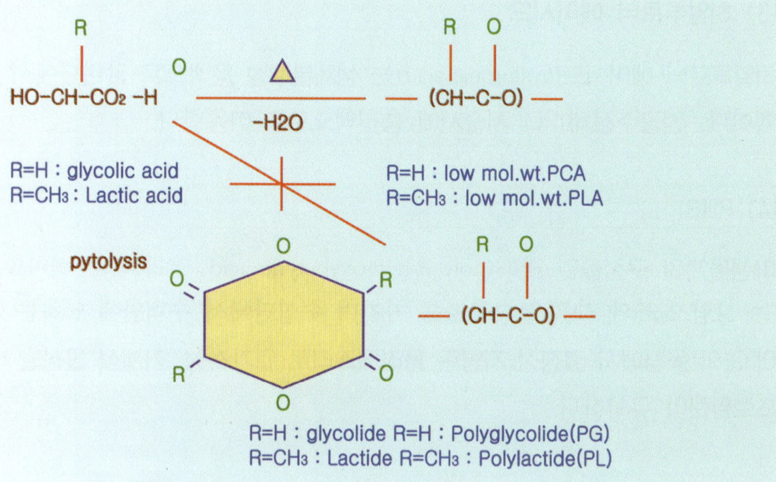

그림 2-26 • PG와 PL의 분자구조

표 2-13 • PG와 PL의 물리적 성질

구 분	PL	PG
Tm[℃] : 녹는점	185	225
Tg[℃] : 유리천이온도	57	36
용해도	$CHCl_3$ 등 용해	불용성
결정성	낮음	높음
생체분해속도(강도)	수개월	4주

3) PGL 공중합체

PG는 분해속도가 빠르나 PL은 그 반대의 성질로 매우 느리다. 그래서 PG와 PL의 공중합체로 분해되는 속도를 조절할 수 있다.

(6) Polycaprolactone

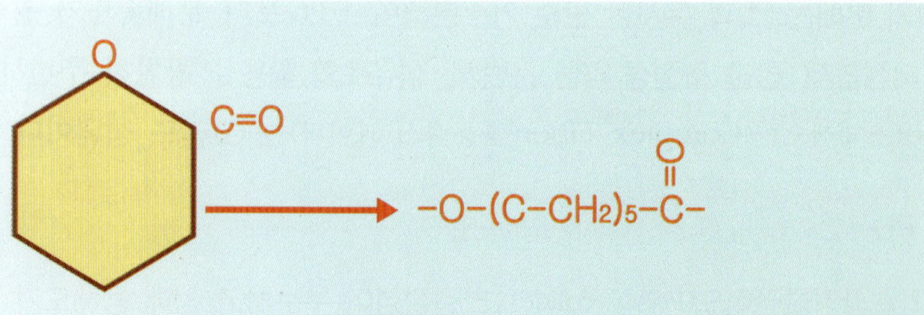

그림 2-27 • 폴리카프로락틴

폴리카프로락톤(Polycaprolactone, PCL)은 그림 2-27과 같은 구조를 가지며 융점 63[℃], Tg-60[℃]의 부분성 결정성 폴리에스터로 1단계의 단순 가수분해와 2단계의 분해에서 효소가 작용한다. 자연분해성 고분자이다.

(7) 새로운 생체흡수성 고분자

1) Maxon

Maxon(맥슨)은 그림 2-28과 같은 구조를 가지며 TMC(Trimethylene Carbonate : 트리메틸렌 카보네이트)와 PG의 블록 공중합체로서, Monofilament(모노필라멘트) 봉합사로 사용하며 PG보다 유연하다.

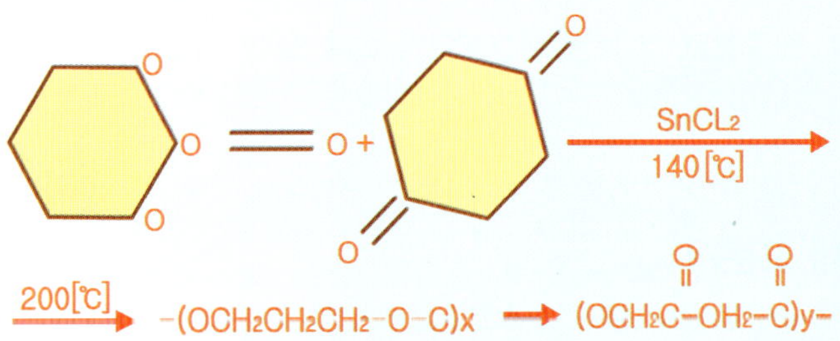

그림 2-28 • Maxon의 분자구조

2) PDS

모노필라멘트(monofilament) 봉합사로 사용하며, PDS는 그림 2-29와 같은 구조를 가지며 PG보다 유연하다. 6주 정도의 강도유지기간을 가지며, 흡수되는 데에는 1년 정도가 소요된다.

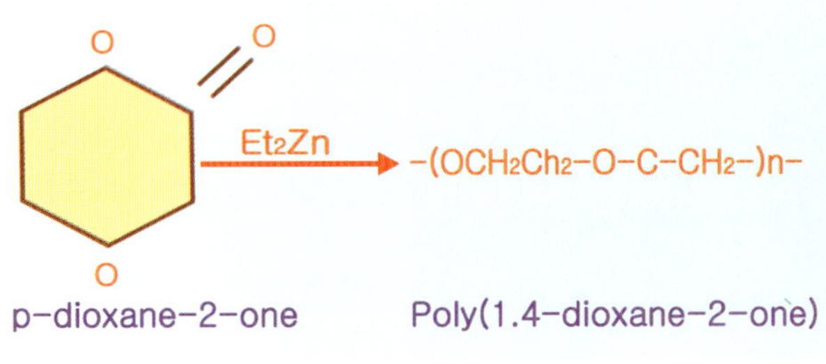

그림 2-29 • PDS의 분자구조

3) 모노크릴

모노크릴(monocryl)은 유연한 모노필라멘트(mono filament) 봉합사로 PG보다 흡수속도가 빠르다.

(8) 하이브리드 인공장기와 조직공학 기술

하이브리드(hybrid) 인공장기는 천연 고분자재료 또는 합성재료에 특정 기능을 발휘하는 조직과 세포를 직접적으로 배양하여 이들 배양된 세포들이 인체 내의 장기기능을 대신하는 것을 말하며 하이브리드 인공반응기, 내분비성 장치 그리고 구조적인 장치로 분류할 수 있다.

하이브리드 인공반응기는 인공간을 들 수 있으며 이는 간세포를 유지, 성장할 수 있는 형태로 만들어 간세포가 수행할 수 있는 피의 정화작용, 해독작용 등을 수행하는 인공장치를 말한다. 내분비성 장치는 세포를 반투과성 고분자물질로 이들을 보호하여 그 기능을 발휘하게 하는 것으로서 인공췌장[20]으로 랑게르한스섬[21] 세포를 배양한 것이다.

구조적 장치로는 인공물렁뼈를 들 수 있으며 물렁뼈 세포를 체취하여 분해성 고분자에 함께 배양하여 이들의 성장과 함께 분해성 고분자는 자연스럽게 인체 내에 흡수됨과 동시에 이들의 물렁뼈 세포는 몸속에 남아서 그들의 기능을 수행할 수 있게 된다. 이와 같은 것으로 인공피부, 인공뼈, 인공혈관, 손상된 신경세포의 회복 등에 이용할 수 있다.

07 | 생체 고분자

천연조직의 기본구조로는 기저물질, 섬유성 구조망과 세포가 있으며 이들의 기능은 표 2-14와 같다.

표 2-14 • 생체 고분자 구조

구 조	기 능
기저물질(ground substance : 그라운드 서브스턴스)	adhesion(애드히전), lubrication(루브러케이션), load absorption(로드 애브소프션)
섬유성 구조망(interwining fibrous network : 인터와이닝 파이브러스 네트워크)	structural(스트럭처), component(컴포넌트)
세포(cells : 셀즈)	기본이 되는 단위

20) 인공췌장 : 당뇨병 환자에게 자동적으로 인슐린(linsulin)을 투여하는 장치이다.
21) 랑게르한스섬 : 몸안에서 인슐린(linsulin)을 분배하는 곳으로 알려진 조직이다.

1. 생체 고분자의 종류와 특성

① 생체재료는 기본적인 생체의 구조와 같은 기능을 가진 단백질로 대표되는데 천연적인 재료와 인공적으로 합성된 재료를 사용하게 되는데 생체의 기본단위인 세포의 구조와 기능에 대해 기초 지식이 필요하다. 세포는 세포자체가 합성과 분해라는 두 가지 기능을 가지고 있으며, 생체재료 분야는 주로 합성기능을 사용한다.

㉠ 합성기능 : 세포분열, 세포분화기능활성, 미분화세포로부터 분화과정 등의 관계에 있다.

㉡ 분해기능 : 세포분열 기능저하 내지 소실, 생체 고분자분해의 활성화와 항진, 천연 생체 고분자 합성기능 저하, 세포노화 등이다.

② 생체재료는 인공으로 합성된 재료뿐만 아니라 단백질처럼 생체에서 만들어진 재료가 포함되며, 고분자공학의 발달로 천연단백질 이상의 인공단백질의 설계와 합성도 가능하게 되었다. 천연조직의 기본구조로는 기저 물질, 섬유성 구조망과 세포가 있다.

③ 천연재료의 특징

㉠ 체액과 지속적인 접촉을 한다.

㉡ 생장능(viability : 비아빌리티)이다.

㉢ 복합체로 존재한다.

④ 세포의 합성기능을 유발하는 요인에는 증식인자(Growth factor : 그로우스 펙터)와 세포외기질물(ECM : Extracellular matrix substance : 엑스트라셀룰러 메트릭 서브스텐스)이 있다. 중식인자는 단백질로 구성되어 있으며 인슐린, EGP, PDGF(Platelet-Derived Growth Factor : 플레이트릿-디라이브드-그로우스 펙터) 등이 있으며, 세포성장을 활성화시키는 인자내 활성 Peptide(펩타이드)에 대한 연구중에 있다. 그래서 활성 Peptide를 인공적으로 생체재료의 표면에서 기능화만 된다면 주위세포를 능동적으로 생체재료에 부착할 수 있을 것이다.

⑤ 고등동물세포가 분열증식이나 분화기능을 할 때에는 ECM(외기물질)을 배경으로 하는 기질간의 접촉이 먼저 이루어진 후에 일어난다. 단백질의 ECM(외기물질)으로는 Collagen(콜라겐), Fibronectin(파이브로넥틴), Vitronectin(비트로넥틴), Chondronectin(콘드로넥틴), Laminin(라미닌) 등이 있으며 이 중에서도 생채재료로 가장 많이 사용하는 것은 Collagen과 Fibronectin이다. Fibronectin은 여러 가지 기능이 있으나, 특히 생체재료학적인 면에서 관심을 갖는 것은 세포접착을 유도하는 Arginine-glycine-asparic-acid(아르기닌-글리신-아스패릭-에시드(산))로 구성된 RGD 구조물이 포함되어 있기 때문이다. 이 RGD를 생체재료의 표면과 접촉성 향상을 위해 연구가 진행중이다.

2. 교원질

교원질(collagen : 콜라겐)은 동물조직의 기본단위로서 조직의 형태를 유지하는 구조체이다. 세포분열은 세포외기질을 근본으로 기질 간의 접촉이 이루어진 후에 발생하므로 인공적으로 세포의 분화기능을 촉진하고 분해기능을 억제하면 세포의 성장과 증식이 유리하다.

열변성체인 gelatin(젤라틴)이나 견고한 cross-link(크로스-링크) 유도체(chemical irradiation : 케미컬 이레이디에이션)에서도 세포접착능력을 유지하므로 세포배양기질, 인조혈관, 인조피부, 인공골 등 거의 모든 조직공학에 기본물질로 사용한다.

3. 다당질

생체재료로는 다당질 가운데 Chitin(키틴)이 가장 관심을 갖는다. Cellulose(룰로오스)를 구성하고 있는 d-glucose의 C_{-2} 자리에 있는 수산기를 Acetamide(아세트아미드)기로 치환한 것을 Chitin(키틴)이라 한다.

(1) Chitin(키틴)의 특징

① 세균의 세포막구성 성분 중의 하나이다.

② 생체 내에서 급성독성이나 발열반응이 없는 것이 Chitin(키틴)이다.

③ 용혈시험에서 매우 안정된 반응을 보이는 등 생체친화성이 높다.

④ 사람의 소화기 내에서는 거의 분해되지 않고, 동물의 체내에서는 소화된다.

⑤ 다당질은 물이나 열에 의해 녹지 않는다.

⑥ amide(아미드)기에 있는 두 가지 종류의 수소결합에 의해 매우 강한 결정 구조를 형성한다.

(2) Chitin(키틴)의 종류

분자고리의 배열상태에 따라 α형과 β형으로 구분된다.

① α형(역평행고리배열) : 새우의 껍질이나 바닷게(두꺼운 껍질이 있는 바다생물)에 많이 함유되어 있으며 안정성과 결정성이 높으므로 , 바닷게에서 추출한 Chitin(키틴)으로 섬유성창상 피복제를 제조한다.

② β형 : 오징어 껍질은 결정도가 낮고 소화성이 높으며, 수분을 흡수시키면 팽창하는 성질을 가지고 있으므로, 오징어에서 추출한 Chitin(키틴)을 생체 내 소화성이 좋아, 고직포로 만들면 기체나 용질 등을 선택적으로 투과시키는 특성을 가지고 있어 생체재료로 사용하기 위해 연구중이다.

08 | 생체적합성(생체조직반응)

1. 생체조직과 재료의 반응

(1) 생체조직반응

① 인체조직과 재료가 접촉하면 여러 생리학적인 반응들이 나타난다. 인체재료와 접촉한 단백질의 형상이 변화되며, 인체재료의 표면에 인체고분자들이 부착하거나 이탈하게 되며, 세포와 접촉하여서 생리 화학적 신호를 유발하며, 혈액과 반응하여 응집되거나 혈관을 새로이 형성한다.

② 인체재료와 혈액과의 반응, 단백질과의 반응, 표면화학적 반응, 표면 형태학적 반응 등이 일어난다.

③ 시스템적으로는 염증반응과 면역반응이 일어나고 상처 회복반응이 진행되어 조직이 재형성된다.

(2) 세포의 형성과정

① 세포는 생물학적 단위로서 유전적 정보에 따라서 인체의 조직과 기관을 형성한다. 이러한 형성과정에서 세포는 단백질, 다당류(Polysaccharide : 폴리새커라이드), 당단백질(Glygoprotein : 글라이고프로테인), 지방을 합성하며 인체조직의 성장을 보조하는 세포외기질을 생성한다.

② 인체조직이 상호 반응하는 과정에서 세포는 세포끼리 화학적 신호를 주고받으며 세포의 수를 조절하고 필요한 산소와 영양분을 공급받기 위해서 혈관을 생성한다. 뿐만 아니라 세포의 기능을 통합하고 조절하기 위해서 새로운 신경을 생성하기도 한다.

③ 세포들은 적정한 수를 유지하기 위해서 단백질 신호나 외부에서 주어지는 기계적, 물리적, 화학적 신호에 따라서 세포를 증식하거나 자살을 유도한다.

(3) 세포와 세포 간의 신호

① 신호에 의하여 이동된 세포들은 여러 단계의 과정을 통해 서로 결합하여 조직을 이룬다. 이러한 세포-세포 결합이 이루어지면 인체조직은 기계적인 강도를 지닌 구조가 되며 체액이나 이온 물질과 단백질의 이동을 조절하는 반투과성막을 구축하게 된다.

② 성장인자라고도 알려진 사이토킨은 세포 내막으로 신호를 전달하여 세포의 분화와 증식을 유발하며 면역기능의 일부를 담당한다. 키모킨은 세포의 이동을 지시하여 키모킨과 반응하는 종류의 세포들을 키모킨의 발현된 세포쪽으로 이동하도록 한다.

제 2 장

③ 세포와 세포 간의 신호(Call-cell signaling : 셀－셀 시그널링)는 세포반응을 조절하기 위한 세포 간의 복잡한 분자단위의 신호이다. 세포 신호 분자는 일반적으로 세포 밖으로 분비하는 사이토킨(cytokine)과 특정한 세포를 불러 모으는 키모킨(chemokine)으로 알려진 단백질에 의하여 이루어진다.

(4) 세포괴사

① 세포의 괴사(Necrosis : 네크로시스)는 세포조직이 붕괴되거나 기능이 정지되어 죽게 되는 과정이다. 괴사는 물리적 작용과 화학적 중독 작용, 국소혈행장애, 신경성장애 등으로 인해 일어날 수 있으며, 병리조직학적으로는 세포핵이 소실되거나 원형질이 변화될 경우와 세포간질(Inter cellular matrix : 인터 셀룰러 매트릭스)의 변화에 의하여 일어날 수 있다.

② 괴사의 물리적 원인 : 45[℃] 이상의 고온이나 고압전류, X-선과 방사선에 의하여 세포가 장애를 나타내 물리적 괴사를 일으키기도 한다. 그러나 저온에서는 대부분의 세포가 의외로 저항력이 강하다. 인체 내에서는 저온으로 인한 혈액순환의 악화로 괴사가 될 수 있다.

③ 괴사의 직접적 원인 : 인체조직에 혈액공급이 부족하여 빈혈성 경색(梗塞)이 일어날 수 있으며, 세균의 독소에 의하여 세포의 호흡효소 장애를 일으켜 세포호흡을 정지시켜 괴사를 일으키기도 한다. 또한 산과 같이 강한 약품이 세포의 단백질을 응고시켜 괴사를 일으킬 수 있으며 강한 알칼리는 세포체를 융해시켜 액체 상태로 괴사를 일으킨다.

④ 신경장애로 인하여 세포의 영양 상태가 나빠지거나 방어반사가 상실될 경우 괴사를 일으킨다.

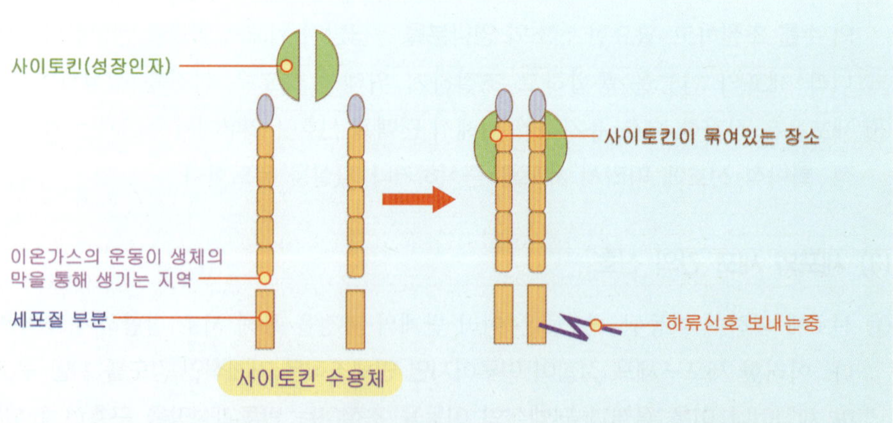

그림 2-30 • 사이토킨에 의하여 세포 내막으로 신호를 전달하는 개념도

(5) 세포자살

① 세포자살 또는 세포 예정사(Apoptosis : 아포토시스)는 세포(細胞)가 유전자에 의해 제어되어 사멸되는 방식의 한 형태이며 재형성에 필수적인 과정으로서 성체에서는 정상적인 세포를 갱신하거나 이상이 생긴 세포를 제거하는 일을 담당한다.

② 필요 없는 세포들을 압축하거나 응축시켜서 세포막 안에서 입자로 분해시켜 대식세포에 의해 소화된다.

(6) 혈관신생

① 혈관신생(Angiogenesis : 앤지오제네시스)은 상처 치유과정과 마찬가지로 기존의 혈관에서 새로운 혈관이 발생되거나 성장하는 생리적인 과정이다. 혈관이 새로이 형성되는 과정은 기존 혈관이 계속하여 성장하는 혈관성장(Vasculogenesis : 배스큘러제네시스)과 종양조직에 기존혈관으로부터 가지치기가 일어나 새로운 혈관이 조직을 침투하기도 한다.

② 혈관은 영양분을 공급하며 노폐물을 제거하고, 성장을 촉진하며 추가로 세포를 공급함으로써 조직의 성장에 관여한다. 림프관도 부가적으로 노폐물의 배출을 보조한다. 새롭게 성장하는 조직들은 혈액순환이 빠르게 진행되어야 한다. 그렇지 않을 경우엔 괴사될 수도 있다. 혈관신생 인자는 인접한 대식세포나 혈소판 또는 세포외기질에 의해서 분비된다.

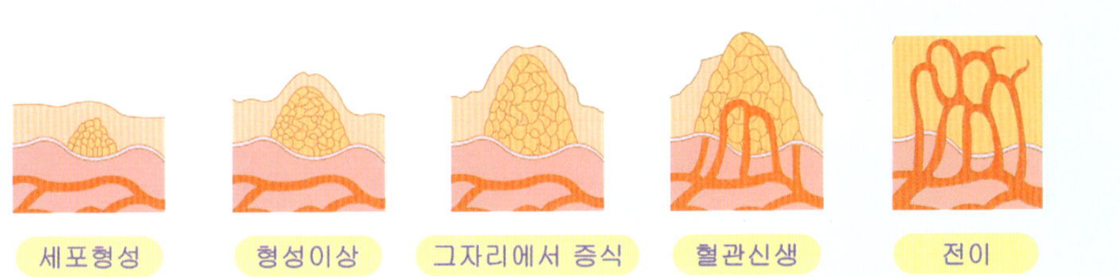

그림 2-31 • 종양조직이 성장되고 혈관이 신생되어 퍼져가는 개념도

(7) 신경발생

① 신경발생(Neurogenesis : 뉴로제네시스)은 대부분 출생 이전에 형성되지만 신경자극이 많이 주어질 경우에 신경 발생이 촉진되며 노화나 만성적인 스트레스에 의해서는 퇴화하기도 한다. 신생 신경세포는 반드시 신경계와 연결되어 있어야만 신체의 모든 기능을 수집하고 조절하는 명령을 전달할 수가 있다.

② 신경계는 전기적 신호를 전달하는 뉴런으로 구성되어 있으며 뉴런은 핵이 있는 신경세

포체와 다른 세포에서 신호를 받는 수상돌기(樹狀突起 : dendrite : 덴드라이트)와 다른 세포에 신호를 전달하는 축색돌기(軸索突起 : Axon, 액손)로 구성되어 있다.

신경아교세포(Glial cells : 글리얼 셀)는 뉴런을 보호하고 지지하며 영양분을 공급한다. 미엘린(Myelin)수초는 축색의 겉을 여러 겹으로 싸고 있는 인지질 막으로서 뉴런을 통해 전달되는 전기신호가 누출되거나 흩어지지 않게 보호하는 역할을 담당한다.

③ 뇌혈관의 내피 세포가 신경세포 성장인자(BDNF)를 분비하면 신경발생 인자를 자극하여 뉴런으로 발달되고 뉴런은 혈관내피세포 성장인자(Vascular-Endothelial Growth Factor : 배스큘러 엔도시리얼 그로우스 팩터)를 분비하여 혈관신생을 유도함으로써 새로이 생성된 혈관은 뉴런에 혈액을 공급해주는 상호 보완적인 역할을 담당하게 된다.

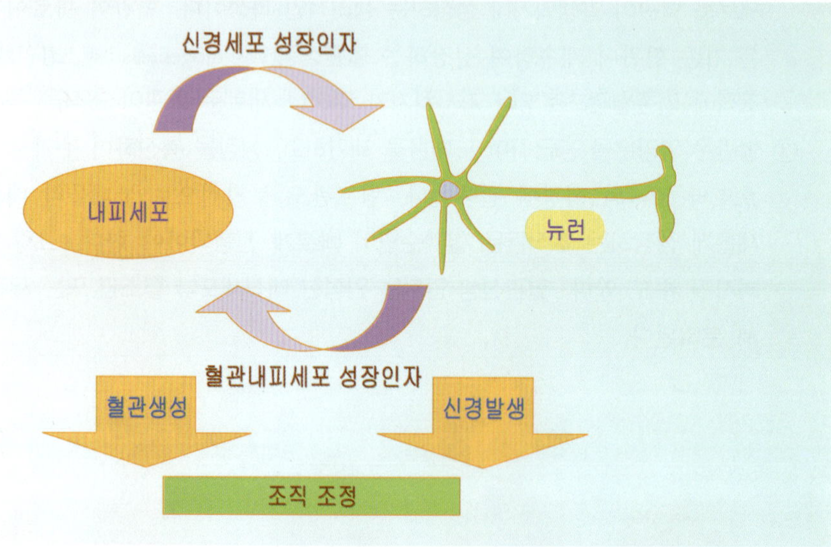

그림 2-32 • 뇌혈관 내피세포와 신경세포 발생개념도

(8) 혈소판응집

① 인공재료의 경우 혈소판막 리셉터와 결합할 수 있는 피브리노겐과 같은 혈장단백질이 그 재료표면상에 흡착하여 그 단백질의 도움으로 혈소판이 점착하여 혈소판 응집이 발생한다.

② 혈소판은 핵이 없는 혈액세포로 세포표면상에 존재하는 리셉터를 통해 어느 표면에 점착하면 그 위에 계속 혈소판이 쌓여 혈액의 흐름을 방지한다. 이것이 혈소판 혈전에 의한 지혈이다.

(9) 독성반응

① 고분자재료의 산화방지제와 같은 첨가물이 인체와의 접촉시 인체 내에 용출 또는 분산하여 인체세포의 막 표면에 결합하거나 세포 내에 잠입함으로써 세포에 이상이 생겨 세포가 사멸한다.

② 알칼리성이 높은 재료의 경우 세포가 알칼리성 재료표면에 접촉하면 표면이 산성인 세포는 쿨롱인력에 의해 신속하게 이끌려 세포막 표면이나 운동성에 이상을 초래하게 된다.

2. 표면개질

(1) 인체재료

① 인체재료가 이식되면 주변조직은 상처를 받거나 혈액이 누출되어 이식된 인체재료는 대부분 혈액과 접촉하게 되어 표면특성이 달라진다. 혈장에는 각종 단백질과 이온들이 혼합되어 있으며 알부민과 글로불린이 대부분을 차지한다.

② 인체재료를 인체에 이식하면 주변의 환경에 따라서 표면의 pH가 변화되며 이온의 농도도 변화된다. 따라서 주위의 환경 변화에 의하여 단백질이 영향을 받아서 형태와 기능이 달라진다. 단백질의 구조가 변화되면 생물학적 활성도가 달라진다.

③ 알부민은 간에서 만들어져 몸의 단백질 보급원이 되며, 글로불린은 비타민이나 호르몬·구리·철을 운반한다. 이러한 단백질들은 효소로 작용하여 생명유지에 필요한 화학반응의 촉매역할을 하며 세포의 이동과 증식에 관한 신호 전달도 담당한다.

④ 혈장에서 알부민은 중요한 단백질이지만 인체재료 표면과 접촉하여 환경이 달라지면 섬유소원(fibrinogen-피브리노겐)으로 변환되기도 한다. 응고 단백질이 인체재료와 접촉하면 표면 자극에 의하여 응고 반응이 개시되고 혈소판이 부착되면서 섬유소 덩어리를 형성한다.

⑤ 세포외기질로서 구조적인 지지체 역할을 담당하기도 한다. 따라서 단백질의 농도가 변화되거나 단백질 구조가 변화되면 단백질이 기능도 달라져서 여러 질병의 원인이 될 수가 있다. 인체재료의 표면에 단백질이 부착되면 세포나 인체조직의 활동을 촉진시키거나 억제한다.

(2) 인체재료의 표면개질

① 적절한 결합제(Coupling agent : 커플링 에이전트)를 사용하거나 정전기나 고에너지의 플라즈와 같은 물리적 방법으로 세포가 잘 부착할 수 있도록 인체재료의 표면을 개질할 수 있다

② 혈액이 접촉하는 인공혈관 같은 인체재료의 표면에 항 혈전성 물질을 코팅하거나 표면에 음전기를 띄게 해서 표면을 개질하면 혈소판이나 혈전과 같이 불필요한 세포의 부착을 감소시킬 수 있다.

③ 칼슘이온을 인체재료 표면에 코팅하게 되면 골세포의 부착력이 높아진다. 수산화인회석이 코팅된 고관절 임플란트에서는 섬유조직의 형성이 감소되고 골의 직접적인 결합이 증가된다.

(3) 인체재료의 표면 특성

① 인체재료의 표면 특성은 세포와 조직 및 세포외기질(ECM)들이 결합에 중요한 역할을 담당한다.

예) 임플란트 표면에서 금속 이온이 방출되어 인체 이온(Ca, P, Na, Cl)들과 혼합되면 인체고분자들이 임플란트에 부착되어 혈전이나 염증세포의 수를 증가시킨다.

② 세포와 인체재료 표면 사이에서 일어나는 반응을 상쇄하기 위한 방법으로 인체를 모방한 단백질을 코팅하는 방법이 사용되기도 한다. 피브로넥틴(fibronectin)과 골의 광물화 조직(Bone Sialoprotein : 본 시아로프로테인)에서 발견된 Arg-Gly-Asp(RGD) 순서의 3-아미노산의 세포 부착의 매개체로 잘 알려져 있다.

③ RGD함유 펩티드를 인체재료 표면에 코팅하면 세포의 부착을 쉽게 유도할 수도 있다. 임플란트 표면에 헤파린이나 헤파린 황으로 펩티드를 고정시키거나 성장인자와 같은 다른 인체 분자로 재료 표면의 특성을 변화시키면 세포작용과 세포분화를 개선할 수 있다.

3. 염증반응

(1) 염증반응

① 염증반응(Inflammation : 인플러메이션)은 손상된 조직에 대한 불특정한 생리학적 반응이다. 염증반응은 상처(Trauma : 트라우마)에 의해서 나타나며 감염, 이물 침투의 방어, 세포의 사멸, 면역이나 신생 반응을 보조하는 역할을 담당한다.

② 염증에 의하여 혈관이 손상되면 개시제에 의하여 혈액이 응고된다. 염증이 발생하게 되면 크게 4가지 증상이 나타난다.

㉠ 조직이 붉어진다.(redness : 레드니스)

㉡ 부풀어 오른다.(swelling : 스웰링)

㉢ 통증이 있다.(pain : 페인)

㉣ 열이 발생한다.(heat : 히트)

③ 염증에 의한 증상들의 강도는 염증반응의 진행정도에 따라서 달라지며 인체재료의 유무에 의하여 새로운 증상이 추가되지는 않지만 염증의 강도나 기간을 변화시킬 수 있다.

(2) 염증자극

① 염증자극에 의하여 제일 먼저 나타나는 반응은 킨닌(Kinnin)과 같은 중재자에 의하여 모세혈관이 팽창되어 혈관내피세포의 투과도가 증가된다. 모세혈관이 팽창되면 혈액의 유입량이 증가되며 적혈구와 혈소판의 농도증가로 인해서 모세혈관벽을 끈적거리게 만들고 혈류량이 감소되어 붉게 충혈된다.

② 통증은 적어도 두 가지 이유가 있다.

㉠ 부종에 의하여 예리한 통증수용체가 활성화된다.

㉡ 킨닌(Kinnin)이 통증을 유발하는 말초신경에 직접 작용하여 통증을 느끼게 한다.

③ 통증에 의한 열발생은 명확하지 않지만 염증 주변에 유체가 증가하고 세포들의 대사활성도가 증가하여 열이 발생된다.

㉠ 국부적인 세포의 괴사나 감염된 박테리아나 독성물질에 의하여 생성된 파이로젠(Pyrogenes)에 의하여 체온이 상승되기도 한다.

㉡ 깨끗하게 처리되지 못한 인체재료를 멸균 소독하는 과정에서 생성된 초미에 입자나 박테리아 파편들도 파이로젠(Pyrogenes)이 될 수 있다.

④ 모세혈관의 투과도가 증가되기 때문에 혈관 내피세포를 통하여 주변조직으로 유체의 이동량을 증가시킨다. 유체 유입량의 불균형에 의하여 조직이 부풀게 된다. 염증 조직에 혈장성분들이 추가되면 삼투압이 높아지기 때문에 평형을 유지하기 위하여 유체를 저장하여 부풀게 된다.

(3) 세포침투

① 손상을 입은 조직에서 처음으로 나타나는 세포는 호중구(neutrophil : 뉴트로필)이다.

㉠ 초기 염증반응에 의해서 호중구들의 부착력이 증가되어 모세혈관의 내피세포에 달라붙게 된다.

㉡ 달라붙은 호중구는 혈관내피세포 사이를 뚫고 손상된 주변조직으로 이동하게 된다. 호중구의 이동 개시는 수 분 또는 수 시간 이내에 시작된다.

② 호중구의 주된 임무는 식작용(Phagocytosis : 파고시토시스)이다. 이러한 식작용에 의하여 인체조직이나 인체재료는 움푹 파이게 된다.

㉠ 식작용에 관여하는 세포는 이물질을 만나기 전에는 활성화되지 않으며 접촉이 이루어진 다음에 활성화된다.

㉡ 식작용의 시작은 세포막과 이물질의 초기 접촉에 의하여 시작된다.

제 2 장

③ 호중구는 박테리아를 찾아내는 것과 식작용을 함에 있어서 전문가이다.

㉠ 호중구는 아마도 이물질의 특별한 화학조성(chemotaxis : 키모택시스), pH 차이, 전기화학적인 차이를 잘 감지하기 때문인 것으로 이해된다.

㉡ 백혈구와 호산구(Eosinophile : 이어시너파일)는 유사한 식작용 기능을 담당하고 있으며 호중구와 호산구는 인체조직에 침투한 이물질에 대한 최초의 활성화된 방어선 기능을 담당한다.

④ 단핵구(Monocyte : 모노사이트)는 자유로이 움직일 수 있는 혈구 중 최대 세포로서 지름이 15[μM] 내외이고 원형질은 미세한 붉은색의 과립을 많이 포함하고 있으며, 핵은 난원형으로 분엽되어 있다.

㉠ 염색성이 낮고 강한 식작용을 한다.

㉡ 염증 부위에 호중구가 침투되고 침적되기 시작되면 농도가 짙어지고 대식세포(Macrophage : 매크로페이지)가 도달하여 호중구와 비슷한 식작용과 소화작용을 담당한다.

⑤ 활성화된 대식세포는 최종단계의 세포가 아니며 세포 내에서 이물질을 소화시키는 효소를 분비한다. 식작용을 하기에 적합하지 않은 이물질이라 할지라도 세포자극효과 때문에 화학적 활성도가 유발되어 간접적으로 퇴화를 유도한다.

㊞ 이물질이 식작용 세포에 독성을 띠게 되면 많은 수의 죽거나 죽어가는 호중구나 대식세포들이 이물질을 둘러싸서 대규모로 집적되어 고름을 형성한다. 식작용은 성공을 하거나 성공을 못할지라도 이물질을 이식위치에서 이동시키는 운반기구로 작용한다.

(4) 재형성

① 염증반응에 성공적으로 반응을 하면 조직의 크기가 감소된다.

㉠ 죽은 세포들이 호중구나 대식 세포들의 식작용으로 제거되며 초생의 전구체 세포가 성숙되거나 기존 세포의 분열에 의하여 증식된다.

㉡ 상처가 아물어가는 과정에서 새로이 형성된 과립상(顆粒(狀)의 혈관 돌기는 모세혈관의 소동맥을 연결하는 고리이며 유연하고 선홍색의 육아조직(Granulationtissue : 그래뉴레이션티슈)으로서 새로운 계면에 출현하고 세포 활성도를 자극하여 빠르게 성장하게 된다.

② 점질다당(Mucopolysaccharide : 뮤코폴리새커라이드)과 콜라겐이 합성되면 섬유증식(Fibroplasia : 파이브로플레이지아)으로 조직이 팽창된다. 이처럼 새로이 증식된 섬유조직 때문에 상처 부위가 재형성되면 흉터가 남게 된다. 육아조직의 재형성은 인체조직 종류 위치에 따라서 다르게 나타난다.

③ 피부는 모낭을 제외하고는 거의 완벽하게 재형성이 가능하며, 골조직은 재생과정에서

완벽하게 재형성될 수 있다. 그러나 연골조직은 완전하게 재형성(Remodeling)될 수 없다 이유는 연골은 단지 화학적 조성과 구조가 연골과 다르고 반복적인 기계적 응력에 의해서 퇴화될 수 있는 느슨한 형태의 섬유성 연골(Fibrocartilage : 파이브로카티레이지)로만 회복되기 때문이다. 이러한 재형성 과정은 인체조직의 초기 적응과정이라고 볼 수 있다.

(5) 피복형성

상처조직이 성숙되는 과정은 염증반응의 종료과정이라 볼 수 있다. 인체재료가 조직에 계속하여 남아 있게 되면 상처조직 주변의 피복조직이 줄어들지 않게 된다. 흉터나 피복형성(Capsule Formation) 정도는 초기 손상정도와 후속되는 세포의 괴사정도에 따라서 달라지며 인체조직의 위치에 따라서도 달라진다.

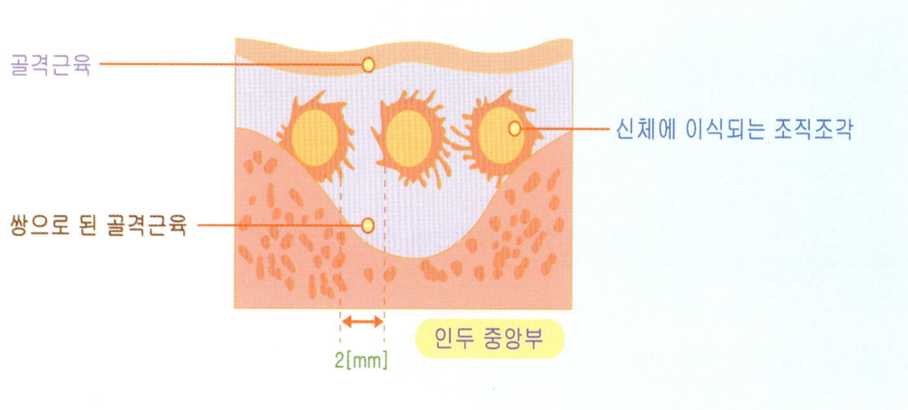

그림 2-33 • 임플란트 주위에 형성된 섬유성 피복조직

① 임플란트 위치에서 이물반응의 정도는 상처에 대한 염증반응(Intrinsicinflammation : 인트린식 인플러메이션)의 고유한 특성과 이물반응(host response : 호스트 리스폰스)에 따라서 달라진다.

② 외상에 의한 이물반응(Host response : 호스트 리스폰스)은 손상으로부터 세포증식과 재편되기까지 약 1~2주 정도 소요되어 빠른 진행을 보인다. 이 경우 이물반응은 초기단계의 특성을 보이지만 곧 만성적인 안정적 상태로 진입하게 된다. 활성도가 낮은 임플란트의 경우에는 안정화에 약 6~8주가 소요된다.

③ 섬유상 피복의 두께는 여러 가지 인장에 의하여 달라진다. 화학적으로 활성화된 재료(부식성이 높은 재료나 용출이 잘되는 고분자)에서는 중간정도의 두께를 나타내며, 용출되는 비율에 따라서 피복의 두께가 변화된다. 인체재료의 표면 특성은 독성(Cytotoxic : 싸이토토식), 억제(inhibitory : 인히버토리) 또는 중성(neutral : 뉴트럴)과 같이 3종류로 구

분된다.

④ 기계적인 자극에 의하여 피복두께가 달라질 수 있다. 예리한 부분이 무딘 부분보다 더 두꺼운 피복이 형성된다. 또한 표면의 전기적인 특성에 따라서도 달라질 수 있다.

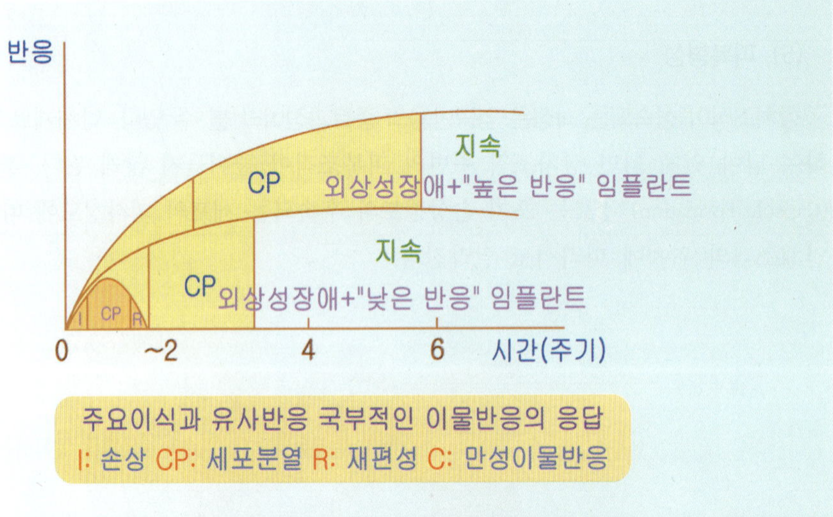

그림 2-34 • 이물반응에 의한 세포 안정화 개략도

(6) 소 멸

① 염증반응의 최종단계는 소멸(Resolution : 리솔루션)이다. 상처가 발생되면서 나타나는 모든 과정들의 목표는 항상성을 유지할 수 있도록 원래의 상태로 회복함에 있다. 임플란트 주위에서 나타나는 이물반응(Host response : 호스트 리스폰스)의 발달과정은 손상단계에서부터 소멸단계까지 급성(acute : 어큐트)반응, 만성(chronic : 크로닉)반응, 면역성(immune : 이뮨)반응과 신생(neoplastic : 네오플래스틱)반응 등 4단계로 구분할 수 있다.

② 급성이나 만성반응은 대부분 소멸단계까지 도달하지만, 면역성 반응은 육아종(granuloma : 그래뉴로마)으로 인도되기도 한다. 반면에 신생반응이 계속 진행되면 염증반응은 소멸단계까지 이르지 못하기 때문에 임플란트 시술은 실패로 끝난다. 인체재료에 의하여 손상된 인체조직이 더 이상 생물학적인 변화가 없는 최종 소멸 단계까지 도달하면 인체재료는 추출(Extrusion : 익스트루션), 재흡수(Resorption : 리섭션), 통합(Integration : 인터그레이션), 피복(Incapsulation : 인캡서레이션) 중 하나의 형태로 마무리된다.

③ 이물반응의 4단계 발달과정을 요약하였다.

㉠ 추출(Extrusion : 익스트루젼) : 이물반응에 의하여 국소적인 주머니가 상피막 근처에서 형성되어 이물질이 추출되는 현상이다.

㉡ 재흡수(Resorption : 리섭션) : 붕괴된 상처조직이나 뼈조직에 흡수 가능한 인체재료가 완전하게 재흡수되어 소멸되는 현상이다.

㉢ 통합(Integration : 인터그레이션) : 염증세포가 미미하게 존재할지라도 피복형성이 거의 나타나지 않고 정상적인 조직처럼 대부분 결합되는 현상이다.

㉣ 피복(Incapsulation : 인캡서레이션) : 가장 흔한 반응으로서 통합이 이루어지지 않으면 잔류하는 캡슐이 광물화되어 단단해지는 현상이다.

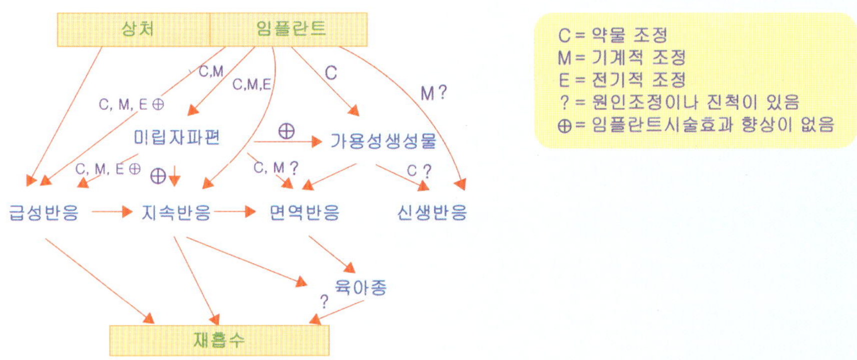

그림 2-35 • 국소 이물반응의 발달과정 개념도

4. 면역학적 변화

(1) 면역원

① 면역원에 의하여 면역반응이 활성화된다.

㉠ 면역원의 예로는 박테리아, 풀이나 나무의 꽃가루, 미세한 흡수성 인체재료, 알레르기나 염증을 유발하는 음식 단백질 등이 있다.

㉡ 인체의 면역체계는 기본적으로 3가지 방어벽으로 분류된다.

㉢ 피부와 같은 물리적 방벽과 효소와 항체 같은 화학적 방벽 그리고 표적 지향성을 지닌 세포독성 T림프구(T세포)와 같은 세포적 방벽이다.

② 인체에 인체재료가 이식되면 면역물질은 단백질과 연합하여 즉시 재료 표면에 부착되며, 인체재료를 향한 세포반응이 진행되도록 지시한다.

㉠ 인체재료 표면의 조성과 구조에 따라서 표면에 부착되는 단백질의 종류와 범위가 결정된다.

㉡ 조직-인체재료 계면에서 상호작용이 이루어지면 모든 종류의 단백질의 인체재

료 표면에 부착되기 위해서 서로 경쟁하게 된다.

㉢ 재료 표면에 부착된 단백질과 인접한 세포 사이에서 다양한 신호의 교환이 이루어진다.

(2) 거부반응

① 동종이식 재료가 다른 사람에게 이식될 경우에 공급된 이식 세포의 주 조직접합 복합기(MHC : Major Histocompatibility Complex : 메이저 히스토컴패티빌러티 컴플렉스)가 공여자의 MHC와 종류가 다를 경우에 급성 거부반응이 발생할 수 있다. MHC는 세포독성 T세포에 의해 과거에 이물질로 인식되었던 물질의 정보를 제공하는 세포 표면 분자의 한 종류이다. 조직접합 복합기(MHC : Major Histocompatibility Complex : 메이저 히스토컴패티빌러티 콤플렉스) 그룹이 일치하지 않으면 T세포는 어떤 것이 이물질인지에 대한 판별 지시를 받고 왕성한 면역반응을 유발한다.

② 조직－적합검사법을 통하여서 이러한 거부반응을 완화시켜줄 수 있지만 장기간의 면역체계활성 억제 치료가 필요하다. 거부반응은 인체조직과 이식된 세포 사이에서도 일어날 수가 있다. 이식된 세포가 이물질로 인식되면 대식세포와 같은 면역세포의 공격에 의하여 직접적인 손상을 입을 수 있으며 염증반응 과정에서 생성된 두꺼운 섬유성 피복 때문에 영양소 공급이 부족하게 되어 아사할 수도 있다. 금속 임플란트의 경우에는 표면 부식에 의하여 방출된 금속 이온 때문에 예민증(sensitivity : 센세티버티)이나 알레르기 반응이 나타나기도 한다.

5. 혈액응고와 용혈반응

(1) 혈액응고

① 혈관이 손상되어서 혈액이 혈관 밖으로 유출되면 젤리 형태로 굳어지는 현상을 혈액응고(Blood coagulation)라 한다.

㉠ 혈장단백질이 모여 피브린이라는 3차원 그물모양의 젤을 형성하여 유동할 수 없어 응고된다.

㉡ 인공재료가 혈액과 접촉하였을 때 그 재료표면에서 단백질 다체반응이 일어나 혈액응고가 발생한다.

㉢ 혈액응고반응을 저지하기 위해서 산성 다당류의 일종인 헤파린을 이용하며 인공혈액 투석시 이용되고 있다.

② 혈구의 덩어리를 혈병(血餠)이라 하고, 스며 나온 투명한 액체를 혈청이라 한다. 혈액응고는 생명을 유지하는 데 필수 불가결한 것으로, 만일 혈액에 이 작용이 없으면 개체

는 작은 출혈에도 혈액이 응고가 되지 못하여 결국 과다출혈에 의해 죽게 된다.

③ 혈액응고가 일어나는 기본적인 메커니즘은 다음과 같다.

㉠ 혈액이 혈관 밖으로 나오면 혈액 내의 혈소판이 파괴되어 트롬보플라스틴이 생긴다.

㉡ 트롬보플라스틴은 혈액 속의 칼슘이온(Ca^{+2})과 함께 작용하여 혈장단백질의 하나인 프로트롬빈을 트롬빈으로 변화시킨다.

㉢ 피브린은 그물모양으로 얽히고 그 속에 혈구를 가둔 채 시간이 지날수록 점점 작아진다.

(2) 혈액응고 방지

① 인체 내 조직에서 혈액이 응고된다면 혈액순환이 이뤄지지 않게 된다. 이와 같은 현상을 방지하기 위해서 인체는 간에서 합성된 헤파린이 출현하여 트롬빈의 생성을 억제하거나, 혈액이나 혈관내피세포에 존재하는 다양한 형태의 항 응고인자들에 의하여 혈액의 응고를 방지하고 있다.

② 채혈된 혈액의 응고를 방지하기 위하여 저온보관을 실시하며 동시에 구연산나트륨, ACD액(acid citrate dextrose : 액시드 시트레이트 덱스트로스), CPD액(citratephosphate dextrose : 시트레이트 포스패이트 덱스트로스), CPDA-1액(CPD adenine-1 : 씨피디 애드닌-1) 등을 첨가하기도 한다. 모기나 거머리에서 분비되는 히루딘도 트롬빈의 활성을 억제하여 혈액응고를 방지한다.

(3) 용혈현상

① 용혈현상이란 적혈구가 붕괴되어 헤모글로빈이 혈구(血球) 밖으로 용출하는 현상이다. 보통은 용혈소의 작용에 의한 항원항체반응(抗原蚼體反應)에 의하여 일어난다.

㉠ 용혈현상은 정상적인 혈관 내에서도 일어날 수 있다.

㉡ 적혈구의 수명은 약 120일 정도이며 수명이 지난 적혈구는 지라에서 파괴된 후 재활용된다. 적혈구가 지나치게 많이 파괴될 경우에 지라에 저장되지 못한 헤모글로빈이 혈액으로 방출될 경우에는 방출된 헤모글로빈이 파괴되어 황달이 발생하기도 한다.

② 용혈현상은 정상적 생리현상으로 나타나기도 하지만 인체 밖에서도 일어난다.

㉠ 혈액을 장기 저장하는 경우나 저장상태가 좋지 않을 경우에 적혈구가 파괴되는 용혈현상이 발생한다.

㉡ 혈액에 물을 넣는 경우 적혈구의 삼투압이 높아져 적혈구가 터지거나, 주사기로 혈액을 강제로 흡입하거나 밀어낼 경우 물리적인 힘에 의하여 적혈구가 파괴되어 용혈현상이 일어나기도 한다.

③ 적혈구가 지나치게 많이 파괴되는 경우 혈액의 산소운반 능력이 떨어져 빈혈현상이 발생한다.

㉠ 적혈구의 파괴현상을 유발하는 원인은 면역반응이나 독소반응에 의하여 나타난다.

㉡ 겸상형 적혈구빈혈(sickle cell amemia : 시클 셀 아메미아)은 유전적 원인에 의하여 생성된 낫모양의 적혈구가 쉽게 파괴되어 나타나는 빈혈이다.

④ 수술시 적혈구만 모아서 환자의 혈액에 투여하는 경우가 있다. 이러한 경우 혈액을 원심 분리하여 적혈구만 모으는 데 지나치게 높은 속도로 원심분리를 할 경우도 적혈구가 용혈되기도 한다.

6. 상처회복 반응

인체재료를 이식하는 과정에서 인체조직은 상처를 입게 된다. 상처가 발생하면 즉시 상처회복반응(Wound healing response)이 시작된다.

① 상처회복의 과정은 지혈(Hemostasis : 히모스테이시스)이다. 이 경우에는 혈소판 세포가 인체재료 표면에 부착되어 응고-생성 단백질을 방출하는 단백질에 달라붙어 응고하여 출혈을 조절한다. 이렇게 생성된 응고물은 조직을 치유하고 이식된 인체재료 사이와의 공간을 메우는 일시적인 구조물이 된다.

② 염증(Inflamation : 인플러메이션)이 나타나는 과정이다.

㉠ 형성된 응고물은 세포 신호 분자(사이토킨)를 생성하고 인접한 혈류로부터 염증세포를 동원한다. 이러한 세포들(호중구, 단핵구, 림프구, 대식세포)이 도착하여 조직의 파편과 인체재료를 소화하기 시작하는 식작용(phagocytosis : 패고시토시스)을 하게 된다.

㉡ 상처의 염증세포를 방출하는 성장인자는 상처부위에 정착한 결합세포의 유사분열(세포 증식)을 일으킨다.

③ 세포들이 증식(Proliferation : 프러리퍼레이션)되어 초기재생(Initial repair : 이니셜 리페어)상태가 된다.

㉠ 염증세포에 의해 모든 성장인자가 신호를 발생시키면 그 결과로, 인체재료와 인접한 세포들이 증식되고 결집이 되어 손실되거나 손상된 조직을 재건하게 된다.

상처의 중앙에 위치한 비분해성 인체재료는 밀집한 섬유조직에 의하여 둘러싸이게 된다. 이 섬유성 캡슐 피복은 인체재료를 생리적 환경으로부터 격리시켜서 인체를 보호한다. 섬유성 피복의 두께는 염증성 이물질의 크기와 형상에 따라서 달라진다.

㉡ 화학적 특성, 인체재료의 형상과 물리적 특성, 인체재료로부터 방출되는 화학물질과 부식 부산물의 방출량과 누적량 그리고 인체활성도 차이도 섬유 캡슐 피복의 두께에

영향을 미친다. 인체재료가 존재하는 동안에는 뼈조직을 제외하고는 인체재료 주위의 모든 조직에 얇은 두께의 피복층이라도 계속해서 남아 있게 된다.

④ 재형성(Remodeling : 리모델링)과정이다. 본래의 조직 형태로 회복되기 위하여 신생조직이 빠르게 형성되며 세포가 조직으로 전환되는 과정으로서 대부분 상처부위에 흉터가 남게 된다.

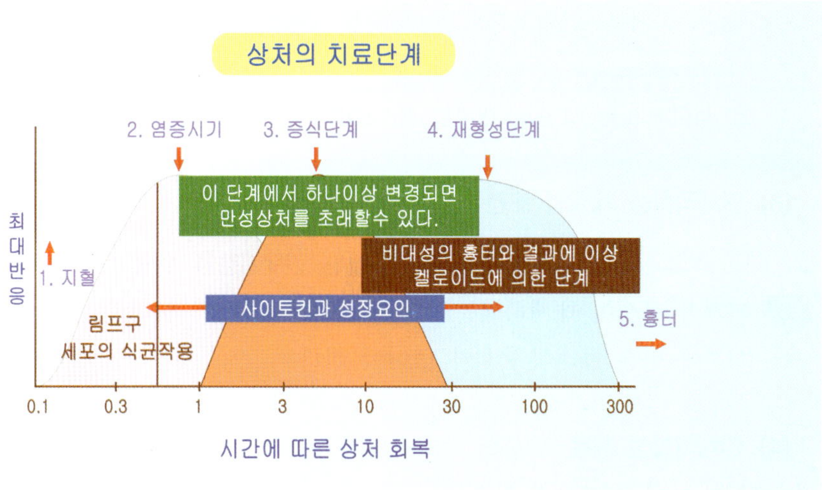

그림 2-36 • 상처회복의 단계별 반응

09 | 생체적합성(생체재료시험)

1. 생체적합성

(1) 의 의

인체적합성(Bio compatibilty)이란 체내에 인공물을 매식시 인공물의 주변조직에 염증반응이나 독성반응, 피사 그리고 혈액응고반응 등이 발생하지 않아야 힘을 말한다. 조직학적 측면에서는 인체재료가 최소의 생물학적 반응을 유발한다면 인체적합성이 있다고 판단한다. 따라서 인체재료가 역행하는 이물반응을 나타내지 않는다면 이식이 가능한 재료로 간주한다. 인체적합성은 인체조직과 인체재료 상호간작용에 대하여 모두 고려하여야 한다.

(2) 평가방법

인체적합성을 평가하는 방법으로는 세포와 조직을 사용하는 시험관적 시험(In vitro test : 인 비트로 테스트)과 인체 외 시험(ex vivo test : 익스 비보 테스트), 동물 모델 시험, 임상시험 등이 있다.

① 시험관적 시험(In vitro test : 인 비트로 테스트)으로는 혈액적합성 시험과 세포독성시험 등이 있다.

② 동물시험에는 인체조직과 인체재료 간의 상호작용을 평가하는 비기능성 시험(Nonfunctional test : 논펑셔널 테스트)과 인체 외 시험(ex vivo test : 익스 비보 테스트)과 기능 시험(Functional test : 펑셔널 테스트)이 있다.

(3) 인체적합성 재료의 조건

① 인체적합성이 양호하여야 하며, 대체된 인체기능을 수행하여야 한다.

② 기계적 물성이 대체하려는 인체조직과 유사하여야 한다.

③ 시간에 따른 물리적 변화가 없어야 한다.

(4) 인체적합성 재료

① 인체활성(Bioactive : 바이오액티브) 재료 : 인체조직과 특수한 결합작용으로 주변조직과 잘 결합하는 재료로 바이오글라스, 하이드록시아파타이트, 콜라겐 등이 있다.

② 인체불활성(Bio-inert : 바이오－이너트) 재료 : 인체에 자극 및 독성을 일으키지 않는 재료로 실리콘, 테프론, 세라믹스 등이 있다.

③ 인체흡수성(Bioabsorbable : 바이오앱서버블) 재료 : 체내에서 분해 · 흡수되어 이물질반응이 없는 재료이다.

㉠ Collagen(콜라겐) : 교원섬유, 인체조직으로 인체 내에서 분해된다.

㉡ Polyglycolide(PG : 폴리글리콜리드) : 봉합사의 재료로 사용된다.

㉢ Polylactide(PL : 폴리락티드) : PG보다 강하며 골고정판으로 사용된다.

㉣ Tricalcium phosphate(트라이칼슘 파스페이트) : 골충진재 또는 자연골로 대체된다.

2. 세포독성시험

① 인체재료가 인체에 안전하기 위해서 인체적합성을 평가하는 방법 중에 가장 많이 사용하는 방법이 세포독성시험(Cytotoxicity : 체외시험)이다.

② 세포독성시험규격 : 의료기기의 생물 안전성 평가－제5부 : 세포독성시험－체외시험에 KS P ISO 10993-5에서 규정되어 있다.

㉠ 세포독성시험은 인체재료의 용출물 또는 재료(Material itself : 머티어리얼 잇셀프) 중 하나를 선택하여 직접 또는 확산을 통한 세포 배양으로 인체재료와 세포의 생물반응을 파악하기 위해서 실시함이 규정되어 있다.

㉡ 용출 조건은 재료의 화학구조 변화와 용해 또는 용융이 일어나지 않는 범위 내에서 임상적으로 사용할 조건이나 다소 강화된 잠재 독성을 결정할 수 있도록 규정하고 있다.

㉢ 세포 독성시험을 위한 용출물의 내인성 물질 또는 외인성 물질의 농도와 시험세포의 노출의 정도는 접촉면적, 용출양, pH, 화학적 용해도, 확산 속도, 삼투 농도, 교반, 온도 및 기타 요인들에 좌우된다.

㉣ 직접접촉시험법에서는 시료를 위치시킬 때 불필요한 움직임을 최소화하며 최소 24시간 이상 배양하여 검사한다.

㉤ 간접접촉시험법으로는 한천확산시험법(Agar diffusion test : 애거 디퓨전 테스트)과 필터확산시험법(filter diffusion test : 필터 디퓨전 테스트)이 있다.

③ 정량적 평가는 세포의 사망과 세포 성장, 증식 및 군락 형성 등이 저해 정도를 측정하며 세포의 수, 단백질의 양, 효소 분비, 인체 염색제 분비, 인체 염색제의 감소 또는 기타 측정항목 등을 객관적인 방법을 통하여 정량적으로 측정한다.

④ 세포 독성 평가를 위한 세포의 관찰은 시료를 제거하기 전과 후에 실시하며 뉴트럴레드(neutral red)와 같은 인체 염색체를 사용하면 세포독성을 검출하는데 도움이 될 수 있다. 세포독성을 결정하는 방법으로는 현미경 관찰에 의하여 일반적인 형태학, 공포 형성, 박리, 세포 용해 및 세포막에 흠결 등이 있다.

⑤ 세포 독성을 결정하는 특수한 방법으로, 영시간(zero time : 제로타임) 또는 기본적인(baseline : 베이스라인) 배양세포 대조군이 필요한 경우도 있다.

3. 과민반응

① 면역반응은 1차 방어기작과 2차 방어기작으로 나누어진다.

㉠ 1차 방어기작 : 외부와 접촉하는 신체의 부분으로 물리적인 장벽으로 몸을 보호하는 피부 그리고 피부에 있는 땀샘, 지방색, 호흡기관에서 코털, 기관지 섬모, 위의 위산, 눈물, 대장의 대장균과 공생으로 면역방어가 이루어진다.

㉡ 2차 방어기작 : 순환계를 통해 일어나며 특이적 방어기작과 비특이적 방어기작이 있다.

ⓐ 특이적 방어기작 : 후천적(환경적 요인)으로 획득된 면역작용으로 사람마다 다르며, 특정 항원에 대해서 작용한다. 항원-항체 반응은 체액성 면역으로서 특이적 방어기작에 B세포가 관여하며 바이러스 파괴 피부염증과 같은 과민반응, 그리고 암세포나 이식조직에 대한 거부반응 등에 관여하는 세포성 면역에는 T세포

제2장

가 관여한다. 세포성 면역이나 체액성 면역은 독립적으로 일어나지 않고 상호 협력하여 방어 기능을 수행한다.

ⓑ 비특이적 방어기작 : 선천적인 면역 방어기작으로서 화학방어와 세포방어를 통하여 이루어지며 손상받은 세포는 키닌(통증유발), 히스타민(염증, 충혈)을 분비하는 화학방어와 호중구와 단핵구의 식작용, 암세포를 죽이는 세포방어를 한다.

ⓒ 보체, 인터페론과 같은 화학적 방어도 있다.

② 임플란트 인체재료에 대하여 특이적 기억에 대한 역행 반응을 과민반응(Hypersensitivity : 하이퍼센서티버티)이라 한다. 항원항체 반응이 인체에 미치는 영향 중에서 병적인 과정을 나타내는 것을 알레르기라고 정의하는데, 임상적으로는 반응성의 항진(과민성)이 표면에 강하게 나타나기 때문에 알레르기는 과민성과 거의 같은 뜻으로 이해된다.

인체 내에서 호중구나 대식세포에 의해서 나타나는 이물질에 대한 염증반응은 이물질의 구조나 종류에 상관없이 나타나는 비특이적 면역반응이다.

㉠ 특정 물질에 대해서만 반응하는 특이적 면역반응은 이물질의 화학적 조성과 형태에 따라서 달라진다. 알레르기 반응도 특정한 물질에 대해서만 예민하게 반응한다.

㉡ 인체이식, 감염, 임플란트, 재감염에 의하여 나타나는 반응은 적응면역반응에 의한 자가면역(autoimmunity : 오토이뮤너티) 거부반응(rejection : 리젝션)과 과민반응(Hypersensitivity : 하이퍼센서티버티)의 세 가지 형태로 구분된다.

㉢ 박테리아의 세포벽 단백질과 같은 특정 물질에 대한 기억은 유전적으로 전해진다. 이물질에 대해서 새로이 인식하여 특이적 기억이 형성되는 적용도 중요한 면역체계의 중요한 부분이다.

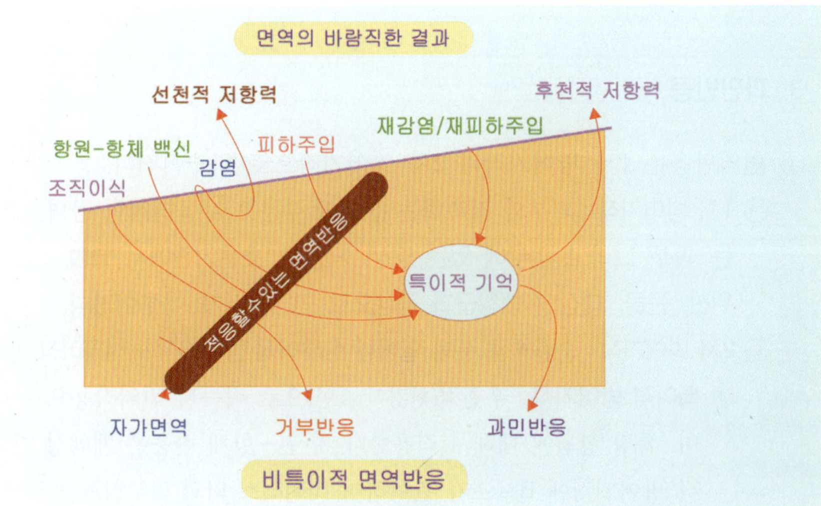

2-37 • 면역체계 개념도

4. 혈액적합성

혈액과 접촉하며 사용되는 임플란트는 혈액적합성(Blood compatibility Evaluation)이 매우 중요하다. 혈액적합성의 평가기준은 혈전의 형성 여부와 혈액을 구성하는 단백질이나 효소의 변성 유무와 적혈구, 백혈구, 혈소판과 같은 혈구 성분의 파괴나 변성 여부가 평가기준이 된다.

혈액적합성에 영향을 주는 인자들은 인체재료의 표면 거칠기, 표면 젖음성(wettability : 웨터빌러티), 표면전하분포와 같은 표면특성들이 있다.

① 인체재료의 표면이 거칠게 되면 더 많은 면적이 혈액에 노출되고 불균일한 표면 전하가 나타날 수 있기 때문에 혈전이 더 빨리 형성된다. 따라서 PMMA, Polyethylene(폴리에틸렌), Stainless steel(스테인리스 스틸)의 표면을 매끈하게 연마하면 거친 표면보다 혈전이 생성되는 속도를 늦출 수 있다.

② 액체에 대한 접촉각을 측정한 결과 접촉각이 크면 표면 젖음성(Surface wettability : 서페이스 웨터빌러티)이 낮고 접촉각이 작으면 젖음성이 좋다. 혈관의 내피세포는 대부분 음전하(1-5[mV])를 띄고 있어서 내피세포로부터 혈액 속의 물질들이 반발되어 나오기 때문에 혈전이 잘 일어나지 않거나(Nonthrombogenic : 논스롬보제닉) 생성되기 어려운(Thrombore-sistant : 스롬보어시스턴트) 상태가 된다. 이외에도 표면장력과 수화물층의 특성에 따라서도 항혈전 특성(Thromboresistant : 스롬보어시스턴트)이 달라진다.

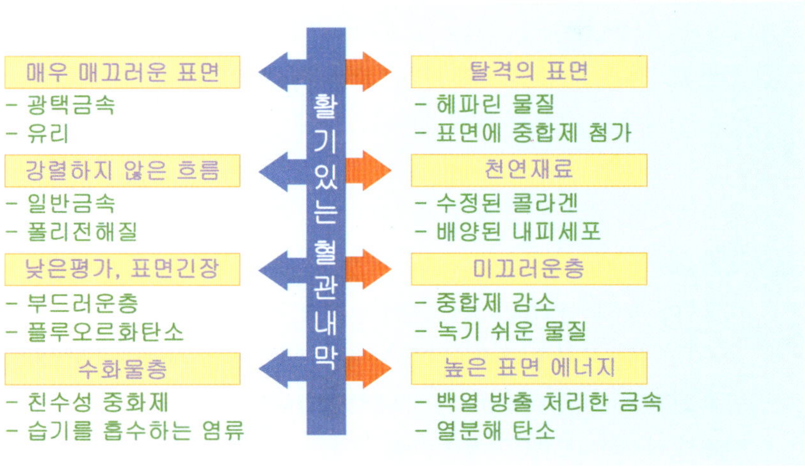

2-38 • 항혈전 표면특성 평가요소

5. 인체적합 재료

(1) 천연 인체재료

① 천연재료(Natural biomaterials)는 유기물 혹은 식물에서 합성되며 주로 인공재료에 비해 화학적 구조가 복잡하다. 인체재료로 사용되는 천연재료는 성형수술이나 상처치료, 조직공학, 세포지지체로 사용되는 교원질(Collagen : 콜라겐)과 젤라틴이 있으며 약물전달체로 사용되는 섬유소(Cellulose : 셀룰로오스)가 있으며 상처치료, 세포지지체, 약물전달체로 사용되는 키틴(chitin)과 골대체물로 사용되는 세라믹, 무기물이나 유기물이 제거된 골조직(Bone tissue : 본 티슈), 약물전달체나 세포 피복을 위한 알지네이트(Alginate)와 수술 후 협착 방지용 또는 정형외과용 윤활제로 사용되는 히알루론산(Hyaluronic acid : 히알루로닉 애시드) 등이 있다.

② 단백질과 다당류는 천연 고분자로서 단백질 내에서 결합될 경우에 방향에 따라서 기계적 성질이 달라진다.

> ㉮ 비단의 최대 인장력을 가장 강한 합성 고분자 중의 하나인, 나일론보다 더 높다. 더욱이, 비단의 탄성계수는 나일론의 탄성계수보다 13배 가까이 높다.

③ 인체조직은 채취된 위치에 따라서 3가지로 분류한다. 자가이식(Autograft : 오토그래프트)은 환자 자신으로부터 얻어진 인체조직이며, 동종이식(Allograft : 알로그래프트)은 같은 종(사람-사람, 동물-동물)으로부터 얻어진 조직이며, 이종이식(Xenograft : 제노그래프트)은 다른 종(돼지-사람)으로부터 얻어진 인체조직이다.

④ 천연 세라믹은 주로 골조직의 무기물인 수산화인회석과 산호 또는 조개껍질에 포함되어 있는 탄산칼슘 등이다. 천연 세라믹은 균열이 확산되는 것을 방지하기 위하여 일렬로 나란히 배열된 미세구조 때문에 합성 세라믹에 비해 매우 단단하다. 천연 인체재료의 종류에는 골이나 피부와 같이 다른 위치에서 채취된 조직도 포함된다.

⑤ 천연 인체재료는 인공소재에 비해 독성이나 염증 위험이 낮은 장점이 있다. 그러나 시료 확보비용과 제작비용이 높은 단점도 있다. 천연 인체재료들은 다양한 특성을 나타내므로 일정한 성질을 유지하기가 어렵다. 따라서 여러 용도로 활용하기가 힘들다. 섬유교원질(Fibrillary collagen : 파이브릴러리 콜라겐)은 인대와 같은 천연 인체조직을 여러 단계의 복잡한 과정을 거쳐 단백질 분자를 제거하고 교원질 섬유만을 남기게 한 것이다.

⑥ 천연 인체고분자는 박테리아를 통해 얻을 수도 있다. 천연 고분자는 단량체의 자연적인 중합에 의하여 생산이 가능하다. 이러한 천연 고분자들은 인체 내에서 생산되지 않았다 하더라도 인체적합성을 나타내며, 독성이 없으며, 생분해성을 나타내기 때문에 의료용 재료로 잘 활용되고 있다. 젖산(Lactic acid : 랙틱 애시드)을 기반으로 하는 고분자들은 생분해성 봉합사로부터 조직공학용 지지체에 이르기까지 폭넓게 사용되고 있다.

(2) 근골격 인체재료

① 근골격 인체재료(Musculoskeletal biomaterials)의 주된 목적은 장기를 지지하는 뼈대를 제공하고 운동력을 전달함에 있다. 뼈, 연골, 인대와 근육은 모두 근골격 조직을 구성하는 요소들이다. 이들은 각기 다른 기능과 생리적 특성을 가진다.

② 뼈(골)는 자발적으로 재생이 가능한 조직이다. 골조직은 항시 재형성(Remodeling : 리모델링)되어 가는 상태에 있기 때문에 신체의 필요에 따라서 가장 적합하도록 구조와 밀도가 재형성되고 있다.

③ 연골(Cartilage : 카트리지)조직은 비세포성이며 재생 능력이 매우 제한적이기 때문에 연골의 손상은 영구적으로 회복불능한 상태가 되거나 지속적으로 퇴화되기도 한다. 연골은 관절의 마찰력을 감소시키는 역할을 담당한다.

④ 인대(Ligament : 리거먼트)는 뼈와 뼈를 연결하는 수동적인 인체조직으로서 관절 근육을 수축하게 하는 전기적 신호를 내보내는 역할을 담당하기도 한다.

⑤ 조직 공학적 연골 재건술의 성공률을 높이기 위한 많은 연구가 진행되고 있다. 연골세포를 교원질이나 피브린 또는 Polylactic acid(폴리랙틱 애시드)와 같은 지지체에 이식하고 성장인자를 투입한 바이오리액터에서 배양하여 신생연골을 형성하기도 한다.

⑥ 인체를 모방한 인공골의 재료는 수산화인회석(Hydroxyapatite : 하이드락서아패티트)이 주로 사용되며 교원질이나 다른 고분자재료를 혼합하여 골이식재로 사용하기도 한다. 인공골이 인체 조직과 유사한 특성을 나타낼 수 있도록 다양한 조직 공학적 연구가 추진되고 있으며 최근에는 환자 자신에게서 얻어진 연골세포를 조직 공학적으로 시험관에서 증식한 인체재료를 결함부에 주입하여 치료하기도 한다.

⑦ 수산화인회석은 줄기세포가 골세포로 분화하도록 촉진하며 초기상태의 세포외기질에서 발견되는 히알루론산은 연골의 반응을 유도하고 혈관신생을 억제할 수가 있어서 연골조직의 재생을 위한 지지체로서의 기능성을 보여주고 있다.

(3) 피부재생 인체재료

① 인체에서 가장 큰 기관인 피부는 항상성을 유지하며, 면역능력을 제공하고 감각반응을 제공하는 핵심적인 인체조직이다. 따라서 화상에 의하여 피부조직이 손상되면 피부기능들을 유지할 수가 없어서 탈수와 감염이 되어 생명을 위협할 수가 있다.

② 치료법으로는 피부의 자가이식이나 피부대용 인체재료가 사용된다. 피부는 해부학적으로 표피와 진피로 이루어진 기관이며, 진피는 교원질 성분에 의하여 형태를 유지하며 진피 조직의 섬유아세포는 표피의 증식과 분화에 필수적인 화학인지를 생성한다.

③ 진피와 표피층 사이에는 잘 정렬된 단백질성의 세포 외막인 기저막이 존재한다. 기저막은 인공 피부조직의 성패를 가늠하는 방법 중 하나이다. 인공 피부조직은 세포가

성장할 수 있는 기질을 제공하여야 되며 충분한 기계적 강도를 유지하여야 한다.

(4) 심혈관 인체재료

① 심장판막, 인조혈관, 스텐트와 같이 혈액과 접촉하는 순환계에 사용되는 심혈관 인체재료(Cardiovascular biomaterials)는 혈소판 부착에 의한 혈전이 발생되지 않아야 하며 혈류역학적으로도 충분한 강도와 내구성을 유지하여야 되고 인체적합성이 우수하여야 된다.

② 혈관의 해부학적 구조는 3개의 층으로 구성되어 있다.

㉠ 혈액과 접촉하는 혈관 내피조직은 혈전이 형성되지 않는 표면 특성을 나타내며 각종 성장인자를 포함하는 인체 고분자를 생성한다.

㉡ 혈관의 중간층은 여러 층의 정렬된 평활근 세포로 이루어져 있으며 점탄성을 나타내기 때문에 인체 역학적으로 과부하가 걸리거나 팽창이 일어나더라도 혈관벽 두께의 변화를 최소화할 수 있다.

③ 혈관조직 대체물은 자가이식이 가장 많이 사용되고 있으며 환자의 약 30[%]정도 인공혈관을 이식받는다. 혈액적합성을 개선하기 위하여 표면을 매우 매끄럽게 하거나 음(−) 전기로 대전되는 표면을 유지하거나 친수성을 높이기 위해 항응고제인 헤파린을 포함하는 인체재료를 사용하기도 한다.

④ 현재 상용화된 인공혈관은 데이크론(Polyethylene terephthalate : 폴리에틸렌 테레프탈염산)과 고어텍스(Polytetrafluoroehypene, PTFE : 폴리테트라플루오르에틸렌)가 사용되고 있으며 직경이 6[mm] 이하에서는 이식 성공률이 낮다.

⑤ 인공심장판막은 피로강도와 내마모성이 필요하며 혈액적합성이 필수적이다. 혈액적합성을 높이기 위하여 금속재료의 표면에 결정적 탄소(Pyrolytic carbon : 파이로리틱 카본)를 코팅하여 사용하기도 한다. 인공심장판막에 사용되는 생물학적 인체재료는 생후 7개월 내지 12개월의 돼지 판막을 채취하여 사용하기도 하지만 피로파괴가 발생되어 장기간 사용할 수는 없다.

(5) 조직재생용 지지체

① 큰 손상을 입은 조직의 치유에는 손상된 공간에 미세 환경을 조성하여 미성숙 세포외기질을 제공해 줄 수 있는 조직재생용 지지체 구조를 채워 넣는 것이 가장 효과적이다. 지지체(Scaffold)의 목적은 세포미세환경의 중요한 외형을 재건하여 세포의 증식, 분화, 그리고 세포외기질의 합성을 가능하게 함에 있다.

② 지지체가 지녀야 될 조건은 성장인자가 부착되고, 세포의 이동과 부착이 일어나서 새로운 조직이 자리잡을 수 있는 공간을 제공해야 한다. 천연 조직이 가장 이상적이지만 원료 공급이 제한적이기 때문에 인공조직도 많이 사용된다.

③ 지지체에서 기공의 크기는 매우 중요한 요소로서 세포에 적합한 기공은 적어도 5~10[mm]이어야 되며 골조직 지지체는 일반적으로 100~250[ųm] 크기의 기공이어야 된다.

㉠ 혈관용 고분자 지지체는 약 0.8~8[ųm]의 기공을 필요로 하며 고분자 내에 0.02[ųm]보다 작은 기공이 있어서는 안된다.

㉡ 세라믹이나 금속에 비해 고분자의 허용 가능한 기공 크기가 작다. 기공의 크기가 커지면 체내에서 분해되거나 팽창이 일어날 수도 있다.

㉢ 기공의 크기는 지지체의 기계적 강도 혹은 기체, 액체, 그리고 영양소, 투과성, 세포의 침투 특성을 결정한다.

④ 소재 내에 기공을 형성하는 방법으로는 고분자 용액에 수용성 분발과 혼합하여 고체로 굳힌 다음 물과 같은 용매로 분말을 씻어내어 기공을 생성하는 방법이 일반적으로 사용된다. 상 분리/유화 방법으로 다공성 고분자 지지체를 제작할 수도 있다. 이 방법은 높은 공극률(95[%] 정도)을 나타내지만 기공의 크기가 작은(13~35[ųm]) 단점이 있다.

⑤ 전기방사법, 섬유직조법 등 다양한 방법이 개발되어 사용되고 있다.

(6) 약물전달 인체재료

① 약물전달 인체재료(Drug delivery biomaterials)는 체내에 약물을 유효한 농도로 지속시킬 수 있는 재료이다. 약물의 방출을 제어하는 방법으로 각종 고분자 화합물을 코팅하여 약물의 방출량을 일정하게 하고 방출 시간을 조절하여 주는 방법들이 개발되고 있다. 또한 방출된 약물이 특성 제포로만 선택적으로 전달되어 부작용을 최소화하고 치료효과를 극대화하는 연구가 많이 진행되고 있다.

② 약물이 부착된 자성입자(magnetoliposomes : 마그네토리포솜)처럼 국부에만 약물 전달이 이루어진다면 약물의 혈중 독성 수준의 최고치가 감소될 수 있으며 장기간 일정한 수준의 약물이 방출되어 치료효과를 개선할 수가 있다.

③ 교원질이나 수산화인회석에 골 성장인자를 부착하여 골조직의 재생을 촉진하려는 연구와 혈당농도에 반응하는 캡슐에 이종이식(xenograft : 제노그래프트)된 세포(pancreatic islet : 판크레아틱 아이릿)를 삽입하여 인슐린 생성을 조절하여 혈당을 조절하고자 하는 연구가 시도되고 있다.

10 | 생체적합성(재료의 생체 내 분해현상)

1. 인체재료의 분해현상

인체재료가 인체조직에 이식되면 유동하는 생리적 유체와 접촉하게 되어 재료의 성질이 변화되거나 분해된다. 뿐만 아니라 분해된 인체재료에 의해서 인체조직도 변성되거나 퇴화된다.

① 인체재료의 분해물은 상처 치유 단계를 저지시켜서 만성적으로 치유되지 않는 상처를 만들 수도 있다. 이는 인체재료가 너무 빠르게 분해되면 재료의 미립자가 방출되어 염증 단계가 확장되기 때문이다.

② 만성적인 염증은 이물질을 제거하기 위하여 거대한 다핵 세포를 지속적으로 생성하는 대표적인 이물반응이다. 만약 치유과정에서 섬유성 피복이 형성되고 두꺼워지게 되면 약물 방출형 임플란트는 주위 조직의 두꺼운 피복 때문에 조직으로 약물을 전달하기가 힘들어진다. 결과적으로 약물전달 인체재료는 더 이상 기능을 하지 못하게 된다.

③ 인체용 금속재료는 부식현상에 의하여 생성되는 이온과 산화물로 분해되며 세라믹이나 고분자재료는 주변 인체조직의 환경에 따라서 퇴화되거나 분해되며 재흡수가 일어난다.

2. 금속재료의 분해현상

(1) 금속재료의 분해현상

① 생리적 환경은 pH 7.3, 온도 37[°C]의 수용액에 산소기체와 전해질, 세포와 단백질이 용해된 상태이다. 금속 인체재료가 인체에 잠기게 되면 많은 이온이 포함된 생리적 용액과 접촉되어 이온화되거나 산화물을 형성하며 화학작용에 의하여 금속을 제거하거나 저하하는 부식반응이 시작된다.

② 금속재료는 이식되기 이전에도 대부분 공기 중에서나 산성용액에서 산화막이 형성되어 있다. 이러한 산화피막은 세라믹이기 때문에 전기와 열을 차단하는 역할을 담당한다. 따라서 산화막은 부식이 일어나기 위해 필요한 전기화학적 반응을 억제하는 효과를 나타낸다.

③ 금속이 부식되면 인체적합성이 저하되며 배출된 이온이나 산화물에 의하여 세포의 기능이 변화된다. 이러한 현상은 금속 임플란트를 시술받은 고령의 환자에게 자주 나타나는 현상이다.

(2) 금속 인체재료의 분해형태

① 금속 인체재료의 분해형태는 서로 다른 금속이 이온화 경향 차이에 의하여 나타나는 이종금속부식(Galvanic corrosion : 갈바닉 코로션)과 용존 산소농도 차이에 의하여 나타나는 틈새부식(Crevice corrosion : 크레비스 코로션)과 미생물에 의한 부식, 화학적 침식에 의한 분해 등 여러 종류가 있다.

② 임플란트를 제조할 경우에 서로 다른 종류의 금속 인체재료를 사용하여 서로 접촉하게 되면 이종금속부식이 발생되어 인체적합성을 저하한다.

㉠ 두 종류의 합금으로 만들어진 나사를 고정시키면 이온화 경향이 큰 금속이 우선 부식되어 피로파괴가 일어날 수 있다.

㉡ 두 개의 인공고관절(THRs)을 양쪽 대퇴골에 이식받았을 경우에는 두 임플란트 사이에 전기적인 접속결합하게 되면, 하나는 음(−)극으로 또 다른 하나는 양(+)극으로서 존재하게 된다.

③ 금속의 부식반응은 주위 환경의 pH에 따라서도 좌우된다. 틈새부식의 주요 원인은 산소농도차이에 의해 나타난다.

㉠ 틈새부식은 인공고관절 장치, 골절고정용 판과 나사, 그리고 여러 정형외과용 고정 장치처럼 같은 금속이 접촉하는 이식 장치에서 자주 발견된다.

㉡ 현재 외과적으로 사용되는 모든 합금들은 안정적이고, 비활성의 산화막을 형성해서 내부식성을 유지하고 있다. 이 산화막에 의하여 화학적으로 안정화되는 현상을 부동태(Passivation : 패시베이션)라 한다.

3. 세라믹재료의 분해현상

세라믹재료는 금속재료와 달리 부식이 나타나지 않지만 세라믹이나 유리재료는 생리적 환경에서 퇴화될 수 있다.

① 세라믹의 퇴화 기구와 퇴화율은 세라믹 종류에 따라서 달라진다. 세라믹 인체재료를 생물학적인 활성도로 구분하면 인체비활성, 인체활성, 인체재흡수성의 3가지로 구분한다.

㉠ 인체비활성 소재 : 알루미나(Al_2O_3), 지르코니아(ZrO_2), 고밀도 고결정화 수산화인회석이 있다.

㉡ 인체활성인 소재 : 바이오글라스, 저밀도 수산화인회석이 있다.

㉢ 인체재흡수성 소재 : TCP, CMP, CaO, 석고 등이 있다.

② 칼슘과 인으로 구성된 세라믹을 칼슘과 인의 비율(Ca/P)을 표 2-15에 나타내었다.

㉠ 칼슘과 인의 비율에 따라서 기계적인 특성과 인체활성도가 달라진다.

㉡ 인체비활성인 알루미나 재료일지라도 식염수에 잠기거나 인체에 이식되면 바로 그 순

제 2 장

간부터 기계적 강도가 줄어들기 시작한다. 그 이유는 크랙이 전파되는 과정에서 불순물이 선택적으로 용출되기 때문이다.

③ 인체활성 세라믹이나 바이오글라스도 화학적 조성이나 제조 과정의 차이에 의해서 퇴화되는 정도가 달라진다. 이러한 현상은 칼슘과 인의 함유량이 유사한 인체조직인 뼈에서도 동일한 현상을 나타낸다.

표 2-15 • Various Calcium Phosphates with Ca/P ratio
(칼슘과 인으로 구성된 칼슘과 인의 비율)

Ca/P	Formular (정식 : 포뮬러)	Name (이름 : 네임)	Abbreviation (약어 : 어블리비에이션)
0.50	$Ca(H_2PO_4)_2H_2O$	mono-Ca-P-monohydrate	MCRM
1.00	$CaHPO_4$	dicalicium phosphate(monetite)	DCP
1.00	$CaHOP_4$, $2H_2O$	di-Ca-P dihydrate(brushite)	DCPD
1.33	$Ca_8H_2(PO_4)_6$, $5H_2O$	tetracalcium dihydrogen phosphate	TDHP
1.50	$Ca_3(PO_4)_2$	tricalcium phosphate(α, β, Γ)	TCP
1.67	$Ca_{10}(PO_4)_6(OH_2)$	hydroxyapatite	HA
2.00	$Ca_4O(PO_4)_2$	tetracalcium phosphate	TTCP
0.50	$Ca(PO_3)_2$	calcium metaphosphate(α, β, Γ, δ)	CMP
1.00	$Ca_2P_2O_7$	calciumpyrophosphate(α, β, Γ)	CPP

④ 인체세라믹 재료의 표면에 물분자가 존재할 경우에 기계적 강도나 피로특성이 달라지는 이유는 물분자가 크랙의 전파를 억제하여 피로강도를 높여주기 때문이다. 세라믹 재료의 표면에 미량원소가 존재하면 물분자 투과도를 증가시켜서 기계적인 강도가 낮아진다.

4. 고분자재료의 분해현상

(1) 고분자재료의 분해

① 고분자재료를 분해할 수 있는 요소에는 열, 화학약품, 기계적인 요소 등이 있다. 분해과정에서 이 요소들이 함께 나타나서 공동으로 작용하게 된다면 퇴화과정은 더욱 가속화된다.

② 고분자가 분해되는 경우에 고분자의 backbone chain(백본 체인)이나 side group(사이드 그룹), cross-link(크로스 링크)와 같은 원자배열구조에 영향을 미친다. 선형고분자에 교차결합이 발생하게 되면 재료의 특성이 열화될 수 있다.

㉮ 저밀도 폴리에틸렌에 교차결합이 발생하면 일정하게 배열된 고분자 사슬이 흐트러져 결정화 비율을 낮추고 기계적 특성도 나빠지게 된다. 반면에 고무분자에 산소나 오존이 침입해서 교차결합이 일어나면 고무는 깨지기 쉬운 상태(Brittle : 브리틀)가 된다. 인체용 PVC 고분자의 단일 결합상태가 깨어져서 이중결합으로 변화되는 과정에서 산성인 염산(HCl)이 생성되어 인체조직을 자극하게 된다.

(2) 고분자재료의 소독

① 소독은 임플란트용 인체재료가 사용되기 전에 필수적으로 실시해야 하는 과정이다. 어떤 소독과정은 고분자를 퇴화하기도 한다.

㉠ 건식열소독법은 160~190[°C]로 가열하여 실시한다.

㉡ 선형고분자인 PMMA나 폴리에틸렌(Polyethylene)의 융점과 연화온도가 소독온도보다 높기 때문에 사용할 수 없다.

㉢ 나일론(Polyamide : 폴리아미드)의 융점온도는 건식소독온도보다 높지만 소독을 실시하게 되면 산화가 일어난다.

㉣ 건식소독이 가능한 고분자는 테프론(PTFE)과 실리콘고무가 있다.

② 습식소독(autoclaving : 오토크레이빙)은 고압에서 비교적 낮은 온도(120~135[°C])로 실시되지만 고분자가 수증기의 공격을 받기 때문에 인체 PVC나 저밀도 폴리에틸렌, Polyacetals(폴리아세탈), Polyamide(폴리아미드)에는 사용될 수 없다. 화학적 소독법 예를 들면 ethylene oxide gas(에틸렌 옥시드 가스)나, propylene oxide gas(프로필렌 옥시드 가스), 페놀이나 아염산(Hypochloride : 하이포클로라이드) 용액을 사용하는 소독법은 온도가 낮기 때문에 고분자재료 소독에 많이 사용된다.

③ 화학약품으로 소독을 하게 되면 시간이 더 많이 필요하며 비용도 많이 든다. 어떤 종류의 고분자는 소독 온도가 상온이라도 화학약품에 의하여 분해되는 경우도 있다. 그러나 노출되는 소독시간이 짧기 때문에 대부분의 고분자 인체재료는 이 방법을 사용한다.

④ 방사선 소독방법은 CO^{60}과 같은 방사선 동위원소를 사용하기 때문에 높은 선량에서는 고분자 사슬구조가 깨어지기도 하고 재결합도 된다. Polyethylene(폴리에틸렌)의 경우에 약 10^6[Gy] 이상의 고 선량에서는 고분자 사슬이 무작위로 절단되거나 교차결합이 나타나서 고분자가 단단해지거나 깨어지기 쉽게 된다.

(3) 고분자재료의 퇴화

① 고분자에 반복하중이나 연속하중을 가하면 퇴화하게 된다. 또한 고분자에 기계적인 하중이 가해진 상태에서 화학반응이 진행된다면 이러한 효과는 더 증대된다. 따라서

고분자재료가 물이나 식염수에 저장된다면 기계적인 강도는 떨어지게 된다.

② 물분자가 고분자의 가소재(Plasticizer : 플래스터사이저) 역할을 해서 강도를 떨어뜨리게 된다. 그러나 가소제 효과는 반복하중 상태에서 염수용액에 의한 퇴화효과를 상쇄하기 때문에 공기 중에 보관한 시편과 염수용액에 보관된 시편사이에 차이가 없다.

(4) 인체환경의 영향

① 인체 내부에 이식된 임플란트 소재가 빛이나, 방사선, 산소, 오존과 온도변화에 영향을 받지 않을지라도 인체 환경에 고분자가 이식되면 바로 퇴화가 시작된다. 가장 가능성이 높은 퇴화의 원인은 이온(수산기 OH−)의 공격이나 용존 산소 때문이다.

② 임플란트 소재가 콜라겐과 같은 천연 고분자 소재일 경우에는 효소적 퇴분자가 퇴화한다면 인체 시험에서도 동일한 결과가 나타나게 된다.

③ 친수성 고분자 소재는 Polyamide(폴리아미드), Polyvinyl alcohol(폴리비닐 알코올) 같은 소재는 체액에 의하여 빠르게 퇴화된다. 반면에 소수성 고분자인 테프론(PTFE)과 Polypropylene(폴리프로필렌)은 인체 내에서 느리게 퇴화된다.

④ 고분자 물질이 분해되면서 생성된 분해물질들도 인체조직 반응을 유발한다. 만약 인체조건에서 임플란트가 퇴화된다면 고분자 본래의 물리적 특성들이 변화된다.

㉮ Polyolefins(폴리올레핀)이 유연성을 잃어버리고 깨어지기 쉬운 상태로 되고, 나일론의 비정열 영역이 선택적으로 물분자의 공격을 받아서 가소제가 첨가된 것처럼 더 유연해진다.

(5) 인체재료들의 부식성

① 금속의 경우 산화되어 부서지고, 세라믹스는 서서히 물에 용해되며 풍화작용에 의해 결정이 부서진다.

② 고분자재료는 산화, 방사선분해, 열분해, 가수분해 등에 의해 열화현상이 발생한다.

③ 금(Au)이나 백금(Pt)과 같은 귀금속, 사파이어나 루비와 같은 세라믹스, 유리섬유 강화플라스틱(FRP)과 같은 고분자재료는 시간이 경과하여도 부식하거나 부서지지 않는다.

(6) 인체재료의 부작용

체내에서 금속재료나 세라믹스가 잘게 분쇄되거나 고분자재료가 열화되면 그로 인한 독성으로 국소부위가 붓거나 염증이 발생하는 등의 인체부작용현상이 발생된다. 따라서 인체재료의 부식이나 붕괴현상은 인체에 치명적인 상해원인이 된다.

(7) 인체분해성과 인체흡수성

① 인체분해성 : 미생물 등 생물학적인 요인에 의해 재료가 분해되어 소멸되는 성질을 말한다.

② 인체흡수성 : 생물학적 또는 물리적 요인으로 인해 재료가 인체 내에서 분해되어 소멸되는 성질을 말한다.

(8) 인체흡수성 재료의 기능

인체재료는 체내에서 흡수되는 재료뿐만 아니라 영구적으로 체내에 존재하는 재료도 포함한다. 치료보조에 사용한 인체재료는 치료 이후에는 체내에서 불필요하지만, 인공판막이나 인공관절 같은 경우에는 체내에서 그 기능이 반영구적으로 요구되어지기도 한다. 그러나 인체는 자기회복능력이 우수하여 회복환경만 만들어지면 원래의 상태로 회복되어진다. 그러한 환경을 제공하는 것이 인체흡수성 재료의 역할이다.

(9) 인체흡수성 재료의 종류

인체재료로 안전한 흡수성 금속재료는 아직 없으며, 인산3칼슘과 탄산칼슘 이외의 흡수성 세라믹스재료는 존재하지 않는다. 현재 흡수성 재료로서 임상 응용되고 있는 것은 고분자재료들이다.

① 수술용 인체흡수성 재료 : 외과수술 후 사용되는 봉합사, 스테이플러, 지혈제, 접착제 등에 인체흡수성 재료가 사용되고 있다. 이들은 치료 후에는 체내에서 소멸된다.

② 조직재건용 인체흡수성 재료

㉠ 화상 등에 의한 결손피부의 재생(콜라겐 스펀지가 인공피부 대용) : 방광, 뼈, 혈관벽 등의 재생회복능력은 비교적 우수하여 흡수성 재료를 이용하여 이들 조직을 재건한다.

㉡ 인대나 연골의 재생 : 흡수성 발판을 이용하여 재생시킨다.

③ 약물전달시스템(DDS)용 재료 : 경피흡수조제이다.

제 3 장
생체역학

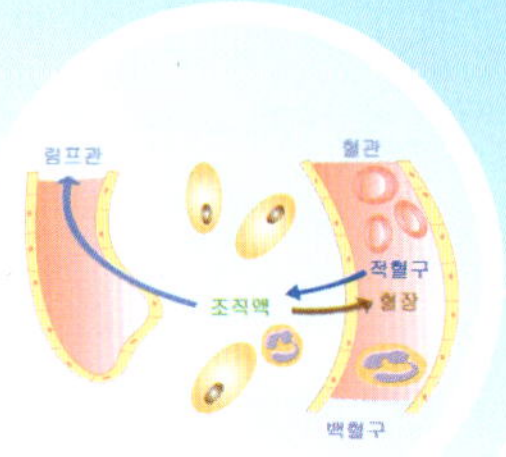

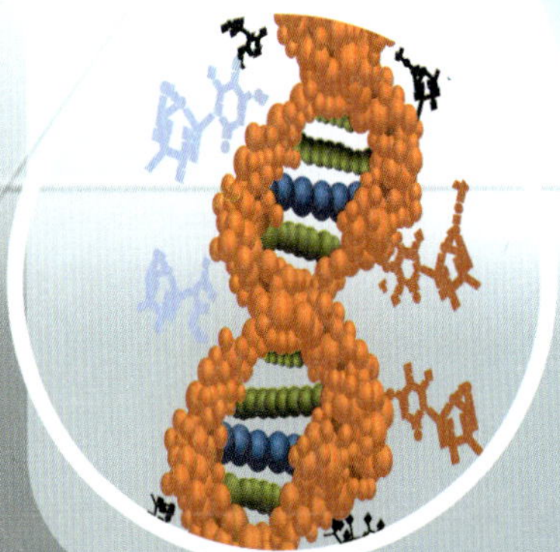

01 | 생체역학의 개념

1. 생체역학이란

생체역학은 역학(mechanics : 메카닉스)의 원리들을 생체에 적용하는 학문영역이다.

인체운동의 전통적인 학문 영역인 **키네시올로지**[1](kinesiology)는 인체운동에 개입되는 모든 자연과학적 양상을 연구대상으로 하고 있기 때문에 매우 광범위하다. 크게 **해부학적 키네시올로지**와 **역학적 키네시올로지로 양분**할 수 있다.

① **역학적 키네시올로지**는 생체역학이라는 용어로 대체되었는데, 이는 접두어 **bio**(희랍에서 비롯된 것으로 살아 있다는 뜻)가 물체에 가해지는 힘의 효과와 운동을 연구하는 학문인 **메카닉스**(mechanics : 기계계학)와 결합된 것이다.

② 생체역학은 스포츠나 체육활동과 같은 목적이고 의도적인 인체운동뿐만 아니라 재활이나 정형외과 등의 의학 영역 및 생체와 관련된 모든 공학 영역의 내용도 포함하므로 매우 광범위하다. 그러므로 연구 범위를 인간의 의도적인 신체활동이나 제도화된 신체활동(스포츠), 인체에 의해 유발되는 외부물체의 운동 정도로 국한시킬 필요가 있다.

③ 생체역학은 **인체운동 및 체육장비의 운동, 이들 물체에 적용하는 힘과 운동**을 연구하는 학문 영역이다. 그러므로 인체나 다른 스포츠 용구 등에 작용하는 여러 가지 효과를 분석, 예측하는 학문이므로 이들 힘들 간의 상호관계가 매우 중요한 요인이며, **인체에 작용하는 힘들은 서로 평형을 이루거나 비평형에 의한 운동상태의 변화를 유발**한다.

④ 생체역학은 평형과 관계되는 분야와 비평형, 즉 **운동상태의 변화와 관계되는 분야**로 분류해 볼 수 있으며, 세부적으로 **동력학 · 정역학 · 운동학 · 운동역학**으로 나누어 연구할 수 있다.

⑤ 인체의 힘과 힘의 영향에 대해서 연구하였다.

의학과 공학(기계공학)의 협동적인 학문 분야이고, 기계공학적인 원리와 방법이 의학 분야에 적용되며, 의학 분야에서의 새로운 현상 및 사실을 탐구하고 이를 임상적 진료에까지 응용하며 **생체 및 인체 시스템의 작용원리를 기계공학에 적용하여 생체 내의 유체 및 고체에 대해서 역학적인 분석**을 하고 있다. 생체 내의 유체흐름에서의 **압력, 속도, 유량의 상관관계** 및 이들의 공학적인 특성을 연구하며, 생체 내의 고체(뼈, 근육, 연골, 인대 등)에 가해지는 **기계적인 스트레스의 강도를 추정하여 인공관절 등의 설계 및 임상응용**하고 있다.

---

1) **키네시올로지**(kinesiology) : 키네시올로지라는 용어는 그리스어로 운동(motion)을 뜻하는 kinesis의 학문과 지식(knowledge)을 뜻하는 logos의 결합어이다. 운동에 대한 학문으로 살아 숨쉬는 모든 동물의 움직임에 관한 연구라고 한다.

2. 생체역학의 역사

① 인간운동에 관한 연구는 B.C 2600여 년 전부터 행해졌다.
② 생체역학이라는 용어를 사용한 것은 약 100여 년 전부터이다.
③ 레오나르도 다빈치 : 인체의 구조와 밸런스의 문제에 관심을 가졌고, 인체 중심에 많은 관심을 가지고 연구했다. → 인체 측정도(그림 3-1)
④ 갈릴레오 : 신체의 평형과 운동에 공헌하였다(그림 3-2).

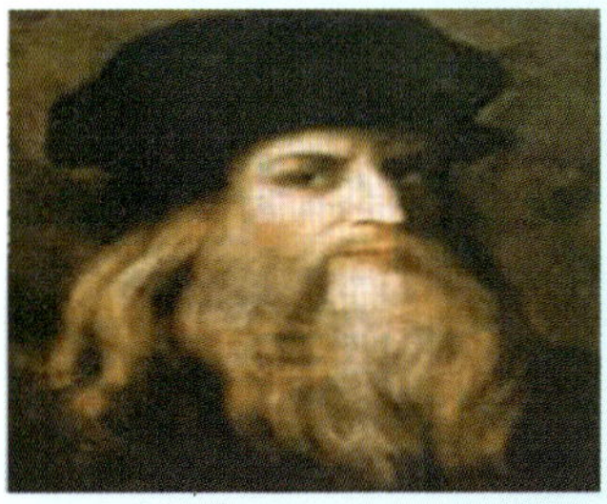

그림 3-1 • 레오나르도 다빈치

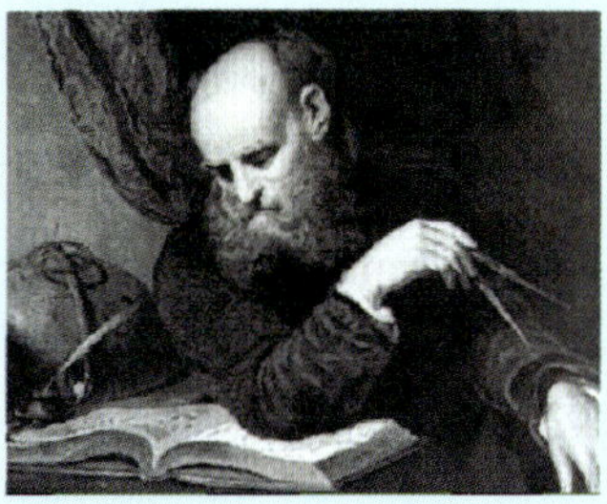

그림 3-2 • 갈릴레오

⑤ 알폰소 보렐리
㉠ 골격은 지렛대와 같은 역할을 하여 수학적 법칙에 따라 근육에 의해 움직여진다는 것을 인식하였다.
㉡ 동물의 운동은 공기, 물의 저항과 역학적 위치의 적합, 부적합, 다른 요인에 의해 영향을 받는다고 주장하였다(그림 3-3).
⑥ 뉴턴 : 운동법칙과 역학의 대발견을 하였고, 힘의 평행사변형 개념과 골격을 이끄는 근육의 각도에 관한 연구를 하였다(그림 3-4).

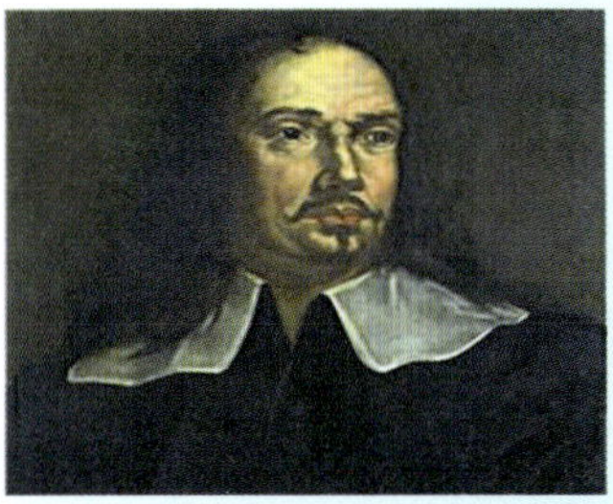

그림 3-3 • 알폰소 보렐리

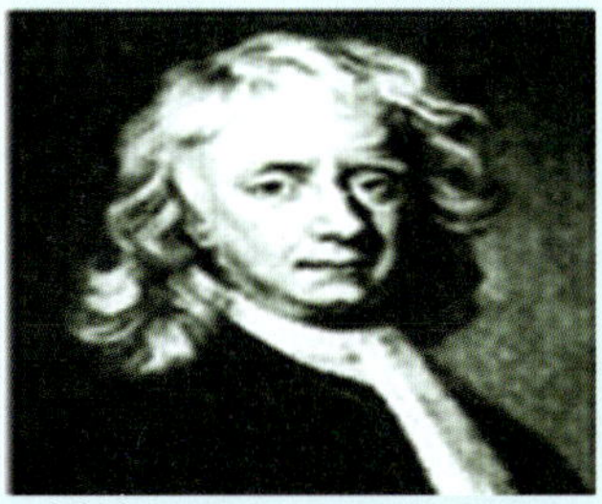

그림 3-4 • 뉴턴

3. 역학의 분류

힘의 작용하에 있는 물체의 정지 또는 운동상태는 물리과학으로 정의할 수 있으며, 물체에 에너지가 미치면 이 물체는 정지 또는 운동을 하게 되는데, 이와 같은 힘과 운동 사이에 작용하는 법칙을 체계화한 학문이다.

역학을 분류하면 그림 3-5와 같이 나타낼 수 있다.

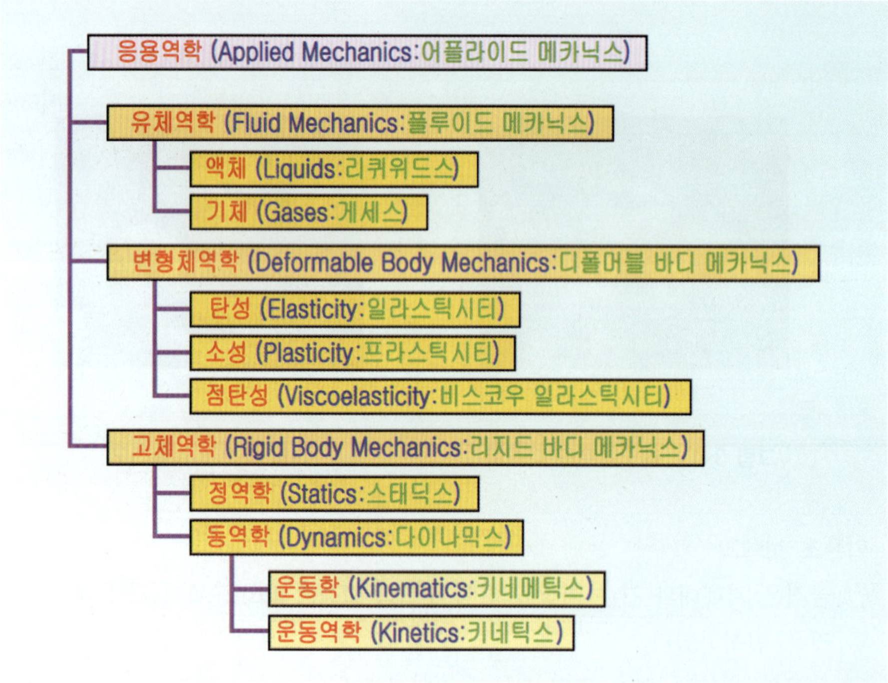

그림 3-5 • 역학의 분류

① 정역학 : 물체에 작용하는 힘의 작용을 연구하는 학문이다.

② 동역학 : 운동과 힘의 관계를 연구하는 학문이다.

③ 운동학 : 물체의 운동에 대하여 기하학적 성질을 연구하는 학문이다.

④ 유체역학 : 유체(기체+액체)에 관하여 연구하는 학문이다.

⑤ 탄성 : 외력을 가했다가 힘이 없어지면 되돌아가려는 성질이다.

⑥ 유체 : 기체와 액체를 총칭(연속적 변형이 작용하는 힘을 연구하는 학문)이다.

⑦ 점성 : 끈끈한 성질(유체가 운동할 때에 내부에 마찰이 생기는 성질)이다.

⑧ 점탄성 : 점성(viscous : 비스커스) + 탄성(elastic : 일래스틱)이다.

점성은 유체의 성질이고, 유동에 대한 저항의 측정값이다. 반면에 탄성은 고체의 특성이다. 따라서 점탄성의 재료는 유체와 고체의 특성을 함께 지니고 있다.

4. 생체역학의 분류

생체역학(biomechanics : 바이오메카닉스)은 역학의 원리를 인체에 적용하여 인체의 모든 접속부분의 움직임 현상을 연구하는 학문이라 한다.

생체역학을 분류하면 표 3-1로 나타낼 수 있다.

표 3-1 • 생체역학의 분류

생체역학	
	연조직의 생체역학(biomechanics of soft tissue : 바이오메카닉스 오브 소프트 티슈)
	근골격계의 생체역학(biomechanics of musculoskeletal system : 바이오메카닉스 오브 머스큘로스케레탈 시스템)
	스포츠 생체역학
	심장역학(cardiovascular biomechanics : 카디오배스큘라 바이오메카닉스)
	정형외과분야 생체역학(orthopaedic biomechanics : 오르소페딕 바이오메카닉스) • 뼈에 관련된 생체역학 • 관절 및 인공관절 분야(joints & joint prostheses : 조인트 & 조인트 프로스테스) • 척추의 생체역학 • 재활 분야(Clinical aspects and rehabilitation : 클리니컬 애스펙트 앤 리해빌리테이션)

5. 생체역학에 있어서의 기본개념

① 길이 : 크기에 대한 정량적인 기술이며, 한 끝에서 다른 한 끝까지의 거리를 말한다.

② 질량 : 어떤 물체의 관성에 대한 측정으로 그 물체의 특성과 이완에 의한 양적인 측정이다.

③ 시간 : 어떠한 물체의 흐름에 대한 기술이며, 어떤 시각에서 어떤 시각까지의 사이를 말한다.

④ 힘 : 하나의 물체가 다른 물체에 작용하거나 밀거나 당기는 것을 말하며, 몸에 갖추고 있으면서 스스로 움직이거나 다른 물건을 움직이게 하는 근육작용을 한다.

⑤ 모멘트 : 어떠한 물체에 회전, 굽힘 또는 뒤틀림 등의 힘(torque : 토크)이 가해졌을 때 그 힘에 대한 정량적 기술, 즉 어떤 물리량을 어떤 정점 또는 축에서 그 물리량이 있는 곳까지의 거리의 거듭제곱으로 곱한 양이다.

⑥ 속도 : 단위시간 동안 물체의 변위가 변한 정도이다.

⑦ 가속도 : 단위시간 동안 물체의 속도가 변한 정도, 일의 진행에 따라 점점 더해지는 정도이다.

⑧ 속력 : 속도의 크기이다.

6. 뉴턴의 법칙

(1) 뉴턴의 운동 제1법칙(관성의 법칙)

외부에서 힘이 작용하지 않으면 물체의 운동상태는 변하지 않는다. 정지해 있는 물체는 그대로 정지해 있고, 움직이던 물체는 일정한 속도로 움직이게 된다. 즉, 운동하고 있는 물체는 영원히 등속도 직선운동을 한다.

우리가 생활하는 세상은 마찰과 중력에 의한 힘이 존재하여 움직이는 물체가 멈추거나 떨어지게 된다. 그러나 무중력, 무마찰 상태라면 물체는 일정한 속도로 움직인다.

(2) 뉴턴의 운동 제2법칙(가속도의 법칙)

정지해 있는 물체의 운동을 변화시키는 원인을 힘이라 부른다. 따라서 속도의 변화를 나타내는 가속도는 힘에 비례하게 된다. 가속도란 시간에 대한 속도변화의 비율을 말한다.

비례상수는 물체마다 다른데 같은 힘을 받더라도 질량이 클수록 변화가 적을 것이므로 가속도가 작을 것이고 따라서 같은 가속도를 만들어 내기 위해서는 질량이 클수록 더 큰 힘을 가해야 한다.

(3) 뉴턴의 운동 제3법칙(작용반작용의 법칙)

서로 다른 두 물체 사이의 힘에 관한 법칙으로 힘은 단독으로 존재하지 않는다. 사람은 줄이 끊어진 엘리베이터 안에서 바닥에 누울 수 있을까 하는 의문이 생긴다. 엘리베이터 바닥이 사람과 함께 내려가므로 바닥이 사람을 받쳐줄 수 없기 때문에 사람은 바닥에 힘을 작용할 수 없다. 엘리베이터가 힘을 버틸 수 있는 조건을 가진 경우만 힘을 줄 수 있다. 이때도 물체 1이 물체 2에 주는 힘보다 더 적거나 큰 힘을, 물체 2가 물체 1에 미칠 수 없다. 물체 1이 물체 2에 주는 작용과 물체 2가 물체 1에 주는 반작용은 크기가 같고 방향이 반대이다.

7. 스칼라와 벡터

(1) 스칼라

일정한 단위가 정해지면 그 크기만으로 나타낼 수 있는 양을 스칼라(scalar)라고 한다. 거리, 질량, 속력, 온도, 시간, 일, 에너지, 일률 등이 있다. 즉, 스칼라는 크기만을 나타내는 양이며 방향은 없다.

(2) 벡 터

크기만을 갖는 양을 스칼라라고 하고 크기와 방향을 갖는 양을 벡터(vector)라고 한다.

① 점 A에서 점 B로 이동하는 방향이 주어진 선분을 유향선분이라 하고, A를 시점, B를 종점이라 한다.

② 이 유향선분 AB에 있어서 그 위치를 무시하고 그 크기와 방향에만 주목할 때 이와 같은 양을 벡터라고 한다.

③ 특별히 구별할 필요가 있을 때는 평면 위의 벡터를 평면 벡터라 하고, 공간 위의 벡터를 공간 벡터라 한다.

④ 벡터의 크기는 유향선분 AB의 길이이다. 특히, 크기가 1인 벡터를 단위 벡터라 한다.

㉠ 변위(displacement : 디스플레이스먼트), 속도(velocity : 벨로시티), 가속도(acceleration : 액셀러레이션), 힘(force : 포스), 모멘트(moment : 모멘트) 등이 있다.

제3장

8. 벡터에 대한 기본이론

(1) 벡터의 표시

벡터가 있을 때 ui, uj, uk를 각 방향에 대한 단위 벡터라고 하면, 그림 3-6과 같은 벡터 1u는 식 (3-1)과 같이 표현할 수 있다.

$$\begin{aligned} u &= (x_2 - x_1)i + (y_2 - y_1)j + (z_2 - z_1)k \\ &= u_x i + u_y j + u_z k \end{aligned} \tag{3-1}$$

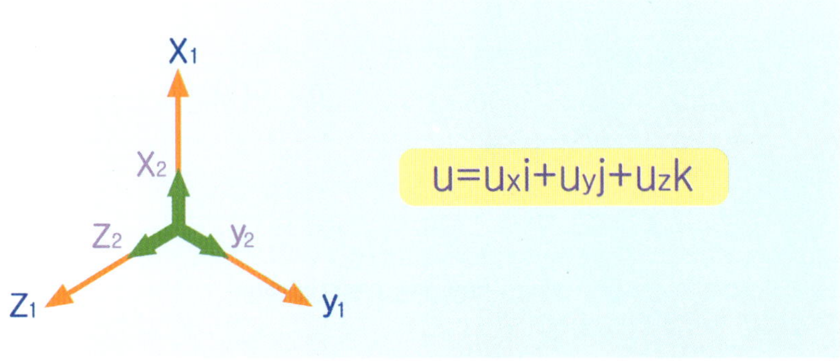

그림 3-6 • 벡터의 표현

그리고 벡터 u의 크기 $|u|$는 식 (3-2)와 같이

$$|\mathrm{u}| = \sqrt{u_x^2 + u_y^2 + u_z^2} \qquad (3\text{-}2)$$

와 같이 표현할 수 있다. 만일 $u = 0$이면 $u_x = u_y = u_z = 0$ 벡터가 된다.

(2) 벡터의 합

벡터 AB와 벡터 BC를 더하면 결과는 벡터 AC와 같이 된다. 즉, 벡터의 합은 시작점에서 최종 이동점까지의 직선거리가 그림 3-7에서와 같이 된다.

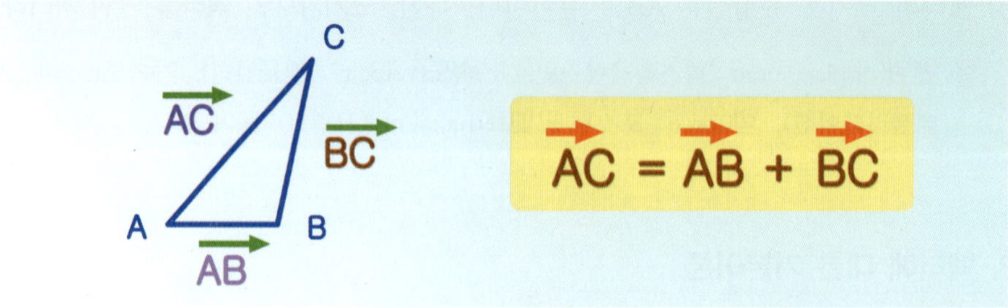

그림 3-7 • 벡터의 덧셈

(3) 벡터의 뺄셈

벡터의 뺄셈은 크기가 같고 방향이 반대인 벡터를 더해 준 것과 같은 값이 그림 3-8과 같이 된다.

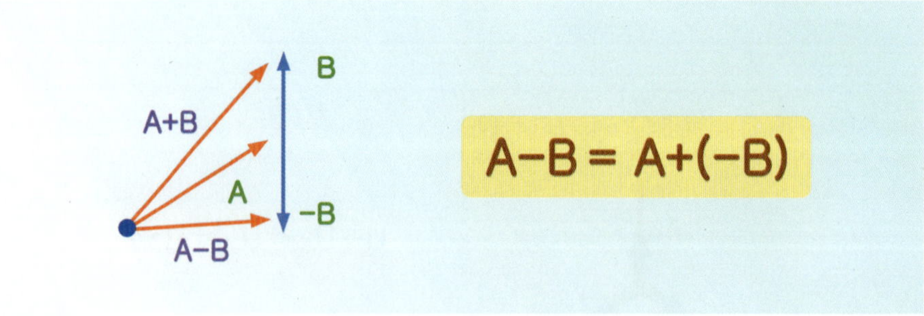

그림 3-8 • 벡터의 뺄셈

(4) 동일한 벡터

두 벡터의 방향과 크기가 동일할 때 두 벡터가 같다고 한다. 크기가 같아도 방향이 틀리면 두 벡터는 같지 않다.

(5) 0벡터

크기와 방향을 가지고 있지 않은 벡터를 0벡터라 한다.

그리고 0벡터가 되는 조건은 무게 중심으로부터 시작되어 물체의 각 부분까지 가는 벡터에 그 부분의 질량을 곱한 것을 모두 합하면 0벡터가 되어야 한다.

(6) 벡터의 곱

두 벡터에 수직하면서 두 벡터가 이루는 평행사변형의 넓이를 그 크기로 하는 벡터를 얻는 연산이다. 즉, 단위벡터 $|\vec{a}|$에 스칼라량 k를 곱하면 크기가 방향은 같고 크기가 $k|\vec{a}|$인 벡터가 생성된다.

벡터 u와 벡터 x에 대한 벡터 곱은 식 (3-3)과 같이 구할 수 있다.

$$w = u \times v = |u||v|\sin\theta \qquad (0 \le \theta \le \pi) \tag{3-3}$$

여기서 1w는 벡터 1u, 벡터 1v와 모두 수직인 벡터의 성분이다.

만약 벡터 1u의 성분이 (u_x, u_y, u_z), 벡터 1v의 성분이 (v_x, v_y, v_z)라면 두 벡터의 벡터곱의 결과는 식 (3-4)와 같다.

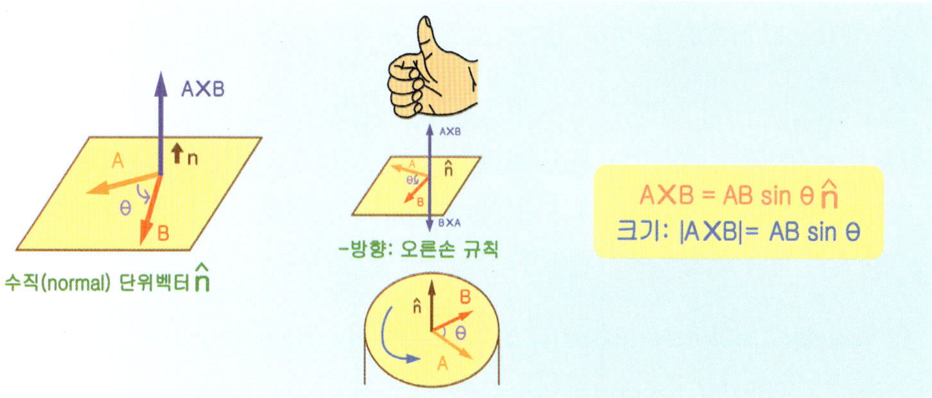

그림 3-9 • 벡터의 곱셈

$$\begin{aligned} &\text{If } u = u_x i + u_y j + u_z k, \quad v = v_x i + v_y j + v_z k \\ &u \times v = (u_x i + u_y j + u_z k) \times (v_x i + v_y j + v_z k) \\ &\qquad = (u_y v_z - u_z v_y)i + (u_z v_x - u_x v_z)j + (u_x v_y - u_y v_x)k \end{aligned} \tag{3-4}$$

제 3 장

(7) 벡터의 크기

벡터 A의 크기는 |A|로 표기하고, $|A| = \sqrt{A^2x + A^2y + A^2z}$ 로 정의된다. 이는 피타고라스 정리로부터 유도할 수 있다.

$|\overrightarrow{AB}|$를 벡터의 크기라 표현한다.

(8) 스칼라 곱

두 벡터의 단위좌표 벡터에 관한 성분끼리의 곱의 합이다. 그리고 스칼라의 곱은 식 (3-5)와 같이 나타낼 수 있다.

$$\begin{aligned} u \cdot v &= |u||v|\cos\theta \quad (0 \le \theta \le \pi) \\ &= (\text{magnitude of } u)(\text{component of } v \text{ along } u) \end{aligned} \tag{3-5}$$

스칼라 곱의 결과는 스칼라 양으로 나타난다.

만일 벡터 u의 구성요소가 (u_x, u_y, u_z)이고 벡터 v의 구성요소가(v_x, v_y, v_z)라면 $u \cdot v = u_1v_1 + u_2v_2 + u_3v_3$가 된다.

(9) 힘의 성질과 벡터량

정지하고 있는 물체를 움직이고, 움직이고 있는 물체의 속도나 운동방향을 바꾸거나 물체의 형태를 변형시키는 작용을 하는 물리량이다.

일상생활에서는 막연히 여러 능력을 포함하여 사용하지만, 물리학에서는 작용이 일어나는 원인이나 나타나는 방식에 따라 전기력 · 중력 · 핵력 · 구심력 등으로 나눈다. 전력이나 동력 및 그 단위인 마력 등과 같이 일률을 의미하는 것, 원자력 등의 에너지를 가리키는 것 등, 원래 힘과 직접적으로 관계가 없는 것에도 힘이라는 말을 사용한다.

① 스칼라량 : 크기만으로 정해지고 방향을 갖지 않는 양(시간, 길이, 질량, 온도, 속력, 일, 에너지 등)이다.

② 벡터량 : 변위나 속도와 같이 크기뿐만 아니라 그 방향도 포함해서 생각하는 (변위, 속도, 가속도, 힘, 운동량, 충격량, 전기장 세기, 자기장 크기 등) 양이다.

FQ와 FP 사이의 3차원 공간에서 크기와 길이, 방향을 동시에 갖는 물리량으로 물체의 운동량과 물체의 회전축 사이(FR)의 거리를 곱한 값이며 식 (3-6)과 식 (3-7)로 나타낸다.

$$\underline{F}_R = \underline{F}_Q + \underline{F}_P \tag{3-6}$$

$$\underline{F}_R = \sqrt{\underline{F}^2_Q} + \sqrt{\underline{F}^2_P} \qquad (3\text{-}7)$$

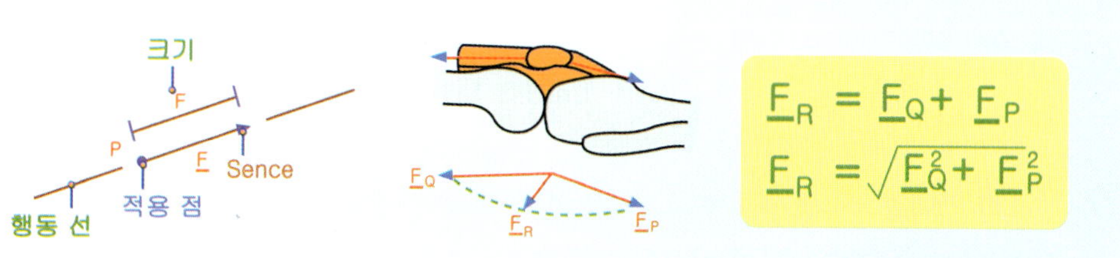

(a) 힘에 대한 벡터의 도식 (b) 힘의 결과 (c) 관계식

그림 3-10 • 힘의 성질과 벡터량

02 | 응력과 변형률

1. 응 력

응력(stress : 스트레스)이란 물체가 외부로부터 힘이 작용할 때 그 반작용으로서 물체 내에 생기는 분포내력, 변형력이라 한다. 또, 물리학이나 공학에서 외부에서 가해진 힘, 불균일 가열 또는 영구변형의 결과로 발생하는 단위면적당 힘을 뜻한다.

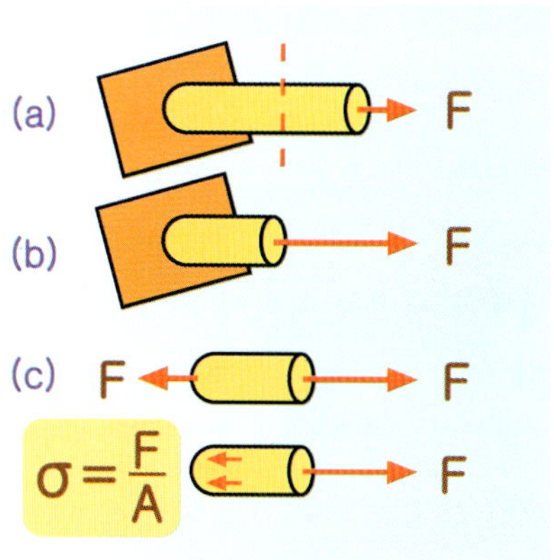

그림 3-11 • 수직응력

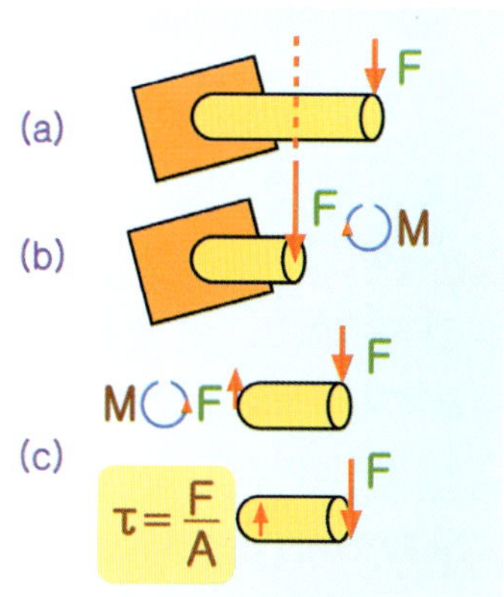

그림 3-12 • 수평응력

① 응력은 탄성 · 소성 · 유동성 거동의 정확한 기술과 예측을 가능하게 하며 응력에는 많은 종류가 있다. 그림 3-11과 같이 재료의 단면에 대해 수직인 힘에 의해 발생하는 수직응력(睡直應力)에 반해, 그림 3-12와 같은 수평응력(水平應力)은 단면과 평행인 힘에 의해 발생하며 그 면에 존재한다. 1[m^2]의 단면을 가지는 막대를 1[N](뉴턴)의 힘으로 잡아당기면 수직응력은 1[N]을 1[m^2]로 나눈 값, 즉 1Pa[파스칼]이 된다.

② 인장에 의해 생기는 특정의 수직응력을 인장응력(引張應力)이라 하고, 이와 반대의 경우, 즉 압축할 때 생기는 수직응력을 받는 유체에 잠긴 재료의 경우에서처럼 재료의 모든 표면에 수직한 힘이 작용하는 경우, 이 수직응력을 유체정압 또는 단순히 압력이라 한다.

㉮ 바위를 고밀도로 압축하는 지표면하의 수직응력을 정암압(精巖壓)이라 한다.

③ 고체 내에서 전단응력은 나사를 죌 때처럼 종축을 중심으로 금속막대를 비트는 것과 같은 작용에 의해 발생한다. 유체 내에서 전단응력은 파이프를 통해 액체나 기체가 통과할 때, 윤활유 위로 금속표면이 미끄러질 때, 대기를 비행기가 통과할 때 생기는 작용에 의해 발생한다.

㉮ 실제 유체에 가해진 전단응력은 작지만, 펼쳐지는 1벌의 카드 중의 각각의 카드처럼 서로 다른 속도로 서로 미끄러지는 유체의 층과 같이 지속적인 변형이나 유동을 가져온다.

④ 탄성고체 내의 응력에 대한 반응은 가해진 힘이 없어지면 원형으로 되돌아가게 한다. 항복응력(降伏應力)은 고체가 탄성거동에서 소성거동으로 바뀌는 것을 나타내는 것으로 하중 또는 외부 힘의 현저한 증가 없이 고체가 영구변형 또는 소성유동을 하기 위해 필요한 최소의 응력이다.

㉮ 지구는 지진파가 전파되는 경로에서 지진에 의해 생기는 응력에 대한 탄성적인 반응으로 보여주는 반면, 지표면 하에서는 엄청난 정암압에 의해 소성변형이 진행된다.

⑤ 응력은 작용하는 하중의 종류에 따라 전단응력 · 인장응력(장력이라고도 함) · 압축응력으로 나눈다.

㉠ 전단응력이란 가해진 응력에 대해 평행한 평면을 따라서 미끄러지는 정도에 의해 물질에 변형을 일으키는 힘을 말한다.

㉡ 인장응력(장력)은 잡아당기는 힘에 의해 부재의 단면에 발생되는 저항력을 말한다. 식 (3-8) 이전과 같이 표현할 수 있다.

$$\text{응력} = \frac{\text{하중}}{\text{단면적} } \tag{3-8}$$

㉢ 압축응력이란 재료가 압축력을 받았을 때 그 단면에 대해서 수직방향으로 생기는 응력을 말한다.

㉣ 왜곡응력이란 미끄러지는 힘에 대응하는 응력이다.

인장응력과 압축응력은 단면에 수직인 응력(법선성분)으로 수직응력 또는 법선응력이라고도 하고 전단응력은 단면에 평행인 응력(접선성분)으로 접선응력이라고 한다.

⑥ 응력의 세기는 일반적으로 단위면적당의 힘으로 나타낸다.

㉠ 외력을 P, 단면적을 A, 응력을 σ라 하며 식 (3-9)와 같다.

$$\sigma = \frac{P}{A} = \frac{\text{외력}}{\text{단면적}} [\text{kgf/cm}^2] \qquad (3\text{-}9)$$

또는 [kgf/mm^2]이 많이 쓰이고, 영국 · 미국 등 야드 · 파운드법을 사용하는 나라에서는 [psi(1b/in^2)]가 사용된다.

㉡ 국제단위계(SI)에서는 [N/m^2] 또는 파스칼[(Pa=N/m^2)]을 사용하며 일반적으로 물체 내의 동일점에서의 응력이라도 면의 방향에 따라 그 종류나 세기가 다르다.

㉢ 수직응력의 경우 물체가 압축되는 방향으로 힘이 작용할 때 응력의 크기는 (−)가 되고, 물체가 인장되는 방향으로 힘이 작용할 때 응력의 크기는 (+)가 된다.

⑦ 응력 방정식

주응력에 대해 방향이 알려진 평면에 작용하는 수직응력과 전단응력을 계산하는 방정식 식 (3-10)과 같이 나타낸다.

$$\delta = \left(\frac{\delta_1 + \delta_2}{2}\right) - \left(\frac{\delta_1 - \delta_2}{2}\right)\cos 2\theta, \quad \tau = \left(\frac{\delta_1 + \delta_2}{2}\right)\sin 2\theta \qquad (3\text{-}10)$$

2. 변형률

어떠한 물체에 인장력이나 압축력을 가하면 물체는 늘어나거나 줄어들고 또 수평방향으로 힘을 가하면 모양이 변하는 것을 변형(deformation : 디포메이션)이라고 한다.

변형률은 길이의 차원을 가진 두 양을 서로 나누어 계산되기에 무차원의 양이므로 기본단위가 없다. 대부분의 경우에는 변위, 즉 변형률은 매우 작은 양이기 때문에 측정시의 정밀도가 매우 중요하다. 그래서 측정할 때 사용한 단위([cm/cm], [mm/mm])를 변형률 옆에 표시하는 게 일반적이다.

① 응력과 함께 중요한 변수로서 힘을 가했을 때 늘어나거나 줄어든 길이 또는 각도의 변화율을 변형률(strain : 스트레인)이라 한다. 즉, 물체에 외력이 작용하면 변위가 일어나는데, 변위를 원래의 크기로 나누어준 것이다.

② 변형률에는 수직변형률과 전단변형률이 있으며 수직변형률은 변위를 원래의 길이로 나누어준 것이다.

그림 3-13과 같이 원래의 길이를 l_0, 늘어난 길이를 Δl이라고 하면, 변형률 ε은 식 (3-11)이 된다. 압축하는 경우 변형률은 (−), 인장하는 경우 변형률은 (+)이다.

$$\varepsilon = \frac{\Delta l}{l_0} \tag{3-11}$$

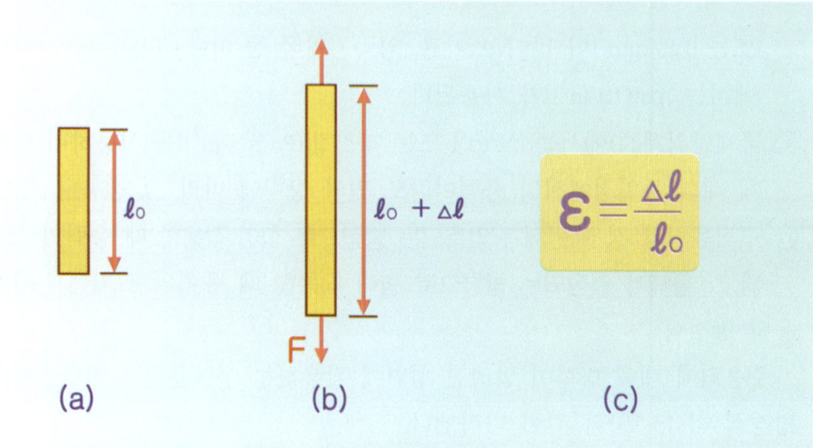

그림 3-13 • 수직변형률

③ 반면에 전단응력이 작용할 때는 변화한 각도가 그 변형률이 된다. 그림 3-14에서와 같이 전단응력이 가해지면 물체가 찌그러지게 되고 그러면 그 변형률은 d/l이 된다. 이 값은 $\tan\gamma$ 와 같은데, γ 의 값이 아주 작을 때에는 $\tan\gamma$와 γ의 값이 거의 같으므로 전단변형률은 식 (3-12)와 같이 된다.

$$\gamma = \frac{d}{l} \tag{3-12}$$

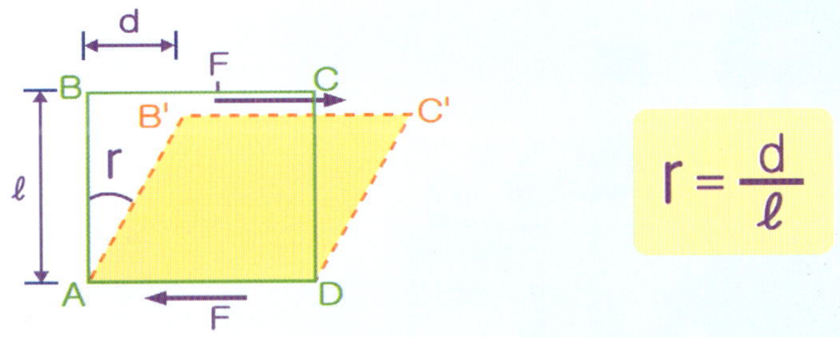

그림 3-14 • 전단변형률

3. 응력-변형률 곡선

물체에 압축성, 신장성, 전단력, 인장력을 가했을 때의 물체가 변화하는 모양을 그림 3-15에 나타내었다.

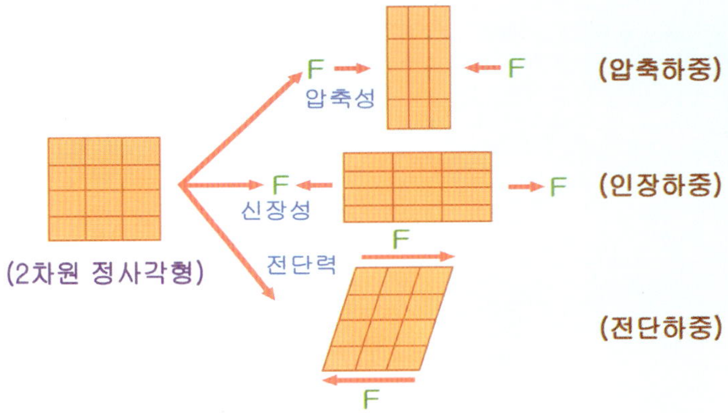

그림 3-15 • 물체에 압축, 인장, 전단응력이 가해질 경우의 변화

인장시험을 할 때에는 대부분 재료의 시험분석에 쓰기 위하여 골라낸 광석이나 광물의 조각을 일정한 속도로 잡아당겨서 변형량을 증가시켜 응력을 측정하는데 하중 변형곡선을 얻을 수 있다. 응력-변형률 곡선(stress-strain curve : 스트레스 스트레인 커브)은 하중 변형곡선으로부터 구하여 인장시험의 결과를 나타낸다. 그림 3-16은 인장, 압축 등을 가하여 실험할 수 있는 시험기이다.

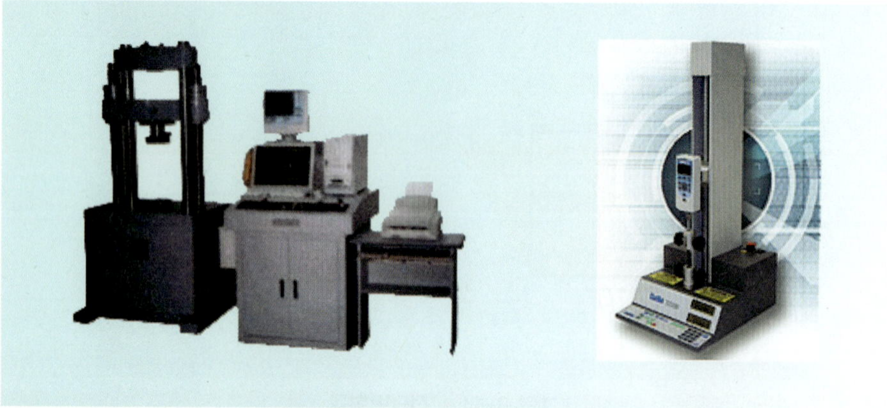

그림 3-16 • 인장, 압축 시험기

그림 3-17은 인장력을 가했을 때 일어나는 응력-변형률 곡선을 나타낸 것이며, 각 점(p, e, y, u, r)의 설명을 하였다.

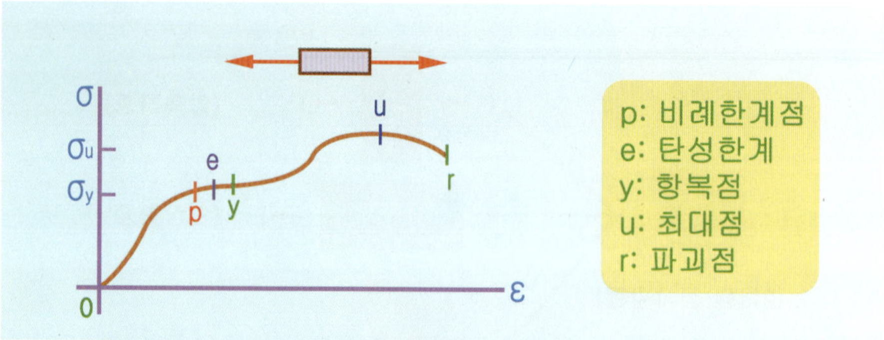

그림 3-17 • 응력-변형률 곡선

① p점(비례한계점) : 응력과 변형률이 비례하는 범위에서의 최대응력이다.

② e점(탄성한계) : 물체에 가했던 힘을 제거하면 복원하려는 성질을 탄성이라 하는데, 탄성한계 범위 안에서만 물체는 탄성의 특성을 갖는다. 탄성한계를 초과하면 물체에 가한 힘을 제거해도 원래대로 복원하지 않는다.

③ y점(항복점) : 응력이 증가하지 않아도 변형률이 급격히 변하는 점을 항복점이라 하고, 그때의 응력 σ_Y를 항복응력이라 한다.

④ u점(최대점) : 변형률이 급격히 변하는 점의 한계로서 최대점의 응력을 최대 응력이라 하며 최대점 이후에는 네킹이 일어나서 가해지는 응력은 점차 줄어든다.

⑤ r점(파괴점) : 물체의 파단(파괴)이 일어나는 점이다.

4. 완전탄성 변형

(1) 수직방향에서의 완전탄성 변형

완전탄성체 또는 비례한계 내에서의 물체에 대한 응력-변형률 곡선을 그림 3-18에 나타내었다. 탄성한계 내에서는 물체에 가한 힘을 없애면 물체는 본래의 모습으로 돌아온다.

이때, 응력-변형률 곡선의 기울기를 탄성계수 혹은 영의 계수라고 하며 식 (3-13)과 같이 나타낼 수 있다.

$$E = \frac{\sigma}{\varepsilon} \quad \text{또는} \quad \sigma = E\varepsilon \tag{3-13}$$

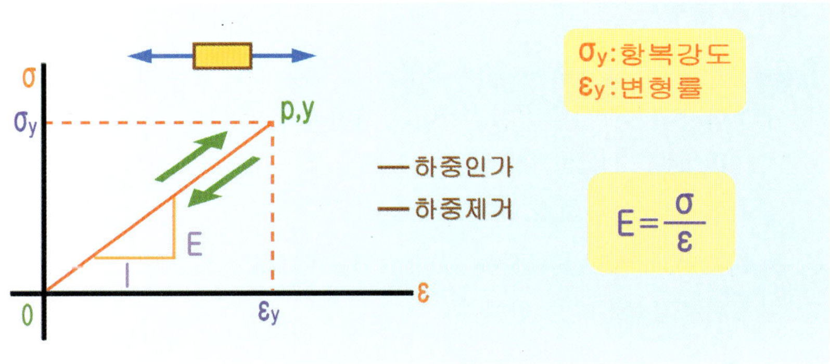

그림 3-18 • 응력-변형률 곡선의 완전탄성 변형 구간

(2) 수평방향에서의 완전탄성 변형

전단응력이 가해질 때 전단응력과 전단변형률과의 관계를 그림 3-19에 나타내었다. 수직방향에서와 마찬가지로, 완전탄성 범위 내에서 가해준 응력을 제거하면 본래대로 복원된다. 탄성계수와 마찬가지로 전단응력과 전단변형률의 관계를 전단계수 G라 하며, 식 (3-14)와 같이 나타낸다.

$$G = \frac{\tau}{r} \quad \therefore\ r = G\tau \tag{3-14}$$

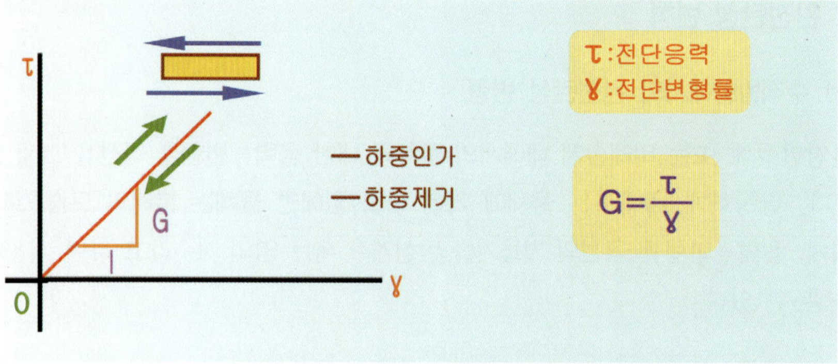

그림 3-19 • 전단응력-전단변형률 곡선의 완전탄성 변형

(3) 후크의 법칙

용수철을 당기면 그림 3-20과 같이 변형이 생기고, 손을 놓으면 처음 상태로 되돌아가므로 변형이 없어진다. 이와 같이 용수철이나 강철판 등과 같은 물체는 힘을 받아 변형되었을 때에는 본래의 상태로 되돌아가려는 성질이 있는데, 이러한 물체의 성질을 탄성이라 하고, 이때 되돌아가려고 하는 힘을 탄성력이라 한다.

모든 물체는 어느 정도의 탄성을 지니고 있으며, 특히 용수철, 고무줄, 강철 등과 같이 탄성이 큰 물체를 탄성체라고 한다.

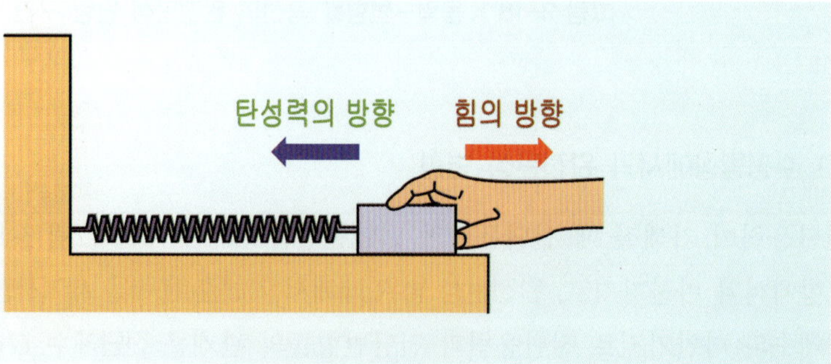

그림 3-20 • 탄성력

① 후크의 법칙(Hook's law : 후크스 로우)이란 용수철(물체)에서 힘과 변형률의 관계를 나타낸 법칙으로 탄성한계 내에서는 원래의 상태대로 복원하는 완전탄성체의 특성을 보여준다. 그림 3-21과 같이 고체의 일그러짐과 변형력(응력)은 일그러짐이 작은 때는 거의 비례관계에 있다.

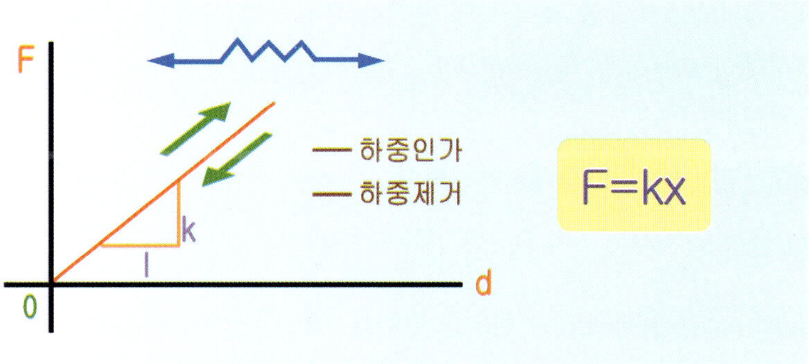

그림 3-21 • 후크의 법칙

② 후크의 법칙은 $F=kx$가 된다. 스프링의 탄성계수를 k라 하면, 여기서 F는 힘, k는 용수철(물질)의 탄성계수, x는 늘어난 길이이다. 즉, 힘을 가한 만큼 변형이 비례하여 일어나는 것이다. 이때 용수철에 저장된 에너지는 식 (3-15)와 같이 된다.

$$E_K = \frac{1}{2}kd^2 \tag{3-15}$$

5. 소성변형

y점 이상에서는 가했던 응력을 제거해도 물체는 원래대로 복원하지 않는다(그림 3-22). 이렇게 탄성한계를 벗어나 물체의 변형이 원래대로 복원하지 않고 변화된 상태를 유지하는 경우를 소성변형(plastic deformation : 플라스틱 디포메이션)이라 한다.

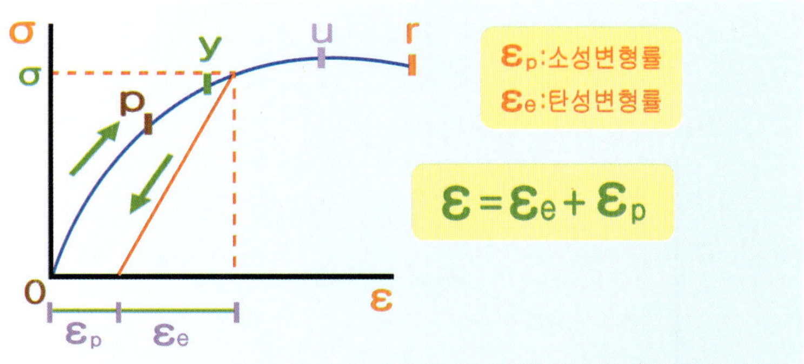

그림 3-22 • 응력변형률 곡선

금속재료의 가공에서 절삭하는 일 없이 누르거나 두들겨서 목적하는 형태로 만드는 소성가공은 고체의 소성변형 성질을 이용한 것이다.

탄성변형률 ε_e는 하중을 제거할 때 완전히 회복 가능하며, 소성변형률 ε_p는 변형이 영구적인 것이다.

6. 응력-변형률 곡선과 물체의 특성

(1) 강 도

강도(stiffness)란 물체의 강한 정도를 말한다. 즉, 물체에 힘이 들어갔을 경우에 그 물체가 파괴되기까지의 변형저항을 말한다. 두 물체의 탄성계수는 물체 1이 물체 2보다 크다(그림 3-23). 이럴 때 물체 1이 물체 2보다 강도(stiffness : 스티프니스)가 높다고 한다.

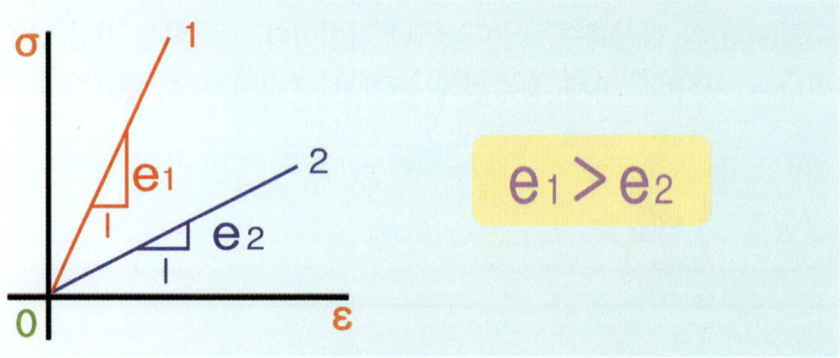

그림 3-23 • 탄성계수의 비교

(2) 연 성

연성(ductile)이란 늘임성으로 인장시험시 재료가 파괴됨이 없이 영구변형이 될 수 있는 정도이다. 물체 1은 물체 2보다 파단이 일어난다(그림 3-24). 이러한 경우 물체 2가 물체 1보다 연성(ductile : 덕타일)이 좋다고 한다.

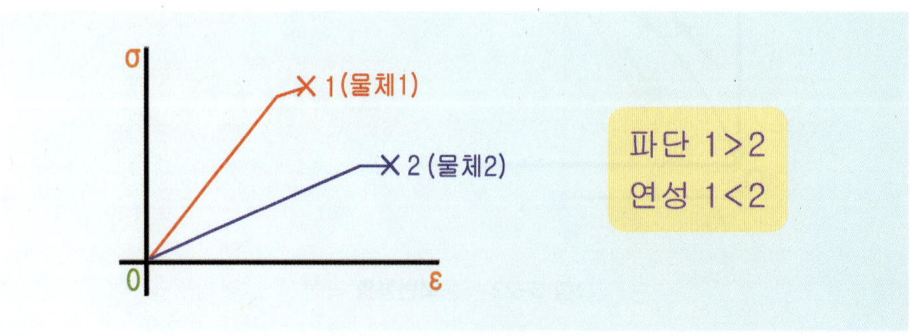

그림 3-24 • 연성의 비교

(3) 경 도

경도(toughness)는 물체가 다른 물체에 의해서 변형당하려고 할 때 나타내는 저항의 대소를 표시하는 척도이다. 물체 1은 물체 2보다 소성변형의 범위가 작다(그림 3-25). 이때 물체 1은 물체 2보다 경도(Toughness : 터프니스)가 높다고 한다. 더 쉬운 판별방법으로는 응력-변형률 곡선의 아래 부분의 넓이가 넓은 물체가 경도가 높은 것이다.

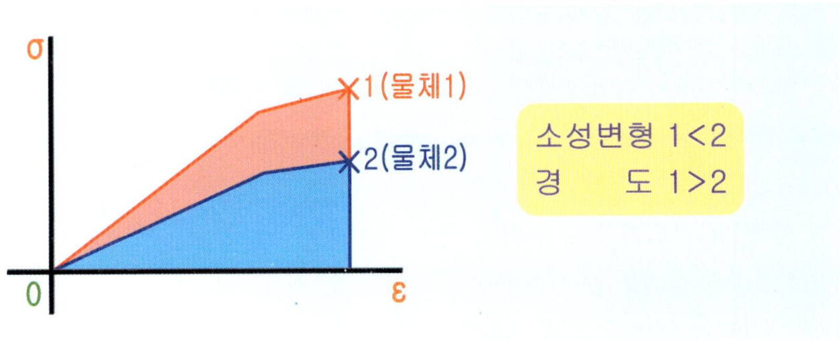

그림 3-25 • 경도의 비교

7. 생체역학의 물리적 성질

(1) 탄성계수

탄성계수(elastic modulus : 일래스틱 모듈러스=Young's modulus : 영스 모듈러스)란 재료가 탄성적으로 거동하고 응력과 변형률 사이에 선형관계를 가지는 영역에서 응력과 변형률 선도의 기울기를 나타내며 비례한계 이내에서의 응력은 항상 그에 따른 변형이 비례적으로 발생하는데 그 비례값을 말한다. 이는 응력의 변형에 대한 응력의 비율이 물질의 원자간 인력에 관계한다. 즉, 어떤 주어진 응력에 대한 변형이 적게 일어날수록 탄성계수의 값은 식 (3-16)과 같이 커진다.

$$\text{탄성계수}(E) = \frac{\text{응력}}{\text{변형}} = \frac{\text{힘}(F)/\text{면적}(A)}{\text{증가된길이}(E)/\text{길이}(L)} = \frac{F\times L}{E\times A} \qquad (3\text{-}16)$$

$$\text{단위} = \frac{\text{힘}}{\text{단위면적}}$$

(2) 항복강도

항복강도(yield strength : 일드 스트렝스)란 물체에 가해진 하중이 재료의 탄성변형 구간 이

내에 있어 하중이 제거될 경우 **원상태로 복구되는 한계응력**이다.

(3) 잔류응력

잔류응력(residual stress : 리지주얼 스트레스)이란 물체에 탄성한계 이내의 힘이 가해져 응력이 발생한 다음에 힘을 제거하면 원형으로 되돌아가더라도, 물체를 구성하는 원자들은 일단 변형이 되었다가 완전하게 본래의 위치로 되돌아가지 않기 때문에 **물체 내에 계속 남아 있게 되는 응력**을 말한다.

① **잔류응력이 계속 쌓이게 되면 변형이 일어날 수 있는 범위가 축소되어 최종적으로 파괴**된다. 가공의 과정에 있어서 물체 내부에 불균등한 소성변형을 주면 발생하고 재료의 피로강도를 높이는 등의 유리한 면도 있지만, 역으로 자연발생적인 균열을 일으키는 원인이 되기도 하므로 주의를 해야 한다.

② 잔류응력은 응력을 없애고 충분히 확산할 수 있을 정도의 온도로 가열한 다음에 서서히 냉각하는 처리작업, 즉 재료를 평형상태도에 나타난 그대로의 안정상태를 만들기 위한 처리에 의해서 제거될 수 있다.

(4) 복 원

비례한계(또는 탄성한계)는 원자를 서로 분리하는 데 필요한 최대의 응력이며 그 한계 이내에 하중을 제거하면 원래의 원자들이 제자리의 위치로 되돌아간다. 인장변형은 원자 간의 상호인력에 의해서 서로의 위치적 관계를 설립할 수 있는 **원자 간의 최대 거리**이다. **외부의 힘을 제거하면 원자 간의 거리가 회복되며, 원자 간 거리가 증가할수록 원자 간의 에너지도 증가**한다. 비례한계 이내에서 응력이 작용할 때의 구조가 흡수하는 에너지 양(P : 비례한계, ε : 최대 탄력, E : 탄성계수)이다.

어떤 물체에 응력이 0에서부터 P까지 계속적으로 작용된다면 식 (3-17)이 된다.

$$\text{응력} = \frac{0+P}{2} = \frac{P}{2} \tag{3-17}$$

단위부피가 한 '일'의 양, 즉 식 (3-18)이 된다.

$$\text{복원계수}(R) = \frac{P}{2} \times \varepsilon = \frac{P}{2} \times \frac{E}{2} = \frac{P^2}{2E} \tag{3-18}$$

복원(resilience : 리질리언스)계수는 **비례계수 이내에서 탄성계수에 반비례하고, 주어진 탄성**

계수 내에서는 비례계수에 이를 때까지의 일이 양에 비례한다.

㉮ 인공혈관의 재질은 혈류로부터 지속적으로 박도성(pulsative : 펄서티브) 응력을 받는다. 높은 탄성계수를 가진 재료가 필요하고, 높은 복원계수가 필요하다. 높은 복원계수를 가지려면 높은 비례계수를 가진 재료가 필요하다.

(5) 충격력

충격력(impact [or impulse] force : 임팩트[오어 임펄스] 포스)이란 타격을 받거나 충돌했을 때 물체 간에 생기는 접촉력은 식 (3-19)가 된다.

$$\text{충격량} = \text{힘}(F) \times \text{시간}(t)^2 \tag{3-19}$$

충격량은 그 힘을 받는 물체의 운동량의 변화와 같다. 충격을 받은 물체의 변형이 오지 않으려면 가해진 힘을 흡수하여야만 한다. 충격에 대해 탄성적으로 견딜 수 있는 정도는 물체의 탄력계수에 정비례한다. 연구변형 없이 충격에 견딜 수 있는 재료의 단위부피당 능력, 내충격능은 재료의 탄력계수에 정비례는 식 (3-20)이 된다.

$$\text{내충격능} = KVR = \frac{kvp^2}{2E} \tag{3-20}$$

R : 탄력계수, V : 부피, K : 비례상수이다.

※ 비례상수 K : 함수 X, Y 사이에의 비례관계가 성립할 때의 관계상수이다.

(6) 영구변형

영구변형(permanent deformation : 퍼머넌트 디포메이션)은 탄성체에 일어나는 회복되지 않는 변형을 말한다. 한 물체에 하중을 가하면 변형되는데, 어느 정도까지의 하중을 가한 후 그것을 제거하면 그 물체는 원래의 치수를 다시 회복하게 된다. 변형이 탄성한계를 초과하게 되면 힘을 제거하더라도 영구변형이 남아 있게 된다. 힘이 오랜 시간 작용한 경우에도 변형의 일부가 남는다.

응력과 변형이 정비례적이지 못하며 p를 넘는 응력을 가한 다음, 응력을 제거하여 '0'이 되더라도 변형은 '0'이 되지 못한다.

영구변형한계 = 탄성변형한계 = 탄성한계

제 3 장

(7) 충격강도

충격강도(impact strength : 임팩트 스트렝스)란 **어떤 물체가 충격을 받아서 파괴되는 데 필요한 에너지**를 말한다.

(8) 전 성

전성(malleability : 맬리어빌러티)은 **물체에 힘을 받더라도 물체가 파괴되지 않고 얇게 펴지는 성질**을 말한다. 일반적으로 온도가 상승하면 연성은 증가하지만 전성은 감소한다. **연성과 전성은 소성변형을 일으킬 수 있는 정도를 표시**하는 중요한 기계적 성질이다.

(9) 점 성

점성(viscosity : 비스코서티)은 **유체가 운동할 때에 내부에 마찰이 생기는 성질이다. 액체뿐만 아니라 적지만 기체에도 있는데 이것은 유체 특유의 성질**이다.

① 기체가 들어 있는 **두 부위를 약한 압축하면 변형하지만 누르는 힘을 제거하면 원상태로 돌아오는 성질**이 있으면 운동하는 액체나 기체 내부에 나타나는 마찰력이므로 내부마찰이라고도 한다. 이 마찰력은 유체 각 부분이 서로 다른 속도로 운동할 경우에 그 속도가 균일하게 되도록 작용하는 힘으로 나타난다.

㉠ 물분자가 상대적인 운동을 할 때 분자 간 또는 물분자와 고체경계면에서 사이에 마찰력을 유발시키는 물의 성질을 말하며, 이것은 물분자 간의 응집력 및 물분자와 다른 분자 간의 점착력 등 상호작용에 의하여 나타난다.

② 물 내부에 상대운동이 있으면 점성 때문에 경계면에서 운동에 저항하는 내부마찰이 작용하여 상대운동은 차차 감소한다. 이처럼 **유체의 점성 때문에 나타나는 힘을 점성력**이라 한다.

③ 기름 등 액체는 일반적으로 기체보다 점성이 크고, 액체의 점성은 온도가 높아지면 줄지만 반대로 기체는 증가한다. 빠른 부분에 있는 유체 분자가 열운동에 의해서 느린 부분으로 이동할 때 운동량이 운반되어 그 부분이 가속화되고, 반대로 느린 부분에서 빠른 부위로 이동되면 그 부분의 속도가 줄어든다.

(10) 점성도

점성도(coefficient of viscosity : 코어피션트 오브 비스코서티)는 **점도**라고도 하며, **유체에 외력의 작용으로 인하여 흐름이 발생할 때 유체 내부의 마찰로 인하여 흐름에 대한 내부저항**을 말한다. 평행한 두 평판 사이에 유체가 채워져 있을 때 한쪽 평판을 이동시킨다면 유체의 종류에 따라 평판을 움직이는 데 필요한 힘의 크기가 달라진다. 즉, **점성이 큰 유체일수록**

더 큰 힘이 필요하게 된다. 유체의 점성 정도를 나타내는 중요한 값이다.

흐름방향 X축에 직각인 Y축 방향에서 유속 V에 변화가 있을 때 X축에 평행인 면 안에 유체의 속도기울기에 비례하는 변형력은 식 (3-21)과 같이 작용한다.

$$X = \frac{\eta \partial v}{\partial y} \quad (3\text{-}21)$$

비례상수 η가 점성도이다.

단위는 [kg/m · s] 또는[pa · s]로 표시한다. 그 외에도 CGS 단위계로는 [g/cm · s]를 사용하는데 [1g/cm · s]를 1[poise](푸아즈)라고 하며 1[p]로 표시하며, 푸아즈의 100분의 1을 [centipoise](cP : 센티푸아즈)라고 하며, 실험실에서 점도의 단위로 많이 사용하고 있다.

1[poise] = 1[g/cm · s] = 100[cP] = 0.1[kg/m · s]

로 표시할 수 있으며,

1[cP] = 0.01[g · cm · s] = 0.00672l[bm/ft · s] = 2.42l[bm/ft · hr]

로 표시한다. 국제단위계 단위로는 뉴턴초매제곱미터[n · s/m^2]를 사용한다.

점도의 종류에는 절대점도, 동점도, 상대점도가 있다.

① 절대점도 : 중력에 관계없이 측정되는 점도를 말하고, 단위는 poise(푸아즈)나 centipoise(센티푸아즈)를 사용한다.

② 동점도 : 중력의 영향하에서 측정되는 점도값으로 움직이는 유체의 점도를 말한다. 일반적으로 모세관(capillary : 커필러리)을 이용하여 유체를 떨어뜨려 점도를 측정하는 방법으로 단위는 stoke(스토크)나 centistoke(센티스토크)를 사용한다(stokes = poise/density).

③ 상대점도 : non-Newtonian(논-뉴토니언) 액체의 single shear rate(싱글 시어 레이트)나 single point(싱글 포인트)에서 측정되는 점도값이다. 단위는 poise(푸아즈)나 centipoise(센티푸아즈)를 사용한다.

(11) 인 성

인성(toughness : 터프네스)은 어떤 재료가 파괴될 때 흡수할 수 있는 총 에너지이다. 응력-변형률 곡선상에서 파괴될 때까지의 모든 곡선 이하 부분에 해당되며 재료의 힘이나 탄성계수보다 연성 또는 전성에 의존한다.

(12) 취 성

취성(brittleness : 브리틀니스)은 물체에 탄성한계 이상의 힘을 가했을 때 영구변형을 하지 않고 파괴되거나 일부만 영구변형을 일으키는 성질을 말한다.

㉮ 유리를 들 수 있는데, 온도가 높아지면 취성을 상실한다. 대체로 고분자 물질은 저온이 될수록 유리상태가 되므로 취성을 나타내는 경향이 있다.

재료의 취성 정도는 보통 충격시험에 의해 비교 측정된다.

(13) 피로강도

피로강도(Fatigue strength : 퍼티그 스트렝스)란 여러 번 일정한 힘이 가해지면, 재료가 부서지지 않을 만한 힘에도 파괴되는 현상을 말한다.

(14) 피로파괴

피로파괴는 작은 힘으로 재료가 변형할 때 표면에 생기는 작은 변형이 쌓이고 쌓여 자란 후에 구조적으로 취약한 형태로 변형되었다가 한방에 쪼개지는 특징을 가지고 있다.

(15) 피로한계

피로한계(fatigue limit : 퍼티그 리밋)는 반복적으로 힘이 가해졌을 때 영원히 파괴되지 않고 견딜 수 있는 하중을 말한다.

03 | 생체조직의 기계적인 특성

생체는 생명체로서의 목적을 충실히 하기 위하여 계층적, 유기적으로 구축된 시스템이기 때문에 그 일부인 장기나 조직을 적출하여 조사하였을 경우에도, 인공적인 재료나 가공된 천연재료와는 전혀 다른 성질을 갖는다. 생체조직은 고체의 특성인 탄성과 흐르는 유체의 특성인 점성을 동시에 가지는 점탄성(viscoelastic : 비스코일래스틱) 특성을 가진다. 따라서 생체조직의 특성을 연구하는 데는 일반적인 고체보다 어려움이 따른다. 하지만, 수학적 모델링을 통하여 실제와 거의 같은 결과를 얻어낼 수 있다.

1. 스프링과 대시팟

스프링과 대시팟(spring & dash-pot)은 각각 탄성과 점성을 동시에 가지고 있는 특성을 가지고 있어서 액체를 모델링하는 데 많이 사용될 수 있다.

(1) 스프링

스프링(spring)은 탄성 범위 내에서는 **가해준 응력을 제거해도 원래의 상태로 복원**하려는 성질로 완전탄성체를 대표하는 것으로 사용할 수 있다.

그림 3-26과 같이 스프링의 탄성계수를 k라 하고, 힘 F는 스프링의 변형된 길이 x에 비례하여 식 (3-22)가 된다.

$$F = k \cdot x \tag{3-22}$$

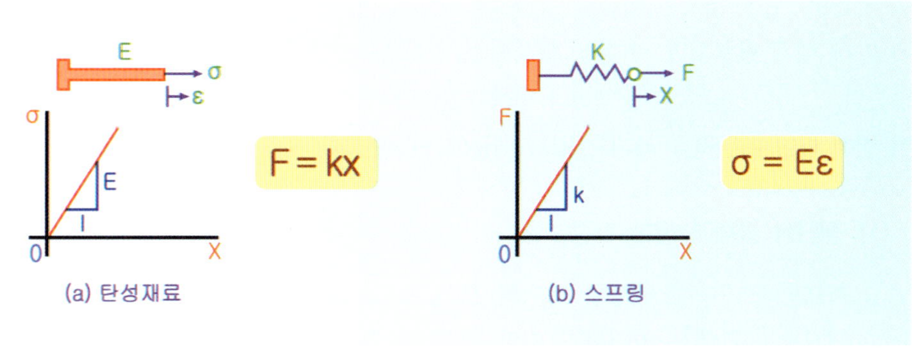

그림 3-26 • 탄성재료와 스프링 사이의 특성

(2) 대시팟

대시팟(dash-pot)은 자동차의 쇽 업소버와 같은 동작을 하는 것으로서 완충작용을 한다(그림 3-27). 마찰계수를 μ라고 하면, 힘은 대시팟의 시간당 변형률 $\dot{x}$에 비례하여 식 (3-23)이 된다.

$$F = \mu\dot{x} \tag{3-23}$$

이러한 특성은 **뉴턴 유체**(전단응력이 변형속도에 비례하는 유체로 이상적인 유체이다)의 특성을 나타내는 것이다.

제 3 장

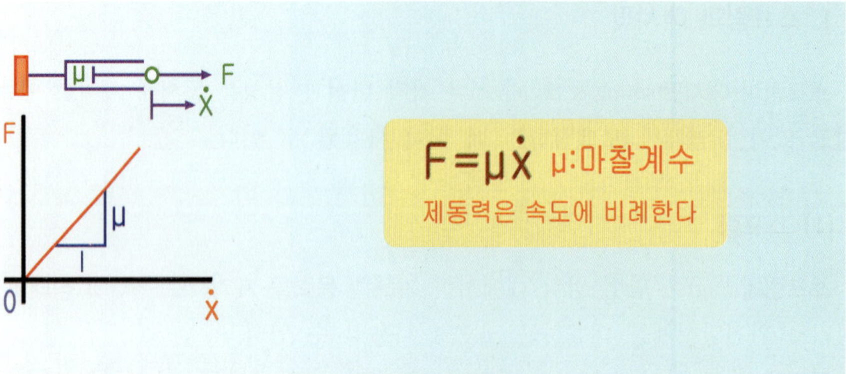
μ
F
ẋ
F
μ
I
0
ẋ
F=μẋ μ:마찰계수
제동력은 속도에 비례한다

그림 3-27 • 대시팟과 힘-변위율선도

2. 점탄성 물체에 대한 모델

점탄성이란 물체에 힘을 가했을 때 탄성변형과 점성을 지닌 흐름이 동시에 나타나는 현상을 말한다. 모든 물체는 이러한 점탄성을 가지고 있다. 일반적으로 액체는 그릇이나 지형에 따라 쉽게 변형되며, 변형을 일으키는 힘에 대해 복원력이 없다. 즉, 탄성변형을 하지 않는다. 그러나 콜로이드 용액이나 진한 고분자 용액의 경우, 점성이 나타나는 동시에 층밀리기 힘에 대한 복원력을 가지고 있기 때문에 탄성변형을 일으킨다.

(1) 점탄성 물체에 대한 가정

① 스프링에 가해진 일정한 크기의 힘은 스프링에 일정한 변화를 가져온다.
② 대시팟에 가해진 일정한 크기의 힘은 대시팟에 일정한 변형률을 가져온다.
③ 스프링의 변형은 완전히 복구된다.
④ 대시팟에서의 변형은 영구적이다(복구될 수 없다).

(2) 크리프 현상과 응력이완

1) 크리프

크리프(creep)는 일정한 응력 하에서의 변형, 즉 물체에 일정한 힘을 가하면 천천히 변형이 이루어지지만 나중에는 변형이 적게 이루어지는 현상이다. 그리고 크리프에는 두 가지가 있다.

① 정적 크리프(static creep : 스태틱 크리프) : 지속되는 정하중 하에서 일어나는 크리프이다.
② 동적 크리프(dynamic creep : 다이내믹 크리프) : 반복되는 하중 하에서 일어나는 크리프이다.

2) 응력이완

일정한 변형에서의 응력의 변화, 즉 일정한 크기의 변형을 유지하는 데 처음에는 큰 힘이 들지만 시간이 지남에 따라 힘이 적게 드는 현상이다.

① 응력이완(stress relaxation : 스트레스 릴랙제이션)은 같은 변형률에서 변형응력의 크기가 점차적으로 줄어드는 것이다.
② 응력이완에 있어서 온도는 시간보다 더 중요하며 온도가 높을수록 이완속도가 빠르다.
③ 전도도가 높을수록 발생온도가 낮아지므로 응력이완 저항성에 유리하다.
④ 응력이완 시간(τ) : 응력(σ)이 초기 응력(σ_0)의 0.37(=1/e)배의 값을 갖는 시간이다.

(3) 켈빈-보이트 모델

켈빈-보이트(Kelvin-Voigt) 모델은 그림 3-28과 같이 스프링(탄성)과 대시팟(점성)을 병렬 연결한 것으로 크리프 현상의 특성을 이해하는 데 사용된다. 즉, 뉴턴의 법칙을 따르는 점성유체의 거동을 나타내는 대시팟과 후크의 법칙을 따르는 고체탄성을 나타내는 스프링이 병렬로 연결하여 점탄성을 나타내는 모델이다. 그림 3-28은 켈빈-보이트 모델을 나타낸 것이다.

켈빈-보이트 보넬에서는 스프링과 데시팟의 변형 길이가 같고 응력은 스프링과 대시팟에 가해지는 응력의 합과 같다는 점을 이용해 시간에 대한 변형률을 계산하면 식 (3-24)와 같이 된다.

$$\varepsilon(t) = \varepsilon_0\left[1 - \exp\left(-\frac{t}{\lambda}\right)\right] \tag{3-24}$$

즉 변형률이 0에서 ε_0로 수렴한다.

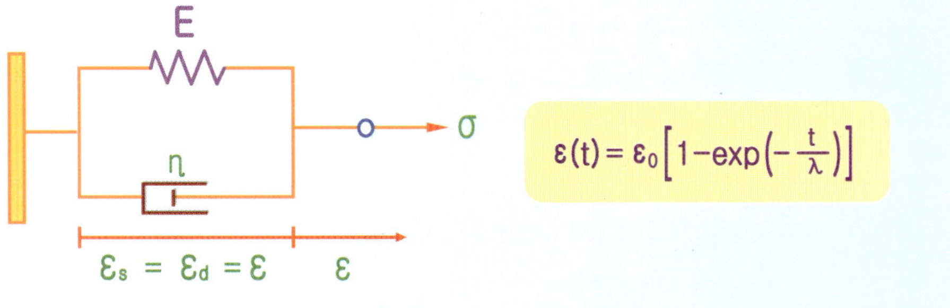

그림 3-28 • 켈빈-보이트 모델

(4) 맥스웰 모델

맥스웰 모델(Maxwell model)은 스프링(탄성)과 대시팟(점성)을 **직렬연결한 것으로 응력이완 현상을 이해하는 데 사용**된다. 그림 3-29는 맥스웰 모델을 나타낸 것이다. 그리고 맥스웰 모델은 뉴턴의 법칙을 따르는 점성유체의 거동을 나타내는 대시팟과 후크의 법칙을 따르는 **고체탄성을 나타내는 스프링이 직렬로 연결하여 점탄성을 나타내는 모델**이다. 이 모델에서는 전체에 주어진 응력은 일정하고 전체의 변형률은 스프링과 대시팟의 변형률의 합과 같다는 점을 이용하여 시간에 대한 응력의 변형률은 식 (3-25)와 같다.

$$\sigma = \sigma_0 \exp\left(-\frac{t}{\tau}\right) \tag{3-25}$$

즉 응력이 최초 σ_0에서 0으로 수렴한다.

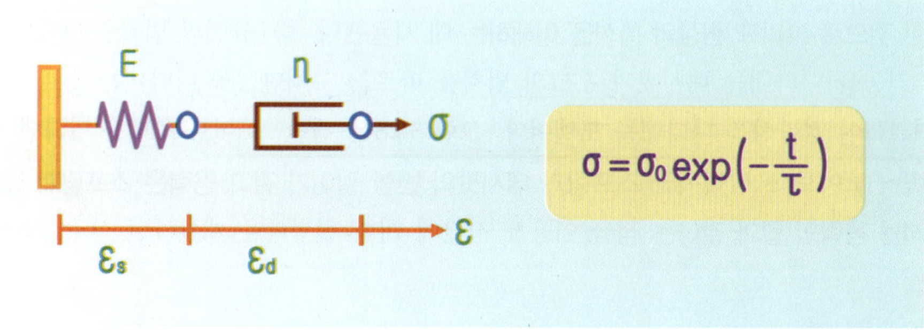

그림 3-29 • 맥스웰 모델

(5) 일반적인 모델

일반적인 모델은 스프링과 대시팟의 병렬연결된 **켈빈-보이트**(Kelvin-Voigt) 모델이 스프링과 직렬로 연결된 것으로 임의의 점탄성 물체의 특성을 연구할 때 사용할 수 있다. 일반적으로 그림 3-30과 같이 두 부분으로 나누어 해석한다.

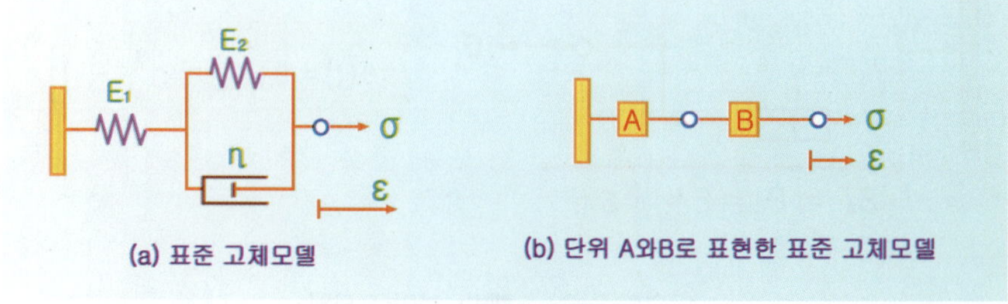

그림 3-30 • 일반적인 3변수 모델

(6) 크리프 현상과 응력이완현상의 비교

크리프 현상과 응력이완현상에 대한 비교를 그림 3-31에 나타내었다. 크리프 현상에서는 일정한 시간 동안 일정한 응력을 가해줄 때 점탄성 고체나 유체에서 시간에 대한 변형률을 잘 살펴보아야 한다. 응력이완현상에서는 일정한 변형률일 때 시간에 따른 응력의 변화에 대해 주의하여 보아야 한다.

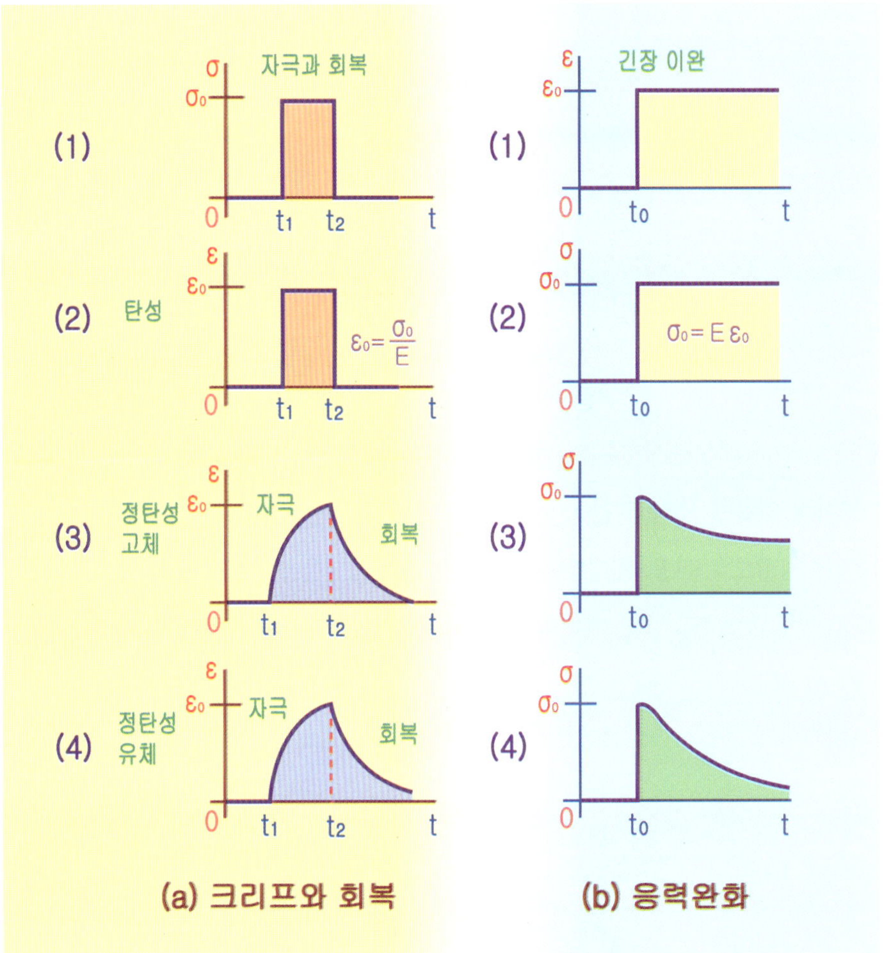

그림 3-31 • 크리프 현상과 응력이완현상의 비교

3. 뼈의 기계적인 특징

뼈는 여러 가지 조직으로 이루어져 있으므로 비균질의 특성을 보이며, 점탄성의 특성을 보인다. 또한 힘을 가하는 속도, 힘이 가해지는 방향에 따라 다른 기계적인 특성을 보인다.

그 외에 생체 내에 있어서 젖어 있는 상태와 건조해진 상태에 따라 특성이 달라지며, 노화가 진행될수록 전체적으로 뼈는 약해진다.

(1) 부하속도에 대한 특성

뼈는 비균질 물질이고, 점탄성 물질이기 때문에 응력을 가하는 속도에 따라 그 특성이 달라진다. 그림 3-32에서와 같이 **응력을 빠르게 가하는 데에 더 큰 탄성**을 보인다.

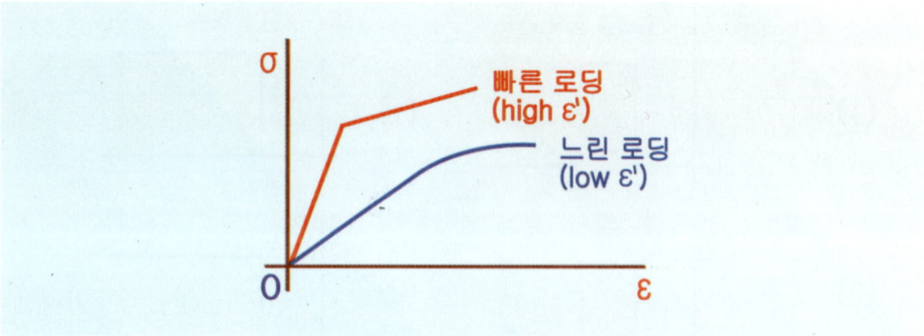

그림 3-32 • 뼈의 속도에 대한 특성

(2) 부하의 방향에 대한 특성

뼈는 길이방향으로 작용되는 힘에 대해서는 강한 특성을 보이지만(그림 3-33), **수평면으로 작용하는 힘에 대해서는 약한 특성**을 보인다.

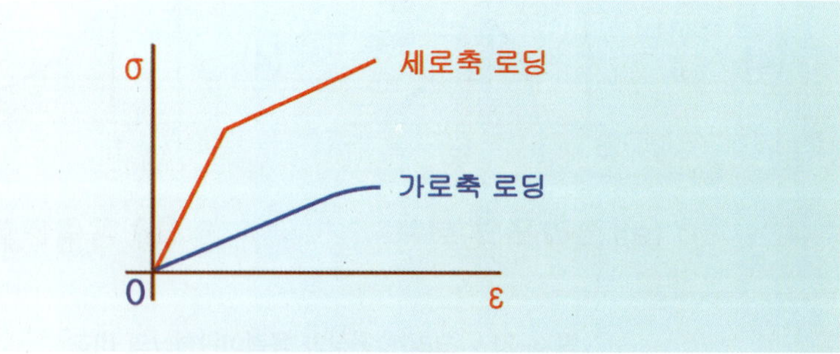

그림 3-33 • 뼈의 부하의 방향에 대한 특성

04 | 정역학

정지된 물체나 구조물에는 여러 방향에서 힘이 작용하는데, 이 힘들에 대한 합력이나 어느 한 부분에서의 내부의 힘들을 구하는 방법을 정역학이라고 한다. 즉 속도가 0인 물체에 작용하는 힘들에 대해 구해내는 것이다.

1. 토크와 모멘트

토크(torque)와 모멘트(moment)는 모두 회전운동을 일으키는 근원이 되지만 둘 사이에는 약간의 차이가 있다.

(1) 토 크

회전방향과 회전축이 같은 방향인 회전운동으로 물체를 비트는 힘 등이 토크이다.

그리고 비틀림 모멘트라고도 한다. 단위는 [kgf · m]을 사용하며 대표적인 것으로 볼트나 너트를 렌치로 조이는 운동을 들 수 있다.

그림 3-34에서 반지름 r 인 원형단면을 가지는 회전체가 축 O-O로 받쳐져 있는 경우 원주의 접선방향으로 힘 F가 작용하고 있다면 회전체는 Fr 의 모멘트로 회전운동을 한다. 이때 회전축의 모멘트가 토크이다. 토크의 특징은 같은 힘이라도 중심에서의 거리가 얼마나 떨어져 있는가에 따라서 물체에 작용하는 힘이 틀려진다는 것이다.

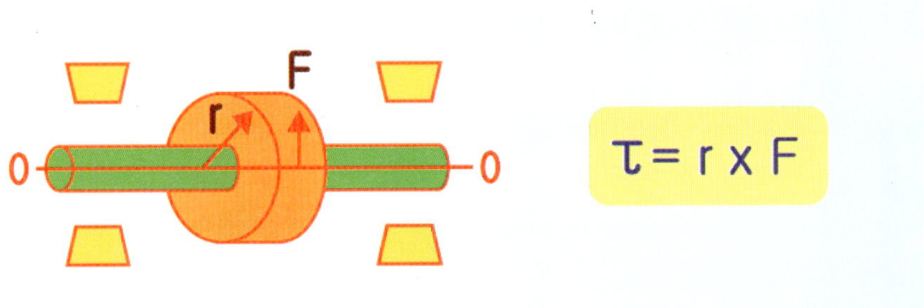

그림 3-34 • 토크의 예

즉, 토크는 힘의 크기와 힘이 걸리는 점에서 회전 중심점까지의 길이의 곱으로 식 (3-26)과 같이 나타낸다.

$$\tau = r \times F \tag{3-26}$$

여기서 τ는 벡터 곱이라고 해서 그 크기는 $\tau = rF\sin\theta$ 이다.

(2) 모멘트

어떤 종류의 물리적 효과가 하나의 물리량뿐만 아니라 그 물리량의 분포상태에 따라서 정해질 때에 정의되는 양을 말한다. 회전방향과 회전축이 직각방향인 회전운동으로 대표적인 것으로는 굽힘이 있다.

물체에 작용한 힘은 그 물체를 이동, 회전, 변형시킬 수 있다. 물체에 힘을 가했을 때 물체에 작용하는 힘의 영향은 힘이 어떻게 가해지고 그 힘을 받는 물체가 어떻게 지지되고 있는지에 따라 결정된다.

그림 3-35는 원점에서 거리 d인 곳에 수직방향으로 F의 힘이 작용하고 있는 그림이다. 모멘트의 크기는 원점에서 힘이 작용하는 방향의 수직거리와 힘의 곱인 식 (3-27)이 된다.

$$\vec{M} = \vec{F} \times \vec{d} \tag{3-27}$$

모멘트는 힘과 변위 벡터의 벡터 곱으로 방향은 두 벡터에 수직인 방향으로 생성된다. 모멘트는 회전운동이므로 원점에서 거리가 같은 지점, 즉 원주상의 어떤 점에 대해서도 가해준 크기가 같으면 모멘트의 크기는 같다. 한 점에서의 힘 모멘트는 그 점과 힘 벡터의 공통 평면에 대하여 수직 방향으로 작용한다.

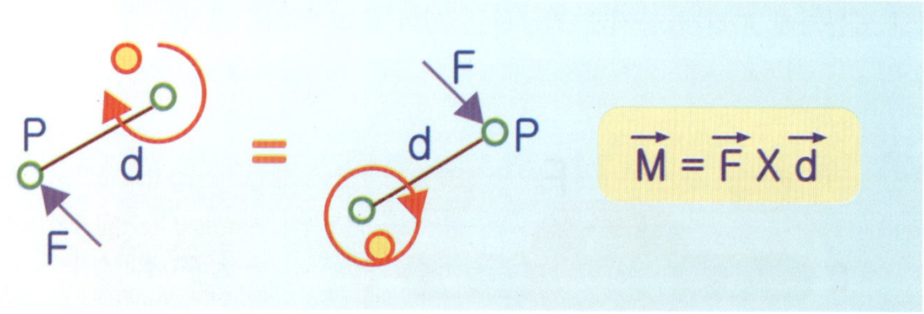

그림 3-35 • 모멘트

2. 평형상태에서의 힘의 해석

만일 힘이 동일선상에서 작용한다면 일반적인 교점은 그림 3-36과 같이 일어난다.

자주 일어나는 다양한 견인장치 운동을 하지 않을 때는 서로 평형상태일 때이다. 즉 어느 방향으로도 힘이 작용하지 않는다. 따라서 평형상태에서의 힘을 해석할 때는 각 방향의 힘의 총합은 0이며 식 (3-28)에 나타낸다. 그림 2-37에는 평형력을 나타내었다.

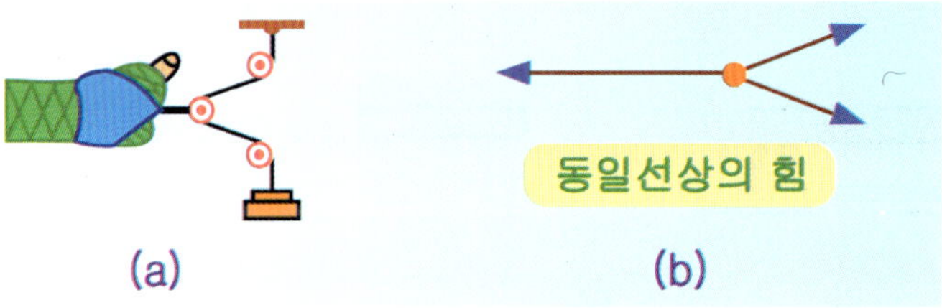

그림 3-36 • 동시에 일어나는 힘

$$\sum F_x = \sum F_y = \sum F_z = 0 \tag{3-28}$$

각 방향의 모멘트의 총합은 0이며 식 (3-29)에 나타낸다.

$$\sum M_x = \sum M_y = \sum M_z = 0 \tag{3-29}$$

을 이용해서 힘의 크기를 해석하면 된다.

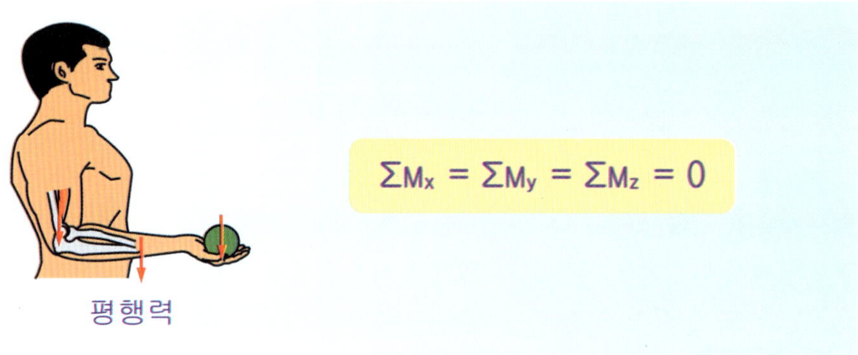

그림 3-37 • 평행력[2)]

3. 각 구조에 대한 해석

(1) 단순지지

긴 막대 형태의 빔이 단순히 얹혀 있는 형태로서 물체에 걸리는 모멘트는 없고, 단지 y축 방향의 힘만을 이용해서 해석을 할 수 있다. 그림 3-38은 가장 단순한 예인데, 인체에 있어서는 무릎뼈와 같이 뼈와 뼈가 단순히 맞닿아 있는 관절부분에 대해 적용할 수 있다. 쉽게 말해서 **한쪽 끝의 핀과 한쪽 끝의 롤러로 힘을 지지하는 형식**이다.

2) **평행력** : 작용선상의 힘의 평행력이다.

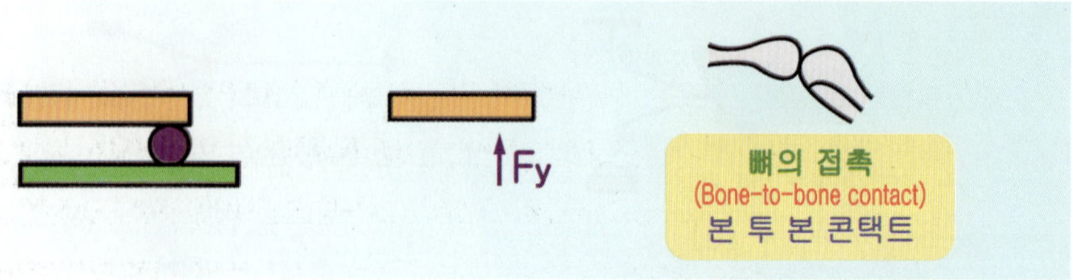

그림 3-38 • 단순지지(simple support : 심플 서포트) 빔

(2) 핀 접합

그림 3-39는 막대가 핀에 대해서 구조물에 지지되어 있는 경우로서 단순지지(simple support : 심플 서포트)와 같이 모멘트는 존재하지 않는다. 하지만 단순지지와는 달리 x축 방향과 y축 방향의 힘을 모두 고려해서 해석하여야 한다.

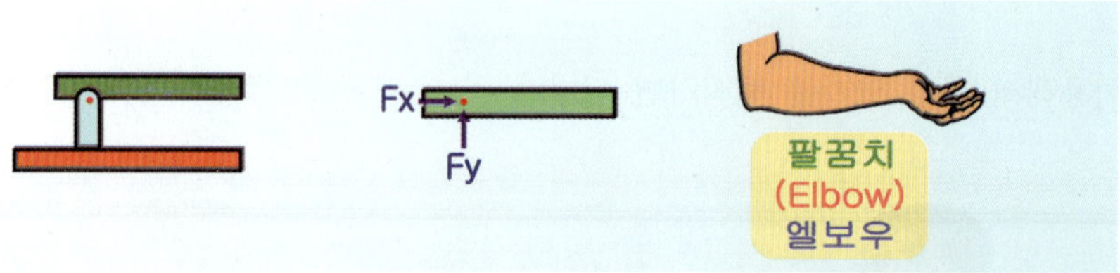

그림 3-39 • 핀 접합 빔

경첩과 같은 회전기구를 갖추어서 절점에 모이는 부재 간의 각도를 자유롭게 변화시킬 수 있는 것을 핀 접합(pin joint : 핀 조인트)(돌쩌귀접합)이라 하며 인체에 있어서는 팔꿈치와 같은 관절의 해석에 있어서 적용할 수 있고 트러스 구조물의 각 절점으로 설계되기도 한다.

(3) 절구관절

그림 3-40은 절구관절(ball and socket : 볼 엔 소켓) 형태의 구조로서 인체 내에서는 골반과 다리의 연결인 고관절에서 볼 수 있고 모멘트는 존재하지 않고, x축, y축, z축 방향의 힘만을 해석하면 된다.

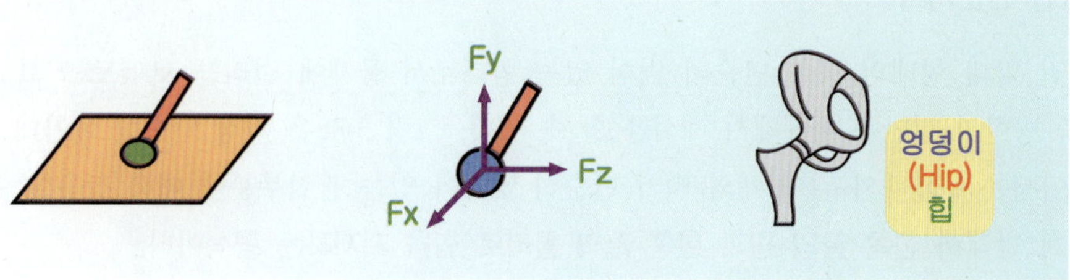

그림 3-40 • 절구관절 상태

(4) 완전접합 상태

완전접합(cantilever beam : 캔틸레버 빔)이란 건축이나 기계에서 한쪽 끝을 지지, 고정하고 지지되지 않은 다른 끝으로 하중을 지탱하는 보, 외팔보라고도 한다. 그림 3-41은 일반적인 건축구조물에서 흔히 볼 수 있는 완전접합 지지상태의 예이다.

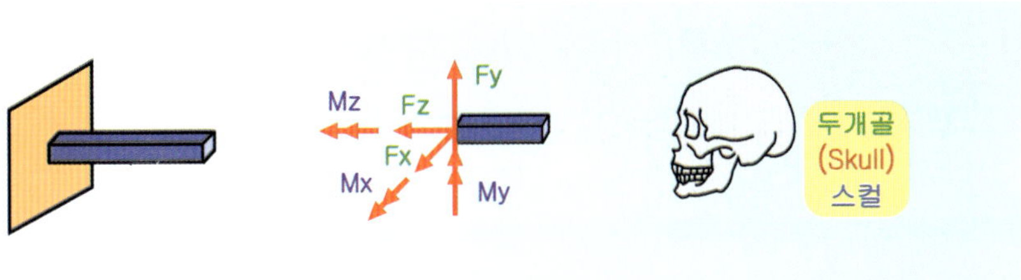

그림 3-41 • 완전접합 상태

건축물에서 한쪽 끝을 벽에 고정시키고 다른 끝을 그대로 비어 있게 하여 설계한 보가 곧 캔틸레버이다. 이 경우는 위의 두 가지 경우보다 더 많은 힘의 요소들이 존재하는데, 접합부분에서 세 방향에서의 모멘트도 역시 고려하는 것은 물론이고, x축, y축, z축 방향의 힘도 해석을 해야 한다. 인체의 경우 두개골이 이와 같은 경우이지만, 일반적인 근육이나 관절의 운동에 대해 해석할 경우에는 잘 사용되지 않는다.

4. 마 찰

경사진 면을 따라서 물체를 밀어올린다고 가정하면(그림 3-42). 이때 물체에 작용하는 힘을 그림 3-43과 같이 표시할 수 있다.

그림 3-43에서 물체를 밀어 올리는 데 쓰이는 방향과 힘의 크기에 반하는 힘이 작용하는데 이것을 마찰력이라 한다.

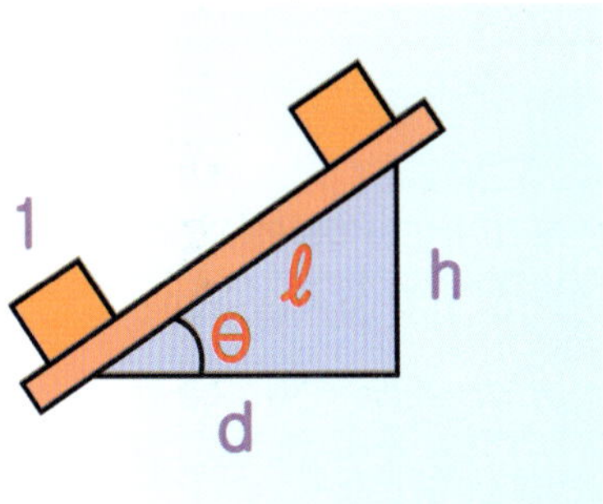

그림 3-42 • 물체의 이동

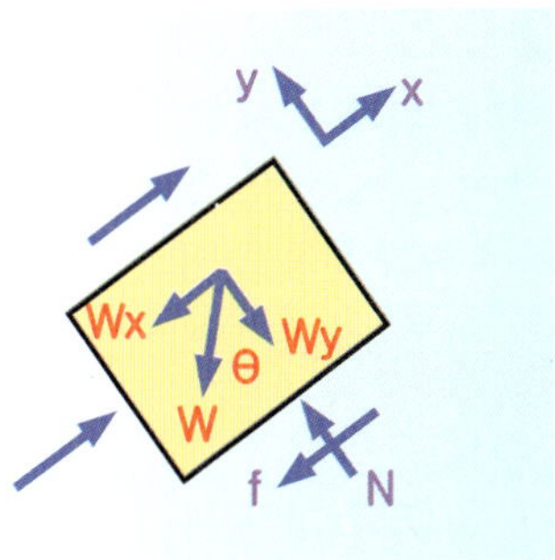

그림 3-43 • 물체에 작용하는 힘

마찰계수를 μ라 하고, 물체에 작용하는 수직항력을 N이라 하면 마찰력의 크기 F는 식 (3-30)과 같다.

$$F = \mu N \tag{3-30}$$

5. 마찰력

① 마찰력의 원인은 접촉표면에서 일어나고 항상 표면의 미끄럼쪽과 다른 쪽을 미끄럼 사이에 일어난다(그림 3-44).

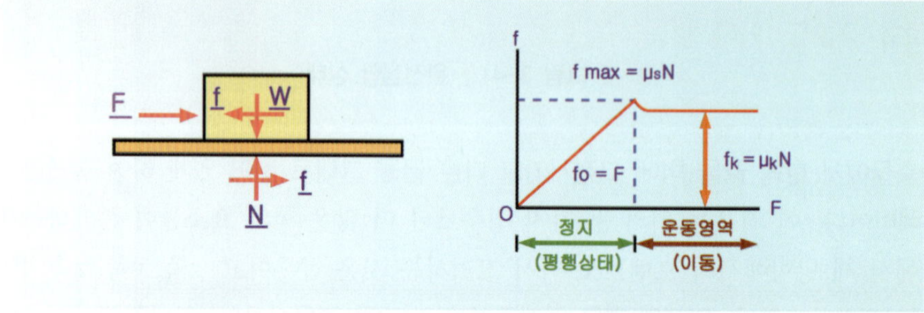

(a) 마찰력　　　(b) 힘이 작용할 때의 마찰력의 변화

그림 3-44 • 물체의 마찰력

② 마찰력은 표면과 접촉하는 사이 열발생의 원인이 될 수 있다.
③ 마찰력은 항상 마모의 원인이 된다.
④ 자동차, 자전거, 휠체어 브레이크 등에서 마찰력이 생긴다.

05 | 동역학

동역학은 힘과 운동 사이의 관계, 또는 일정한 크기의 힘이 작용할 때의 질점의 운동을 논하는 역학의 한 분야로서 움직이고 있거나 움직인 물체에 대한 해석을 의미한다. 정역학은 정지 상태에 있는 물체를 해석하는 역학이라 한다. 같은 점은 전체 작용한 힘은 0이 되지만, 모멘트의 경우에는 0이 되지 않는 경우가 있다. 그리고 동역학은 운동을 위치, 속도, 가속도로 기술하는 운동학과 힘과 회전 모멘트가 질량을 가진 물체의 운동에 미치는 효과를 다루는 운동역학으로 나눌 수 있다.

1. 스칼라와 벡터량의 비교

(1) 거리와 변위

변위(displacement : 디스플레이스먼트)와 거리(distance : 디스턴스)의 차이를 보여주고 있다. 그림 3-45는 이동거리란 물체가 실제로 운동한 총 거리를 말하며, 어떤 경로를 따라 이동하는가에 따라 크기가 변한다. 변위란 출발점과 도착점을 연결한 직선거리로 경로가 달라져도 크기가 변하지 않는다. 변위는 크기뿐만 아니라 방향까지 포함하고 있다. 즉 거리는 스칼라 개념이고, 변위는 벡터의 개념이다.

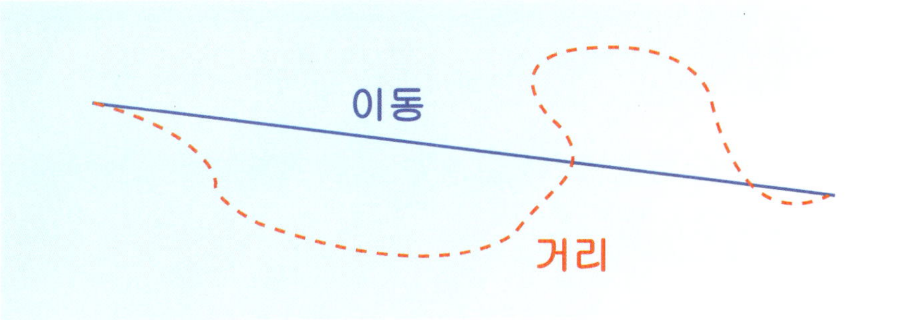

그림 3-45 • 거리와 변위의 비교

예) 시작점에서 반환점까지의 거리가 600[m]라고 가정하면 직선방향으로 반환점을 돌아 시작점으로 다시 돌아왔다면 거리는 1,200[m]가 되지만, 변위는 0이 되는 것이다.

(2) 속력과 속도

속력(speed : 스피드)은 단위시간당 이동한 거리를 말하는 것으로 시간의 변화에 대한 거리(distance : 디스턴스)의 변화이다. 즉, 속력은 스칼라 양이 되는 것이다. 반면에 속도(velocity : 벨로시티)는 어떤 물체에 대해 그 질점이 단위시간 동안 이동하는 거리(속력)와 방향을 동시에 나타내는 물리량은 식 (3-31), (3-32)이다.

$$v = \frac{s_2 - s_1}{\Delta t} = \frac{\Delta s}{\Delta t}, \quad [\text{속력}] = \frac{[\text{속력}]}{[\text{시간}]} = \frac{L}{T} \tag{3-31}$$

$$v = \lim \frac{\Delta s}{\Delta t} = \frac{ds}{dt}, \quad [\text{가속도}] = \frac{[\text{속력}]}{[\text{시간}]} = \frac{L/T}{T} \tag{3-32}$$

㉮ 600[m] 반환점으로 돌아 제자리로 오는 데 걸리는 시간이 2분이었다고 가정하면 속력은 600[m/m]이 되고, 속도는 0이 된다.

(3) 가속도

가속도(acceleration : 액셀러레이션)는 운동하고 있는 물체의 속도 벡터가 시간적으로 변화해 가는 비율로 역시 벡터량이다. 가속도는 속도에 대한 미분이 되고, 속도는 변위에 대한 미분이므로, 가속도는 변위에 대한 2차 미분이 된다. 대표적인 가속도 개념으로 중력가속도(g=9.8[m/S²])를 들 수 있다. 식 (3-33), 식 (3-34)가 된다.

$$a = \frac{v_2 - v_1}{\Delta t} = \frac{\Delta v}{\Delta t}, \quad [\text{가속도}] = \frac{[\text{속력}]}{[\text{시간}]} = \frac{L/T}{T} \tag{3-33}$$

$$a = \lim_{\Delta t \to 0} \frac{\Delta v}{\Delta t} = \frac{dv}{dt} = \frac{d^2 s}{dt^2} \tag{3-34}$$

2. 선형운동

(1) 선형운동일 때 사용되는 공식

변위 x를 알 때	속도 v를 알 때	가속도 a를 알 때		
$v = \frac{dx}{dt}$	$x = x_o + \int_0^t v dt$	$v = v_o + \int_0^t a dt$	또는	$v = v_o + \int_{t_1}^t a dt$
$a = \frac{dv}{dt} = \frac{d^2x}{dt^2}$	$a = \frac{dv}{dt}$	$x = x_o + \int_0^t v dt$		$x = x_o + \int_{t_1}^t v dt$

선형운동뿐만 아니라 여러 방면에서의 운동에서도 선형운동일 때 사용하는 공식들이 사용되므로 알아두어야 한다.

(2) 선형가속운동(가속도가 일정한 선형운동)

진공 속에서 자유낙하하는 물체는 질량, 밀도 혹은 모양에 상관없이 항상 일정한 중력가속도 g를 받는다. 즉 가속도가 중력가속도로 일정한 운동을 하고 있는 것이다. 뉴턴의 운동 제 2법칙과 비슷하고 또는 속도가 일정하게 증가하고 있는 자동차의 경우도 일정한 가속도로 운동하고 있는 경우이다. 이와 같은 운동에서 변위, 속도, 가속도의 관계를 알아보자.

그림 3-46은 가속도 그래프로서 시간이 지나도 가속도는 일정하다. 여기서는 가속도가 0인 운동도 포함할 수 있는데, 등속도운동이 바로 가속도가 0인 운동이다. 등속도운동의 경우 운동의 해석은 더욱 쉬워진다.

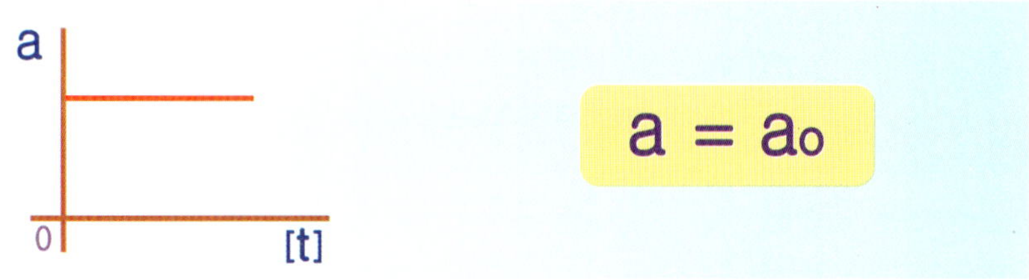

그림 3-46 • 등가속도 운동의 시간에 따른 가속도

그림 3-47은 시간에 따른 속도의 변화를 나타낸 것으로 초기 속도가 v_0일 때이다. 가속도(기울기)가 일정하므로, 속도의 크기가 증가할수록 시간이 흐르는 1차 방정식의 형태로 나타내며 속도에 대한 식 (3-35)과 같이 나타낼 수 있다.

$$v = v_0 + a_0 t \tag{3-35}$$

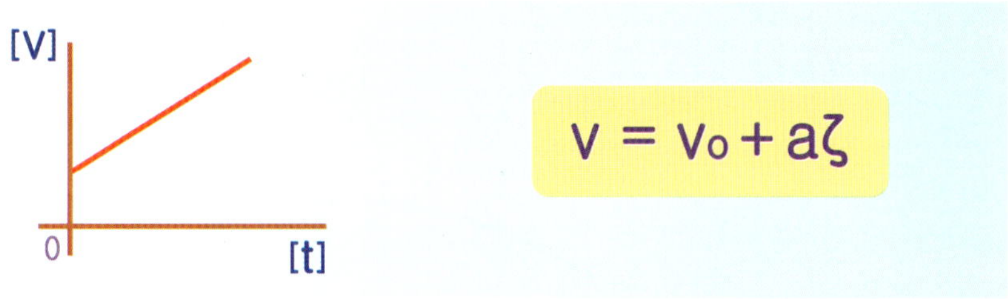

그림 3-47 • 등가속도 운동에서 시간에 따른 속도

등가속도운동에서 시간에 따른 변위의 그래프로 2차 방정식의 형태를 보이고 있다. 그림 3-48은 이 그래프를 미분하면, 등가속운동의 시간에 대한 속도의 그래프를 얻을 수 있다. 변위에 대한 식 (3-36)과 같이 나타낼 수 있다.

$$x = x_0 + v_0 t + \frac{1}{2} a_0 t^2 \tag{3-36}$$

식 (3-35), (3-36)을 이용해서 초기 속도의 변화와 변위의 변화와의 관계를 나타내는 식 (3-37)을 얻을 수 있다.

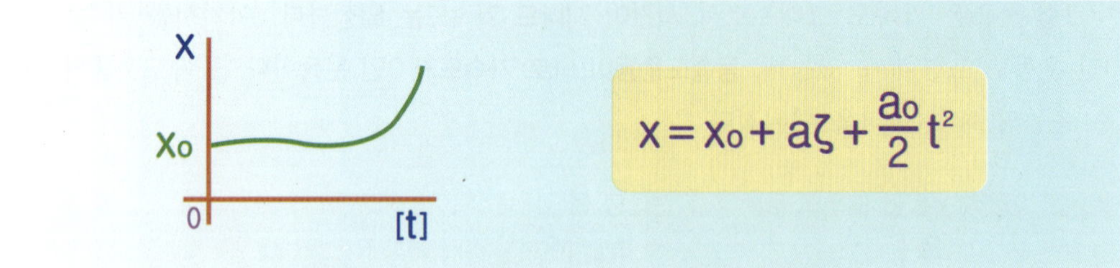

그림 3-48 • 등가속도운동에서 시간에 따른 변위

$$v^2 - v_0^2 = 2a_0(x - x_0) \tag{3-37}$$

3. 투사체 운동

그림 3-49는 대포를 쏘았을 때 포탄의 운동을 나타낸 것이다. 공기 속에 투사된 물체는 그 물체운동의 반대방향에 작용하는 공기저항과 물체중심의 하방으로 작용하는 중력의 두 힘에 영향을 받는다.

투사체 운동의 특징은 일정하며, 수직방향으로는 가속도가 중력가속도로 일정한 등가속도 운동을 하며 수평방향으로는 속도가 초기 속도로 일정한 등속도운동을 한다는 점이다. 물론 공기의 저항은 없다고 가정하고 해석한다.

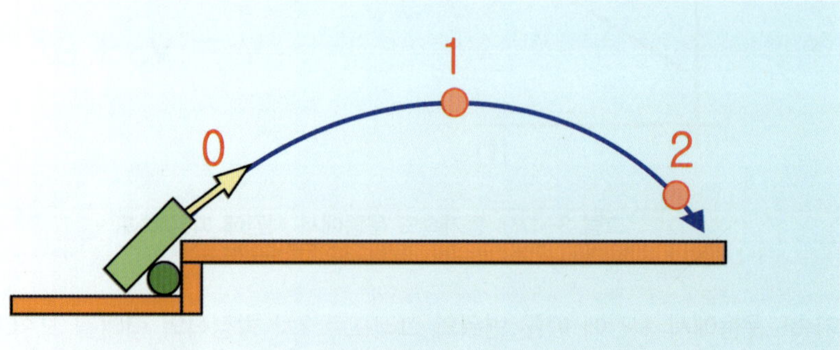

그림 3-49 • 투사체 운동

그림 3-50은 각도 θ로 초기 속도 v_0로 던진 투사체의 운동을 나타낸 것이다. 이 운동을 해석하려면 먼저, x축 방향(수평방향) 및 y축 방향(수직방향)의 가속도 성분 또는 초기 속도를 구해야 한다. 초기 성분들을 구하면 식 (3-38)~(3-40)이 된다.

x축 성분의 초기 속도 : $v_{x_o} = v_o \cos\theta$ (3-38)

x축 성분의 가속도 : 0 (3-39)

x축 변위의 변화 : $x = x_0 + v_{x0}t$ (3-40)

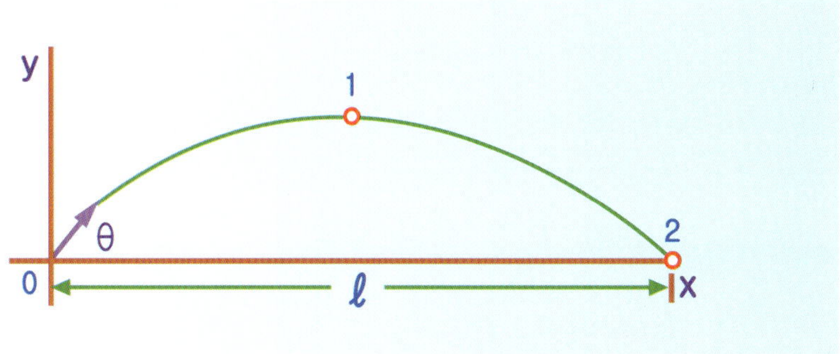

그림 3-50 • 투사체 운동에 작용하는 힘

그림 3-51은 x축 방향으로 초기 속도가 v_{x0}인 등속도운동을 한다. 단, 운동시간은 y축 방향의 운동을 고려해야 하는데, 포가 최고점 h까지 올라갔다가 떨어지는 시간이 x축 방향으로 운동하는 시간(식 (3-41)~식 (3-43))이 된다.

y축 성분의 초기 속도 : $v_{y0} = v_0 \sin\theta$ (3-41)

y축 성분의 가속도 : 중력가속도 g=9.8[m/s2] (3-42)

y축 변위의 변화 : $y = y_0 + v_{y0}t - \frac{1}{2}gt^2$ (3-43)

y축 방향의 변위는 결국 0이 된다. 따라서 그림 3-47과 같이 y축 성분의 가속도를 알고, y축 성분의 초기 속도를 계산하면 물체가 운동하는 시간 t를 계산해 낼 수 있다. 구해진 t 값을 이용하면 물체가 날아간 수평거리를 계산할 수 있다.

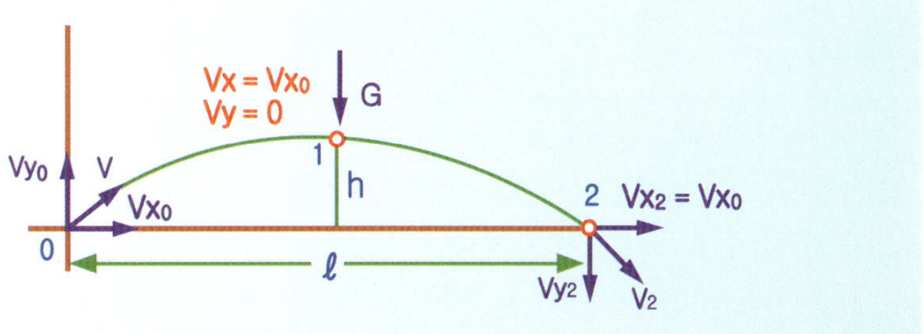

그림 3-51 • 투사체 운동의 해석

4. 일과 에너지

(1) 일

일(work : 워크)이란 **물체에 힘을 가해 이동할 때 공급하는 에너지**를 말한다. 그림 3-52와 같이 정지해 있는 물체에 F의 힘을 가하여 s의 거리만큼 이동시켰을 때 일을 했다고 한다. 그 크기는 식 (3-44)와 같이 나타낸다.

$$W = Fs \tag{3-44}$$

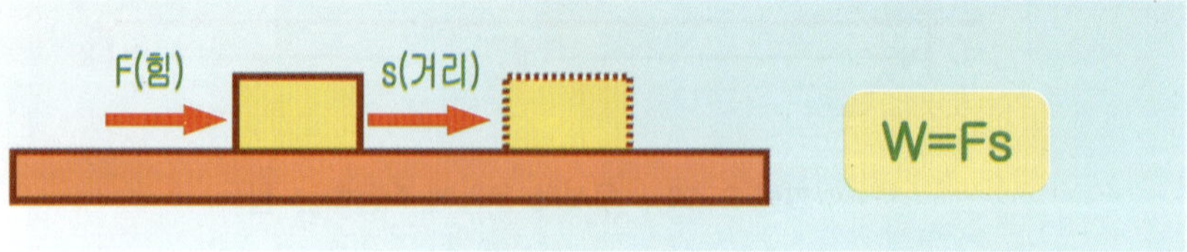

그림 3-52 • 일

$W = Fs$를 일반화하면 그림 3-53과 같이 나타낼 수 있다. 즉, 일은 이동한 방향과 같은 힘의 성분이 변위를 일으키는 경우에만 해당된다.

㉮ 물건을 수직으로 들어올리고 앞으로 이동했을 경우에는 물리적으로 일을 했다고 할 수 없다.

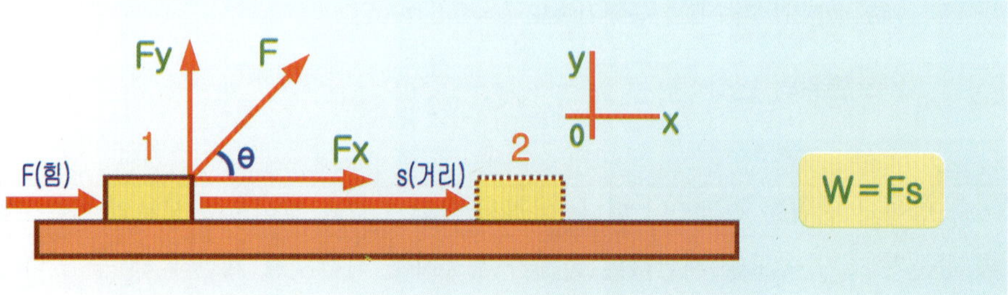

그림 3-53 • 일의 일반화

(2) 에너지

에너지(energy)란 **어떤 물체를 움직이게 하거나 모양을 변형시키는 힘**을 뜻한다. 일반적으로는 **일을 할 수 있는 능력**을 에너지로 정의하며 일과 에너지는 아주 밀접한 관계를 가지고 있다. 일을 하여 주면 에너지가 증가하고 반대로 에너지가 일로 바뀔 수도 있다. 수많은 종류의 에너지가 있지만 여기서는 **위치 에너지와 운동 에너지, 에너지 보존**에 대해서만 설명한다.

① 위치 에너지

퍼텐셜 에너지(pontential energy)라고도 한다.

㉠ 지상의 높은 곳에 있는 물체를 떨어뜨릴 때 일정한 속도에 의한 일을 할 수 있으므로 중력에 의한 위치 에너지(pontential energy)를 가지는 것이 된다.

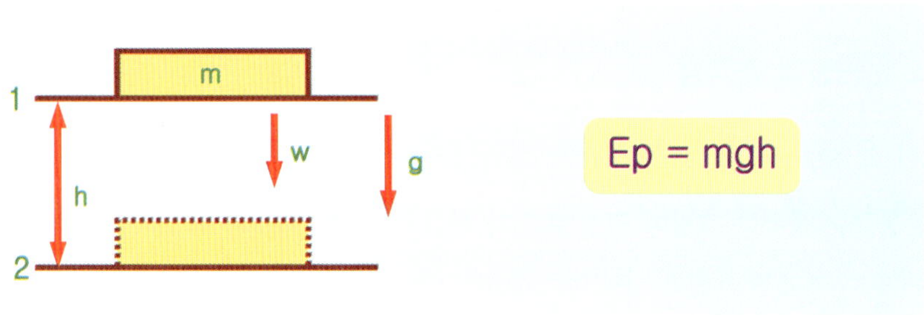

그림 3-54 • 위치 에너지

그림 3-54와 같이 물체가 h 만큼 높은 곳에 있다면, 이 물체는 중력가속도에 의해 떨어지면서 일을 할 수 있는 에너지를 가지고 있으며, 그 크기는 식 (3-45)가 된다.

$$E_P = mgh \tag{3-45}$$

② 운동 에너지

만일 속도 v로 운동하고 있는 물체가 있다고 가정하면, 이 물체 역시 충돌 등의 방법에 의해 다른 물체의 운동상태를 변화시킬 수 있는 능력을 가지고 있다. 물체가 속력을 가지고 운동을 하고 있을 때 이 물체가 가지고 있는 에너지를 말하고, 그 크기는 식 (3-46)이 된다.

$$E_K = \frac{1}{2}mv^2 \tag{3-46}$$

③ 에너지 보존

지구상의 모든 에너지는 새로 생기거나 사라지거나 하지 않으며, 서로 다른 형태의 에너지로 변환이 된다. 모든 종류의 에너지들이 서로 변환 가능하며, 전체 에너지의 양은 보존된다는 것이 에너지 보존의 법칙이다.

㉠ 형광등에 전기 에너지를 가하면 그 에너지는 빛과 열에너지로 변환되어 우리의 가정을 밝혀 주게 된다. 자동차에 가스, 기름을 넣고 연소를 시키면 가스, 기름이 연소하면서

발생한 열에너지로 인해 피스톤이 회전운동(회전운동 에너지)하게 되어 자동차가 앞으로 가게 되는 것으로 식 (3-47)과 같다.

$$E_{p1} + E_{k1} = E_{p2} + E_{k2} = \text{const} \tag{3-47}$$

5. 운동량과 충격량

(1) 운동량

운동하는 물체는 질량이 크고 속도가 빠를수록 정지시키기 어려워진다. 운동량(momentum : 모멘텀)은 운동의 효과를 나타내는 물리량이며, 질량과 속도의 곱으로 식 (3-48)으로 나타낸다.

$$\text{운동량} = \text{질량} \times \text{속도} \quad \Rightarrow \quad p = m \times v \tag{3-48}$$

(2) 충격량

운동량의 변화를 충격량이라 한다. 충격량은 충돌의 효과를 나타내는 물리량이며, 충돌시 받은 힘과 충돌시간의 곱으로 식 (3-49)와 같이 나타낸다.

$$\text{충격량} = \text{힘} \times \text{시간} \quad \Rightarrow \quad I = F \times t \tag{3-49}$$

(3) 운동량 보존

운동량 보존의 법칙의 정의는 외부에서 힘이 작용하지 않는 한 물체의 운동량은 변하지 않는다. 운동량 보존은 두 물체만이 아니라 한 물체에서도 적용이 된다.

㉧ 한 물체가 분열해서 두 개의 물체로 될 때도 운동량이 보존된다는 것이다.

(4) 완전비탄성 충돌

완전비탄성 운동이란 운동량은 보존되지만 운동 에너지가 보존되지 않는 운동으로 그림 3-55와 같이 물체 1과 물체 2가 완전비탄성 충돌을 할 경우 충돌 후 두 물체는 같은 속도, 같은 방향으로 운동을 한다.

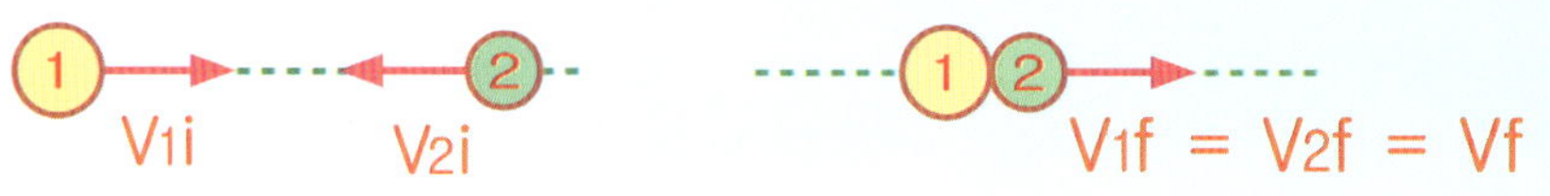

(a) 충돌을 할 경우　　　(b) 충돌 후

그림 3-55 • 완전비탄성 충돌

운동량 보존의 법칙을 이용해서 충돌 후의 속도를 구하면 식 (3-50)이 된다.

$$m_1 v_{1i} + m_2 v_{2i} = m_1 v_{1f} + m_2 v_{2f} = (m_1 + m_2) v_f \qquad (3\text{-}50)$$
$$\therefore v_f = \frac{m_1 v_{1f} + m_2 v_{2i}}{m_1 + m_2}$$

(5) 완전탄성 충돌

완전탄성 충돌이란 운동량과 운동 에너지 모두가 보존되는 운동으로 그림 3-56과 같이 물체 1과 물체 2가 완전탄성 충돌을 할 경우 두 물체는 반대방향으로 운동을 한다.

충돌 후의 속도를 구하려면 먼저 에너지 보존의 법칙과 운동량 보존의 법칙을 이용해서 식 (3-51)과 같이 구한다.

$$m_1 v_{1i} + m_2 v_{2i} = m_1 v_{1f} + m_2 v_{2f} \qquad (3\text{-}51)$$
$$\frac{1}{2} m_1 {v_{1i}}^2 + \frac{1}{2} m_2 {v_{2i}}^2 = \frac{1}{2} m_1 {v_{1f}}^2 + \frac{1}{2} m_2 {v_{2f}}^2$$

식 (3-51)을 각 속도에 대해 정리하면 식 (3-52)와 같이 된다.

$$v_{1f} = \frac{m_1 - m_2}{m_1 + m_2} v_{1i} + \frac{2m_2}{m_1 + m_2} v_{2i} \qquad (3\text{-}52)$$
$$v_{2f} = \frac{2m_1}{m_1 + m_2} v_{1i} + \frac{m_2 - m_1}{m_1 + m_2} v_{2i}$$

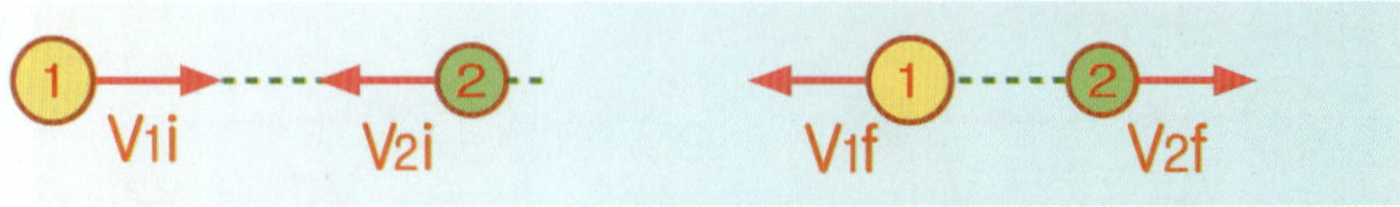

(a) 충돌을 할 경우 (b) 충돌 후

그림 3-56 • 완전탄성 충돌

(6) 일반적인 충돌

충돌 후의 상대속도를 충돌 전의 상대속도로 나눈 값을 충돌계수라고 하는데, 이 값은 0에서 1의 값을 갖는다.

1은 완전탄성 충돌, 0은 완전비탄성 충돌이다.

06 | 연조직 · 경조직의 생체역학

인체를 구성하는 인체조직은 크게 연조직 및 경조직으로 분류된다. 연조직(soft tissue : 소프트 티슈)은 근육, 연골, 인대 등을 비롯하여 혈관조직, 신경조직 등 조직 자체가 연하여 신축성이 뛰어나 하중의 전달 및 기계적인 운동에 직접적인 역할을 담당하고 있다. 경조직은 뼈로서 단단한 조직으로 인체 내부 기관의 보호 및 인체의 형태를 유지하며 연조직과 함께 보행 및 운동에 필수적인 조직이며, 또한 생리적으로도 중요한 역할을 담당하고 있다.

1. 연조직

(1) 연조직의 생물학적 구조 및 기능

1) 근 육

근육(muscle)은 인체의 운동을 관장하는 연조직(soft tissue : 소프트 티슈)으로 운동에 필요한 에너지를 공급하는 역할을 담당한다. 그림 3-57과 같이 근육(muscle : 머슬)은 수의근과 불수의근으로 나눈다.

① 수의근은 자기의 의지대로 움직일 수 있는 근육으로 골격근육이 있다.
② 불수의근은 의지대로 움직일 수 없는 내장근육을 말한다.
③ 근육의 운동에는 칼슘 채널이 있어 근육의 운동을 조절하며, 복잡한 형태로 조직되어 있으며 이들 개개의 조직을 필요에 따라 가동시켜 관절의 운동이나 보행운동을 가능하게 한다.

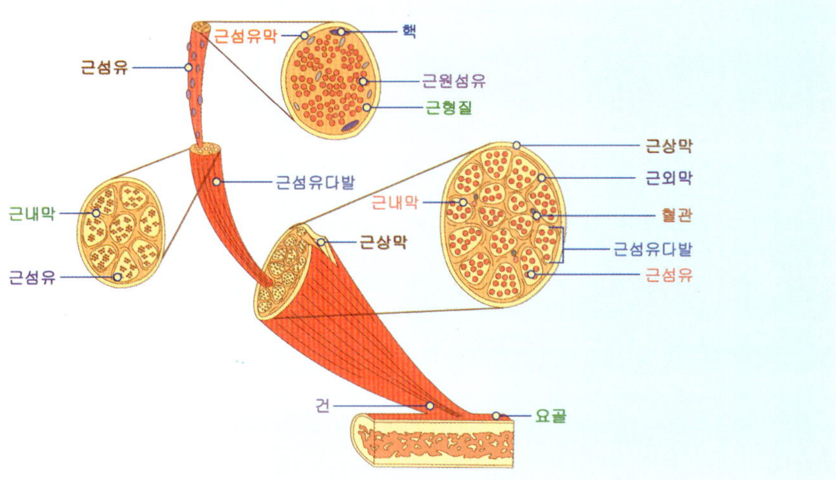

그림 3-57 • 골격근의 분류

④ 근육의 기본단위인 근육세포(muscle : 머슬)는 근육섬유(muscle fiber : 머슬파이버)로 지름이 0.01[mm]~0.1[mm] 정도이며 길이는 30[cm] 정도의 것도 있다.

⑤ 각 근육섬유는 지름이 0.001[mm]~0.002[mm]의 미세한 가는 근섬유(myofibril : 미오피브릴)로 구성되어 있다.

⑥ 이 가는 섬유는 2개의 필라멘트로 구성되어 있는데 굵은 필라멘트와 얇은 필라멘트로 미오신(myosin)과 액틴(actin)이라 부르며, 이들이 중추신경계로부터 신경전달을 받아 작동하여 근육이 수축되어 필요한 힘을 발생시킨다.

2) 힘줄과 인대

힘줄(tendon : 텐돈)은 근수축으로 생기는 물리적 힘을 뼈에 전달하는 결합조직으로서 그림 3-58과 같이 근육과 뼈를 연결시키는 연조직이다.

① 인대(ligament : 리가멘트)는 주로 관절주위에서 뼈들이 적절히 관절결합을 이루도록 하며, 관절의 복잡한 운동을 가능하게 하고 평형을 유지하여 주는 역할을 담당한다.

② 힘줄과 인대는 기본이 되는 교원섬유(collagen fiber : 콜라겐 파이버)로 구성되어 있다.

③ 교원섬유 중에서도 제1형 교원섬유(Type 1 collagen : 타입 1 콜라겐)로 구성되어 있으며, 이는 무게의 약 80[%]~90[%]를 차지한다.

④ 힘줄과 인대는 근육과 달라서 신경계에 의해 작동되지 않으며 단지 근육의 수축, 이완에 따라 수동적으로 작동된다.

⑤ 혈관의 공급이 없어서 손상을 입을 시에는 회복이 매우 느려 실제 임상에 있어 치료가 어려운 조직이다.

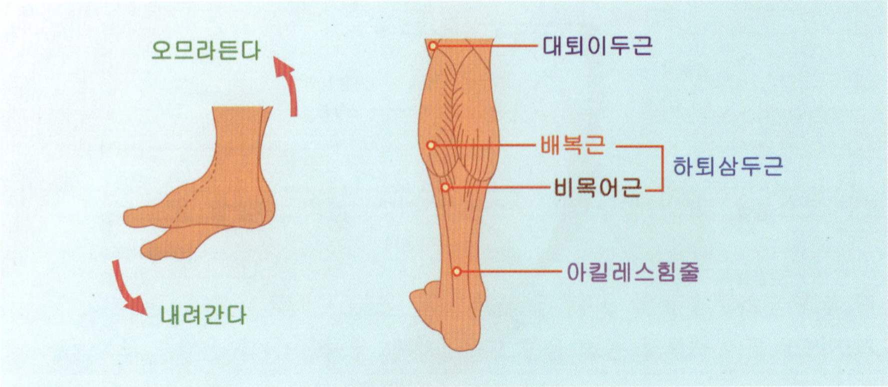

그림 3-58 • 아킬레스힘줄

3) 연 골

연골(cartilage : 카틸에이지)은 **혈관및 신경이 없는 독특한 구조의 조직**으로 그림 3-59와 같이 **세포외물질**(extracellular matrix : 엑스트라셀룰러 매트릭스)**과 세포로 구성**되어 있으며, **세포외물질은 주로 프로테오글리칸**(proteoglycans), **교원섬유**(주로 제2형 교원섬유)**와 물로 구성**되어 있다. **물이 전체 질량의 65[%]~80[%], 교원섬유는 10[%]~20[%]를 차지**한다.

① 연골은 관절에 부과되는 하중을 분산시키며, 관절의 연속적인 운동이 가능하도록 탁월한 내모성 특성과 윤활기능을 부여하는 기능을 담당한다.

② 관절과 뼈에 부과되는 충격하중을 흡수하여 골고루 분산시킴으로써 뼈를 보호하기도 한다.

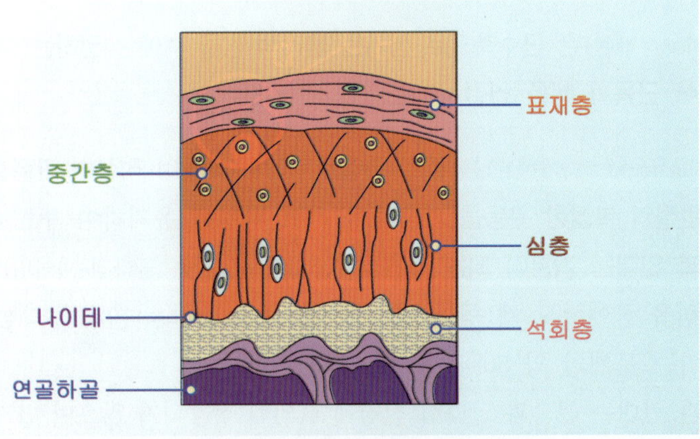

그림 3-59 • 연골의 해부학적 구조

③ 다른 지지조직(결합조직 · 골조직 등)과 다른 점은 연골조직의 연골기질내에는 혈관 · 림프관 · 신경 등이 존재하지 않는다,

④ 신진대사의 물질이동은 연골기질로 확산됨으로써 이루어진다.

(2) 연조직의 생체학적 특성

일반적으로 생체조직은 공학적인 재료와 달리 생명체로서의 목적을 충실히 하기 위하여 계층적, 유기적으로 구축된 시스템이기 때문에 그 구조가 아주 복잡하다. 여러 종류의 물질로 구성되어 있으며, 또 불균일하게 배열되어 있고 시간에 따라 구조가 변화하는 살아있는 재료이다.

피부, 심혈관계 조직, 연골, 근육, 건과 인대 등에서 볼 수 있는 연조직의 역학적 특성은 교원질(collagen : 콜라겐)과 탄력소(elastin : 엘라스틴) 섬유는 조직이 나타내는 기계적 거동에서 가장 중요한 기계적 성질을 가지고 있다.

조직의 종류 및 구조에 따라 불균형(nonhomogenous : 논호모제너스), 비선형(nonlinear : 논라인어), 이방성(anisotropic : 언이소트로픽), 점탄성(viscoelastic : 비스코엘라스틱)의 특성을 고려하여 생체조직을 역학적으로 해석해야 한다.

1) 교원질 섬유의 역학적 특성

연조직은 주로 교원섬유와 탄력소로 이루어져 있는데, 교원질과 탄력소는 서로 기능적으로 보완해 준다. 결합조직의 주된 구조블록이 교원질이며, 이 교원질은 높은 장력강도를 결합조직에 제공해줄 뿐만 아니라, 하중과 변형을 이겨낼 수 있는 능력도 제공해 준다.

① 교원질섬유(collagen fibers : 콜라겐 파이버스)의 개개의 미세 섬유는 기계적 스프링으로 표현될 수 있으며 축방향으로 인장을 지지하며 섬유가 길이 대 반경비가 크기 때문에 압축력에는 효과적이지 못하며 높은 점탄성 계수를 가진다.

② 원래 물결모양의 불균일한 상태의 교원섬유는 하중이 가해지면 시작 구간에서 직선형태로 변화를 시작하며, 선형구간에서는 하중방향으로 교원섬유가 직선의 형태로 나열하여 하중을 지탱한다.

③ 교원질 섬유는 변형을 당할 때 여러 가지의 역학적 특성과 물리적 특성을 나타내는데, 이런 특성은 collagen(콜라겐)이 부하와 변형에 적절히 반응하도록 할 뿐만 아니라, 높은 장력 스트레스를 이겨낼 수 있는 능력을 그 조직에게 제공한다.

④ 낮은 변형률을 가지는 힘줄의 일축 인장시험에서 그림 3-60의 탄력섬유소의 항복 변형률은 0.04이고, 극한 응력60[MPa], 극한변형률은 0.1이다. 힘줄은 선형 탄성재료보다 높은 탄성력을 가진다.

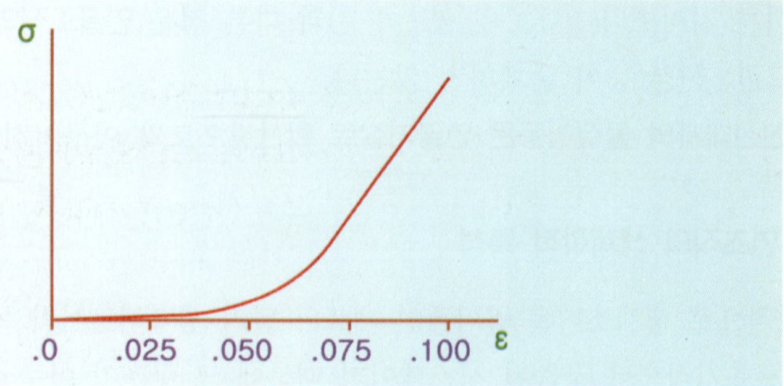

그림 3-60 • 힘줄에 대한 인장 시험에서 응력 - 변형률 곡선

2) 이력현상

이력현상(hysteresis)이란 어떤 양(量) A의 변화에 따라 다른 양 B가 변화하는 경우 A를 변화시키는 경로에 따라 같은 A값에 대한 B값이 달라지는 현상을 말하며, 연조직은 하중을 부과(loading : 로딩)할 때와 제거(unloading : 언로딩)할 때의 하중-변위 특성이 다른데 이를 이력현상(hysteresis : 히스테리시스)라고 부른다. 하중부과시와 제거시의 하중-변위 곡선은 일치하지 않으며 이는 하중부과시 연조직을 변형시키기 위하여 소모된 에너지의 일부가 열로 방출되어 소모되었기 때문이다.

3) 크리프

크리프(creep)란 재료에 일정한 하중을 가한 상태로 방치하면 점점 늘어나는 성질을 말하며, 그특징은 하중의 크기, 온도, 습도, 진동 등에 영향을 받는다.

① 연조직의 시편에 추를 달아놓고 시간에 따라 시편의 길이를 측정하면, 하중이 가해지는 시간동안 T0-T1까지 일반적인 공학재료는 T0에서 발생한 길이의 변화가 T1까지 일정하게 유지된다. 그리고 하중이 제거되면 그 즉시 원상태로 복귀한다. 하지만 연조직의 경우는 T0에서 비교적 큰 길이변화가 발생하고 또한 T1까지 지속적인 시편이 늘어나는 특성을 보여준다. 즉, 시간에 따라 일정 하중 하에서의 길이가 변화한다. 이러한 현상을 크리프라고 한다.

② 하중을 제거하면 시간에 따라 천천히 원상태의 길이로 복귀한다. 그림 3-61과 같이 크리프에 이는 회복(recovery : 리커버리)이 수반된다.

이러한 연조직의 생체 역학적 특성은 연조직의 기계적 성질의 이해에 필수적이며, 또한 이러한 특성으로 인하여 실험시에는 세심한 주의가 필요하게 된다.

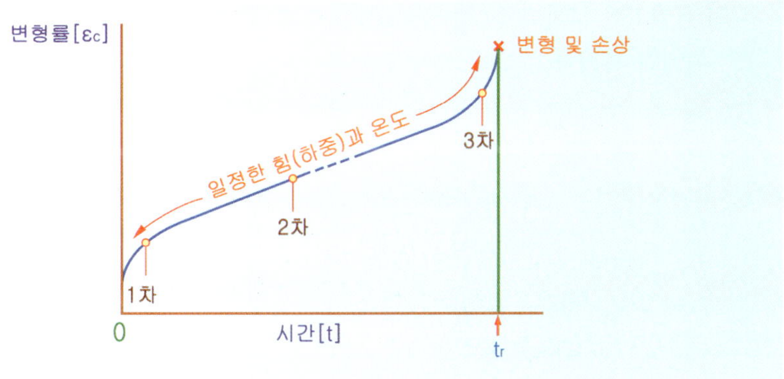

그림 3-61 • 크리프 시험 곡선

③ 실험시 주의사항

㉠ 시편의 단면적 측정으로 형상이 불균일한 연조직 시편의 단면을 정확하게 측정하기는 실제로 불가능하지만 광학적인 방법, 레이저를 이용한 단면적 측정 등이 현재 사용되고 있다.

㉡ 시편의 고정법으로 인장시 시편이 확고하게 고정되어 미끄러짐이 전혀 없도록 해야 한다. 미끄러짐이 발생하면 시편에 가해진 하중이 마찰로 소모되며, 또한 시편의 길이 변화의 측정이 불가능해지기 때문이다.

㉢ 연조직 시편 길이변화 측정으로 양단 고정부의 영향이 최소화되는 시편의 중앙에서 길이변화를 측정해야 하는데 이를 위해서 시편의 표시를 하여 광학적으로 길이 변화를 측정하거나 고장이 확실하다는 가정하에 전체시편의 길이변화를 측정하여 그 값을 사용하기도 한다.

㉣ 실제 시험을 수행하기 전에 연조직의 경우 반드시 전처리 과정(preconditioning process : 프리컨디셔닝 프로세스)을 거쳐야 한다. 이는 고정으로 인한 오차 제거 및 전처리 과정을 통한 조직의 안정화를 위한 것이다. 연조직내의 교원섬유를 재배열하여 크리프 및 응력이완 현상들을 시편군 내에서 비교적 일정하게 하여 실험오차를 줄이는 과정을 말한다.

(3) 연조직의 생체역학적 모델링

구조가 복잡하며 다양한 연조직을 공학적으로 해석하기 위해서는 실제적으로 비선형 점탄성 이론(nonlinear viscoelastic : 논라인어 비스콘엘라스틱)이 적용하여, 연조직 특성 중 어떠한 특성에 초점을 두느냐에 따라 보다 간략화된 모델을 이용하는 것이 효과적이다.

① 점탄성(viscoelastic : 비스콘엘라스틱)은 물체에 힘을 가했을 때 액체로서의 성질과 고체로

서의 성질이 동시에 나타나는 현상을 말하며 모든 물체는 이러한 점탄성을 가지고 있다. 액체적 특성과 고체적 특성을 모두 갖춘 점탄성 거동의 경우에는 용수철과 대시팟(dashpot : 유체저항기)을 결합시킨 역학적 모형으로 표현하는 경우가 많다.

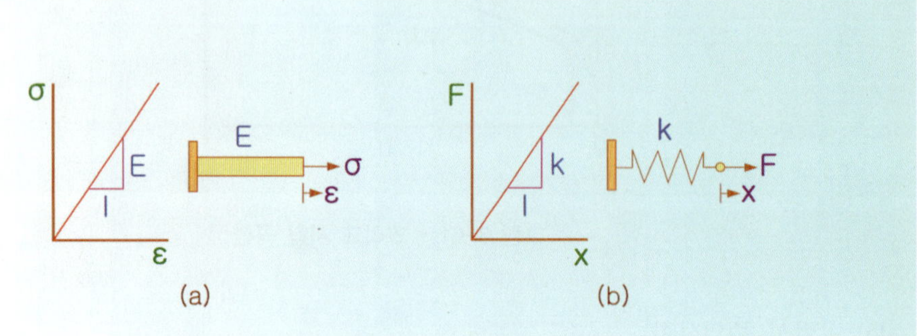

그림 3-62 • 선형 스프링과 탄성고체 재료와의 관계

② 탄성고체인 선형 스프링의 특성을 살펴보면, 그림 3-62와 같이 스프링을 일정한 힘으로 잡아당기면 힘에 비례하여 일정량만큼 늘어난다. 힘을 제거하면 스프링은 원래의 길이로 완전히 회복된다. 물론 힘이 과도하여 스프링을 탄성영역 밖으로 변형시키면 비선형, 비탄성 변형을 일으켜 원래대로 회복되지 않지만 여기에서는 탄성영역 안에서의 변화를 식 (3-53)과 같이 된다.

$$\sigma = E\varepsilon \;=>\; F = kx \qquad (3\text{-}53)$$

③ 반면에 대시팟에 그림 3-63과 같이 일정한 하중이 부과되면 대시팟은 일정한 속도로 계속 변형이 되고, 하중을 제거하면 더 이상의 변형은 일어나지 않지만 이미 발생한 변형은 그대로 남아 있고 원상태로 회복되지 않는다.

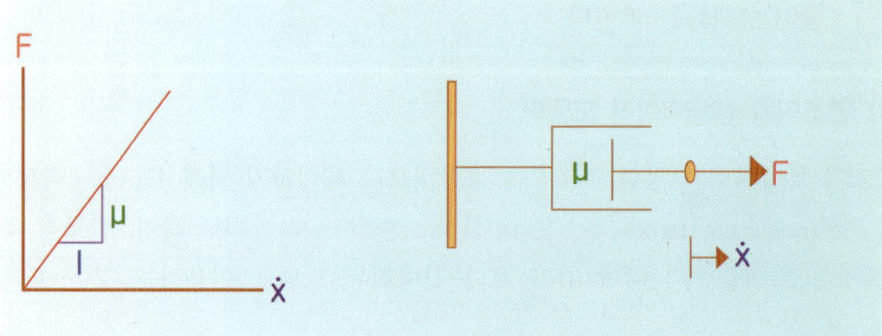

그림 3-63 • 선형 감쇠기와 힘-변형률과의 관계

④ 스프링과 대시팟의 조합으로 이뤄진 그림 3-64와 같이 선형 점탄성 모델은 직렬의 결합을 하고 있는 맥스웰 모델(Maxwell model)과 병렬결합을 하고 있는 켈빈－보이트 모델(Kelvin-Voigt model) 그리고 표준고체모델(standard solid : 스탠다드 솔리드)로 표현할 수 있다.

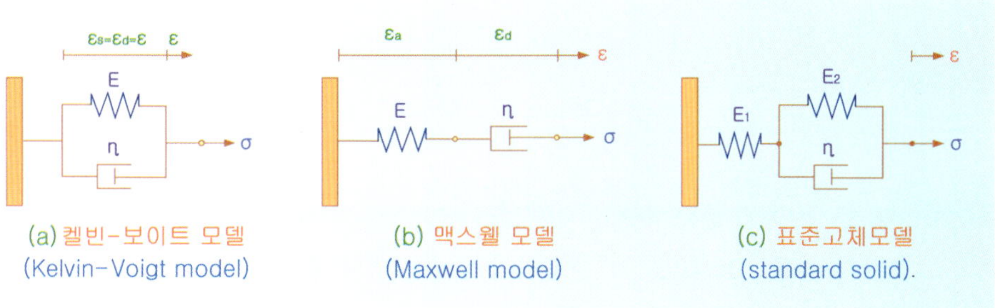

그림 3-64 • 스프링과 대시팟의 조합

2. 경조직

(1) 경조직의 생물학적 구조 및 기능

인체의 경조직(hard tissue : 하드 티슈), 즉 인체의 골(뼈)는 세포외기질(extracellular matrix : 엑스트라셀룰러 메트릭스)에 무기질(inorganic substance : 이너게닉 서브스텐스)이 함유된 특수한 결합조직이다. 뼈조직은 주위 구조에 비해 그 기질이 강한 호산성(acidophil : 어씨도필)으로 비교적 뚜렷하게 구분된다. 뼈조직의 내부에는 혈구형성조직(hemopoietic tissue : 헤모포이에틱 티슈)인 골수(bone marrow : 본 메로우)가 있으며 표면은 골막(periosteum : 페리어스티엄)에 의해 둘러싸여 있다. 뼈의 성분의 비율로 볼 때 전체 뼈의 약 $^1/_3$은 유기질이며 $^2/_3$가 무기질이고 무기질의 성분 중 약 85[%]는 인산칼슘(calcium phosphate : 칼슘 포스트에이트)이고 약 10[%]는 탄산칼슘(calcium carbonate : 칼슘 카본에이트)으로 되어 있다.

① 골수쪽의 뼈조직은 좁고 긴 지주(trabeculae : 트라베큘러)의 형태로 나타나며 여기에서 분지되는 이차지주도 있고 분지된 지주들이 서로 연결되기도 한다. 이 부위의 뼈조직을 해면뼈(spongy bone : 스펀지 본, cancellous bone : 캔서러스 본)라고 한다. 골수의 바깥쪽을 싸는 뼈조직은 두꺼우며 중간 중간에 많은 가로 절단된 혈관이 관찰된다. 이 부위의 뼈조직을 치밀뼈(compact bone : 콤팩트 본)라고 하며 가로절단된 혈관은 골원(osteon : 오스테온)의 중심부에 있는 하버스관(Haversian cana : 하버시안 카날 : 골원중심관)이다. 그림 3-65는 뼈조직의 단면을 나타내었다.

② 뼈의 성분에서 유기질은 뼈의 탄력성과 강인성을 나타내며 무기질은 견고성을 나타내

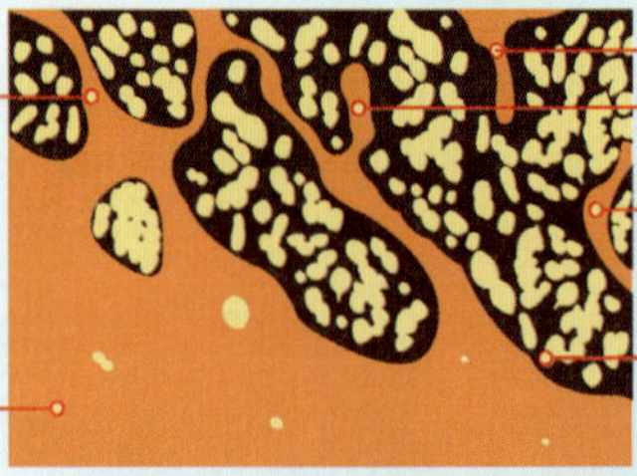

그림 3-65 • 뼈조직의 단면

는데 발생 중에 있는 뼈에는 어른보다 유기질의 비율이 더 높아 탄력성이 높다. 뼈의 기계적, 생물학적 특성 중 생체역학의 관점에서 중요시 되고 있는 점은 뼈의 성장(bone formation : 본 포매이션) 및 흡수(bone resorption : 본 리솝션)가 뼈조직에 가해지는 응력 및 변형률에 의해 결정되며, 뼈의 성장에 최적의 기계적인 환경을 부여하는 것이 골절 및 인공관절 등의 시술에 중요한 요인으로 간주되고 있다.

(2) 경조직의 생체역학적 특성

경조직의 생체 역학적 기능은 앞에서 설명한 바와 같이 인체의 골격을 유지하며, 물리적 충격으로부터 인체 내부의 장기를 보호하며, 근육 및 힘줄, 인대와 연결되어 인체의 운동을 주관하는 것이다. 이러한 생체역학적 기능은 주로 치조골에 의해서 수행되지만 망상골 역시 구조적인 특징에 의한 생체역학적 기능이 중요하다.

1) 뼈의 기계적 특성

뼈는 그 물리적 성질이 방향에 따라 다른 성질을 나타내는 비등방성 재료로 방향에 따라 기계적 특성이 다르며, 기계적 특성은 방향뿐만 아니라 하중의 크기에도 관계가 있다. 즉 길이 방향의 탄성계수와 강도에 비해 그 수직 방향은 상당히 낮은 수치를 보인다(표 3-2). 경조직 및 연조직의 강도를 나타내었다.

① 뼈에 과중한 힘이나 충격이 가해지면 뼈는 절단되는데 뼈의 절단되는 형태도 크랙의 크기나 배향, 모폴로지, 위치 등에 따라 여러 가지 형태가 나타난다.

② 외부에서 응력이 부가되었을 때 뼈는 Wolff의 법칙에 따라 일정 수준까지 그 자체 형태를 변형하여 외부의 역학적인 환경에 적응할 수 있도록 되어 있다. 이때 뼈의 밀도도 부가된 응력의 상태에 따라 영향을 받게 된다.

㉠ 높은 응력을 부가하면 뼈의 밀도가 높아지게 된다. 반대로 부가된 응력이 일반적인 생리학적 응력보다 작을 때에는 뼈의 질량이 감소하여 뼈의 약화를 일으킨다.

표 3-2 • 경조직 및 연조직의 강도

조 직		탄성계수 [GPa]	인장강도 [MPa]
경조직	피질뼈(longitudinal)	17.7	133
	망상조직뼈	0.4	7.4
	치아	11.0	39.3
연조직	관절성 연골	10.5	27.5
	섬유연골	159.1	10.4
	인대	303.0	29.5
	피부	0.1~0.2	7.6

2) 탄성거동 및 강도

일반적인 재료가 등방성(isotropic : 이소트로픽)인 반면 치조골은 뼈의 길이 방향과 이에 대한 수직방향(횡방향 : transverse direction : 트랜스버스 디렉션)의 탄성거동(elastic behavior : 엘라스틱 비하버) 및 강도(strenght : 스트렌스)가 다른 이방성(anisotropic : 언니소트로픽) 특성을 보여준다. 모든 경우 횡방향의 탄성계수, 항복응력 및 강도 등이 길이 방향 보다 낮다.

① 치조골의 강도는 약 130[MPa](축방향)−50[MPa](횡방향) 정도이며, 탄성계수는 인장시 약 17[GPa], 압축시 13[GPa] 정도이다.

② 해면뼈는 치밀뼈와 달리 해부학적 부위별로 그 밀도 및 구조가 크게 차이가 나서 이에 따른 강도 및 탄성계수의 편차가 심하다. 탄성계수는 대체적으로 10[MPa]에서 2,000[MPa](2[MPa])까지 광범위하게 변화한다. 그림 3-66과 같이 치밀뼈에 비하여 아주 낮은 값을 보여주고 있다. 이는 망상골의 밀도가 치조골에 비하여 15~ 50[%] 정도이기 때문이다.

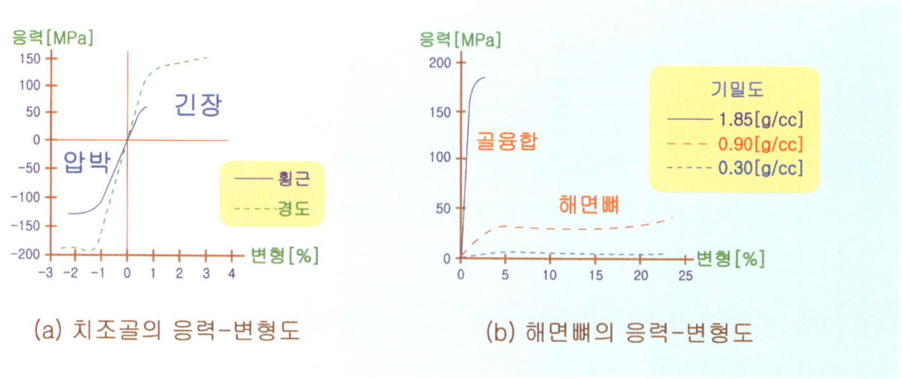

(a) 치조골의 응력−변형도 곡선 (b) 해면뼈의 응력−변형도 곡선

그림 3-66 • 인장 및 압축 하중시 치조골의 응력−변형도 곡선과 해면뼈의 응력−변형도 곡선

③ 이방성 현상은 치밀뼈의 구조가 압축하중(뼈의 축방향)에 보다 강하도록 구성되어 있고, 이는 일상적인 생활에서 뼈가 주로 압축하중을 많이 받는 현상에 적응되어 있기 때문이다.

3) 변형속도 영향

일반적으로 천천히 걷는 경우 변형속도(strain rate dependency : 스트레인 레이트 디펜던스)는 약 0.001[sec] 정도이나 빠른 걸음은 0.01[sec], 천천이 뛰는 경우는 0.03[sec]이다. 빨리 뛰는 경우나 높은 곳에서 뛰어내리는 경우는 변형속도가 상당히 높다.

① 일반적으로 변형속도가 높은 경우에 치조골의 기계적인 특성은 (강도 및 탄성계수) 향상된다.

② 연조직의 경우처럼 변형속도에 따른 기계적인 반응이 심하지 않지만, 치조골에서도 변형속도에 따른 응력-변형도 관계의 변화가 있다. 그림 3-67은 변형속도에 따른 치조골의 기계적 특성을 보여준다.

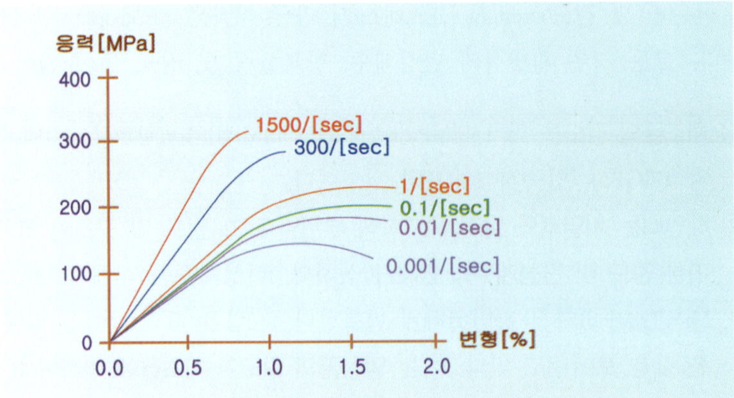

그림 3-67 • 변형속도에 따른 치밀골의 응력-변형도 곡선 변화

(3) 골 절

골절(bone fracture : 본 프랙쳐)(그림 3-68)은 뼈의 항복 강도를 넘어선 응력이 가해질 때 발생하는 것으로 골절의 원인이 되는 순수 인장력이 뼈에 넓게 작용하며, 해면골 조직의 비율이 높을수록 골절되기 쉽다.

① 가볍고도 극히 적은 외력이라도 그것이 같은 부위에 되풀이하여 가해지면 금속의 피로현상처럼 그 부위에 골절이 생기는 경우가 있는데 이를 피로골절이라 한다.

② 뼈 자체에 병변이 있어서 정상적인 뼈라면 골절하지 않을 정도이지만 병적인 뼈는 외력을 감당하지 못해 골절을 일으키는 경우가 있는데 이를 병적골절이라 한다.

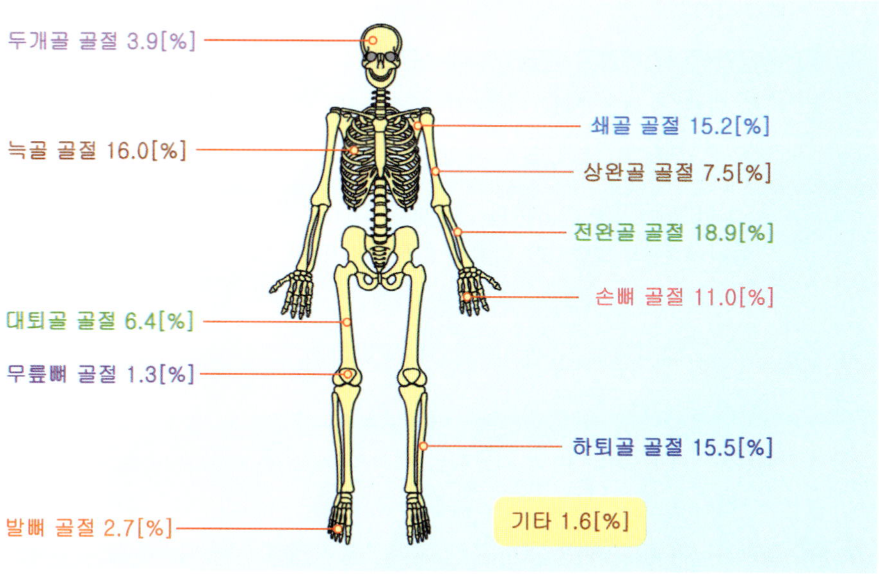

그림 3-68 • 골절의 부위별 빈도

③ 노화에 의한 뼈조직의 변화는 해면뼈에서도 나타나는데, 골다공증은 해면뼈의 다공성이 현저히 증가하여 뼈에 구멍이 생기는 것처럼 묘사되기도 한다.

④ 20대에서부터 80대로 가면 척추의 망상골 밀도는 약 50[%]나 감소한다. 이는 밀도 및 기계적 특성의 관계에서 보면 상당한 기계적 강도의 약화를 가져오며, 골다공증 환자는 조그만 충격에도 뼈의 파괴가 일어난다.

⑤ 압축력으로 인한 골절은 노년의 척추와 장골의 골간에서 자주 발생하며, 피로에 의한 골절은 전문 운동선수나 조깅을 많이 하는 사람에게 발생하나, 대개의 골절은 복합적이며 복합된 하중 조건에 의해 일어난다.

07 | 생체조직역학

1. 관절의 역학적 성질

① 관절이라는 것은 2개 또는 그 이상의 뼈가 움직일 수 있는 구조로 맞닿아 있는 결합 방식으로 인체는 자세를 유지할 수 있다는 면에서는 굳건하지만 자세를 변할 수 있고 이동할 수 있다는 측면에서는 유연하다고 볼 수 있다.

㉠ 인체의 유연성은 주로 골격계의 관절(joint of articulation : 조인트 오프 아티큘레이션)

때문이다.

ⓛ 관절의 주된 역할은 근골격계에 움직임을 제공하는 것이다.

ⓒ 서로 다른 관절은 서로 다른 기능을 가지고 있기 때문에 움직임과 안정성은 어느 정도 변한다. 어떤 관절은 주로 최적의 움직임을 제공한다.

㉮ 어깨관절(구상관절, ball-and-socket joint : 볼 앤드 소켓 조인트)은 팔이 3평면에서 운동하게 된다. 그렇지만 이렇게 움직임이 뛰어다니는 것은 안정성이 감소하다는 것을 의미한다.

② 무척추동물의 관절은 대부분 딱딱한 외골격의 사이에서 형성되며 일반적으로 경첩구조로 이루어져 있다.

③ 척추동물은 두개골이나 이의 치근처럼 서로 접하는 두 개의 뼈나 연골 사이에 가동성이 조금 있거나 또는 전혀 없는 경우와 동물의 팔·다리의 뼈나 턱뼈처럼 양쪽 뼈 사이에 결합조직이 많고 가동성이 큰 경우의 두 가지로 나뉜다.

④ 일반적으로 관절이라 하는 것은 가동결합을 말한다. 양쪽의 뼈가 인대만으로 결합되어 있는 인대결합과 활액막성결합으로 나뉜다. 활액막성결합은 관절이 결합조직성의 주머니(관절낭)로 쌓여 있는 것으로, 관절낭의 안쪽은 윤활유의 성격을 하는 활액을 분비하고 외부에는 많은 인대가 부착되어 있어 관절을 보강한다.

⑤ 인간의 골격계의 관절은 구조와 기능에 기초하여 분류할 수 있다.

두개골과 같은 관절 유합성 관절은 두 개의 꽉 끼는 뼈로 이루어져 있어 상대적인 움직임이 전혀 없다. 척추와 같은 섬유연골 관절은 약간의 상대적인 운동이 가능하다. 또한 뼈끼리 직접적인 접촉을 감소시키는 중재물체(연골 혹은 인대조직)가 있고(그림 3-69)에 관절의 구조를 나타내었다.

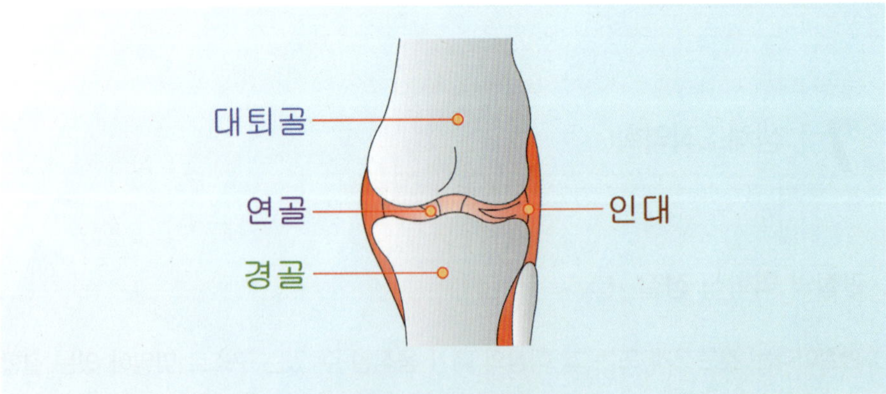

그림 3-69 • 관절의 구조

⑥ 기계적으로 가장 중요한 관절은 가동관절이다.

가동관절은 상대적인 움직임을 많이 허용하며 관절강, 인대피막, 윤활막, 윤활액으로 구성되어 있다.

㉠ 관절강 : 관절을 이루는 뼈 사이의 공간이다.

㉡ 인대피막 : 관절을 이루는 뼈를 붙잡아주는 역할을 한다.

㉢ 윤활막 : 윤활유 역할을 하는 윤활액을 둘러싸고 있는 인대피막의 내부 막이다.

㉣ 윤활액 : 마찰을 감소시키는 역할을 하는 점성물질이며 관절면이 직접 접촉하는 것을 제한함으로써 관절면의 마모와 균열을 감소시켜 주고, 관절연골에 영양을 공급해준다.

㉤ 관절연골의 주된 기능 : 충격을 흡수하는 역할을 하는 연골물질이다.

㉥ 다양한 종류의 가동관절로는 활공(척추 후관절), 경첩(발꿈치, 발목), 중쇠(근위 요척골), 융기(손목), 안장(엄지의 손목손허리뼈), 구상관절(어깨, 엉덩이)이 있다.

⑦ 가동관절의 움직임의 정도와 유연성은 여러 요인에 의하여 좌우된다.

관절면이 얼마만큼 서로 잘 맞는지, 관절주머니인대의 구조, 관절주위 인대의 구조와 길이, 관절을 교차하는 근육이 얼마만큼 늘어나는지 등에 달려 있다.

⑧ 골격근은 상대적 운동을 서로 해주는 두 개의 뼈와 건막과 건을 통하여 연결되어 있다. 근섬유가 신경자극에 의하여 수축되면 근육은 부착된 뼈를 잡아당기는 역할을 하게 된다.

㉠ 수축은 근조직의 유일한 능력이라고 할 수 있다.

㉡ 골격의 가동성(可動性) 부분에 붙어서 그 운동을 관장하는 근육으로 가로무늬근이며 수의근이다.

㉢ 1개의 골격근은 다수의 근섬유와 결합조직으로 구성되며, 근의 운동은 근섬유의 방향에 따라 수축운동을 하게 된다.

㉣ 골격근에는 운동신경, 감각신경, 자율신경이 분포한다.

⑨ 공업역학에서 수축이란 압축하중에 의하여 길이가 줄어드는 것으로 정의한다.

근육역학에서는 근육길이의 증가, 감소, 혹은 길이의 변화가 없이도 수축이 일어날 수 있다. 게다가 근육수축의 결과는 항상 신장이다. 근육은 잡아당기는 것에만 힘을 쓸 수 있다. 근육은 밀치는 것은 할 수가 없다.

근육에는 골격근, 평활근, 심근의 세 가지 종류가 있다. 인체의 움직임은 골격근에 의하여 생성된 힘을 통하여 이루어진다.

⑩ 근육 수축에는 여러 가지 종류가 있다.

㉠ 동심성 수축(concentric contraction : 컨센트릭 컨트랙션)은 근육의 길이가 줄어들면서 발생한다.

㉡ 정적 수축(static contraction : 스타틱 컨트렉션)은 근육의 길이가 일정하면서 발생한다.

㉢ 원심성 수축(eccentric contraction : 익센트릭 컨트렉션)은 근육의 길이가 늘어나면서 발생한다.

㉣ 근육은 길이가 줄어들 경우에만 움직임을 일으킬 수 있다.

㉤ 근육의 길이가 어떤 움직임에서 늘어나게 되는 근육수축에 의하여 발생한 신장이 근육과 관련된 인체부위의 움직임을 제어하려고 할 것이다.

2. 어깨 역학

어깨는 등의 견갑상부, 견봉, 견갑부, 견갑간부를 통틀어서 말한다. 즉, 견관절과 견갑골 및 그것을 덮고 있는 삼각근 등으로 되어 있는 부분을 말한다. 견관절은 견갑골의 관절과 상완골두와의 사이에 성립하는 둥근 관절인데, 가동성이 매우 높다. 어깨의 근육에는 삼각근을 비롯하여 극상근, 소원근, 대원근, 견갑하근 등이 있다.

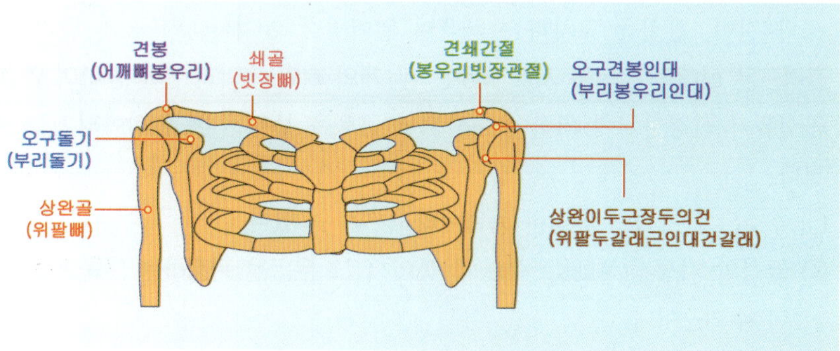

그림 3-70 • 어깨의 구조

① 어깨는 모든 팔 운동의 기본이 된다.

㉠ 어깨의 복잡한 구조는 어깨관절과 팔이음뼈의 두 가지로 구성된다. 어깨관절 혹은 위팔어깨관절은 반구형 위팔갈래와 어깨뼈의 얕은 오목관절로 구성된 구와관절이다.

㉡ 얄팍한 오목관절은 오목관절의 관절면에서의 위팔갈래가 자유로운 운동을 하는데 매우 중요한 역할을 한다.

㉢ 굽힘, 폄, 외전, 내전, 바깥 회전, 내향 회전과 같은 운동이 가능하다.

② 어깨뼈의 움직임의 종류는 다음과 같은 네 가지 조합으로 이루어져 있다.

㉠ 융기(관상면에서의 어깨뼈의 상승효과)와 내림(융기의 회복운동), 위쪽 회전과 아래쪽 회전, 내밈과 뒤당김, 앞쪽 회전과 뒤쪽 회전으로 구성되어 있다.

㉡ 움직임을 제어하는 근육은 등세모근, 어깨올림근, 마름근, 작은 가슴근, 앞톱니근, 빗장밑근의 여섯 가지로 구성된다.

3. 팔꿈치 역학

팔꿈치관절은 세 개의 분리된 관절로 이루어져 있는 위팔관절과는 먼쪽 위팔뼈의 실패 모양의 도르래 사이의 관절로 구성된 경첩관절이다. 위팔자관절의 구조는 팔꿈치가 굽힘운동과 폄운동만을 할 수 있는 단축회전운동을 가능하게 한다.

① 위팔노관절 또한 먼쪽 위팔뼈의 작은 머리와 노뼈의 머리 부분으로 구성된 경첩관절이다. 몸쪽 노자관절은 우뼈의 머리 부분과 몸쪽 좌뼈의 노패임으로 구성뢴 중쇠관절이다. 이 관절은 노뼈와 좌뼈가 아른 뼈에 대하여 세로 방향으로 상대적은 운동을 가능하게 하여 엎침운동과 뒤침운동을 하게 한다(그림 3-71).

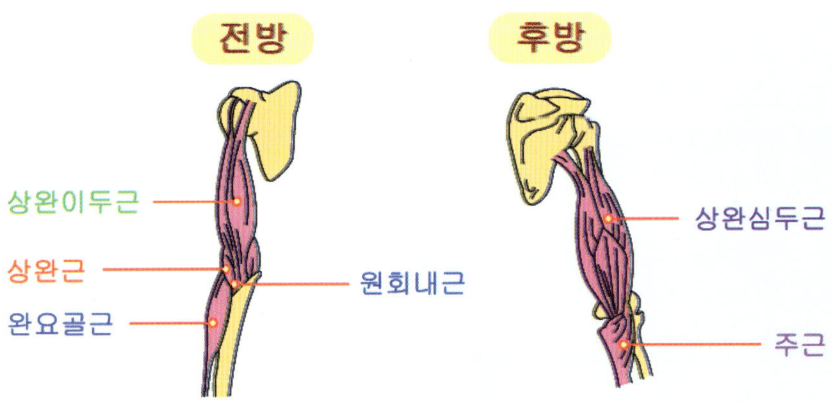

그림 3-71 • 팔꿈치 표층근육

내부에는 주관절(肘關節)이 있으며, 상완골이 전완의 요골과 척골에 연결되어 있다. 굴측(屈側)은 전주부(前肘部)로 가볍게 들어가 있으므로 주와(肘窩)라고 한다.

② 팔꿈치 관절의 운동을 조절하는 근육인 위팔두갈래근은 팔꿈치관절의 가장 강력한 굽힘근육이다. 특히 팔꿈치관절이 위침위치에 있을 때 강력하다.

㉠ 위팔두갈래근은 먼쪽에서는 노뼈거친면에 몸쪽에서는 부리돌기의 윗부분과 좌뼈의 부리돌기에 붙어 있다.

㉡ 팔꿈치의 폄운동을 조절하는 가장 중요한 근육은 위팔세갈래근이다. 이 근육은 어깨뼈의 관절오목의 밑머리 부분, 위팔뼈의 뒷면 윗부분의 중간, 위팔뼈의 뒷면 아래

2/3지점, 좌뼈의 팔꿈치머리돌기에 연결되어 있다.

㉢ 아래팔의 엎침과 뒤침운동은 일반적으로 원엎침근과 손뒤침근에 의하여 이루어진다.

③ 원엎침근은 위팔뼈의 안쪽관절융기부분, 노뼈의 안쪽, 노뼈의 아랫면의 중간 1/3부분과 연결되어 있다. 손뒤침근은 위팔뼈의 바깥쪽관절융기부분, 좌뼈 근처, 노뼈의 위 1/3 부분의 바깥면과 연결되어 있다.

4. 척주·엉덩이 역학

(1) 척 주

척추(spinal column : 시피널 카울럼)동물의 체간의 중축을 이루는 골주로 척추골이 종렬되어 구성되어 있다(그림 3-72). 그 중심에는 개개의 추골에 존재하는 추공에 의해서 형성되는 척주관이 통하고 내부에 척수가 들어 있는데 하지로 보행하는 동물의 형태는 특유의 만곡을 나타낸다.

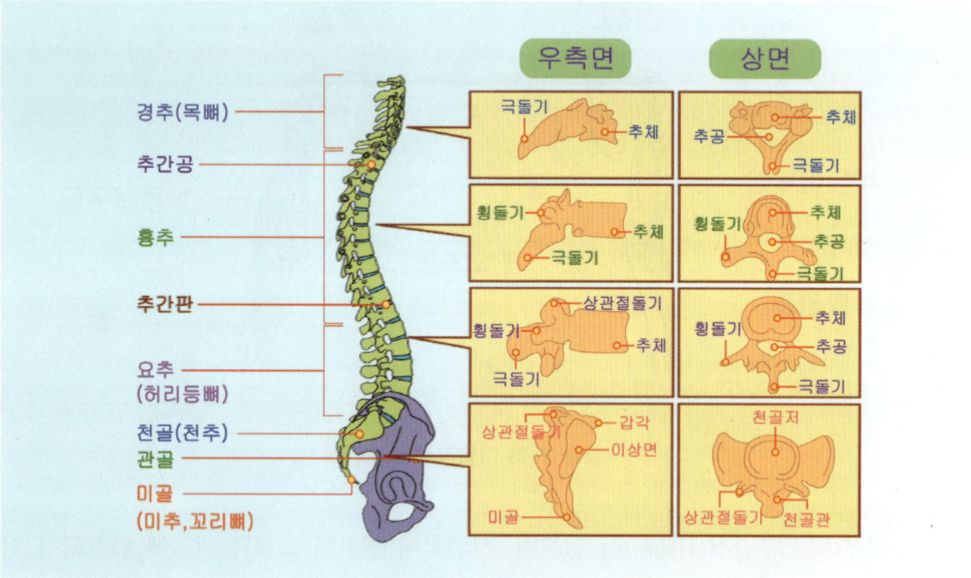

그림 3-72 • 척주의 구조

① 인간의 척주는 근골격계 중에서 가장 복잡하다.

㉠ 척주의 기본기능은 척수를 보호하고, 머리, 목, 가슴, 허리, 엉치, 꼬리부분으로 구성되어 있다.

㉡ 척주의 목과 가슴부분은 몸통을 이루고, 엉치와 꼬리부분은 골반과 연결되어 다리이음뼈의 부분으로 분류가 된다.

② 척추골이 종렬되어 구성되어 있다.

㉠ 추체는 상호 추간원판과 전후의 인대로써 연결되어 있다.

㉡ 추골의 수는 동물에 따라서 다르다.

㉢ 사람의 척주는 33~34개의 추골로 구성되어 있으며, 평균길이는 약 75[cm]이다.

③ 척주의 중심에는 개개의 추골에 존재하는 추공에 의해서 형성되는 척주관이 통하고 내부에 척수가 들어 있다.

㉠ 하지로 보행하는 동물의 척주의 형태는 특유의 만곡을 나타낸다.

㉡ 유아에서는 척주 전체가 가벼운 전만을 나타내는데 성장함에 따라 두부 및 구간을 지지하는 관계로 성인은 경부와 요부는 앞쪽으로 튀어나오게 만곡된 전만형이고, 흉추와 천부는 뒤쪽으로 만곡된 후만형을 나타낸다.

㉢ 발육 도중에 부자연스러운 하중이 걸리면 이상만곡을 일으킨다. 또한 만곡도는 일상생활에 따라서 변화한다.

④ 척주는 24개의 매우 복잡한 척주로 이루어져 있다.

㉠ 척추 사이의 관절은 부동성 관절이다.

㉡ 섬유연골 디스크는 각 척추 사이에 끼워져 있다.

㉢ 섬유연골 디스크의 중요한 기능은 위로부터 전달되는 하중을 견디고, 충격을 흡수하는 역할을 하며, 뼈와 뼈의 직접적인 접촉을 방지하며, 척추 뼈의 직접적 접촉을 방지함으로써 충격력의 효과를 줄이는 역할을 수행한다.

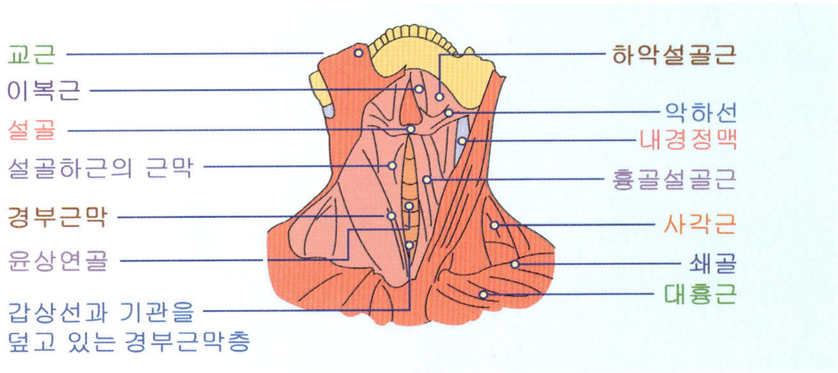

그림 3-73 • 목의 구조

⑤ 척주의 두 가지 특히 중요한 관절은 머리 부분의 관절이다.

㉠ 후두관절(그림 3-73)은 첫째 경추와 머리의 뒤통수뼈 사이의 연결부이다. 이곳은 두 개의 용기 관절로 머리가 시상면에서 관상면으로 운동하는 것을 가능하게 한다.

㉡ 환추측관절은 첫째 경추와 머리의 치아돌기 사이의 연결부분이다. 이것은 중쇠관절로 머리를 가로면으로 회전하는 것을 가능하게 한다.

제 3 장

㉢ 머리와 목의 운동을 관장하고, 제어하는 근육은 척추앞근, 목뿔근, 못빗근, 사각근, 어깨올림근, 후두하근, 널판근이다.

⑥ 척주의 안정성은 척추사이의 디스크와 그 주위를 감싸고 있는 연골과 근육으로 얻어진다.

㉠ 디스크와 연골은 내부적 안정성을, 근육은 외부적 안정성을 제공한다.

㉡ 여러 가지의 부상의 위험에 노출되어 있는 척주는 가장 심각한 부상이 여러 뼈 구조물에 의하여 보호된 체액에 빠져 있는 척수와 관련된 것들이 많다.

(2) 엉덩이

뒤쪽 허리 아래 엉덩이 부분과 그 아래 허벅다리 위 좌우쪽으로 살이 둥글게 융기된 부분 즉 엉덩이 아래로서 앉으면 바닥에 닿는 근육이 많은 부분으로 해부학적으로는 둔부라고 하는데 그 피부는 여성쪽이 남성보다 두껍다.

① 대퇴골두와 골반의 관골구 사이의 관절은 가동관절이다.

㉠ 엉덩이의 안정성은 상대적으로 강성인 구상관절형태와 연관된 연골, 그리고 크고 작은 근육들에 의해 얻어진다.

㉡ 대퇴골두는 관절구의 소켓에 깊게 꼭 맞게 되어 있다.

㉢ 엉덩이관절의 가로 및 큰 넙다리인대와 같은 연골은 대퇴골두가 움직일 때 관골구에 대퇴골두가 잘 위치하도록 도움을 준다.

㉣ 엉덩이 관절은 가능한 안정적이고 많은 운동성을 가지도록 구성되어 있어서 보행과 주행, 웅크림 같은 운동을 가능하게 한다.

② 골반은 엉덩뼈, 궁둥뼈, 두덩뼈, 엉치뼈로 이루어져 있다.

㉠ 출생과 성장시 골반뼈는 별개의 것이다. 성인의 경우 골반뼈는 융합되어져서 섬유관절와 되어 움직일 수 없게 된다.

㉡ 골반은 척주와 대퇴골 사이에 있다. 골반의 위치는 골반을 상대적으로 덜 안정적으로 만든다.

㉢ 골반의 움직임은 주로 척주나 대퇴골의 움직임을 도와주는 역할을 한다(그림 3-74).

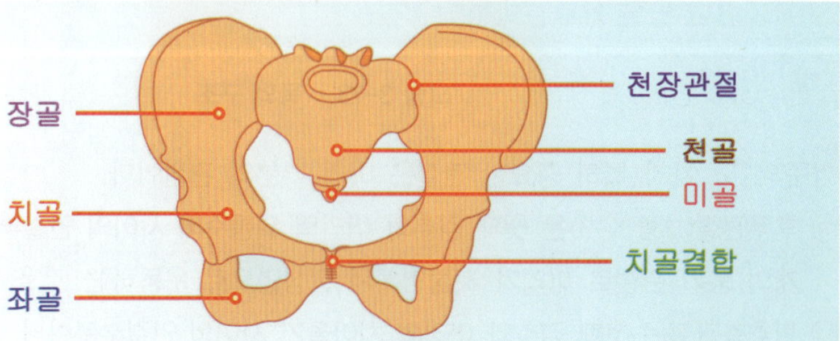

그림 3-74 • 골반의 구조

5. 무릎, 발목역학

(1) 무 릎

무릎(그림 3-75)은 넓적다리와 정강이 사이의 관절이 있는 부분으로 앞부분은 슬개골이 있어 슬개부라고 하며 뒷부분은 슬와부라고 한다. 인체에서 가장 큰 관절이고 변형된 경첩관절이다.

① 시상면에서의 굽힘과 폄운동 이외에 약간의 안쪽 및 바깥쪽 회전운동이 가능하다. 무릎관절은 매우 큰 하중을 견딜 수 있게 되어 있다. 운동시에 꼭 필요한 연관 시스템이고 그만큼 부상의 위험이 높다.

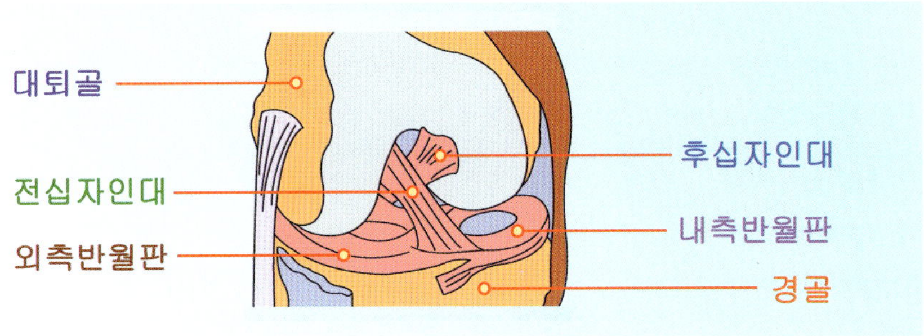

그림 3-75 • 무릎의 구조

② 무릎은 경대퇴골관절과 슬개골 대퇴골관절이라는 두 개의 관절로 이루어져 있다. 무릎뼈는 충격과 관련된 부상으로부터 무릎을 보호하고 슬개인대를 통하여 대퇴사두근건이 정강뼈를 잡아당기는 역할을 도와준다.

③ 무릎의 안정성은 복잡한 연골구조와 관절주위의 근육 반월판에 의하여 이루어진다. 대부분의 무릎부상은 무릎 안쪽방향에서의 연골과 인대의 손상과 관련된 것이다.

(2) 발 목

발목은 정강뼈, 종아리뼈, 목말뼈의 세가지 뼈의 접합으로 이루어져 있다.

하체의 다른 주요 관절과 같이 발목은 하중을 견디고 운동기능과 관련이 있다. 발목관절의 해부학적인 구조는 엉덩이관절과 유사하다. 발목 관절은 안정을 위해 연골과 근육의 제약이 필요한 무릎관절에 비하여 본질적으로 안정하다.

① 발목관절은 정강목말, 비골목말, 말단정강비골 관절로 이루어져 있고 발목격자관절은 3개의 관절, 인대, 근육으로 구성되어 있다. 발목관절은 안쪽과 바깥쪽 곁인대와 뼈사이 인대에 의해 보강된다. 발목에는 매우 많은 근육이 있다. 가장 중요한 발목의 바깥쪽굽힘근은 장딴지근과 가자미근이다.

② 장딴지근은 발을 들 때 무릎굽힘근으로 보다 효율적이며 무릎이 편상태로 유지될 때는 바깥굽힘근으로 효율적이다.

㉠ 바닥굽힘근은 주로 후근이다. 엎침과 뒤침, 안쪽과 바깥쪽 회전운동을 제공하는 주된 근육으로는 전근과 측근이 있다.

㉡ 전근으로는 앞정강근, 긴발가락폄근, 긴엄지폄근, 셋째종아리근이 있고, 측근으로는 긴종아리근, 짧은 종아리근이 있다.

③ 발목관절은 그림 3-76과 같이 심하게 삐게 되면 운동이나 구조적으로 제약을 받게 되어 발목의 안정성에 영향을 미치게 되며 발목관절의 표면이 잘못된다.

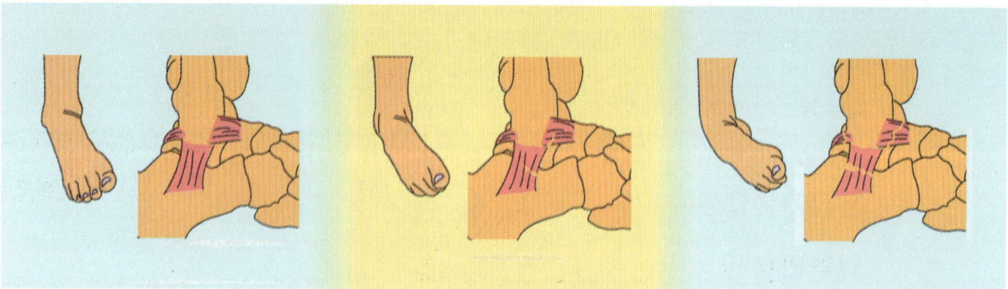

그림 3-76 • 발목관절의 상해정도

제 4 장
유체역학

01 | 유체역학

02 | 유체 운동학

03 | 혈류역학

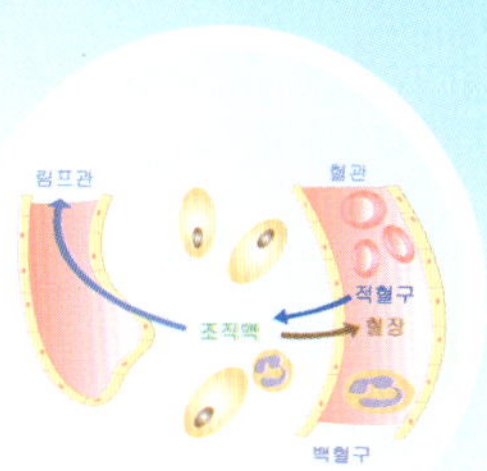

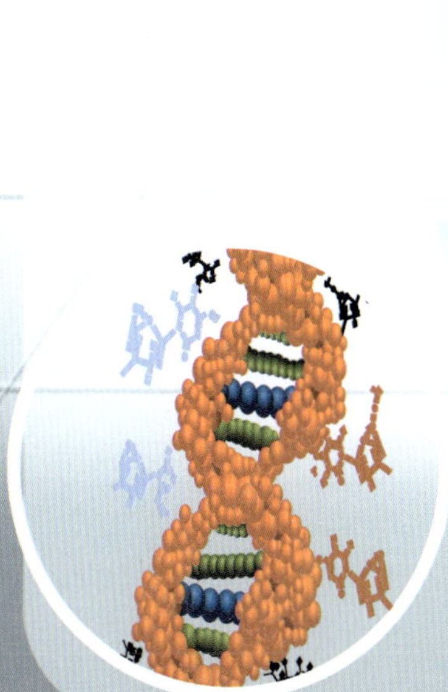

01 | 유체역학

유체역학[1](流體力學, fluid mechanics : 플루이드 메카닉스)이란 **액체와 기체에 작용하는 힘과 에너지의 영향을 다루는 학문**으로서, **액체**와 **기체**는 여러 상황에서 같은 운동방정식을 가지며 따라서 같은 현상을 나타내기 때문에 **유체**[2]로 분류된다.

① **정역학**(유체정역학[3])

중요한 고전역학적 결과들이 있으나 더 이상 발전의 여지가 없다. 그리고 정지하고 있는 유체학문이다.

② **동역학**(유체동역학 · 액체동역학 · 기체동역학)

18세기경부터 오늘날에 이르기까지 지속적 발전과 연구가 활발히 진행되며 발전한 과학 분야이다.

㉠ **유체동역학**은 이론과 실험의 두 측면으로 연구되는데 **수학과 물리**로 그 결과는 기술된다. 수많은 응용으로 크게 영향을 받으며 발전했다.

㉡ **유체동역학**은 혈액의 흐름에 대한 연구, 수영의 동역학, 생물체의 비행 등에서 뚜렷이 나타나며 환경과학 · 공학 · 생물과학에 대한 여러 응용 분야들인 해양공학 · 항공공학 · 해양공학 · 기상학 · 해양학으로 나타난다. 응용 분야로는 **질량보존의 법칙**[4], **고전역학의 법칙**(뉴턴의 운동법칙[5])과 **열역학의 법칙**으로 **유체의 현상으로 알려진 물리학의 법칙**들이다.

㉢ **유체동역학**은 액체와 기체에 똑같이 적용 가능한 유체흐름의 구성은 **관을 통과하는 흐름**, 물체와 그를 둘러싼 유체 사이의 **상대적인 운동에 의한 흐름**, 온도차로 인하여 **중력에 의해 움직이는 흐름인 열의 대류**[6] 등을 포함한다. 때로는 **전체계**(全體系)**의 회전으로 인한 효과**(기상학과 해양학에서는 매우 중요함)가 포함되기도 한다.

---

1) **유체역학** : 운동하고 있는 유체의 성질을 다루는 응용과학의 일부로서 유체의 운동이나 또는 유체의 물체 상호간의 작용하는 힘의 관계를 일반역학의 원리를 이용하여 풀이하는 학문이다. 외부의 힘에 대하여 수시로 형태가 바뀌어 가는 물체를 취급하는 학문을 뜻한다.

2) **유체** : 정지상태에서 전단응력을 지탱할 수 없는 물질을 유체라고 한다.

3) **유체정역학** : 운동상태의 유체를 나타내는 학문을 유체정역학이라 한다.

4) **질량보존의 법칙**(質量保存–法則, law of conservation of mass) : 화학반응의 전후에서 반응물질의 전질량(全質量)과 생성물질의 전질량은 같다고 하는 법칙이다.

5) **뉴턴의 운동법칙** : 아이작 뉴턴이 만든 세 개의 물리법칙으로, 물체의 운동을 다루고 있다. 이 법칙들은 고전역학의 기본이 된다.

6) **대류**(對流) : 열의 전달과정은 전도, 복사, 대류로 나눈다. 대류는 유체가 부력에 의한 상하운동으로 열을 전달하는 것으로써 아랫부분이 가열되면 대류에 의해 유체 전체가 골고루 가열된다.

1. 유체역학과 우리의 일상생활

유체역학과 우리 일상생활은 항시 깊은 관계를 유지하고 있다. 즉 인간은 항시 유체 속(공기)에서 살고 있지만 대부분의 사람들이 이를 인식하지 못하고 있다. 그림 4-1은 유체역학이 우리생활과 얼마나 밀접한지를 알려주고 있다.

(1) 유체의 운동 : 흐름

① 바닷물의 흐름(flowing : 플로잉)(해류) 및 공기의 흐름(기류)이 기후 같은 기상변화에 커다란 영향을 미친다(그림 4-1(a) 참조).

② 연못 등의 고인 물의 수면에서 일어나는 파장은 미동으로 발생하며 그 흐름은 대부분 동심원을 그린다(그림 4-1(b) 참조).

③ 태풍은 공기가 만드는 커다란 소용돌이를 형성하는데 기류의 영향으로 같은 방향(지구 공전방향)[7]으로 회전한다(그림 4-1(c) 참조).

④ 조류와 같은 동물들은 공기의 흐름으로 지면과의 접촉 없이 자유롭게 비행할 수 있다(그림 4-1(d) 참조).

⑤ 스키의 하이 점프(high jump)에서 장시간 공중에 떠 있을 수 있도록 V자형 자세를 연구한다(그림 4-1(e) 참조).

⑥ 인위적이지 않은 커다란 파도의 형태는 유체운동이 자연에서도 발생하는 것을 알 수 있다(그림 4-1(f) 참조).

⑦ 일상의 흐름은 굴뚝연기와 같은 흔들림에서 알 수 있다(그림 4-1(g) 참조).

⑧ 스포츠의 다양한 종목에서도 주위의 복잡한 기류를 이용한 여러 가지 종목이 있다.
 예 야구에서 투수가 던지는 공이 다양한 방향으로 이동하는 것 또한 흐름이라 할 수 있겠다(그림 4-1(h) 참조).

⑨ 골프공 표면의 움푹 패여 있는 딤플[8](dimple : 울퉁불퉁)은 공을 멀리 안정하게 날려 보낼 수 있는 효과가 있지만, 울퉁불퉁한 바닥에서 물건을 밀었을 때 매끄러운 바닥에서보다 빨리 멈추게 한다(그림 4-1(i) 참조).

⑩ 일상생활에 쓰이는 욕조의 밑면 배수구멍을 열면 물이 거의 빠질 때쯤 소용돌이(vortex : 보어텍스)가 생기면서 휘파람 같은 소리를 낸다. 이것 또한 물과 공기의 흐름에서 생기는 진동의 차이라 하겠다(그림 4-1(j) 참조).

⑪ 인류도 기술의 축적으로 기류를 이용한 여러 가지 기구들을 창조해 내었다(그림 4-1(k) 참조).

---

7) 방향 : 정방향(오른쪽에서 왼쪽으로), 역방향(왼쪽에서 오른쪽으로)이 있다.

8) 딤플(dimple) : 골프공의 표면에 있는 분화구 형태의 홈을 말한다. 우묵하게 들어간 딤플의 원리로 인해 표면이 매끈매끈한 공보다 잘 뜨고 멀리 날아갈 수 있다.

⑫ 해상에서 풍력을 이용하여 수면 위를 배가 항해할 수 있다(그림 4-1(l) 참조).

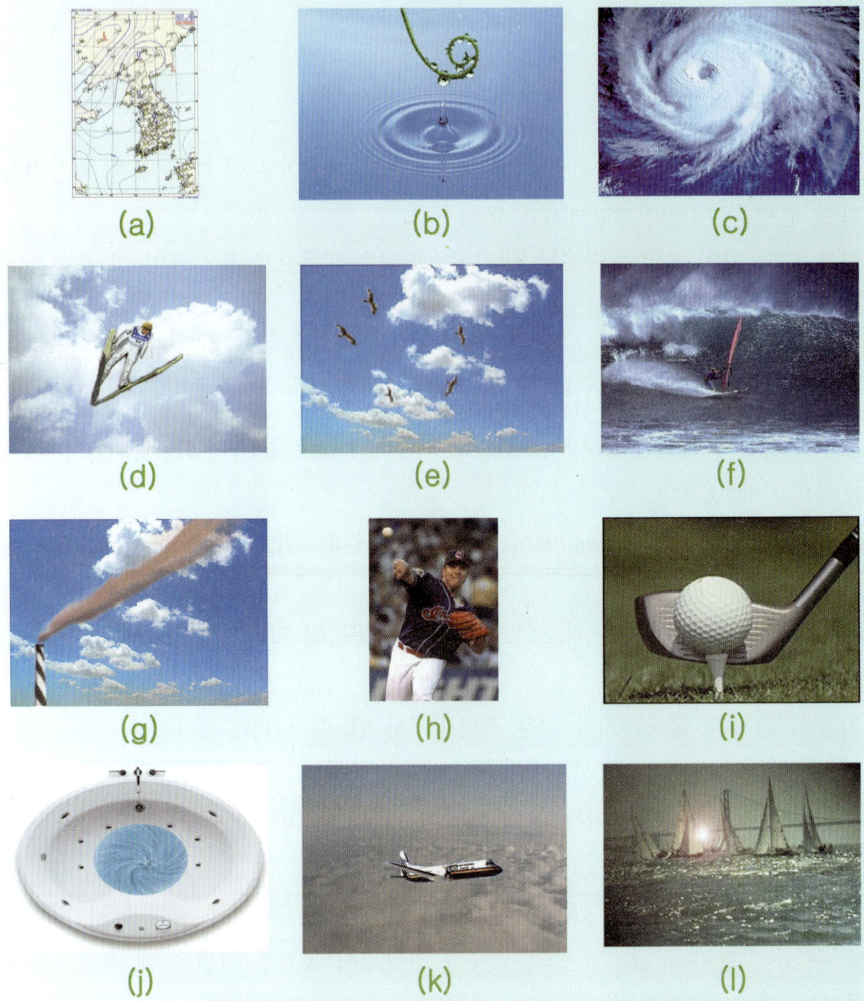

그림 4-1 • 여러 가지 유체운동의 예

2. 유체의 성질

유체의 성질은 역학적으로 설명할 수 있으며 표 4-1은 내용상의 역학적 분류이다.

표 4-1 • 역학의 분류

구 분	분 류
운동역학(mechanics : 메카닉스)	힘을 포함한 운동
운동학(kinematics : 키네마틱스)	운동의 변위, 사속도 및 속도 사이의 관계

(1) 역 학

역학(mechanics : 메카닉스)은 사물의 운동[9]법칙을 연구하는 학문이며, 내용상의 분류는 그림 4-2와 같다.

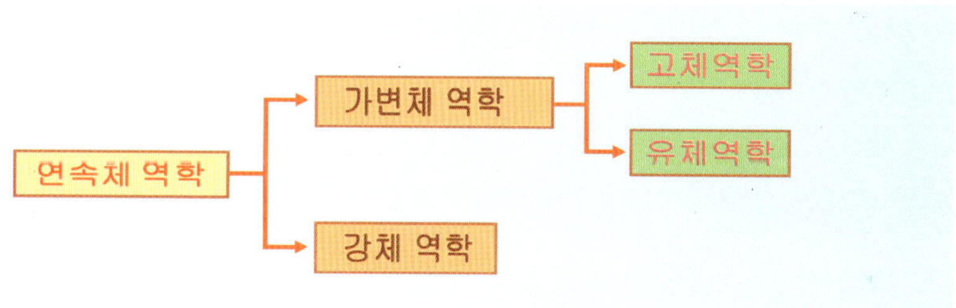

그림 4-2 • 내용상의 역학분류

(2) 연속체역학

분자론적 세계관과는 달리 물체의 운동을 다룰 때 분자 각각의 운동을 다루는 것보다 연속체(집합체)로서의 입장이다(편리성). 연속체역학은 외부의 힘에 대한 물체의 거동에 따라 구분한다.

① 동역학(dynamics : 다이내믹스) 혹은 강체(rigid body : 리지드 바디)역학 : 외부에서 힘이 가해질 때 물체의 자체 변형은 없고, 오로지 하나의 개체처럼 반응하게 되어 외부의 힘과 평형을 이룬다.

② 가변체(deformable body : 디포머블 바디) 역학

㉠ 유체역학(fluid mechanics : 플루이드 메카닉스) : 외부의 힘으로 전단력(shear force : 쉬

9) 운동 : 시간의 경과와 함께 어떠한 사물의 위치 혹은 형태가 변화하는 것

어 포스)이 가해질 때 흐름(flowing : 플로잉)으로 평형을 이룬다.

㉡ 고체역학(solid mechanics : 솔리드 메카닉스) : 외부의 힘으로 전단력(shear force : 쉬어 포스)이 가해질 때 변형(deformation : 디포메이션)에 의해서 평형을 이룬다.

③ 연속체(continuum : 컨티뉴엄)

물질의 분자적 성질을 고려하지 않고, 속도 및 가속도, 압력, 밀도, 비체적 등의 물성값이 유체(물질) 내에서 연속적으로 변화하거나 일정하다.

(3) 유 체

전단응력[10](shear stress : 쉬어 스트레스)을 받으면 그 크기가 아무리 작더라도 연속적으로 흐름(flowing : 플로윙)의 형태로 변형이 일어나는 물질을 유체(fluid : 플루이드)라고 하며, 전단응력이 작용하는 동안은 계속하여 변형한다.

① 전단응력 : 전단력으로 인해 발생하는 응력을 전단응력이라 한다. 응력의 방향이 적용면과 평행한 것을 말하며, 단위면적당 작용하는 전단력이며, τ(tau : 타우)로 표기한다.

② 전단력(shear force : 쉬어 포스) : 표면에 작용하는 힘의 접선 성분으로 종이를 잡고 한쪽을 앞으로 한쪽은 뒤로 잡아당겨 찢는 것이며, 우리가 흔히 찢는 방식이다. 즉, 힘이 한 표면에 대해서 엇갈려 작용하는 것을 뜻한다.

유체가 가득 차 있는 두 평행평판 사이(간격은 T임)에서 위 평판을 일정한 힘 F로 평행하게 일정한 힘으로 끌어당기면, 그림 4-3과 같이 이 두 평판 사이의 유체내에 F/A의 전단응력이 발생하게 된다(단, A는 위 평판의 면적임).

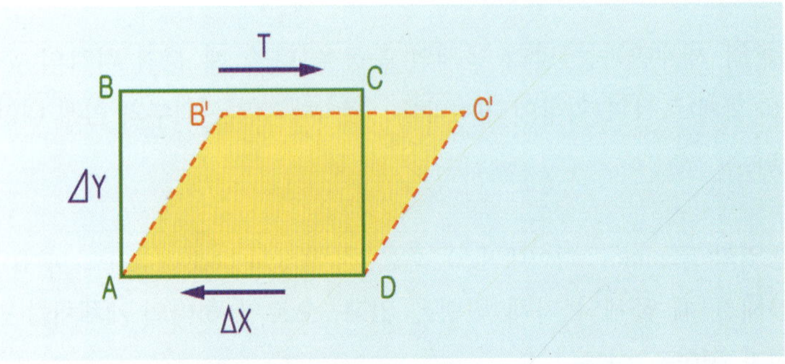

그림 4-3 • 전단응력

10) 전단응력(剪斷應力 : 물리) 물체의 어떤 면에서 어긋나는 변형이 일어날 때 그 면에 평행인 방향으로 작용하여 원형을 지키려는 힘이다.

(4) 전단응력 실험현상

① 모든 유체입자는 평판에 평행한 운동을 한다(1차원 유동).

② 면적 ABCD에 있던 유체는 새로운 위치 AB'C'D로 흐른다.

③ 고체경계면에 접촉하고 있는 유체는 경계면과 동일한 속도로 운동을 한다(no slip : 노슬립).

④ 속도는 고정평판상($Y=0$)의 $u=0$에서 위 평판 상($Y=T$)의 $u=U$까지 직선적으로 변화한다(이때, 기울기가 U/T이다). 이럴 경우 식 (4-1)과 같다.

$$F \propto A\frac{U}{T} \rightarrow = \mu A\frac{U}{T} \ \text{or} \ \tau = \frac{F}{T} = \mu\frac{U}{T} \tag{4-1}$$

그림 4-3에서 알아보면, μ는 비례상수이고 유체의 특성치인 점성계수(viscosity : 비스코시티)이며 U/T는 유체의 각 변형속도(rate of angular deformation : 레이트 오브 앵귤러 디포메이션) 혹은 직선 AB의 각속도(angular velocity : 앵귤러 벨로시티)이다. 유체의 한 층이 인접층에 대하여 상대운동을 할 때 상대운동의 정도의 크기로 이 각속도는 속도구배 du/dy로 나타낼 수 있다. 따라서 각 변형속도와 전단응력 사이의 관계인 뉴턴의 점성법칙(Newton's law of viscosity : 뉴턴스 로우 오브 비스코시티)은 식 (4-2)와 같다.

$$\tau = \mu\frac{du}{dy} \tag{4-2}$$

① 뉴턴 유체(Newtonian fluid : 뉴터니안 플루이드) : 식 (4-2)를 만족하는 유체, 대부분의 유체로서 온도와 압력의 변화에 따라 그 유체의 끈적끈적함이 일정하게 변하는 유체를 말한다.

② 비뉴턴 유체(non-Newtonian fluid : 논 뉴터니안 플루이드) : 온도와 압력이 변화하면 그 유체의 끈적끈적함이 일정하지 않게 변화하는 유체를 말한다.

3. 유체의 밀도와 무게

유체의 무게는 모든 유체의 종류에 따라 서로 다른 무게와 밀도[11])를 갖는다. 유체에는 무게가 있고, 유체의 종류에 따라 그 무게는 서로 다르다.

통 속에 물과 기름을 적당량을 채우면 기름의 무게는 일반적으로 물의 무게보다 가볍

11) 밀도(密度)den · si · ty[덴시티]이다.

기 때문에 물 위에 기름이 뜨게 된다. 또한, 기름보다 공기의 무게가 가볍기 때문에 기름 위에 공기가 놓이게 된다. 그림 4-4와 같이 일반적으로 액체는 기체보다 무겁다. 이는 밀도와의 상관관계에서도 비례한다.

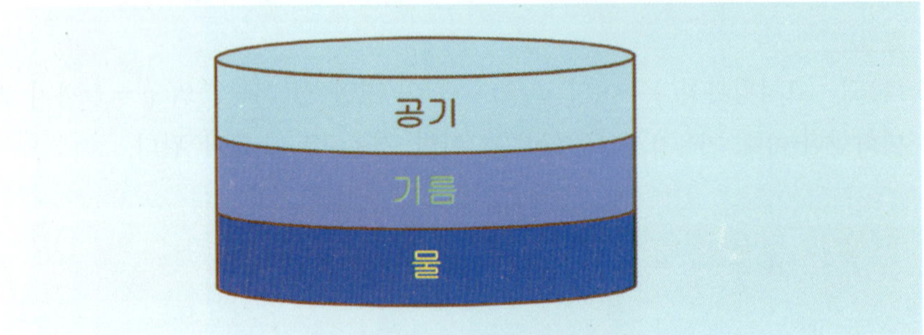

그림 4-4 • 무거운 유체, 가벼운 유체

① 물질의 무게를 중량이라고 하며, 특히 단위체적[$1m^3$]당 중량을 비중량[12](specific weight : 스페시픽 웨이트)이라고 한다. SI 단위계에서는 [N/m^3](중력단위로는 [kgf/m^3])이 된다. 비중량 r을 식으로 표시하면 중량 W[N], 그때의 체적 V[m^3]에 의해 식 (4-3)과 같다.

$$\text{비중량}\ \gamma = \frac{\text{유체의 중량}}{\text{유체의 체적}} = \frac{W}{V}[\mathrm{N/m^3}] \tag{4-3}$$

② 밀도(density : 덴시티)는 단위부피당 물질의 질량으로, 질량을 m [kg], SI 단위계에서는 [kg/m^3](중력단위로는 [$kgfs^2/m^4$])이 되며, 그때의 부피를 V[m^3]라고 하면 식 (4-4)와 같다.

$$\text{밀도}\ \rho = \frac{m}{V}\ [\mathrm{kg/m^3}] \tag{4-4}$$

㉠ 물의 밀도는 일반적으로 1,000[kg/m^3]이다.
㉡ 나무토막의 일반적 밀도는 500[kg/m^3]이다.
㉢ 철의 밀도는 76,700[kg/m^3]이다.

---

12) 비중량 : 물질의 단위 부피에 해당하는 중량), 비중량(r) = 중량, 부피(체적)이다.
① 절대단위 : 비중량(r) = m g = $\rho \cdot$ g = [V, N/m^3], g = 중력가속도(변화는 값)이다.
② 중력단위 : 비중량(r) = $\rho \cdot$ g = [kg/m^3], gc = 중력환산계수(불변)이다.

그러므로 그림 4-5와 같이 물보다 밀도가 큰 철의 경우는 가라앉고 물보다 밀도가 작은 나무토막은 물 위에 뜬다. 하지만 나무토막의 밀도도 0이 아니기 때문에 어느 정도 가라앉는데, 만약 10[%]만 가라앉는다면 그 밀도는 100[kg/m^3]가 될 것이다.

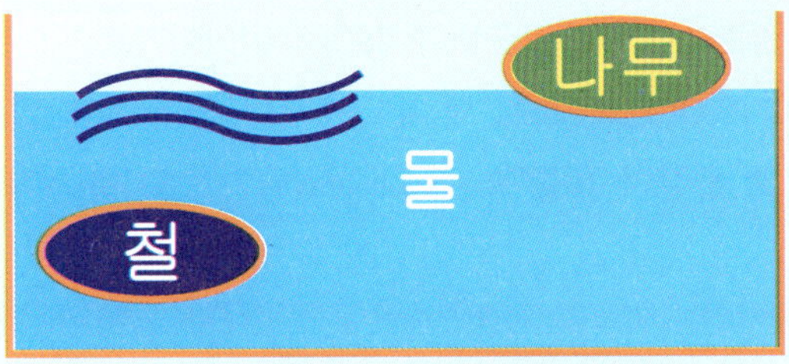

그림 4-5 • 물질의 밀도

③ 힘[N] = 질량[kg] × 중력가속도[m/s2]의 양변을 체적 V[m^3]으로 나누면, 중량(重量) weight(wait : 웨이트)과 밀도의 관계 식 (4-5)가 된다.

$$\gamma = \rho g \tag{4-5}$$

밀도의 역수 $\left(\frac{1}{\rho}\right)$를 비체적(specific volume : 스페시픽 볼륨)이라고 한다.

그림 4-6과 같이 동일한 질량을 갖고 있더라도 물질에 따라 비체적은 차이를 보이므로 식 (4-6)으로 나타낼 수 있다.

$$V_s = \frac{1}{\rho}\ [\text{m}^3/\text{kg}] \tag{4-6}$$

특히, 식 (4-6)은 열역학에서 비체적이 유용하게 사용된다.

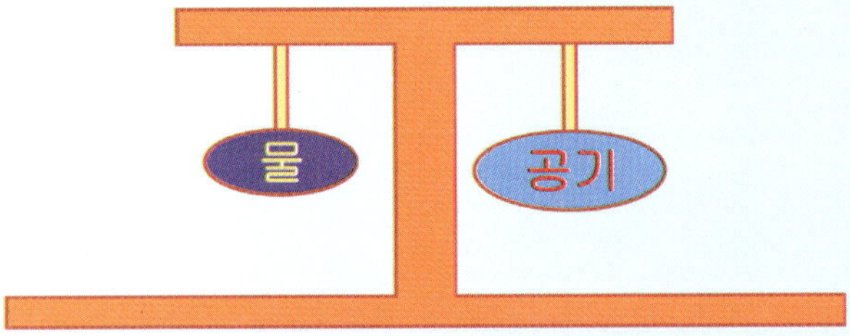

그림 4-6 • 동일한 질량의 물과 공기의 비체적

제 4 장

④ 국제단위계인 밀도의 수치와 중력단위인 비중량의 수치는 실용적으로 동일하다(질량 1[kg]의 물체 표준질량은 중력단위에서 1[kgf]로 표기하고 있기 때문이다).

101.3[kPa](표준 1기압=1 [atm])에서의 물과 공기(건조공기)의 비중량과 밀도를 각각 표 4-2에 나타낸 것으로 약 4[°C](정확히는 3.98[°C])에서의 물의 밀도(비중량)가 가장 크고, 실제로 0~40[°C] 사이 물의 밀도를 1,000[kg/m³]으로 간주하는 경우가 많다. 또한, 상온에서의 물은 공기의 밀도보다 800배 이상이다.

⑤ 중력단위의 표준 1기압(101.3[kPa])이 약 4[°C]에서의 물의 최대 밀도 ρ_H에 대한 물질의 밀도 ρ와의 비를 그 물질의 비중[13](specific gravity : 스페시픽 그래비티)이라고 하며 식 (4-7)과 같다.

$$\text{비중 } S = \frac{\text{물질의 밀도}}{\text{물의 밀도}} = \frac{\rho}{\rho_H}\,(\rho = S\rho_H) \tag{4-7}$$

⑥ 밀도는 단위체적당 질량이기 때문에 물질의 온도가 물과 같을 경우 식 (4-8)과 같다.

$$\text{비중 } S = \frac{\text{주어진 체적의 물질의 질량}}{\text{같은 체적의 물의 질량}} \tag{4-8}$$

⑦ 표 4-2는 101.3[kPa]에서의 각종 유체의 비중을 나타낸다.

표 4-2 • 중력단위의 표준 1기압에서의 물과 건조 공기의 비중량과 밀도

온 도	비중량 $r=\rho g$ [N/m³]		밀도 ρ [kg/m³]	
	물	공기	물	공기
0	9805	12.68	999.8	1.293
4	9807	–	1000.0	–
10	9804	12.23	999.7	1.247
15	9798	12.02	999.1	1.226
20	9789	11.82	998.2	1.205
25	9778	11.61	997.1	1.184
30	9764	11.42	995.7	1.165
40	9730	11.06	992.2	1.128
50	9689	10.72	988.0	1.093
60	9642	10.40	983.2	1.060
70	9589	10.09	977.8	1.029
80	9530	9.81	971.8	1.000
90	9466	9.53	965.3	0.972
100	9399	9.28	958.4	0.946

13) 비중(比重, specific gravity) : 상대밀도라고도 하며 표준물질에 대한 어떤 물질의 밀도의 비이다.

⑧ 표 4-3은 표준 1기압(101.3[kpa])에서의 다양한 유체의 비중을 나타낸 것이다.

표 4-3 • 표준 1기압에서의 각종 유체의 비중

유 체	온도[℃]	비 중	유 체	온도[℃]	비 중
공 기	20	0.0012	벤 졸	15	0.884
식물성 기름	15	0.91~0.97	해 수	15	1.01~1.05
동물성 기름	15	0.86~0.94	글리세린	15	1.264
에탄올	20	0.790	휘발유	15	0.66~0.75
얼 음	20	0.917	원 유	15	0.7~0.1

4. 유체의 점성

점성[14]이란 물분자가 상대적인 운동을 할 때 분자 간 고체경계면 사이에 마찰력을 유발시키는 물의 성질을 말하며 이는 물분자 간의 응집력 및 물분자와 다른 분자 간의 접착력 등의 상호작용에 의하여 나타난다.

① 유체(액체나 기체)가 흐르려 할 때(이동), 분자 간의 인력[15]에 의해 두 유체의 상호 간의 유동을 방해하려는 저항력이 생기게 되는데, 이러한 성질을 점성(viscosity : 비스코시티)이라고 한다. 유체의 유동 에너지가 많이 필요한 것은 점성이 크기 때문이다. 그리고 물 내부에 상대운동이 있으면 점성 때문에 경계면에서 운동에 저항하는 내부마찰이 작용하며 상대운동은 차차 감소한다. 이와 같이 유체의 점성 때문에 받는 힘[16]을 점성력이라 한다.

14) 점성(粘性, viscosity) : 1. 차지고 끈끈한 성질, 2. 유체(流體)가 형태를 바꾸려고 할 때 유체 내부에 마찰이 생기는 성질. 유체 내부에서 속도가 서로 다를 때에 생긴다.

15) 인력(引力) : 공간적으로 떨어져 있는 물체끼리 서로 끌어당기는 힘. 질량을 가진 모든 물체 사이나 서로 다른 부호를 가진 전하들 사이에 작용하며, 핵력 때문에 소립자들 사이에서도 생긴다.

16) 힘(물리학) : ① 뉴턴의 첫번째 법칙에 의하면 정지해 있거나 직선상을 일정한 비율로 움직이는 물체는 어떤 힘이 작용하지 않으면 그 상태를 유지하려고 한다.

② 뉴턴의 두번째 법칙은 외부의 힘이 물체에 작용하면 힘의 방향으로 물체의 가속도(속도의 변화)가 생긴다는 것이다. 가속도의 크기는 외력의 크기에 정비례하며 물체의 질량에 반비례한다.

③ 뉴턴의 세번째 법칙은 한 물체가 다른 물체에 힘을 가하면 힘을 받은 물체는 똑같은 힘을 처음 물체에 가한다는 것이다. 작용과 반작용의 원리, 즉 상호작용의 원리는 힘이 물체를 움직이게 하든 안하든 왜 물체를 변형시키려는가를 설명해 준다.

④ 물체의 운동을 연구할 때는 대개 물체의 변형, 만유인력의 법칙 및 미적분학과 함께, 뉴턴의 운동법칙은 처음으로 회전체의 운동, 유체 안에서의 운동, 발사체의 운동, 빗면에서의 운동, 진자의 운동, 조석, 달과 천체의 궤도와 같은 물리학적 현상들에 대한 광범위한 설명을 가능하게 해주었다. 또한 뉴턴이 제2법칙과 제3법칙의 따름정리로 유도한 운동량 보존법칙은 최초의 보존법칙이었다. 뉴턴의 법칙들은 200년이 넘게 실험과 관측을 통해 입증되어 왔다.

⑤ 이 법칙들은 인류의 척도(10^{-6}~10^{4}[m]의 길이에서 0~108[m/s]의 속도를 갖는 척도)에서 일어나는 운동학을, 관측 결과보다 더욱 정확하게 설명해 주고 있다. 경험적으로 뉴턴의 법칙은 광속의 1/3 정도의 속도 이내에서는 그 오차를 무시할 수 있는 정도로 정확하다.

제 4 장

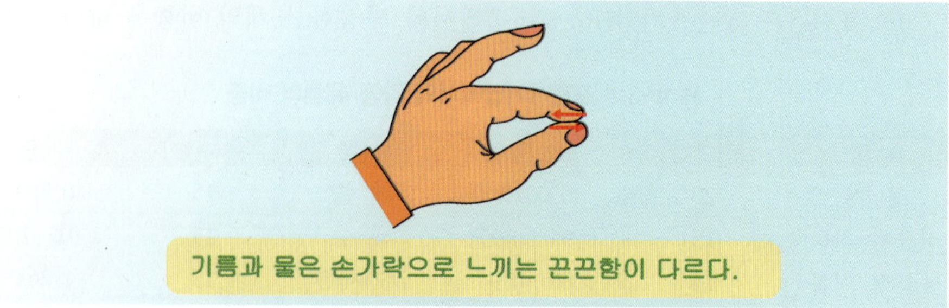

그림 4-7 • 손가락 끝에서 느끼는 저항력의 정도

㉮ 기름과 물을 각각 손가락 끝에 조금씩 바르고 서로의 마찰을 주었을 때, 손가락 끝에 느껴지는 저항력은 기름쪽이 물보다 크다. 그림 4-7과 같이 유체에는 유동(흐름이나 움직임)을 방해하려는 저항력이 다르기 때문이다.

② 두 장의 수평판 사이에 유체가 채워져 있을 때 이 판에 일정한 수평방향의 힘 F를 가하면 판은 가속되다가 곧 일정한 속도 U를 그림 4-8과 같이 가지게 된다.

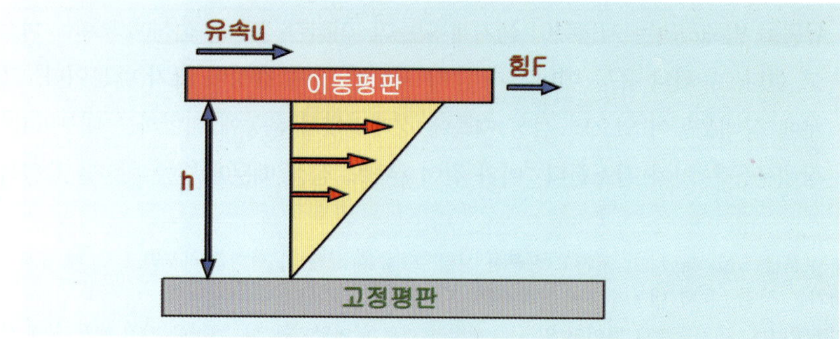

그림 4-8 • 유체의 점성

움직이는 면에 접촉하고 있는 액체는 면과 같은 속도를 가지게 되고 정지한 면에 접촉하고 있는 액체는 그림 4-9와 같이 속도의 분포가 생긴다.

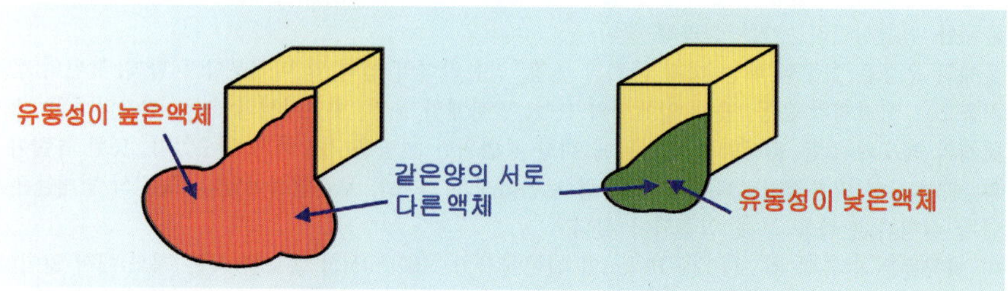

그림 4-9 • 유동이 낮은 액체와 유동이 높은 액체의 비교

③ 기름은 점성이 높으며, 일반적으로 액체가 기체보다 점성이 크고, 물의 점성은 온도에 따라서 그 크기가 변하게 된다. 즉 물의 온도가 0[℃]일 때 점성이 가장 크며, 온도가 높아질수록 점성은 작아진다.

④ 점성의 크기를 나타내는 고유의 상수를 점성계수 또는 동점성계수[17](점성을 밀도로 나눈 값)로 표시하며 온도에 따른 특성은 표 4-4와 같다.

표 4-4 • 물의 점성계수

온도[℃]	점성계수	동점성계수
0	0.01789	0.01789
10	0.01306	0.01307
20	0.01005	0.01006
25	0.00894	0.00897
50	0.00649	0.00556
100	0.00282	0.00294

⑤ 유체의 얇은 층이 이동한다고 가정해 보고(그림 4-10), 각 층의 면적을 A (상면과 하면은 평행), 간격을 Δy 라고 하면, 양면의 속도차 Δv 에 의해 생기는 저항력(전단력) F[18]은 식 (4-9)로 나타낼 수 있다.

$$F = \mu A \frac{\Delta v}{\Delta y} \tag{4-9}$$

즉, 전단력 F는 면적 A 와 속도차 Δv 에 비례하게 되고, 양면의 거리 Δy 에 반비례한다. 이때, 비례정수 μ를 (절대, 역학) 점성계수 또는 점도라고 한다.

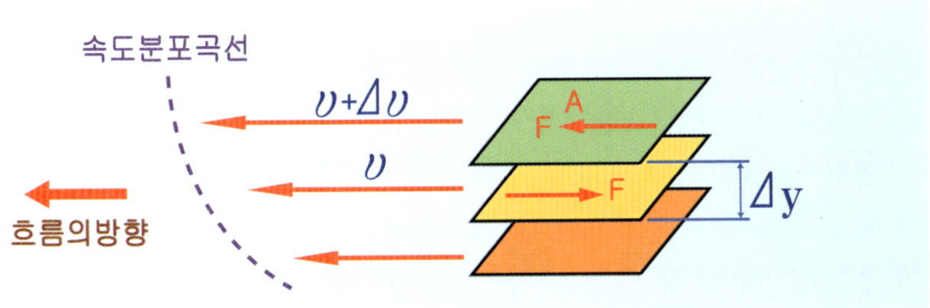

그림 4-10 • 유체의 흐름

17) 동점성계수 : 유체유동의 방정식에는 μ 보다 이것을 밀도 ρ로 나눈 값이 자주 쓰이며, ν를 동점성계수(kinematic viscosity)라 한다. 동점성계수의 차원은 L2T-1이며 단위로는 [m^2/s], [ft^2/s], [cm^2/s] 등이 쓰이며 특히 [cm^2/s]를 stokes라 하여 동점성계수의 단위로 많이 쓰고 있다.

18) 힘(F) : Force의 약어이다.

다시 말해 전단력에 대해 저항하려는 유체의 성질을 점성이라 한다. 즉 점성이 유체층 간의 상대운동인 du/dy를 발생시킨다.

⑥ 전단에 대한 유체의 저항은 유체분자의 운동량 수송과 응집력에 영향을 준다.

㉠ 기체의 전단저항은 주로 분자의 운동량 수송에 의해 일어난다.

㉡ 액체의 분자 응집력이 점성에 영향을 주는 결정적인 요소이다.

㉢ 온도가 상승하면 기체의 점성은 상승(분자 간 이동이 활발해지기 때문)한다.

㉣ 액체의 점성은 감소(응집력[19]이 감소)한다. 그림 4-11에서 알 수 있듯이 보통의 압력하에서 점성은 압력에 무관하며 단지 온도만의 함수이다(단, 아주 높은 압력에서는 점성이 불규칙하게 변함).

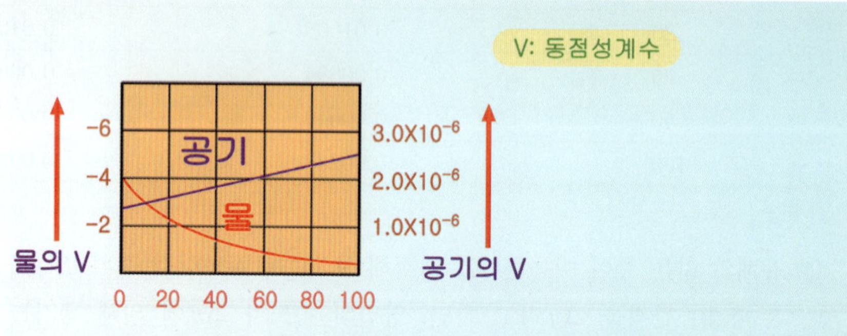

그림 4-11 • 동점도와 온도와의 관계

⑦ 점성계수[20]의 차원은 뉴턴(Newton)의 점성법칙으로부터 유도하게 되면 식 (4-10)과 같다.

$$\mu = \frac{\tau}{du/dy} \tag{4-10}$$

힘, 길이, 시간의 차원인 F, L, T를 이용하여 $\tau[FL^{-2}$ or $ML^{-1}T^{-2}]$, $u[LT^{-1}]$, $y[L]$을 대입하면 $\mu[ML^{-1}T^{-1}]$를 얻게 된다.

보통 사용하는 점성단위는 Poise(P : 포이즈)라 하는 [cgs] 단위이며, 중력단위로는 $[kgf \cdot s/m^2]$이고, SI 단위로는 $[N \cdot s/m^2]$ 혹은 $[kg/m \cdot s]$로 나타낼 수 있다.

$$1[poise] = 1[dyne \cdot s/cm^2] \text{ 혹은 } 1[g/cm \cdot s],\ 1[N \cdot s/m^2] = 10[poise]$$

19) 응집력(凝集力) : 원자, 분자 또는 이온 사이에 작용하여 고체나 액체 따위의 물체를 이루게 하는 인력(引力)을 통틀어 이르는 말. 응집력 때문에 물체는 일정한 부피와 무게를 갖는다. ≒응취력. 〈물리〉 = 변형력.

20) 점성(黏性) 계수(kinematic viscosity) : 유체의 밀도로 점성계수를 나눈 값이다.

일반적으로 점성의 단위는 점성계수와 밀도와의 비를 나타낸 동점성계수 v를 사용하며 식 (4-11)과 같다.

$$\nu = \frac{\mu}{\rho}\ [L^2 T^{-1}] \text{ or } [m^2/s] \tag{4-11}$$

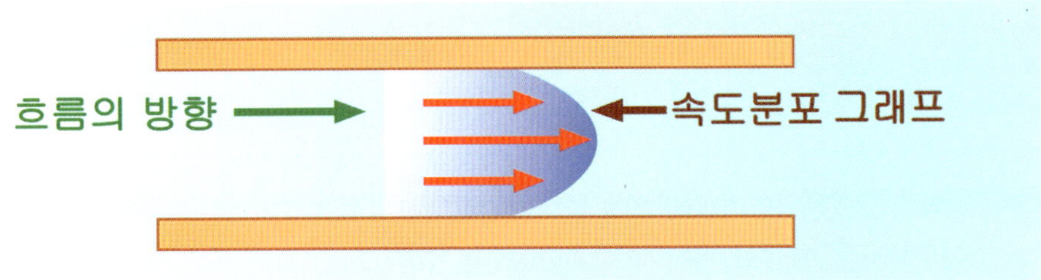

그림 4-12 • 평판 간 속도분포

동점성계수와의 혼돈을 방지하기 위하여 점성계수를 역학(dynamic : 다이내믹) 혹은 절대(absolute : 앱솔루트) 점성계수라 한다.

평행한 두 평면벽 사이나 관내를 흐르는 공기 혹은 물의 속도분포는 그림 4-12와 같이 점성의 방향으로 중심에서는 흐름이 빠르지만 벽면에 가까울수록 속도는 느려진다.

5. 압 력

압력[21](pressure : 프레셔)은 평면에 작용하는 단위면적당 수직력을 말한다. 간단히 말해 무엇인가가 누르는 힘이다. 일반적으로 유체는 어느 정도의 압축력[22]에 견디지만 인장력[23]에 취약한 특성이 있다.

① 정지해 있는 액체의 표면으로부터 H[m]의 깊이가 있는 액면과 평행한 평면을 가정하고, 이 평면의 단면적을 A [m^2]이라고 하면 그 평면상에 있는 액체의 체적은 AH[m^3]가 된다. 그리고 평면상에 있는 액체의 전체 질량은 체적 AH와 밀도 ρ와의 곱인 eAH[kg]이다.

21) 압력(壓力 : Pressure) : 물리학에서 단위면적당 수직으로 작용하는 힘이나 유체(流體)가 담겨 있을 때 한 점에서의 응력(應力)을 일컫는 말이다.

22) 압축력(壓縮力) : 물질 따위에 압력을 가하여 그 부피를 줄이는 힘이다.

23) 인장력(引張力) : 어떤 힘이 물체의 중심축에 평행하게 바깥 방향으로 작용할 때 물체가 늘어나는 현상. 이 때 힘의 작용선이 중심축과 일치하면 단순 인장, 일치하지 않으면 편심 인장이라 한다.

따라서 평면상의 액체의 무게 P는 (전질량)×(중력가속도)이며 식 (4-12)와 같이

$$P = \rho g A H [1\mathrm{kg} \cdot \mathrm{m/s^2}] = 1[\mathrm{N}] \tag{4-12}$$

이를 전압력이라고 한다. 이때 단위면적(1[m²])당 전압력을 압력이라고 하며, 대기압 pa를 무시하게 되면 식 (4-13)과 같다.

$$p = P/A = \rho g H \quad ([\mathrm{Pascal}] = [\mathrm{N/m^2}]) \tag{4-13}$$

압력의 단위는 중력단위로는 [kgf/m²], SI단위로 Pascal([Pa])=[N/m²]이다.

② 일반적으로 액체의 깊이 및 높이(액주)를 수두(head : 헤드)라고 하며, 압력값을 대신해서 사용하기도 한다. 원칙적으로는 SI단위에서의 압력은 Pa이지만 특히, 물 등은 [mAq], [mH_2O](수주)로 표시할 수 있으며 그림 4-13과 같이 나타낼 수 있다.

1기압([atm])=101.3[kPa](북위 40[°] 해수면의 높이에서 기준)

- 1[atm]=101325[N/cm²](Pa)=1.01325[bar]
  =1.03323[kgf/cm²]=10.3323[mAq]
  =10332.3[mmAq]=760[mmHg]

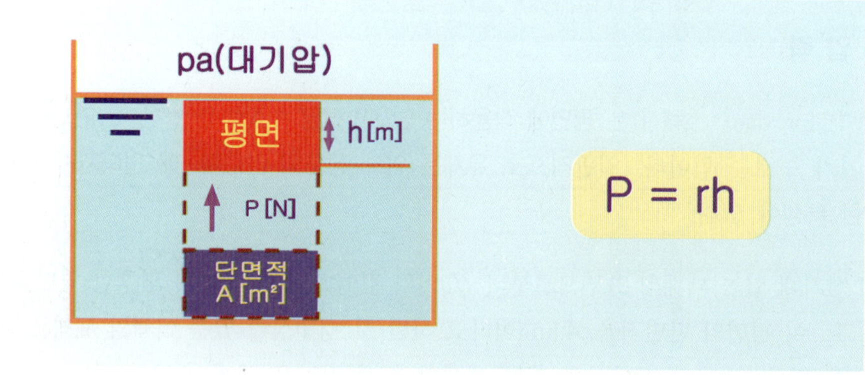

그림 4-13 • 액체의 압력

압력은 액체의 깊이 및 높이(액주)로 등가높이로 표시하게 된다(즉 $p = rh$, 단, h는 물의 높이).

6. 유체의 압축성

유체의 압축성(compressibility : 컴프레서빌리티)은 자전거펌프를 막고 손잡이를 누르게 되면 공기의 체적을 어렵지 않게 50[%]로 줄일 수 있으며, 이때 밀도는 두 배가 증가하게 된다. 하지만, 물이나 기름은 주사기 내에서 압력을 주어도 체적의 변화가 거의 없다. 이러한 변화에서 알 수 있듯이 기체는 압축되기 쉽지만 액체상태인 물이나 기름은 압축되기 어렵다(그림 4-14).

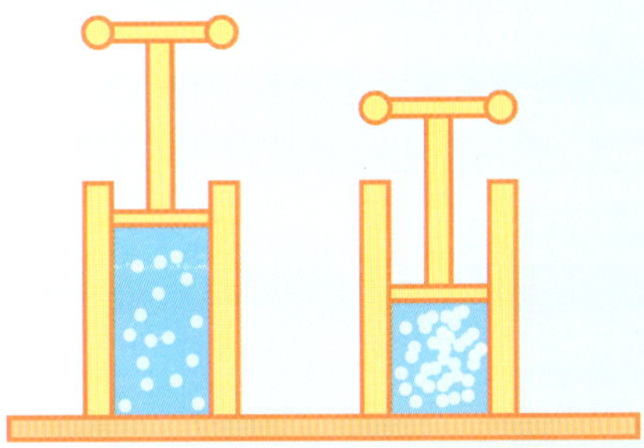

그림 4-14 • 자전거펌프에서 압축된 공기

① 4[°C]물의 체적을 1로 했을 때 체적의 변화를 압력상태에 따라 나타낸 것으로 0[°C] 물은 101.3[kPa]×500의 고압이 되어도 체적은 약 2.3[%]밖에는 줄어들지 않는다(표 4-5). 따라서 다른 액체와 같이 물이나 기름은 압축되지 않는 것으로 인식하는 경우가 많다. 비압축성(incompressibility : 인컴프레서빌리티) 액체는 수차, 수로관, 펌프 등의 내부를 흐르는 액체로 간주한다.

표 4-5 • 표준기압 4[°C] 물을 1로 했을 때의 체적변화

압 력	온도[°C]				
	0[°C]	20[°C]	50[°C]	100[°C]	200[°C]
101.3×1	1.002	1.0018	1.0121	1.0434	–
101.3×50	0.9977	0.9995	0.0099	1.0409	1.1532
101.3×100	0.9952	0.9973	1.0077	1.0385	1.1485
101.3×200	0.9905	0.9929	1.0035	1.0337	1.1395
101.3×500	0.9774	0.9815	0.9921	–	–

기체만을 고려한다면 p를 완전한 진공을 0으로 놓고 계측한 압력(절대압) [Pa], 비체적을 vs[m^3/kg], 절대온도를 T[K](T = 섭씨온도 t + 273)이라고 하면, p와 vs의 곱이

T에 비례한다면 식 (4-14)와 같다.

$$pvs = RT, \text{ 혹은 } p = \rho RT \quad (4\text{-}14)$$

이 상태방정식에 따르는 기체를 **완전기체**(perfect gas : 퍼펙트 가스)라고 하며, 비례정수 R을 **기체상수**(gas constant : 가스 콘스탄트)라고 한다. 20[°C]의 건조된 공기에서 기체상수 R은 101.3[kPa], 287[J/(kg · K)]의 값을 갖는다.

완전기체는 점성을 가지며 전단력이 발생하며 압축성을 갖는다. 하지만 **이상유체는 비압축성, 비점성**이다.

② 압축률(ratio of compressibility : 레이셔 오브 컴프레서빌리티)은 **유체의 압축성을 표시**한다. 체적 V의 유체에 Δp의 압력이 작용하여 체적이 ΔV만큼 변화했다고 가정하면, 압축률 δ는 식 (4-15)와 같다.

$$\delta = -\frac{\Delta V}{V} / \Delta p \quad (4\text{-}15)$$

마이너스 값은 체적의 감소를 나타내며 $\Delta V / V$의 값이 클수록 압축되기 쉬운 유체라고 할 수 있다.

체적탄성계수(bulk modulus elasticity : 벌크 모듈러스 일래스티시티)는 **압축률의 역수**로 식 (4-16)과 같다.

$$K = -\Delta p / \frac{\Delta V}{V} \quad (4\text{-}16)$$

7. 증기압

액체가 끓는 상태에서 발생하는 증기와 평형상태를 이루고 있을 때의 압력을 증기압[24](vapor pressure : 베이퍼 프레셔)이라 한다.

① 증발은 **액체표면의 분자가 액체 중의 다른 분자와의 인력을 이기고 이탈**하는 것이다. 이 증발과정에서 분자가 증기가 되기도 하고, 증발된 분자의 일부는 다시 액화된다. **평형상태는 증발속도와 액화속도가 같아지는 정상상태**를 말한다. **기액평형계의 자유도**

24) **증기압**(蒸氣壓) : 증기장력(蒸氣張力)이라고도 한다. 증기가 고체 또는 액체와 평형상태에 있을 때의 포화증기압을 말한다.

는 단일성분의 1이므로, 온도가 일정한 상태에서 평형압력이 정해지게 되면 이 평형압력이 일반적인 증기압 또는 포화(평형) 증기압(vapor pressure : 베이퍼 프레셔 또는 간단히 증기압)이 된다. 이러한 증기압은 유체에 따라 표 4-6과 같이 나타난다.

표 4-6 • 주요 유체의 증기압

온도[℃]	물[KPa]	수은[Pa]	등유[KPa]	메틴알코올[KPa]
0	0.61	0.025	–	–
5	0.87	–	2.28	5.10
10	1.23	0.066	2.55	7.10
15	1.70	–	·	9.65
20	2.34	0.16	3.52	12.6
25	3.16	–	4.14	16.4
30	4.24	0.37	4.8	21.4
40	7.38	0.81	6.1	–
50	12.34	–	7.1	–

② 증기압(蒸氣壓 : Vapor pressure)은 액체상태의 분자 간 인력과 온도에 따라 변화한다. 그림 4-15와 같이 분자 간의 인력이 작을수록 액체상태에서 기체상태로 쉽게 증발하고, 이에 따라 증기압은 자동적으로 높아지게 된다. 한편, 온도가 높아지면 좀 더 많은 수의 분자들이 분자 간 인력을 극복하고 증발[25]할 수 있으므로 이때 증기압이 비례적으로 증가한다.

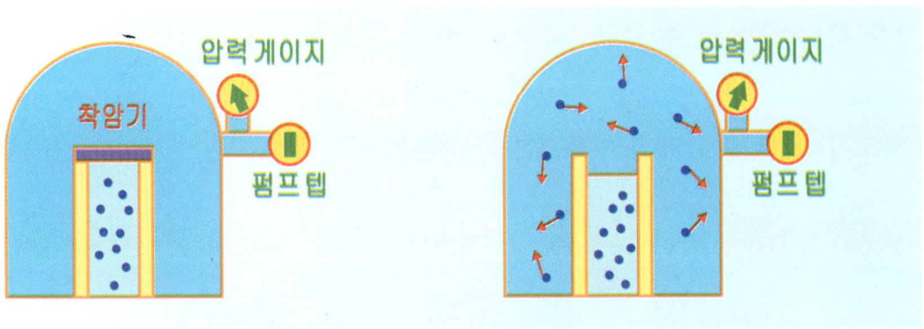

(a) 분자 간 인력이 작은 경우 (b) 분자 간 인력을 극복

그림 4-15 • 물분자의 동적 평형상태

25) 증발(蒸發, vaporization) : 액체가 기체로 바뀌는 현상이다.

일정한 압력에서 순수액체의 온도를 높여 그 증기압이 외압(상부공간의 압력총압)과 같아지게 되면 **액체가 끓게 되는데, 이 온도를 비등점**(沸騰點 : 끓는점)이라 한다. 즉, **표준비등점을 1[atm]**으로 한다.

③ 열역학적으로 증기압 P와 온도 T의 관계는 **클로시우스-클라페이론**(Clausius-Clapeyron)은 식 (4-17)과 같다.

$$\log(P_{vap}) = \left(\frac{-\Delta H_{vap}}{2.303R}\right)\frac{1}{T} + C \text{ 또는} \tag{4-17}$$

$$\Delta H_{vap} = 2.303RT \times \log P_{vap}$$

단, P_{vap}는 증기압, 2.303은 상용대수와 자연대수 간의 전환인자($\ln x = 2.303\log x$), R은 기체상수, H_{vap}는 증발열, C는 각 물질의 고유한 상수이다. 20[℃]에서 수은은 0.173[Pa]이고, 물의 증기압은 2.451[kPa]이다.

㉮ 높은 산에서는 낮은 온도에서 물이 끓는 것과 마찬가지로 **압력을 낮추면 물은 상온에서도 비등이 발생**한다.

8. 표면장력

표면장력(surface tension : 서페이스 텐션)이란 **액체의 자유표면에서 표면을 작게 하려고 작용하는 장력**을 뜻한다.

컵 속의 물은 컵의 상단보다 높이 채워져 있어도 그림 4-16과 같이 넘쳐나지 않는다. 또, 책상 위의 물방울, 나뭇잎 위의 물방울은 구모양으로 형성한다.

㉮ 혼합이 될 수 없는 두 유체, 액체와 기체 사이의 경계면에는 액체의 분자인력 때문에 액체표면(밀도가 큰 액체)에 막 또는 특수한 층이 형성된다.

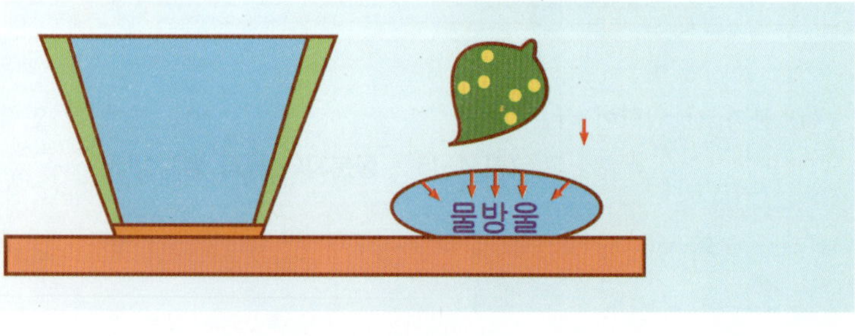

그림 4-16 • 표면장력

이것은 액체가 다른 기체 등과 접하는 면(자유표면) 가까이 있는 분자가 분자 상호 간의 힘의 작용에 의해 자유표면에 인력이 형성되기 때문이다. 이러한 표면장력은 서로 접하는 유체에 따라 표 4-7과 같이 나타난다.

① 표면에 장력이 작용하는 것은 탄력이 있는 막이 당겨지는 것과 같은 작용이다. 이 장력을 표면장력(surface tension : 서페이스 텐션)이라 하며, 이러한 막의 형성은 단위면적당의 표면 에너지(surface energy : 서페이스 에너지)에 비례한다. 막을 형성하는데 필요한 단위길이당 당기는 힘(평형상태에서 막의 단위면적당의 표면 에너지)을 표면장력이라 하며, σ[N/m]로 표시한다.

표 4-7 • 주요 물질의 표면장력

물 질	표면장력[N/m]
벤젠-공기	0.029
염화탄소-공기	0.027
물-공기	0.073
수은-공기	0.435
벤젠-물	0.035
염화탄소-물	0.045
수은-물	0.375

② 표면액체분자와 내부액체분자는 분자 간에 상호작용하는 방식이 다르다(그림 4-17). 내부의 액체분자는 모든 방향에서 분자 간에 힘이 동일하게 작용하지만 표면의 액체분자는 180[°] 각도에서 비대칭적으로 힘이 작용한다.

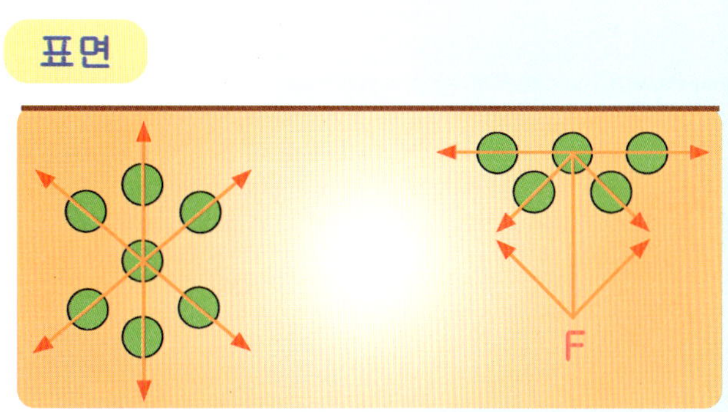

그림 4-17 • 내부액체분자와 표면액체분자에 작용하는 힘

제 4 장

③ 어느 한 분자가 360[°] 각도에서 주위의 분자와 힘의 평형을 이루고 있다고 가정해 보자(그림 4-18(a)). 이때 180[°] 부분을 잘라낸다면 그림 4-18(b)에 어떤 현상이 일어나는데 물리에서 나오는 벡터를 응용해 보면 당연히 힘의 균형이 깨지고 아래쪽으로 힘이 작용할 것이다. 즉 **표면의 분자는 아래로 잡아당기려는 힘이 있다. 이것을 우리는 액체의 표면장력**이라고 정의한다.

㉮ 불안정한 상태의 표면분자는 내부의 분자에 비해 무엇인가 잡아당기려고 하는 상태이다.

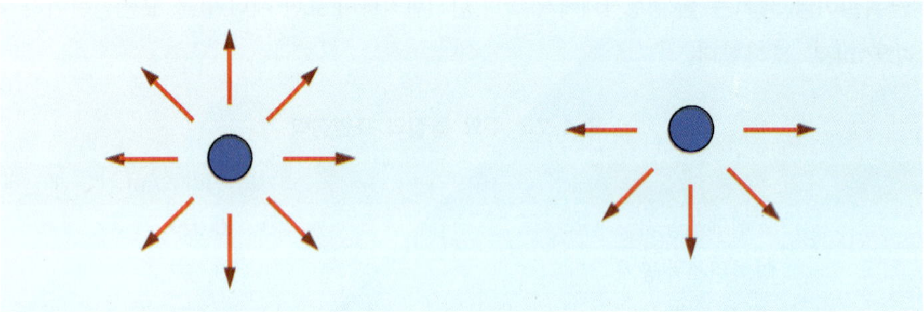

(a) 내부액체분자　　(b) 표면액체분자

그림 4-18 • 분자 간 힘의 평형

④ **액체의 표면이 넓어질수록 그만큼 액체의 상태는 불안정**하게 된다. 이러한 의미에서 액체는 가능한 한 자신의 표면면적을 줄여 상대적으로 안정한 상태를 유지하려고 한다. 그리하여 구의 형태를 갖는다.

⑤ 여러 가지 기하구조 중에서 액체가 구형을 띠는 이유는 동일한 부피의 기하구조 중에서 **구의 형태가 표면면적이 가장 작은 형태**를 갖기 때문이다.

9. 모세관현상

표면장력과 액체의 응집력에 대한 액체와 고체 사이의 부착력이 상대적으로 크기 때문에 모세관현상(capillarity : 캐필래러티)**이 발생**한다.

① 고체와 액체의 자유표면이 접하게 되면 접합부분에 **곡면을 형성**한다.

② 액체 속에 모세관을 넣었을 때 관내의 액면이 **외부와 자유표면보다 높거나 낮아지는** 현상을 **모세관현상 또는 모관현상**이라고 한다.

③ 액체의 응집력과 관과 액체 사이에 **부착력의 차이**에 따라 **액면은 오목하거나 볼록**해진다.

④ 자유표면의 **형상은 곡면**이며, **물은 오목한 곡면**을 띠고, 이와 반대로 **수은은 볼록**하다.

⑤ 고체면인 AB와 액체가 접하는 점에서의 접선 BC 사이의 각을 **접촉각**(angle of contact : 앵글 오브 콘택트)이라고 한다(그림 4-19).

그림 4-19(a)에서 $\theta < 90°$일 때 친화성[26]이 좋다고 하고, 그 반대로 $\theta > 90°$일 때 친화성이 좋지 않다고 한다.

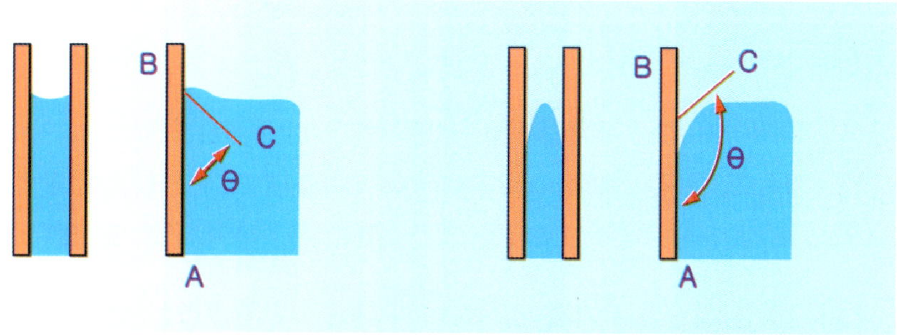

(a) 물　　　　(b) 수은

그림 4-19 • 유리관 속에서의 물과 수은의 자유표면 형태

⑥ 물을 들어올리는 힘은 관내 벽에 접해 있는 **물 표면에 대한 표면장력의 수직방향 성분**이므로, 그림 4-19와 같이 접촉각을 θ라고 할 때 $\sigma \cos\theta \, 2\pi r$이다.

⑦ 그림 4-20처럼 높이 H만큼 상승되어 있는 물의 무게는 $\rho g \pi r 2H$이다. 따라서 이들이 서로 평형을 이루고 있기 때문에 식 (4-18)과 같다.

$$2\pi r\sigma\cos\theta = \rho g\pi r^2 H \qquad 즉,\ H = \frac{2\sigma\cos\theta}{\rho g r} \tag{4-18}$$

따라서, 관의 반지름이 작을수록 상승하는 물의 높이는 높아진다는 사실을 알 수 있다. 또한 θ가 작을수록(친수성이 좋을수록) 높이 올라간다.

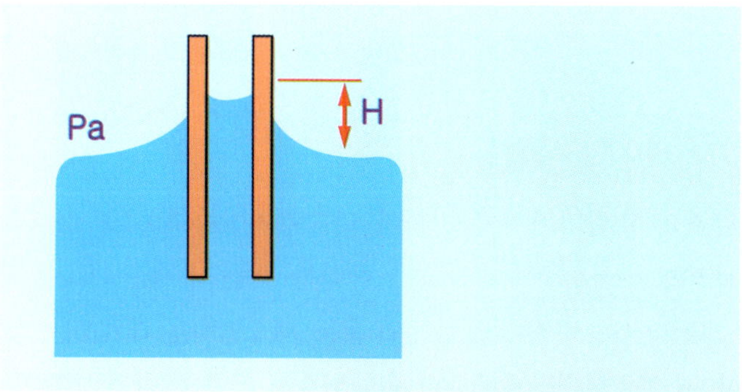

그림 4-20 • 유리관 속의 물(모세관현상)

26) 친화성(親和性, affinity) : ① 약제나 염색색소 등의 특정 물질에 대한 세포 혹은 조직의 결합력 강도를 나타내는 용어이다. ② 발생학에서 세포 혹은 조직이 서로 접착하는 경향이다.

02 | 유체 운동학

1. 유체입자와 검사체적

일반적으로 떨어져 있는 유체입자들은 서로 상대적인 움직임이 있으며, 이러한 입자들의 거리, 속도, 가속도들은 검사체적(control volume : 컨트롤 볼륨)에 의한 접근방법 또는 유체입자(fluid particle : 플루이드 파티클)로서의 접근방법을 사용하여 구할 수 있다.

① 작고 일정한 질량의 유체를 정의하여 따라다니며 관찰하는 방법을 그림 4-21(a)에 나타낸 것과 같이 라그랑지안(Lagrangian) 접근방법이라고 한다.

② 유체 시스템의 둘레를 에워싸는 가상의 경계를 설정하여 해석하는 그림 4-21(b)와 같이 나타낸 방법을 오일리안(Eulerian) 접근방법이라고 한다. 단, 경계의 크기에는 큰 의미를 두지 않으며, 유동성이 있을 수도 있다.

③ 검사체적의 표면을 통한 유입 및 유출이 존재하며 검사체적내의 유체는 항상 변하는 것이 일반적이다.

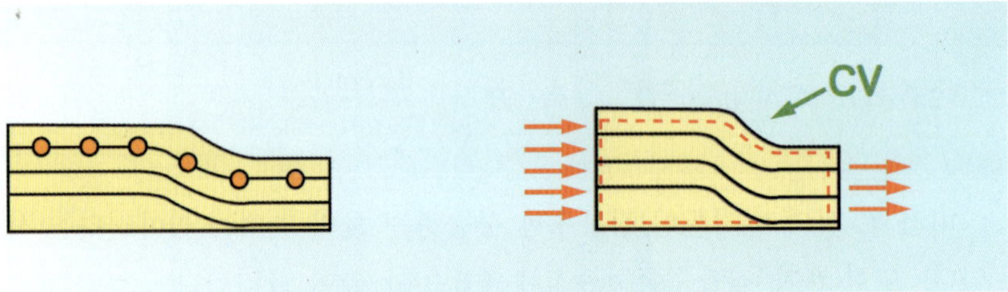

(a) 라그랑지안(Lagrangian) 접근방법 (b) 오일리안(Eulerian) 접근방법

그림 4-21 • 체운동의 해석방법

(1) 라그랑지안 시스템

프랑스의 수학자이자 물리학자 라그랑지(Joseph-Louis Lagrange, 1739~1813 : 그림 4-22)는 ≪해석역학(Mecanique analytique)≫이라는 책을 내 놓는다. 이 책에서는 〈라그랑지 방정식〉이 소개된다. 이 방정식은 뉴턴의 운동 제 2법칙을 대체하는 방정식이며 라그랑지 방정식을 유도할 때 해밀턴원리(Hamilton principle)를 기초로 하여 변분법(Calculus of variation)을 사용하여 라그랑지 방정식을 풀이한다. 하지만 라그랑지가 ≪해석역학≫을 쓸 당시에는 달랑베르트원리(D'Alembert principle)와 가상일(Virtual work)을 이용하여 라그랑지 방정식을 식(4-19)와 같이 얻는다.

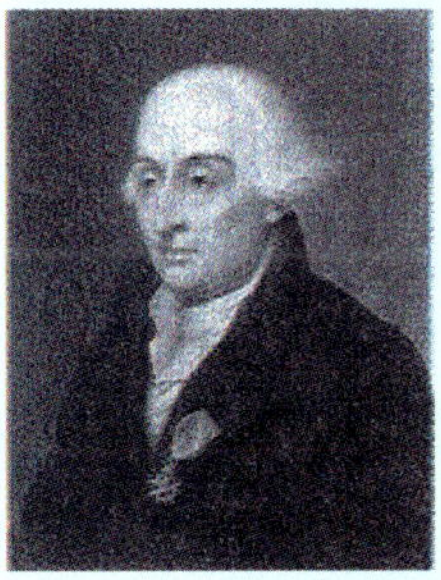

그림 4-22 • 라그랑지(프랑스의 수학자이자 물리학자)

$$0 = \frac{d}{dt}\left(\frac{\partial \mathcal{L}}{\partial \dot{q}_j}\right) - \frac{\partial \mathcal{L}}{\partial q_j} \qquad (4\text{-}19)$$

라그랑지 방정식을 풀면 좌표 q로 기술된 시스템 공간(Configuration space)에서의 물체의 궤적을 구할 수 있다.

여기서 L 값은 Lagrangian이라고 하는 값으로 보존장력하에서 $L = T - V$로 정의되고, 상황에 따라서는 다양한 값으로 정의되기도 한다.

라그랑지안 시스템(Lagragian system)에서는 유체입자를 이용하는데 정해진 질량을 갖는 작은 유체요소이다. 이 유체요소는 고체의 운동에 비유하여 입자라고 부른다. 각각의 유체입자가 유동[27]을 따라 이동함으로써 어느 순간에 위치와 그때까지 경과한 시간이 정해지게 된다. 속도를 직각좌표계 $[x,\ y,\ z]$로 나타내면 식 (4-20)과 같다.

$$V = ui + vj + wk \qquad (4\text{-}20)$$

여기서, i, j, k는 단위 벡터 함수[28]이다.

① 유체의 입자가 시간 $t = t_0$에서 $[x_0,\ y_0,\ z_0]$에 위치해 있었다면, 라그랑지안 표현방법에 의한 속도는 $V = D(x - x_0)/Dt$가 되고, 가속도는 DV/Dt로 나타낼 수 있다. 이것은 강체의 동역학에 사용된 방법으로 입자의 수가 적어 쉽게 파악될 수 있다. 그러나 상대운동이 있는 유체의 유동을 설명하려면 많은 수의 입자를 따라갈 필요가

27) 유동(流動, flow) : 외력이 가해지는 동안 모양과 크기의 지속적인 변형이다.→ 변형과 유동이다.

28) 벡터함수(vector function) : 벡터로 나타내는 시간과 위치의 함수이다.

있으며 세부적인 유동을 관찰하기 위해서는 상당히 많은 수의 입자를 관찰할 필요가 있다.

② 각 입자의 운동은 **뉴턴의 제2법칙**(상미분 방정식)과 같은 여러 개의 법칙으로 표현되며, 각 방정식은 서로 결합되어 있다. 즉, 한 방정식의 해(답)는 다른 모든 방정식의 해(답)와 관련이 있다. 그러나 서로 결합된 상미분 방정식의 해(답)을 풀이가 어렵기 때문에 라그랑지안 접근방법은 어떤 특수한 경우의 문제에서는 상당히 유용하게 사용되지만 유체역학에서는 잘 사용하지 않는다.

(2) 오일리안 시스템

각 입자의 움직임에 의한 유체의 운동은 개별적인 항으로 나타내는 대신에 공간 전체에서의 움직임을 한데 묶어 취급할 때 오일리안 시스템(Eulerian system)**을 사용**한다. 그 전체 공간을 **유동장**(field : 필드)이라고 하며, 시각 t의 모든 점에서 속도를 나타내는 속도장 $u(x, t)$이다. 물리량을 위치 x와 시각 t의 함수로서 표현하는 방법을 속도장의 '**오일러 표현법**'이라고 한다.

'흐름의 스냅사진'이라고도 할 수 있는 **오일러 표현법은 오일러 시스템에서 속도는 4개의 독립변수** $[x, y, z, t]$의 함수이며, **라그랑지안 시스템이 직교좌표계에서 갖는 속도**는 식 (4-21)과 같다.

$$V = ui + vj + wk \tag{4-21}$$

여기서 $u(x, y, z, t)$, $v(x, y, z, t)$, $w(x, y, z, t)$는 각각 x, y, z 방향의 속도성분이며, 미소시간 Δt 동안 Δy, Δz의 거리를 움직인 유체입자를 계산하면 속도변화량은 ΔV이고 **미분의 사슬법칙**(chain rule : 체인 룰)에 의해서 식 (4-22)와 같다.

$$\Delta V = \frac{\partial V}{\partial t}\Delta t + \frac{\partial V}{\partial x}\Delta x + \frac{\partial V}{\partial y}\Delta y + \frac{\partial V}{\partial z}\Delta z \tag{4-22}$$

이것을 Δt로 나누면 식 (4-23)과 같다.

$$\frac{\Delta V}{\Delta t} = \frac{\partial V}{\partial t} + \frac{\partial V}{\partial x}\frac{\Delta x}{\Delta t} + \frac{\partial V}{\partial y}\frac{\Delta y}{\Delta t} + \frac{\partial V}{\partial z}\frac{\Delta z}{\Delta t} \tag{4-23}$$

그리하여, Δt가 아주 작은 값으로 접근하면 식 (4-24)와 같은 계산값이 된다.

$$\left(\frac{\Delta V}{\Delta t}\right)_{sys} = \frac{\partial V}{\partial t} + \left(\frac{dx}{dt}\right)_{sys}\frac{\partial V}{\partial x} + \left(\frac{dy}{dt}\right)_{sys}\frac{\partial V}{\partial y} + \left(\frac{dz}{dt}\right)_{sys}\frac{\partial V}{\partial z} \tag{4-24}$$

그리고 여기서 유체입자(시스템)의 상태량에 해당하는 미분량을 구하면 시스템의 변화율을 나타내기 위해서 식 (4-25)와 같은 기호를 사용한다.

$$\frac{D}{Dt} = \left(\frac{d}{dt}\right)_{sys} \tag{4-25}$$

그러면, $u = dx/dt$ 이므로 식 (4-26)과 같다.

$$\frac{DV}{Dt} = \frac{\partial V}{\partial t} + u\frac{\partial V}{\partial x} + v\frac{\partial V}{\partial y} + w\frac{\partial V}{\partial z} \tag{4-26}$$

특수기호 D/Dt 는 전미분(total derivative : 토털 데리버티브)을 의미한다. 즉, 시스템 양의 미분은 시간에 제한되지 않고 세 공간변수에도 영향을 받는다.

직교좌표계에서 전미분은 식 (4-27)과 같이 나타낸다.

$$\frac{D}{Dt} = \frac{\partial}{\partial t} + u\frac{\partial}{\partial x} + v\frac{\partial}{\partial y} + w\frac{\partial}{\partial z} \tag{4-27}$$

2. 유체운동의 표현

(1) 정상유동과 비정상유동

유로 내의 임의점 P를 통과하는 유체가 흐름의 상태(속도, 압력, 밀도, 온도 등)를 시간에 따라 바꾸지 않고 연속해서 흐름이 이어지고 있을 때, 그림 4-23과 같이 이 흐름을 정상유동[29](steady flow : 스테디 플로)이라고 한다.

임의점 P에서 시간에 따라 유동이 변화할 때, 그림 4-24와 같이 이 흐름을 비정상유동[30](unsteady flow : 언스테디 플로)이라고 한다. 비정상유동이란 정상이 아닌 유동으로 언스테디(unsteady)라는 영어표현을 한자로 바꾸면서 생긴 용어이다.

29) 정상유동(steady flow) : 시간이 흘러도 유동 내의 특성이 변하지 않는 유동이다.

30) 비정상유동(abnormality flowing) : 시간이 흐름에 따라 유동 내의 특성이 변하는 유동이다.

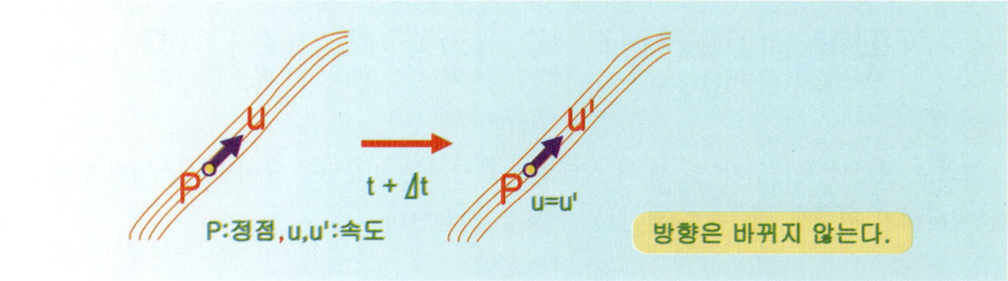

그림 4-23 • 정상유동

① **언스테디**(unsteady)**란** 스테디(steady)의 반대말로 **시간에 따라 변한다는 것이다.**

② 비정상 유동은 **시간에 따라서 유체의 속도나 압력 등의 물성치들이 변화**하는 유동이다.

③ **파동현상**[31]**이나 난류**[32]**유동** 등을 비정상유동이라 할 수 있다.

---

31) 파동현상은 총 5가지 현상으로 나누어진다.

① **반사** : 일정한 방향으로 나가던 파동이 다른 물체의 표면에 부딪혀서 나가던 방향을 반대로 바꾸는 현상, 의지와는 관계없이 자극에 대하여 일정한 반응을 기계적으로 일으키는 현상이다.

② **굴절** : [屈折] 휘어서 꺾임. 광파, 음파, 수파 따위가 한 매질 S에서 다른 매질로 들어갈 때 경계면에서 그 진행 방향이 바뀌는 현상이다.

③ **간섭** : [干涉] 두 개 이상의 파(波)가 한 점에서 만날 때 합쳐진 파의 진폭이 변하는 현상, 음파(音波)에서는 굉음(轟音)이, 빛에서는 간섭무늬가 나타난다.

④ **회절** : [回折]파동의 전파가 장애물 때문에 일부가 차단되었을 때 장애물의 그림자 부분에까지도 파동이 전파하는 현상, 장애물의 크기와 파장이 같은 정도일 때 뚜렷이 나타난다. 음파, 전자기파, 빛, 엑스선 외에 전자선, 중성자선 따위의 입자선에서도 그 양자 역학적인 파동성 때문에 이 현상이 일어난다.

⑤ **산란** : 散亂 파동이나 입자선이 물체와 충돌하여 각 방향으로 흩어지는 현상. 충돌 전후에 운동 에너지의 변화가 없는 탄성 산란과 변화가 있는 비탄성 산란이 있다.

㉠ **파동** : 매질 내의 한 점에서 생긴 매질의 교런(진동) 상태가 매질을 통하여 규칙적으로 퍼져 나가는 것이며 이는 매질의 일부분에 주어진 에너지가 매질이 진동을 통하여 전파되어 나가는 것이며, 매질 자체가 이동하는 것은 아니고 진동만 할 뿐이다.

㉡ **매질** : 파동을 전달하는 물질(용수철, 물, 공기분자)이다.

㉢ **파원** : 매질의 진동이 처음 시작된 곳, 즉 파동이 발생된 곳이다.

㉣ **펄스파** : 매질의 교란 상태가 한 번 지나가는 파동이다.

㉤ **탄성파** : 탄성을 지닌 매질을 통하여 이동하는 파동이다.

㉥ **파동의 표시**

ⓐ **파장** : 매질의 한 점이 1회 진동하는 사이에 파동이 진행한 거리이다.

ⓑ **진폭** : 진동 중심에서 마루나 골까지의 거리, 진동수 : 단위시간(1초) 동안에 진동한 횟수, 단위는 헤르츠 [Hz]이다.

㉦ **파동의 종류**

ⓐ **횡파** : 매질의 진동방향과 파동의 진행방향이 서로 직각을 이루는 파동(수면파, 현의 진동, 전자기파, 지진파의 S파 등)이다.

ⓑ **종파** : 매질의 진동방향과 파동의 진행방향이 서로 일치되는 파동으로 소밀파라고도 한다(용수철 종파, 음파-소리, 지진파의 P파 등).

㉧ **음파**(소리) : 공기 속에서 물체를 강하게 진동시키면 주위의 공기를 밀었다 당겼다 함에 따라 공기에 밀접한 부분과 많이 떨어져 있는 부분이 생기면서 공기를 매질로 하여 물체의 진동과 같은 진동을 하면서 주위로 퍼져나가 귀의 고막을 진동시켜 소리를 느낀다.

㉮-1 수돗물의 세기를 조정하거나 수동 펌프 등에서 이때 흐름의 속도가 변화하므로 비정상 유동이라 할 수 있다.

㉮-2 차가 지나가는 길가에 앉아 있는 경우에 처음에는 공기의 유동이 없는 것 같지만 차가 지나가는 순간에 급격한 유동이 생겼다가 그 직후에는 다시 유동이 없어진다.

④ 두 가지 현상이 모두 일어난다.

㉠ 길가에 앉아 있는 경우는 비정상유동을 경험하게 되는 것이다(그림 4-24).

㉡ 차를 타고 움직이고 있는 상태였다고 가정하고, 차가 일정한 속도로 움직이고 있다면 그때의 유동은 정상상태이다.

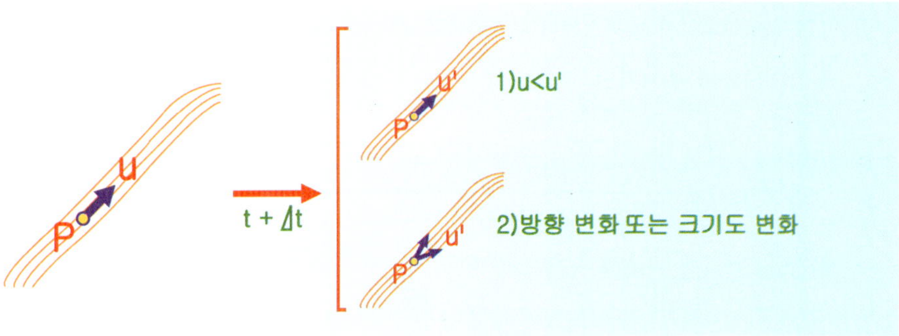

그림 4-24 • 비정상유동

(2) 유 선

유선(streamline : 스트림라인)은 유체내의 모든 점에서 순간 속도장과 접하는 연속선(유선을 횡단하는 흐름은 없다)으로 정의된다. 속도는 크기와 방향을 가지며 벡터라고 정의한다. 만일 속도장을 안다면 유선의 모양을 알 수 있을 것이다.

① 어느 지점의 속도가 V 라고 할 때, 그림 4-25와 같이 유선상의 한 점에서 미소 선요소(길이 Δs)의 기울기는 $\Delta x/\Delta y$ 이며, 이 점에서 속도의 방향은 u/v 이다. 속도의 방향과 선분의 방향이 일치할 때 그 점에서의 흐름은 그 선과 평행을 이룬다.

② 속도값은 유동내의 어느 점에서든지 유일하기 때문에 유선은 교차하지 않는다. 즉, 유동은 동시에 두 방향으로 가지 않는다.

32) 난류(亂流, turbulent flow) : 《속도 · 방향 · 압력이 국소적으로 급변하여 유선(流線)이 흐트러진 흐름》 외력이 가해지는 동안 모양과 크기의 지속적인 변형한다.

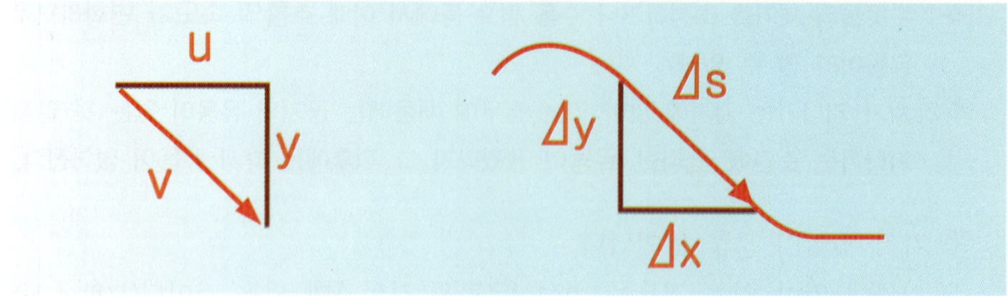

(a) 속도의 관계 (b)유선의 흐름

그림 4-25 • 유선의 정의

③ 정상유동(steady flow : 스테디 플로)에서 유선은 공간상에 고정된다. 그림 4-26은 원통과 벽 사이의 유선도이다.

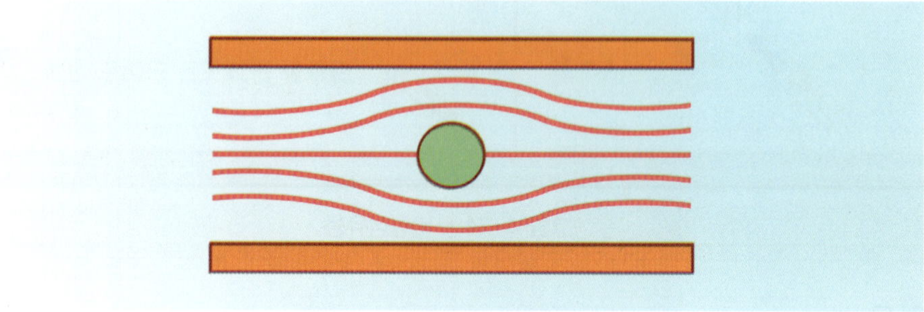

그림 4-26 • 벽 사이에서 원통 주위의 유선

(3) 유적선

유체입자가 유동장을 지나면서 만드는 선이 유적선(pathline, path of a particle : 패스라인, 패스 오브 어 파티클)이며, 유체입자의 유동경로를 나타낸다.

㉮-1 장시간 노출된 사진을 이용하여 형광 물방울이 지나간 길을 파악할 수 있다.

㉮-2 심야의 지나는 차의 불빛을 장시간 노출을 주어 사진을 찍은 것을 보는 것과 유사한 것으로서, 고속도로에서 자동차가 차선을 바꾸는 것처럼, 빛을 쫓아서 만든 유적선은 이미 다른 차량이 지나가면서 이미 만들어진 유적선과 교차하는 것이 가능하다.

(4) 유맥선

어느 특정한 점을 지나는(통과한) 입자들의 궤적을 유맥선(streak line : 스트랙 라인)이라 한다.

㉠ 흐르는 물은 어느 고정된 지점에서 계속적으로 염료를 흘리면 염료는 하류로 흘러가면서 **유맥선을 형성**한다.

① 고속도로에 비유하면 유맥선은 같은 요금소를 통과한 차량들의 빛으로 이루어진 선이다. 노출시간 동안 모든 차량들이 같은 길을 쫓아 정상유동하였다면 하나의 선이 될 것이고, 각각이 다른 길로 갔다면 비정상유동으로 선들이 엇갈릴 수 있다.

② **정상유동에서는 유선, 유적선 및 유맥선이 일치**한다.

(5) 유체운동의 특성

① **1차원 유동** : 유동방향과 수직방향으로 모두 **유동이 일정**하다.

② **2차원 유동** : 유동방향으로 단면의 **속도분포**(압력, 밀도 등)**가 일정한 유동**이다.

③ **이상유체**(ideal fluid : 아이디얼 플루이드) : 기본적으로 **유체역학에서는 점성이 없는 유체**를 말하며 **균질유체, 비점성, 비압축성**이다.

④ **난류**(turbulence flow : 터뷸런스 플로) **유동** : 유체 각 부분이 **시간적 · 공간적으로 불규칙한 운동**을 하면서 흐르는 흐름을 말한다. 대부분의 **실제유동현상**이다. 전단력은 식 (4-28)과 같다.

$$\tau = \eta \frac{du}{dy} \tag{4-28}$$

η는 유체의 운동상태에 따라 결정되는 **와점성계수**이고 물성치가 아니다.

⑤ **단열유동**(adiabatic flow : 애디어 배틱 플로) : 유체내에서의 **열전달이 없는 유동**이다.

⑥ **비회전유동**(irrotational flow : 이로테이셔널 플로) : **회전이 없는 유동**이다.

⑦ **회전**(rotation : 로테이션)**유동** : 임의 축에 대해서 **각속도운동을 하는 유동**(평균 각속도의 크기를 회전의 세기라 함)이다.

⑧ **등속도 유동**(uniform flow : 유니폼 플로) : 임의 순간에 대하여 모든 점에서 **속도 벡터**(크기 및 방향)**가 동일한 유동**이다(즉, $\partial v / \partial s = 0$, 고정시간에 대해서).

⑨ **비등속도 유동**(nonuniform flow : 넌유니폼 플로) : $\partial v / \partial s \neq 0$

⑩ **가역단열**(마찰이 없는 단열) **유동 :** 등엔트로피 유동(isentropic flow : 아이센트로픽 플로)이라 한다.

⑪ **층류**(laminar flow : 라미나 플로) : 층흐름이라고도 한다. 공기가 흐트러지지 않고 움직이는 것을 말한다(일반적으로 저속유동). **뉴턴의 점성법칙**을 만족한다.

03 | 혈류역학

1. 혈액의 특성

혈액은 일반인 체중의 약 8[%] 정도를 차지하고 있으며, 다양한 효소[33]와 호르몬[34]을 포함하고 있으며, 영양분을 공급하고 산소와 이산화탄소를 폐와 조직 사이에 전달하는 역할을 수행한다. 또한 산소, 이산화탄소, 자양분 및 노폐물을 운반하는 핵심적인 역할을 하며, 혈관의 수축과 이완 및 혈전을 형성하는 다양한 효소와 호르몬을 포함하고 있다. 혈액을 원심 분리하면 혈장[35](plasma : 플라스마)과 혈구[36]로 분리된다(그림 4-27).

① 혈장은 90[%]가 물이며 7[%] 정도의 단백질, 비유기성 및 기타 유기성 물질로 구성되어 있다. 혈구는 대부분의 적혈구와 작은 양의 백혈구와 혈소판으로 이루어져 있다.

적혈구는 산소를 운반하는 역할을 하며 혈액의 50[%] 정도를 차지하고 있으며 직경이 7.6[μm], 두께 2.8[μm] 정도의 원반형 모양을 하고 있다. 백혈구는 면역과정에서, 혈소판은 응고에 중요한 역할을 한다(그림 4-28).

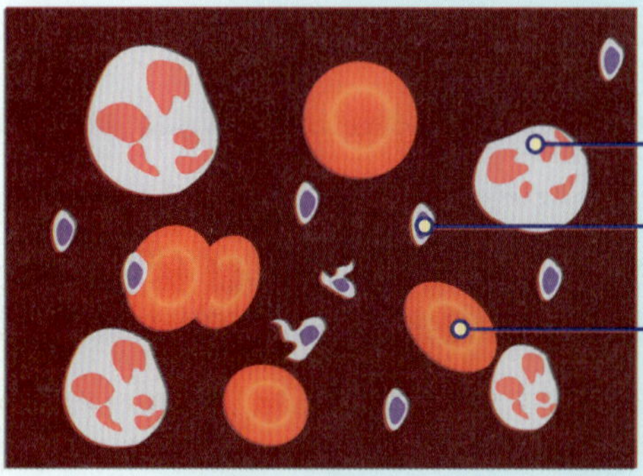

그림 4-27 • 혈액의 특성

33) 효소(화학공학, enzyme) : 생체에서 화학반응을 촉매하는 물질로, 단백질로 이루어져 있으며 촉매작용에 직접 관여하고 있는 부분은 활성 중심이며 효소의 일부분이다.

34) 호르몬(hormone) : 내분비물. 동물체내의 특정한 선(腺)에서 형성되어 체액에 의하여 체내의 표적기관까지 운반되어 그 기관의 활동이나 생리적 과정에 특정한 영향을 미치는 화학물질이다.

35) 혈장(血漿, plasma) : 혈액에서 유형성분(백혈구, 적혈구 등)을 제외한 액체성분으로, 물 90[%]와 혈장 단백질 9[%], 무기염류 1[%]로 구성되어 있다. 혈장=혈청+응고인자부분(피브린 등)

36) 혈구(血球, blood corpuscle) : 혈액 속에 함유되어 있는 적혈구·백혈구·혈소판 등의 세포성분

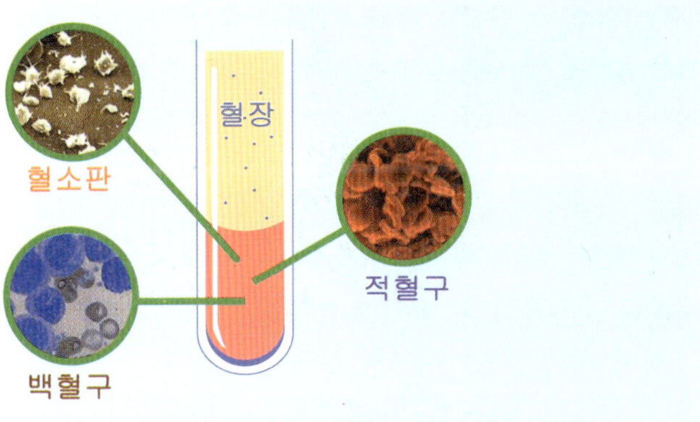

그림 4-28 • 혈소판, 적혈구, 백혈구의 혈장

② 혈액응고시 나타나는 담황색 혈액성분을 혈청이라 하며, 이 혈청은 피브리노겐이 없는 혈장과 유사하다. 적혈구의 비중은 1.10이고 혈장의 비중은 1.03 정도이다. 혈장은 뉴턴성 유체성질을 가지며 점도는 1.2[cP]이고, 물의 약 1.2배 정도에 해당하는 점도이다. 혈액은 전단력이 가해짐에 따라 비뉴턴성 유체로서 점도가 감소하다 일정한 값(3~5[cP])에 접근하는 특성을 가지며, 혈액의 점도는 혈액 중 혈구가 차지하는 부피비(hematocrit : 헤마토크릿)이고, 온도 및 질병의 양상에 따라 변화한다.

③ 헤마토크릿은 일반인의 남자 경우 45[%], 여자의 경우 42[%]이다. 혈액의 점성법칙은 케즌(Casson)의 법칙 등에 의해 전단응력과 전단변형률이 비선형적인 특성을 갖는다. 그러나 이러한 비선형적 점성 특성은 전단변형률이 100－1[sec]보다 짧은 시간 범위에서 이루어지며, 전단변형률이 큰 유동장에서는 뉴턴성 유체의 점성 특성을 가지므로 식(4-29)와 같다.

$$\sqrt{\tau} = \sqrt{\tau_y} + \sqrt{\mu \frac{du}{dy}} \qquad (4\text{-}29)$$

여기에서 τ_y는 항복응력을 말하며, 약 0.05[dyne/cm^2] 정도이다.

2. 심 장

심장은 좌·우에 두 개의 주머니로 심방과 심실이 있다. 좌심방과 심실 사이에는 승모판(mitral valve : 마이트럴 밸브, 이첨판)이 있고, 우심방과 심실 사이에는 삼첨판(tricuspid valve : 트라이커스피드 밸브)이 있다. 우심실에서 폐동맥판을 통하여 나오는 혈액은 폐순환[37]을 거쳐

37) 폐순환 : 심장에 모인 피가 우심방에서 우심실로 가서 허파 동맥을 거치고 허파 속의 모세혈관으로 흘러 허파 정맥을 통하여 좌심방으로 들어가는 혈액 순환. ≒소순환 · 작은피돌기 · 허파 피돌기

산소 및 이산화탄소의 교환을 하고, 좌심방으로 유입된다. 그리고 좌심실에서 대동맥판막을 거쳐 유출된 혈액은 체순환[38]으로 산소 및 자양분을 신체 각 조직으로 공급하고 우심실로 유입된다.

① 심장은 신체의 각 부위로 혈액을 수송하며 또한 혈액량을 조절하여 각 기관으로 보내는 작용을 한다. 심장으로부터 나온 혈액이 동맥을 지나 모세혈관을 거쳐 정맥을 통해 다시 심장으로 들어오면 한 순환이 끝나게 된다. 그러나 심장은 끊임없이 수축과 이완을 계속하여 혈액을 방출시키지 않으면 안된다.

② 심실의 수축 및 이완은 동방결절에서 생성된 전기적 신호에 의해 제어된다.

㉠ 심실의 수축으로 심실 내부의 압력이 동맥의 압력보다 높아지면 판막이 개방되고 혈액이 동맥으로 유출된다.

㉡ 심실의 수축이 이완되면 심실 안쪽의 압력이 동맥의 압력보다 감소하게 되어 판막이 닫히게 된다. 이 기간을 수축기라 한다.

㉢ 심실의 이완이 되면 심방의 혈액이 판막을 경유하여 심실로 들어가고 이 기간을 이완기라 하고, 심장의 주기는 수축기와 이완기로 구성된다.

㉣ 심장 출량은 심박동수에 일회 방출량을 곱하여 산출한다. 일반인의 경우 분당 72회 심박동수로 일회 70[mℓ]의 혈액을 방출할 경우 심박 출량은 5[ℓ /min] 정도이다.

(1) 심장의 위치

심장은 근육으로 구성되어 있으나 속이 비어 있는 장기이며 무게는 약 250~300[gm]이다. 심장은 양쪽 폐 사이의 공간에 위치하며, 정중선상에서 볼 때 2/3가 좌측으로 치우쳐 있고 횡격막 위에 얹혀 있다. 심장의 경계는 위쪽은 제2늑연골, 오른쪽은 흉골의 약간 오른편, 왼쪽은 제 3~5 늑연골까지 걸쳐 있다.

(2) 심장의 외부구조

심장은 위쪽의 후방이 넓어 심장바닥이라 하며 아래쪽의 전방은 그 모양이 뾰족하여 심장 끝이라 한다. 심장의 전면을 흉골늑골면, 아랫면을 횡격막면, 양 옆면을 폐면이라고 한다.

---

38) 체순환(體循環, systemic circulation) : 폐순환과는 구별되는 것으로서 산소와 결합된 혈액을 신체의 각 조직에 공급하거나, 산소와 유리된 혈액을 조직으로부터 회수하는 혈관회로 혈액은 좌심실에서 펌프질되어 대동맥과 동맥가지를 거쳐 소동맥으로 가고, 모세혈관에서 조직액과 평형상태에 이르게 된 다음, 소정맥·정맥·대정맥을 통해 우심방으로 되돌아온다. 심장의 운동과 혈액의 팽창으로 발생한 동맥계의 압력이 온몸의 혈액순환을 유지한다. 그러나 체순환 계통은 많은 유사한 순환회로로 구성되어 있으며, 각 순환회로는 고유의 소동맥 저항성을 지니고 있어 전체적인 혈액의 흐름과 압력을 방해하지 않고 독립적으로 혈액의 흐름을 결정한다(→ 혈압).

㉮ 소화관을 통한 혈액의 흐름은 식사 후 더욱 빨라지며, 근육을 통한 혈액의 흐름은 운동하는 동안 증가한다.

심장의 흉골늑골면과 횡격막면에 세로로 달리는 고랑인 심실고랑이 주행하고 있어 우심방과 좌심방을 구분한다. 심장의 상방 우측 1/3부위에도 전면과 후면에 걸쳐 가로로 달리는 고랑이 있어 이를 관상도랑이라 하며, 이곳을 따라 관상동맥과 관상정맥 등이 주행하고 있다.

우심방과 좌심방의 표면에는 귀바퀴 모양의 돌출물이 있어 이것을 좌·우 심방귀라 한다.

(3) 심장의 내부구조

심장의 내부에는 그림 4-29와 같이 4개의 빈 공간이 있다. 상방에 있는 2개의 빈 공간을 각각 우심방과 좌심방이라 하며, 하방에 있는 2개의 빈 공간을 각각 우심실과 좌심실이라 한다. 또한 심방과 심실 사이에는 판막이 형성되어 있을 뿐만 아니라 각 심실과 폐동맥줄기 및 대동맥줄기 사이에도 판막이 형성되어 있다.

1) 심장의 심방 및 심실

① 우심방 : 심장의 오른쪽 후상방에 위치하며, 그 내면은 비교적 매끈하고 우심방에는 3개의 정맥이 개구하는 구멍이 있다. 즉, 상벽에는 상대정맥, 하벽에는 각각 하대정맥과 관상정맥동이 열리는 구멍이 있다. 우심방과 좌심방 사이에는 타원오목이 있고, 우심방과 우심실 사이에는 우방실구멍이 개구하고 있다.

② 우심실 : 심장의 오른쪽 전하방에 위치하며, 그 내면은 근육이 불규칙하게 돌출되어 근육기둥을 형성하고 있다. 또한 우심실의 내면에는 젖꼭지 모양으로 돌출한 유두 근육의 끝에는 얇은 실모양의 힘줄 끈이 붙어 있어 우심방과 우심실 사이의 판막에 부착되어 있다. 우심실의 상방으로는 폐동맥과 연결되어 혈액을 폐로 내보낸다.

③ 좌심방 : 심장의 왼쪽 후방에 위치하며 그 내면은 우심방과 마찬가지로 매끈하다. 좌심방의 내면에는 4개의 폐정맥의 개구부가 있어 폐로부터의 혈액이 좌심방으로 들어온다. 좌심방과 좌심실 사이에는 좌방실구멍이 개구한다.

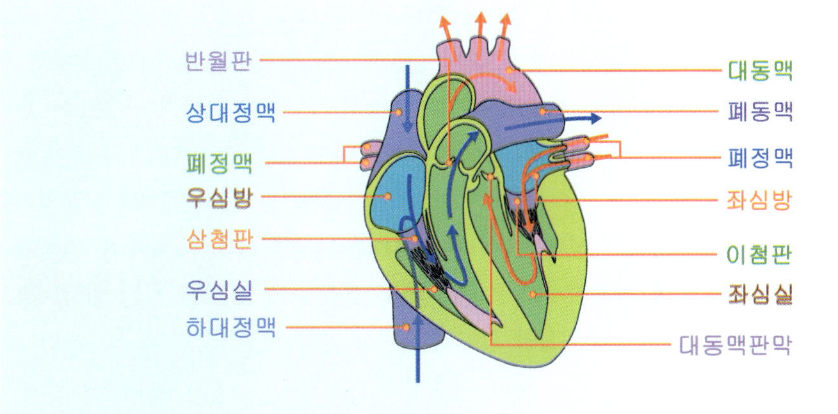

그림 4-29 • 심장의 구조 및 기능

제 4 장

④ 좌심실 : 심장의 왼쪽 전방에 위치하며, 그 내면은 우심실과 비슷하나 벽의 두께가 우심실보다 약 3배 정도 두껍다. 이러한 이유는 좌심실의 상방에 대동맥이 연결되어 있어 대동맥을 통하여 모든 혈액을 신체의 각 부위로 보내야만 하기 때문이다.

2) 심장의 판막

심장의 내부에는 혈액을 항상 일정한 방향으로 흐르게 하기 위하여 4부위에 판막이 형성되어 있다. 4개의 판막 중 2개는 판막의 끝이 볼록한 첨판막이고 나머지는 2개는 포켓 모양의 반달판막이다. 이들 판막들은 심장이 수축과 이완을 할 때 혈액이 역류하는 것을 방지하는 역할을 한다.

① 첨판막 : 우심방과 우심실 사이에는 끝이 뾰족한 3개의 판막으로 되어 있어 우방실판막 혹은 삼첨판막이라 한다. 좌심방과 좌심실 사이에는 2개의 판막으로 되어 있어 좌방실판막 혹은 이첨판막이라 하며, 일명 승모판막이라 부른다.

② 반달판막 : 우심실과 폐동맥 사이에는 폐동맥판막이 있고, 좌심실과 대동맥 사이에는 대동맥판막이 존재한다. 이들 판막은 심실이 이완될 때 동맥에서 혈액이 심실로 역류하는 것을 방지하는 역할을 한다.

3) 심장벽의 구조

심장도 혈관의 일부이기 때문에 심장벽의 구조도 혈관의 기본적인 구조와 마찬가지로 3층으로 이루어져 있다. 심장의 경우에는 심장속막, 심장근육층과 심장바깥막으로 구성되어 있다.

① 심장속막 : 혈관속층의 계속으로서 심장에 있는 판막들은 심장속막의 주름이다.

② 심장근육층 : 심장벽의 대부분을 차지하며, 심장근육에 의해 만들어진다. 심방의 근육과 심실의 근육은 심방과 심실의 경계에 있는 심방심실의 입구를 감싸고 있는 섬유둘레라는 결합조직으로 뚜렷하게 구획되어 있다. 심방근육은 2개의 층으로 얇고, 또한 근육다발의 주행 방식도 불규칙하다. 그러나 심실의 근육은 3개의 층으로 두꺼우며, 우심실보다 좌심실의 근육층이 3배 정도 두껍다.

③ 심장바깥막 : 투명하고 얇으며 심장의 표면을 직접 싸고 있는 막이다.

심장은 두 겹의 심장막에 의하여 싸여져 있다. 심장막의 바깥층을 섬유심장막이라 하며 안쪽에 위치한 층을 장막심장막[39]이라 한다. 장막심장막은 다시 바깥의 벽쪽층과 속의 내장쪽층으로 되어 있으며 내장쪽층이 바로 심장을 직접 싸고 있는 심장바깥막이다. 이와 같은 두 겹의 장막심장막 사이의 간격을 심장막강이라 하며 이 속에는 약

39) 장막심장막(pericardium serosum) : 심막의 내측 장막부분이다.

15[mℓ] 정도의 액체인 심장막액이 들어 있어 심장의 수축과 이완에 따른 주위조직과의 마찰을 방지하고 있다.

3. 혈 관

혈관은 그림 4-30과 같이 동맥, 정맥, 모세혈관으로 구분할 수 있고, 심장에서 방출하는 혈액은 대동맥을 거쳐 분산되어 소동맥을 통해 모세혈관으로 나누어진다. 다시 혈액은 모세혈관에서 정맥으로 모여져 심장으로 돌아가게 된다. 혈관의 직경과 길이, 두께 등은 종류가 여러 가지이므로 직경이 2[cm]인 대동맥에서 수 [μ m]의 모세혈관도 존재한다.

① 혈관은 내막, 중막, 외막의 세 층으로 구성된다.
  ㉠ 내막 : 혈관 내피세포가 기저막 위의 단층으로 형성되어 있다.
  ㉡ 중막 : 평활근세포와 결합조직으로 이루어져 있으며 혈관의 탄성을 유지하게 하는 탄력섬유가 많다.
  ㉢ 외막 : 대부분 결합조직으로 형성되어 혈관을 구조적으로 지지하는 역할을 한다.
② 동맥은 중막이 발달하여 탄성이 크며, 이는 심장에서 박출되는 혈액을 저장하여 심실 이완기 동안 혈압을 일정 수준으로 유지하는 역할을 한다(그림 4-30).
③ 정맥은 동맥에 비해 직경은 크나 중막층이 얇아 탄성이 적으며, 혈액의 역류를 방지하기 위해 판막을 갖고 있다.
④ 모세혈관은 직경이 매우 작으며, 혈관벽도 매우 얇아 혈액과 조직 간의 산소와 자양분의 교환이 효율적으로 이루어진다.

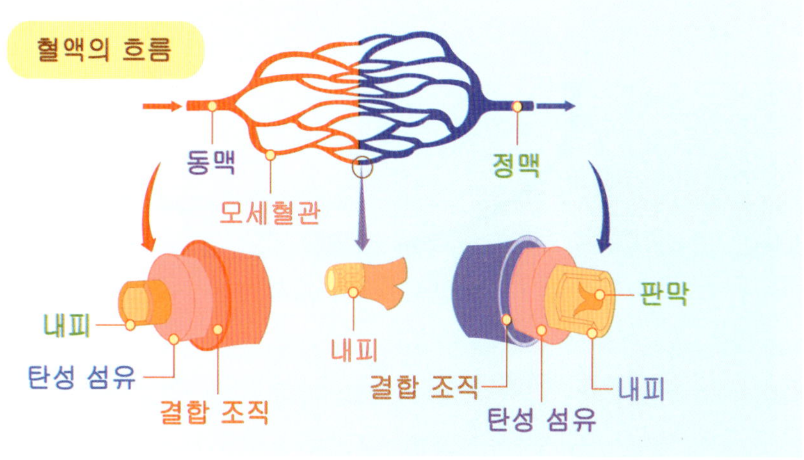

그림 4-30 • 혈관의 종류와 구조

⑤ 대동맥에서 분당 5[l /min]의 혈류가 들어가게 된다면 각 분지 혈관에서의 유량속도는 그 분지에서의 유량을 단면적으로 나눈 값이 되며, 평균 혈류속도는 대동맥에서 초당 25[cm/sec], 모세혈관에서는 초당 0.05[cm/sec] 정도이다.

⑥ 혈류는 심장의 박동에 의한 압력으로 움직이게 되며 따라서 동맥에서는 92[mmHg], 모세혈관에서는 20[mmHg], 정맥에서는 8[mmHg]의 평균압력을 갖는다.

⑦ 혈관의 혈압은 혈관벽이 응력을 받게 하고, 이 혈관벽 응력은 라플라스의 법칙에 의해 두께에 반비례하고, 내압과 직경에 비례한다. 혈관의 혈압은 식 (4-30)과 같다.

$$\sigma = P\frac{r}{w} \tag{4-30}$$

여기서 P는 혈관의 내압, r은 혈관의 반경, w는 혈관벽의 두께를 나타낸다. 따라서 혈관벽 응력이 비슷하다면, 높은 내압을 견디는 동맥은 정맥에 비해 혈관 내경보다 벽이 두껍다.

4. 혈류역학

혈관으로 혈류가 유동할 때는 혈류는 저항하는 힘을 받는데, 이 저항력은 유동의 상태에 따라 변화한다(그림 4-31). 유체의 유동 양상은 크게 두 가지로 구분할 수 있는데, 관내의 유체가 동심축을 갖는 미세한 두께의 층으로 나뉘어 각 층의 유체는 그 층에서만 축방향으로 흐르는 유동을 층류유동이라 한다.

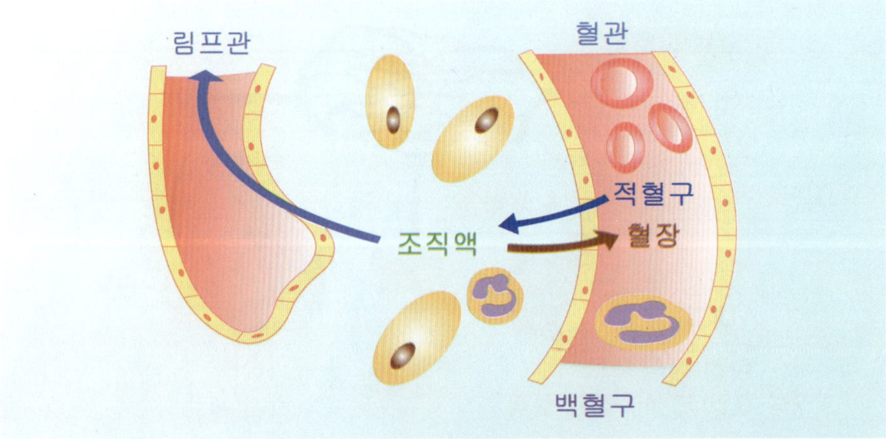

그림 4-31 • 모세혈관과 림프관의 관계

① 각 층의 유체가 불규칙하게 변화하여 흐르는 유동을 난류유동이라 부르며 이는 불규칙적이고 무작위한 운동성질을 갖는다. 19세기말 레이놀즈(Reynolds)는 관의 직경, 밀도, 속도를 곱한 것을 점도로 나눈 변수가 어느 정도(2300) 이상 커지면 유동상태가 층류에서 난류로 변화해 가는 것을 실험적으로 발견하였고, 이 무차원 변수를 레이놀즈수라 하며 식 (4-31)과 같다.

$$R_e = \frac{\rho VD}{\mu} \tag{4-31}$$

② 레이놀즈수는 물리적으로 관성력과 점성력의 비를 말하는 것이며, 낮은 레이놀즈수에서는 점성력이 크다는 의미이다. 혈관내의 유동은 유속이 빠르며 혈관의 크기가 큰 심판막 주위나 대동맥을 제외한 대부분 혈관내에서 층류유동이다.

③ 층류유동에서는 혈액이 혈관벽과의 마찰작용에 의한 점성저항이 혈류유동에 저항하는 힘으로 나타낸다. 관내의 정상유동의 경우 모멘텀 정리에 의해 압력에 의한 점성저항력과 힘이 균형을 유지하고 있다.

④ 유량은 압력차와 관의 반경 4제곱에 비례(r^4)하며, 점도와 관 길이에 반비례한다. 이 관계식을 Poiseuille(프와지유) 법칙이라고 하며 식 (4-32)와 같다.

$$\Delta P = \frac{8\mu L}{\pi r^4} Q \tag{4-32}$$

여기서 ΔP는 압력차, μ는 점도, Q는 유량, r은 관의 반경, L은 관길이를 말한다. 저항력을 극복하고 혈류를 유동하게 하는 원동력은 심장에서부터 나오며, 심장은 수축 및 이완 운동을 반복하여 저항을 이겨낼 수 있는 압력을 생성해낸다.

⑤ 수축기 혈압은 120[mmHg], 이완기 혈압은 80[mmHg] 정도를 평균 혈압으로 정해 두고, 이완기 혈압에 수축기와 이완기 혈압차(맥동압력)의 1/3을 더한 것과 같이 식 (4-33)과 같다.

$$MAP = \frac{SYS + 2DIA}{3} \tag{4-33}$$

발생한 혈압파는 동맥을 통해 확산되어 가는데 크기가 작은 동맥으로 갈수록 평균 압력은 떨어지며 맥동압력이 커지는 특징이 있다.

⑥ 전체 혈액의 60[%] 정도를 정맥이 차지하고 있으며 중력에 의해 정압의 영향을 받는다. 따라서 오래 서 있으면 중력에 의해 다리쪽으로 혈액이 집중되는 현상이 생기며, 심

장으로의 혈액의 복귀를 원활하게 하기 위해 근육의 수축 또는 호흡으로 인한 흉강내의 음압 발생이 이용된다. 이 중 근육의 수축에 의해 발생한 힘이 정맥의 혈액순환에 가장 큰 역할을 한다.

5. 혈류유동이 혈관계 질환에 미치는 영향

혈관계 질환으로 동맥경화, 동정맥, 동맥류, 내막거식증대, 기형 등은 혈류유동의 영향을 받는다고 알려져 있는 질환들이다.

① 동맥경화는 동맥벽이 딱딱해지며 두꺼워져서 혈관의 유동경로 내부가 점차 막히는 혈관계 질환이다.

② 동맥경화는 초기에는 혈액내의 저밀도지질이 혈관벽에 축적되면서 서서히 혈관벽이 두꺼워진다. 혈관벽이 두꺼워지면, 혈관 내부의 세포가 손상을 입어 혈전(혈액이 응고된 덩어리)이 발생하여, 혈관벽이 딱딱한 섬유질로 변화되어 혈관의 유동경로 내부가 막히는 협착현상이 발생한다. 혈관벽이 협착되거나 혈전에 의해 혈관이 차단되면 하부조직에 혈액공급이 중단되므로 심장마비 등의 치명적 질환의 원인이 된다.

③ 동맥경화의 원인으로는 고혈압, 유전, 흡연 등의 다양한 원인이 있으나, 혈관 내부의 혈류의 유동 역시 동맥경화의 발병에 영향을 주는 것으로 알려져 있다. 혈관계에서 동맥경화가 자주 발생하는 지역을 관찰해 보면, 혈관이 휘어진 지역과 혈관이 나누어지는 분지 같은 지역에 집중적으로 분포되어 있으며, 이 지역은 혈류유동이 복잡한 지역이다.

④ 저밀도지질의 혈관벽 내부로의 이동에 의해 동맥경화의 발병이 시작되므로, 혈류유동이 저밀도지질 전달에 끼치는 영향이 중요하다. 저밀도지질 단백질의 혈관벽 내부로의 전달은 혈관벽 내피세포의 능동적 기능에 의해 결정되며, 농도차에 의한 확산형 전달이 아니다. 내피세포의 능동적 기능에 의해 혈류에 의한 혈관벽 내피세포에 가해지는 전단력 등이 결정된다.

⑤ 혈류에 의해 혈관벽 내피세포에 가해지는 전단력 등은 내피세포의 기능 변화의 원인이 되며, 저밀도지질의 혈관벽으로의 투과와 각종 효소의 분비에 영향을 주게 되어 동맥경화를 발생하게 한다. 일반적으로 혈관벽의 전단력이 낮거나, 시간에 따른 전단력의 방향 변화가 극심한 지역에서 동맥경화가 발병하기 쉽다고 알려져 있다.

⑥ 혈관의 일부가 약화되어 풍선처럼 부어오르는 혈관계 질환을 동맥류라 한다.

㉠ 동맥류는 신동맥, 복부동맥 또는 뇌동맥에서 주로 나타난다.

㉡ 동맥류가 발전해서 파열이 생기면 뇌졸중 등 심각한 질병을 발생한다.

㉢ 뇌동맥류의 생성과 파열에 영향을 주는 혈류역학적 원인은 아직은 발견되지 않았으나, 혈류의 혈관벽 마찰, 전단응력 등이 뇌동맥류의 발생기전으로 추측하고 있다.

㉣ 뇌동맥류의 파열은 혈류에 의한 전단력이 직접적 이유가 되지 않으나, 혈류유동에 의해 혈관벽의 일부가 깎이는 구조변화가 생기면, 깎인 혈관벽의 일부는 혈압에 의해 파열이 발생된다.

⑦ 뇌막거식증대는 혈관과 인조혈관이 접하는 곳에서 혈관 내막이 두꺼워져 혈관의 유동을 막는 현상이다.

㉠ 내막의 두꺼워짐은 중막에 있는 평활근세포가 내막으로 이동하며 발전하여 발생하는데, 동맥경화와 비슷하게 혈관-인조혈관 문합부에서의 혈류의 유동이 평활 근세포를 자극하여 내막거식증대를 발생하게 할 수 있다.

㉡ 인조혈관의 크기, 유연도, 혈관의 인장력, 봉합기술 등이 혈관에 주어지는 응력 및 혈류유동에 영향을 미치므로, 내막거식증대에 영향을 미칠 수 있다.

6. 인공장기 내부에서의 혈류역학

혈류의 유동이 중요한 심혈관계 인공장기는 인공심장, 심실보조장치, 인공심판막, 인조혈관, 혈액 펌프, 혈액 산화기 등이 있다.

① 인공심장이나 심실보조기는 심장이 원활한 순환을 하지 못할 경우 심장의 기능을 대신하거나 보조하여 주는 혈액 펌프이다. 인공심장이나 심실보조기는 혈액주머니를 전기 모터나 공기압을 이용하여 수축 및 이완을 반복하여 맥동류를 발생한다.

② 혈액 펌프는 수술시 혈액을 순환시키는 펌프이며 롤러 펌프나 원심 펌프가 사용된다.

③ 혈액 산화기는 수술시 혈액에 산소를 공급하게 하는 장치로 혈액 펌프와 같이 사용된다. 혈액 산화기는 산소를 혈액에 공급하기 위해 얇은 막을 이용하여 산소를 공급하는 막형, 산소 공기방울을 혈액에 직접 공급하는 기포형 등이 있다.

④ 인공심판막은 심장의 판막이 제 기능을 발휘하지 못하는 경우 대체용이나 인공심장 등에 쓰이며, 고분자 합성 재료를 이용한 고분자 판막, 기계식 판막, 돼지의 판막을 이용한 조직판막 등이 있다.

⑤ 인조혈관은 혈관의 일부가 손상되거나 막힐 경우 혈류를 유지하기 위해 혈관을 대신하거나 우회하는 데 사용한다. 인조혈관은 고분자 물질 또는 환자의 정맥을 사용하여 제작한다.

⑥ 인공장기 내부의 혈류유동은 인체내의 혈류유동과 전혀 다른 유동 특징을 보이며, 혈액에 과도한 응력이 가해지거나, 혈액의 인공물질과 접촉하면 혈액이 응고되기 쉽다. 심혈관계 인공장기에서 발생하는 가장 큰 문제는 기계적 용혈현상과 혈전의 형성이다.

(1) 기계적 용혈현상

적혈구는 지질로 된 얇은 막으로 쌓여 있으며, 적혈구 속에 함유하고 있는 헤모글로빈요소는 산소와 결합하여 산소를 운반하는 역할을 한다. 적혈구 막이 파열하는 현상이나 혈액이 혈류의 유동에 의해 과도한 응력을 받아서 발생하는 현상을 용혈현상[40](hemolysis : 헤모라이시스)이라고 한다.

① 인체내에서는 적혈구 막을 파괴시킬 정도의 응력이 발생하지 않으나, 인공심장, 인공판막, 심실보조기, 혈액 펌프, 혈액 산화기 등 인공장기에서는 기계적 용혈현상이 발생한다.
② 적혈구의 막을 파괴시키는 응력은 그 크기와 응력에 노출되는 시간에 의해 결정된다. 비교적 오랜 시간(100~1,000초) 동안 응력을 받으면 100~1,000[dyne/ cm^2]의 응력에서 용혈현상이 나타나며, 높은 응력(100,000[dyne/cm^2])에서는 짧은 시간(10^{-5})초에서도 용혈현상이 나타난다.
③ 높은 응력은 혈액내의 혈소판을 자극하여 혈전의 형성을 빠르게 하므로, 인공판막, 심실보조기, 인공심장, 혈액 펌프, 혈액 산화기 등을 제작, 설계할 때는 응력을 고려해야 한다.

(2) 혈전의 형성

혈전의 형성은 혈액이 응고하여 혈액의 손실을 방지하는 필요한 기능이긴 하지만, 혈액이 인공표면에 접촉하게 되면 조직이 손상을 입게 되므로 혈전이 발생하기 용이해진다.

① 혈전의 형성은 혈관의 유동을 방해하여 심근경색이나 뇌출혈 등의 심각한 현상을 발생되게 한다.
② 혈전의 형성은 혈류의 유동에 의한 혈관 내피세포의 기능변화 및 혈류의 정체에 의한 혈소판의 집적 등의 혈류역학적 요인에 영향을 받으므로 인공장기의 설계시 정체지역의 방지가 중요한 설계요소이다.

40) 용혈현상 : 적혈구가 붕괴하여 헤모글로빈이 혈구(血球) 밖으로 용출하는 현상이다.

제 5 장

의지학

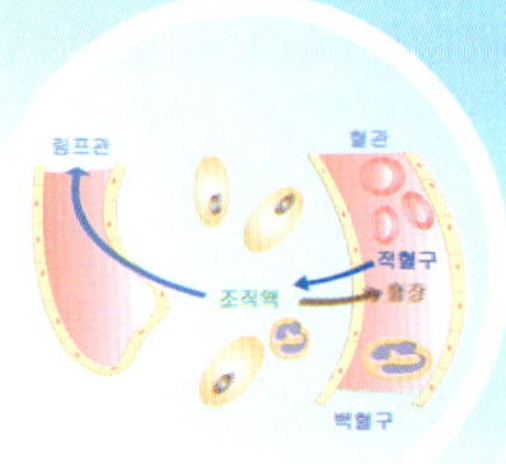

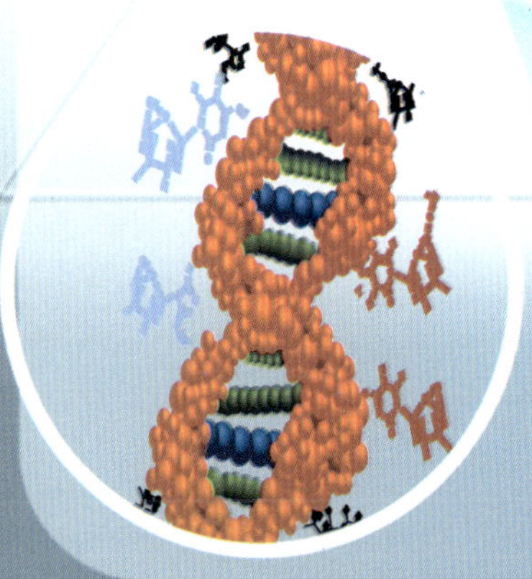

01 | 의지의 개요

의지는 인체부위 중 사지의 일부를 사고, 질병 또는 선천성기형 등의 원인으로 절단되었을 때 손실된 지체의 기능이나 외관을 보조하는 기구를 말한다. 절단은 선천적인 경우도 있으나 드물며, 후천적 요인이 대부분이고 외상으로 수술에 의한 절단과 질병으로 인한 동맥경화, 당뇨로 인한 합병증으로 주로 혈액순환장애에 의한 것이 많다.

1. 재활 목표

재활이 효과적으로 이루어지려면 의지를 장착시키는 것뿐 아니라 심리적인 상처의 치유가 함께 이뤄져야 한다. 절단 부위에 따라 의지를 분류하는데 상지의 일부가 절단될 경우 사용되는 상지의지와 하지의 일부가 절단되었을 때 사용되는 하지의지로 구분된다.

① 정상인과 같은 직업생활을 할 수 있도록 정신적·육체적으로 안정을 되찾는 데 있다.
② 장기간 전문가와 함께 반복된 재활훈련을 통해 아픔을 극복할 수 있다.
③ 최근에는 장애인에게 필요한 보장구의 의료보험 확대 실시로 최소한의 도움이 되고 있다.

2. 절단의 정의 및 절단수술시 고려사항

(1) 절단이란

질병이나 사고로 인하여 신체의 사지, 즉 상지(팔)와 하지(다리)의 일부 또는 전부를 잘라내는 것을 포괄적으로 일컫는다. 이 중 뼈를 직접 잘라내는 것을 절단이라고 한다. 뼈와 뼈가 이루는 관절에서 뼈를 서로 분리하는 것을 이단(Disarticulation : 디살틱큐레이션)이라고 하며 절단수술 후 절단(Amputation : 앰퓨테이션)되고 남은 사지를 절단단(Stump : 스텀프)이라고 한다.

(2) 절단수술시 고려사항

절단(Amputation)수술시에는 절단부위의 길이 및 절단 후 절단단의 모양, 성별, 일상생활의 활동수준 등 많은 조건들을 고려하여야 한다. 특히 상지(팔)절단에는 기능과 외관 등을, 하지(다리)절단에서는 균형잡기, 서 있기, 걷기 등을 주로 고려해야 한다.

(3) 절단수술을 받고 난 후에는 이로 인해 여러 가지 합병증 발생

절단된 후 절단되고 없어진 신체부위에서 통증을 느끼는 환상통(Phantom Pain : 펜텀페인) 수술 후 관절을 오랫동안 움직이지 않아 그 관절에서 움직이는 범위가 감소되어 더 이상 움직이지 않고 고정되어 버리는 관절구축(Joint Contracture : 조인트 컨트럭쳐)이 재활에 어려움을 가지고 있다.

이 밖에도 절단수술 부위에 궤양이 형성되거나(Ulceration : 얼서렉션), 절단된 신경부위가 부분적으로 커진 신경종(Neuroma : 네우로마) 그리고 국소적인 통증 등이 발생한다.

02 | 상지의지

1. 소켓

소켓(socket)은 스텀프(stump) 또는 잔여 지체를 덮는 의지의 한 부분을 말한다. 소켓(그림 5-1)은 스텀프를 끼우고 상부관절을 움직여 의지가 동작하게 되며 소켓과 스텀프는 일치되도록 잘 맞아야 한다. 그러나 손목부위는 소켓에 절단단을 넣기가 다소 어려운 점이 있다. 소켓이 헐거우면 스텀프와 소켓 사이에 불필요한 동작이 일어나게 되고, 반대로 너무 꼭 끼우게 되면 혈액순환장애, 통증 등이 유발될 수 있다. 또한 어느 부분에 집중적인 압박을 받지 않도록 해야 한다. 따라서 최적의 소켓 상태가 되려면 안정성이 있어야 하며 의지를 움직이는 데 불편함이 없어야 한다.

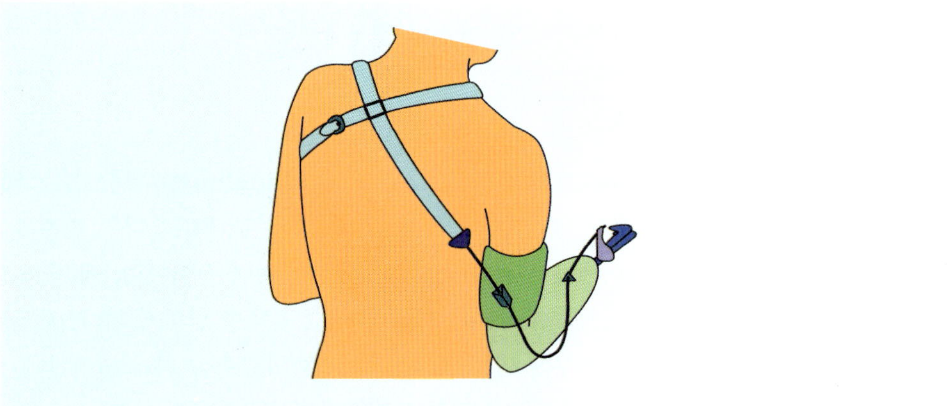

그림 5-1 • 상지의지의 구조

2. 멜빵과 케이블

멜빵은 소켓과 더불어 상지의지를 스텀프에 매달려 있게 하는 현수기능과 멜빵에 연결된 케이블을 작동시켜 의수(인공적인 손)를 여닫는 조절기능이 있다. 따라서 이들의 역학적 기능을 알고 있어야 한다.

3. 상지의지의 구분

상지의지는 절단 부위에 따라 전완의지, 상완의지, 주관절의지, 완관절의지, 수지, 수족의지 등으로 나눠진다. 상지의지는 구동여하 및 구동방식에 따라 미관을 위해서만 착용하는 미용의수, 어깨의 근육으로 구동하는 반자동의수 및 전동모터로 손목, 손가락개폐 또는 주관절을 구동하는 전동의수로 나눌 수 있다.

반자동으로 구동하는 상지의지는 관절의 회전 및 손의 개폐를 하는 멜빵과 케이블, 관절, 의수 및 절단부와 의지를 연결하는 소켓으로 구성된다.

(1) 상지절단

상지는 절단부위에 따라 그림 5-2와 같이 분류한다.

① 손가락(수지)절단 : 손가락 부분 절단한 것이다.
② 수근관절(손목)이단 : 수근관절 부위절단을 말하며 전완의 회외(손바닥을 전방 또는 위로 하는 운동), 회내(손바닥을 후방 또는 아래로 하는 운동)를 할 수 있는 기능이 남아 있다.
③ 전완절단(주관절 하부절단) : 손목관절과 팔꿈치(주관절) 사이를 절단한다.
④ 주관절단 : 팔꿈치 부위를 분리한다.
⑤ 상완절단(주관절 상부절단) : 주관절과 어깨관절 사이의 절단이다.
⑥ 견관절(어깨)이단 : 주관절의 분리이다.
⑦ 전사반부절단 : 견갑골과 쇄골부분을 제거한 경우를 말한다.

(2) 전완의지의 역학적 원리

전완의지(below elbow prosthesis : 빌로 엘보 프로스서시스)를 조절하기 위해서는 스테인리스로 된 한 개의 케이블을 사용하는데 케이블의 한쪽은 멜빵에 부착하고 다른 한쪽은 의수에 부착한다. 의수는 절단측 어깨를 사용하여 케이블을 조절하여 움직이며, 케이블의 장력은 의수의 모지나 작동 레버에 연결되어 잡아당기면 열리고 늦추면 닫히게 된다. 후크를 사용할 때의 여닫는 힘은 후크 기저부에 있는 고무밴드의 장력과 수량에 따라 달라진다. 케이블은 이 하우징을 통과하고 크로스바 어셈블리를 경유하여 트라이셉스 패드(triceps pad)에 부착되며 플레이트(plate)와 리테이너(reteiner)는 케이블 하우징을 전완(팔꿈치와 손목 사이)의 중간쯤에 고정시킨다(그림 5-3 참고).

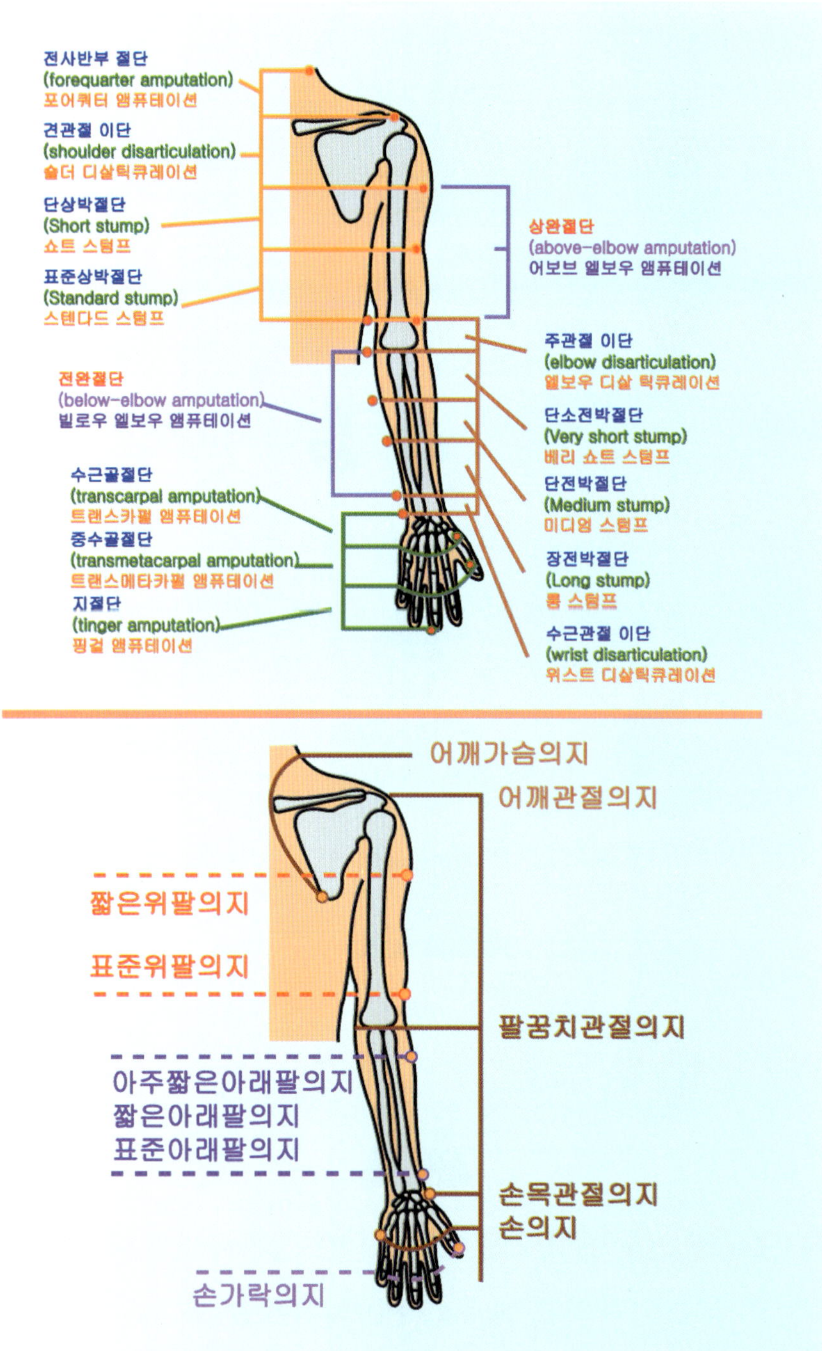

그림 5-2 • 상지의 절단부위에 따른 분류

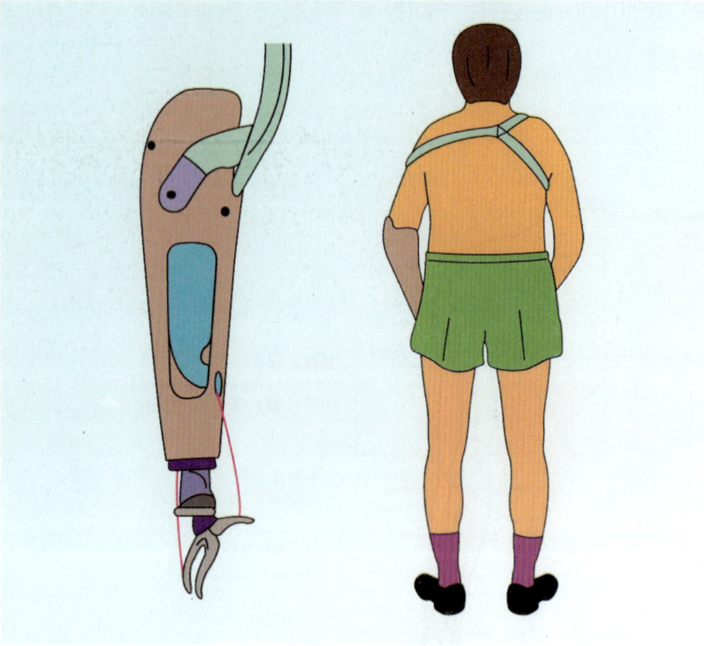

절단 부위의 근력을 인공센서가 감지하여 손가락에 전달하므로 정상인처럼 손가락을 움직일 수 있다.

(a) 전완의지(기능형 의지)

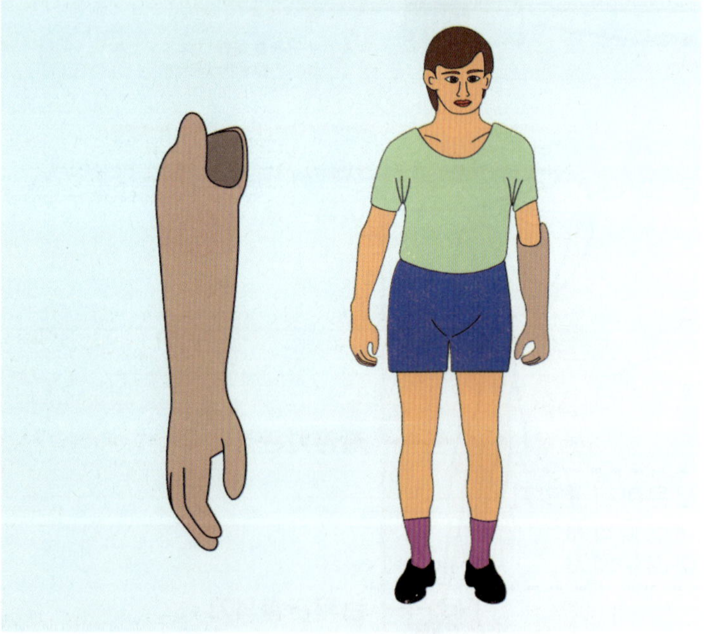

미관을 목적으로 사용하고 의지의 기능은 없고 구조는 간단하고 가볍다.

(b) 전완의지(수동형 의지)

그림 5-3 • 전완의지 착용모습

(3) 상완의지의 역학적 원리

상완의지(above elbow or transhumeral prosthesis : 어버브 엘보 오어 트랜스휴머럴 프로스서시스)는 두 개의 분리된 케이블에 의해 조작된다. 한 케이블은 의지의 주관절굴곡과 의수를 조작하기 위한 것이고 다른 케이블은 의지의 주관절을 잠그고 풀 때 사용하기 위한 것이다(그림 5-4, 그림 5-5, 그림 5-6 참고).

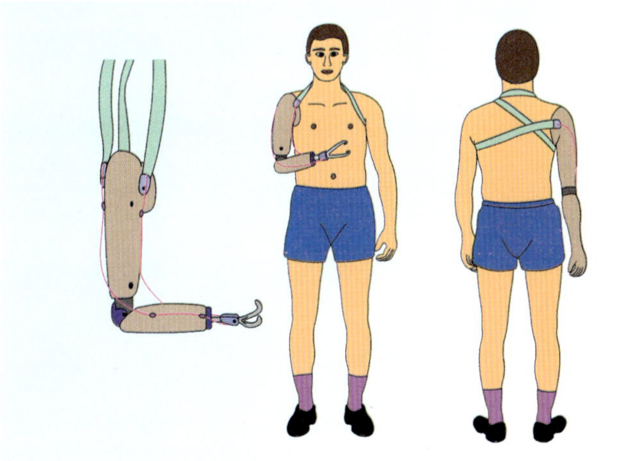

그림 5-4 • 상완의지 착용모습

어깨관절부터 위팔뼈 길이가 30~90[%] 사이에서 절단된 경우 사용한다(그림 5-4).

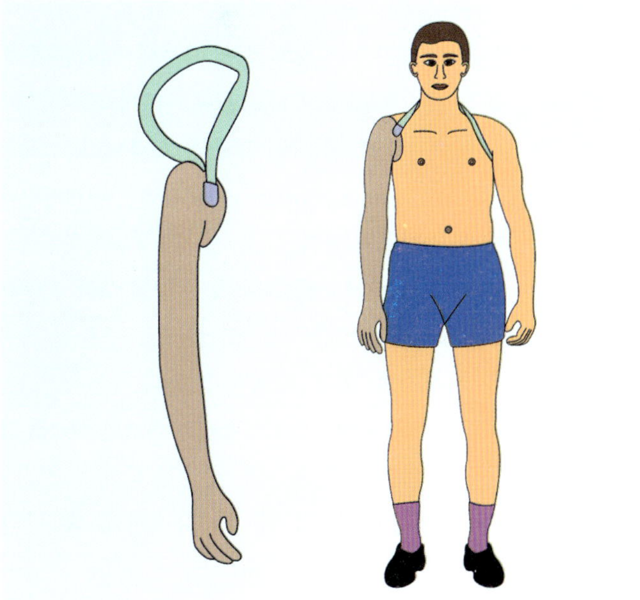

그림 5-5 • 상완의지(수동형) 착용모습

미관을 목적으로 사용하고 의지의 기능은 없다. 구조가 간단하고 가볍다(그림 5-5).

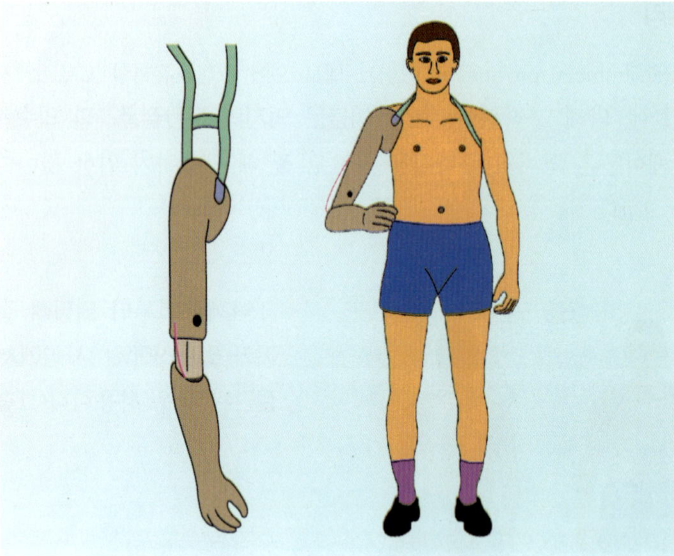

미관과 기능을 목적으로 사용하고 배터리, 미세 전극 스위치, 전동 모터에 의해 의지의 주관절과 의수를 작동시킨다. 의지의 주관절과 의수를 동시에 조절하기 위한 훈련이 어렵고 길이가 길어야 한다(그림 5-6).

그림 5-6 • 상완의지(외부동력) 착용모습

① 의지의 주관절굴곡 및 의수조절용 케이블

의수조절용 케이블이 통과하는 하우징은 둘로 분리되어 있다. 근위부는 의지의 상완부 전면에 부착되고 원위부는 전완부에 부착된다. 이 케이블은 멜빵의 케이블 조절끈에서 시작하여 근위부의 하우징을 통과하여 의지의 주관절을 지나 원위부의 하우징을 경유하여 의수에 부착된다.

㉠ 의수조절용 케이블은 의지의 주관절 축을 전면으로 통과하기 때문에 케이블에 가해진 장력은 분리된 케이블 하우징에 걸려 의지의 주관절을 굴곡시키게 된다. 의지의 주관절의 신전은 두 케이블 하우징 사이의 공간에 의해서 제한된다.

㉡ 절단자는 팔꿈치 관절의 결합부속(elbow flexion attachment : 엘보 플렉션 어태치먼트)으로 의지의 주관절과 의수를 쉽게 조작할 수 있다.

Elbow flexion Attachment(엘보 플렉션 어태치먼트)를 의지의 주관절 축에 가까이 놓으면 힘을 크게 얻을 수 있지만 케이블의 움직임은 적어지고 반대로 주관절 축에서 멀리 놓으면 케이블의 움직임은 커지지만 힘은 약해지게 된다.

㉢ 일반적으로 스텀프가 길면 Elbow Flexion Attachment(엘보 플렉션 어태치먼트)를 의지의 주관절 축에 가깝게 놓고 스텀프가 짧으면 멀리 놓는다. 주관절 축에서 원위부로 3[cm]가 가장 적당하지만 환자의 상태에 따라서 그 위치를 다르게 할 수 있다.

② 의지의 주관절을 잠그고 푸는 케이블

상완절단의 의수는 우선적으로 팔꿈치관절이 없으므로 이를 대신하는 의지 팔꿈치관절인 주관절장치가 필수적으로 사용되어야 한다.

의수조절용 케이블은 전방 현수 끈에서 시작되며 의지의 전내측면을 따라 내려오고 케이블의 원위단은 의지의 주관절의 자물쇠 역할을 하게 된다. 이 자물쇠는 케이블을 당길 경우 원하는 각도에서는 잠금상태가 되며, 한 번 더 당겨주면 풀리게 된다.

③ 상완의지에 사용되는 두 케이블의 동작

㉠ 의지의 주관절굴곡 및 의수조절 케이블에 가해진 장력은 의지의 주관절굴곡을 촉진시킨다.

㉡ 의지의 주관절을 요구하는 각도로 유지하려면 주관절을 잠그기 위한 케이블을 당겼다 놓으면 의지의 주관절이 잠기게 된다.

㉢ 의지의 주관절을 잠그고 다시 의지의 주관절굴곡 및 의수조절 케이블을 당기면 의수를 조작할 수 있다.

(4) 견갑의지

견갑의지(shoulder disarticulation prosthesis : 숄더 디스아티큘레이션 프로스시시스)의 관절역할을 하는 것을 Unit(유닛)이라고 하며 각 관절부위에 따라 손목유닛, 팔꿈치유닛, 어깨유닛이라고 한다(그림 5-7] 참고).

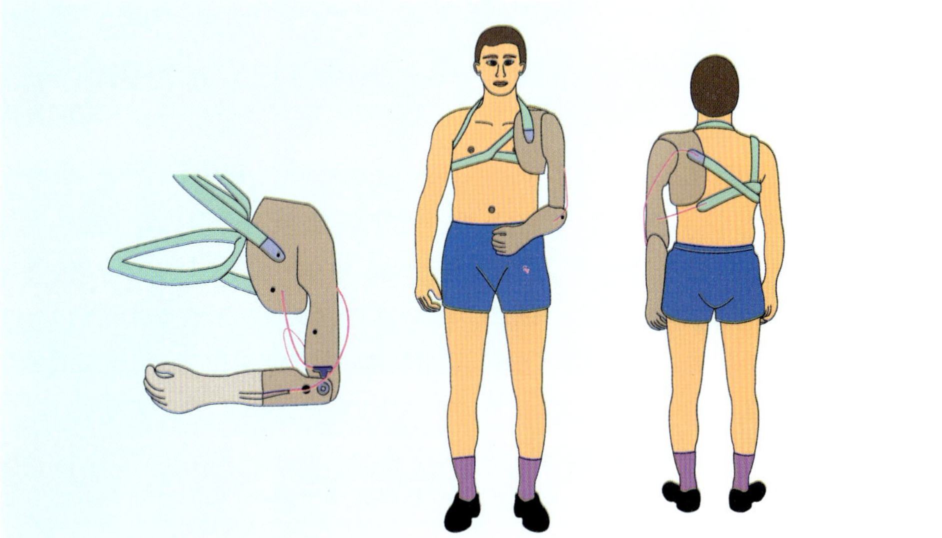

그림 5-7 • 견갑의지 착용모습

제 5 장

① 손목유닛

손목유닛의 기능은 의수를 의지의 전완에 부착하고 용도에 따라 의수를 교환할 수 있으며 의수를 임의로 회전시켜 전완의 회외와 회내의 동작을 할 수 있으며, 상완 절단자는 전완의 소실로 의지를 착용해도 회외와 회내의 동작을 할 수 없으며 전완절단자라고 하더라도 절단부에 따라 어느 정도의 회외와 회내의 운동제한이 있게 마련이다. 따라서 손목유닛은 전완의 회외와 회내의 부족한 부분을 보조해주는 역할을 하게 된다.

② 팔꿈치유닛

상완절단장애인은 우선적으로 팔꿈치관절이 없으므로 이를 대신하는 의지 팔꿈치관절인 주관절장치가 필수적으로 사용되어야 한다.

㉠ 전완전달자에 대한 팔꿈치유닛 : 전완의지 팔꿈치유닛에는 Flexible Hinge(플렉서블 힌지)와 Rigid Hinge(리지드 힌지)가 있다. Flexible Hinge(플렉서블 힌지)는 유연한 금속이나 천, 가죽 등으로 되어 있으며 상완에 있는 Triceps Pad(트라이셉스 패드)에 부착되어 전완에 연결되어 의지를 더 견고하게 현수되도록 하며, 소켓을 고정시켜 줌으로써 결여된 전완의 회외와 회내 운동을 도와주는 역할을 한다. Rigid Hinge(리지드 힌지)는 금속으로 된 지주에 관절축을 연결하고 전완과 상완의 패드에 연결하여 주관절을 능동적으로 사용할 때 잔여 스텀프와 소켓 사이의 회전성과 안정성을 높여주기 위한 것으로 관절축에 따라 Single Axis Hinge(싱글 액시스 힌지)와 Polycentric Hinge(폴리센트릭 힌지)로 나뉜다.

㉡ 상완절단자에 대한 팔꿈치유닛 : 인체의 주관절에 대한 기능손실은 기계적으로 주관절의 정상운동범위인 135[°]를 굴신할 수 있어야 되며 어느 각도에서든지 잠그고 풀 수 있어야 한다.

③ 어깨유닛

견관절 이단이나 전사박 절단시에는 의지의 어깨유닛이 필요하며 식사를 할 때나 옷을 입을 때 또는 글씨를 쓸 때 같은 일상생활을 할 때 수동적으로 움직여 기능상 도움을 줄 수는 있다. 의지의 견관절은 축에 따라 single axis(싱글 액시스), double axis(더블 액시스), triple axis(트리플 액시스), ball and socket axis(볼 앤 소켓 액시스)가 이용되며 single axis(싱글 액시스)는 견관절의 외전, double axis(더블 액시스)는 견관절의 굴곡과 외전, triple axis(트리플 액시스)와 ball and socket axis(볼 앤 소켓 액시스)는 여러 방향으로 움직일 수 있다.

㉠ 후크(Hook) : 후크(Hook)는 이전부터 사용되어 온 대표적인 기능적 의수의 하나이다. Voluntary closing(볼런터리 클로징) 후크와 voluntary opening(볼런터리 오프닝) 후크가 있다. voluntary opening(볼런터리 오프닝) 후크는 닫혀 있는 후크를 수의적

으로 케이블을 잡아당겨 후크를 열어 사용하는 것이고 voluntary closing(볼런터리 클로징) 후크는 열려 있는 후크를 수의적으로 케이블을 잡아당겨 후크가 닫히도록 하여 사용하는 것이다.

ⓛ 핸드(Hand) : 핸드(Hand)는 외관적 특성을 보완하면서 기능을 유지하는 의수로써 손등쪽에 위치한 케이블에 의해 작동된다.

핸드에는 voluntary closing(볼런터리 클로징) 핸드와 voluntary opening(볼런터리 오프닝) 핸드가 있다. 핸드의 특징을 보면 아래와 같다.

ⓐ 모든 핸드는 전완의지에 맞는 1.3~50[cm]의 스터드를 갖고 있다. 따라서 모든 의수는 교환하여 사용할 수 있다.

ⓑ 쥐는 것과 잡는 것에 대한 손가락의 기본동작은 palmar prehension(팰머 프리헨션)으로 잡는다.

ⓒ 핸드의 사이즈는 정상측 손의 중수지 관절 둘레를 측정하여 결정한다.

ⓓ 모든 의수[1]는 미관용 장갑을 끼울 수 있다.

(5) 주관절의지

어깨관절부터 위팔뼈 길이가 90[%] 이상 남았거나 또는 팔꿈치 관절이 절단된 경우에 사용한다(그림 5-8, 그림 5-9, 그림 5-10 참고).

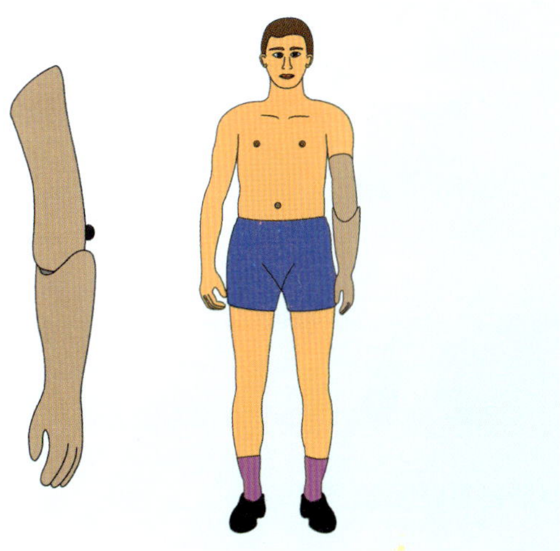

그림 5-8 • 주관절의지(수동형) 착용모습

기능보다 미관을 목적으로 사용하고 의지의 기능은 없으며, 구조가 간단하고 가볍다(그림 5-8).

제 5 장

1) 의수 : 상지의지에서 손의 역할을 하는 의수에는 후크와 핸드가 있다. 기능적 관점에서 보면 후크는 내구성이 있고 무게가 가벼워 편리한 반면에 갈고리처럼 생겨서 미관상 보기에는 좋지 않다.
① 단점 : 핸드는 무게가 무겁고 기계적으로 복잡하다.
② 장점 : 손의 형태와 비슷하여 미관상 보기 좋다.

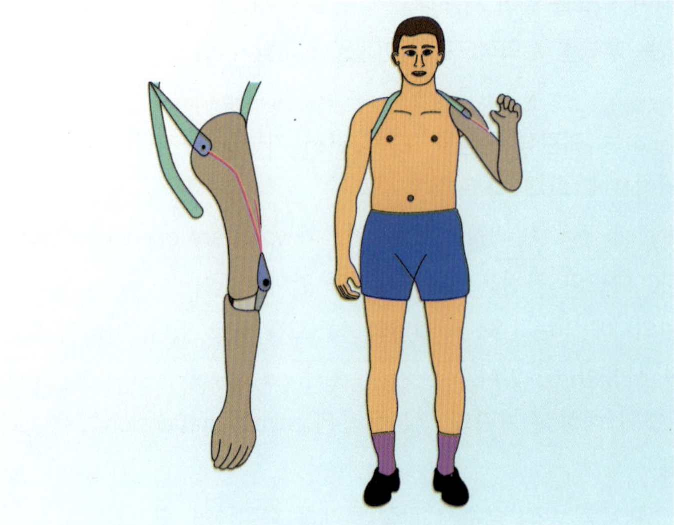

인체(견갑대)의 움직임을 이용, 케이블을 조작하여 의수를 작동시킨다. 능동적으로 의수를 자유롭게 작동시킬 수 있다(그림 5-9).

그림 5-9 • 주관절의지(신체조절형) 착용모습

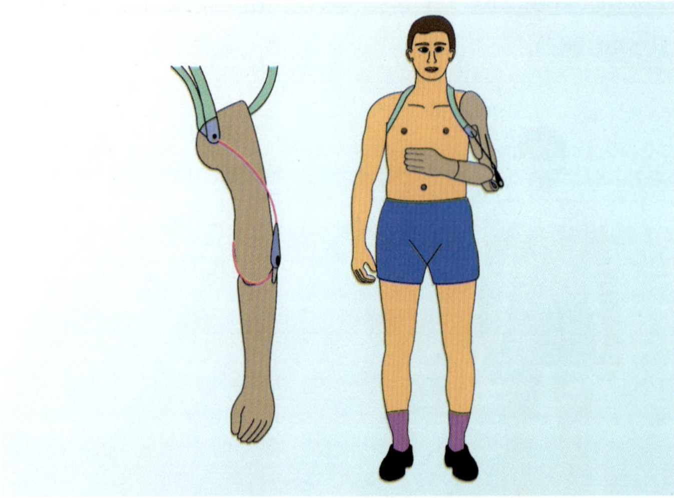

최대한의 기능적인 의지를 위해 신체의 움직임에 의한 케이블의 조작과 의지에 부착된 배터리에 의해서 의지를 작동시킨다(그림 5-10).

그림 5-10 • 주관절의지(기능형+전동형) 착용모습

(6) 완관절의지

완관절의지(wirst disarticulation prosthesis : 위스트 디스아티큘레이션 프로스서시스)는 손 전부가 상실되고 손목관절면만 남은 경우에 사용된다. 절단된 나머지 부위가 비교적 다른 부위의 절단 환자에 비해 길기 때문에 의지착용이 원활하다(그림 5-11, 그림 5-12, 그림 5-13 참고).

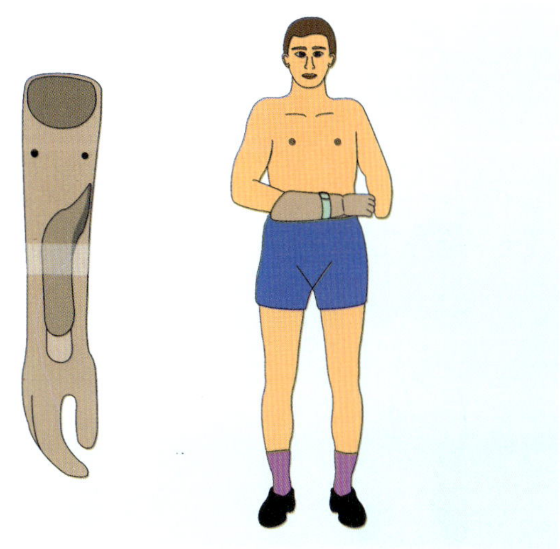

그림 5-11 • 완관절의지(수동형) 착용모습

미관을 목적으로 사용되나 의지의 기능은 없다(그림 5-11).

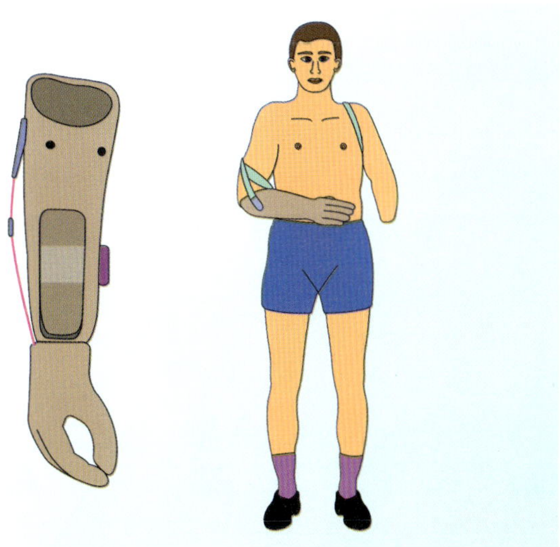

그림 5-12 • 완관절의지(신체조절형) 착용모습

인체의 동작을 미관과 기능을 목적으로 사용 인체의 움직임을 이용, 케이블을 조작하여 의수를 작동시킨다. 능동적으로 의수를 자유롭게 작동시킬 수 있다(그림 5-12).

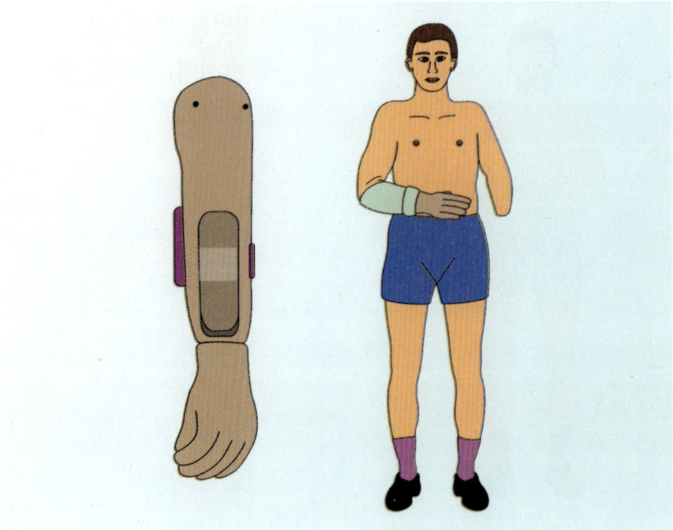

미관과 기능을 목적으로 사용하며 배터리, 미세전극스위치, 전동 모터에 의해 의수를 작동시킨다(그림 5-13).

그림 5-13 • 완관절의지(외부동력형) 착용모습

(7) 수부, 수지의지

수부의지는 손목뼈, 손바닥뼈 이하의 일부 또는 전체가 기능을 못하는 경우에 사용하는 의지이고, 수지의지는 엄지손가락, 기타손가락의 근위지골 이하가 기능을 못하는 의지로 미관을 위해서 사용하고 손을 자유자재로 움직이기는 곤란하다(그림 5-14] 참고).

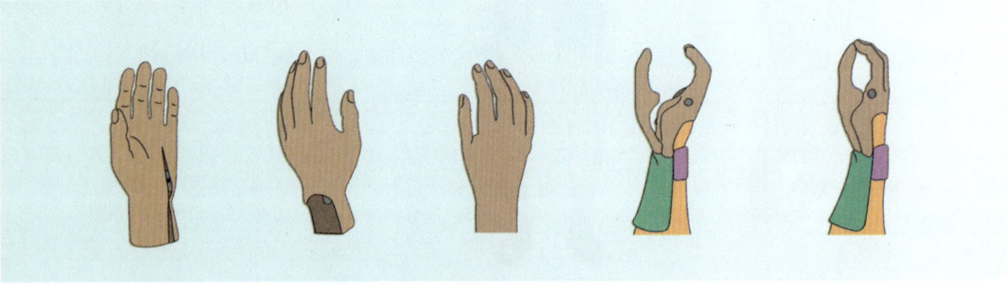

(a) 수지의지 (b) 수부의지

그림 5-14 • 수부, 수지 의지

03 | 하지의지

1. 정상보행

걸음은 인간이 활동하는 데 있어 가장 본질적인 행동이며, 이 행위를 체계적으로 연구하는 학문을 보행분석(Gait analysis : 게이트 어낼러시스)이라 한다. 보행분석은 신체의 이동체계(locomotion system : 로커모션 시스템)를 침범하는 질환의 의학적 진단과 치료에 도움이 된다. 보행분석은 19세기 중반부터 체계적인 연구가 시작되었으며, 컴퓨터, 전자기술, 센서의 개발로 인하여 초기의 시술적인 연구로부터 더 복잡한 측정방법을 통해 수학적인 분석 및 모델링까지 꾸준히 발전하여 왔다. 최근 들어 물리치료, 생명공학, 정형외과, 류머티스학, 신경과학, 재활의학, 스포츠과학 같은 전문분야에서 임상적 이용에 관한 관심이 증가하고 있다. 이같이 다양한 분야에 보행분석이 이용됨에 따라 그 분야에 맞는 보행분석 시스템들이 개발되고 있으며, 정확한 자료를 얻기 위한 방법들이 많은 사람들에 의해 연구되고 있다.

보행특성을 이해하는 데 가장 기본적인 보행주기를 6단계로 나타낸 것으로 일반적으로 어느 한쪽 발의 발뒤축 접지기에서 같은 발의 다음 번 발뒤축 접지기까지의 기간을 말한다(그림 5-15] 참고).

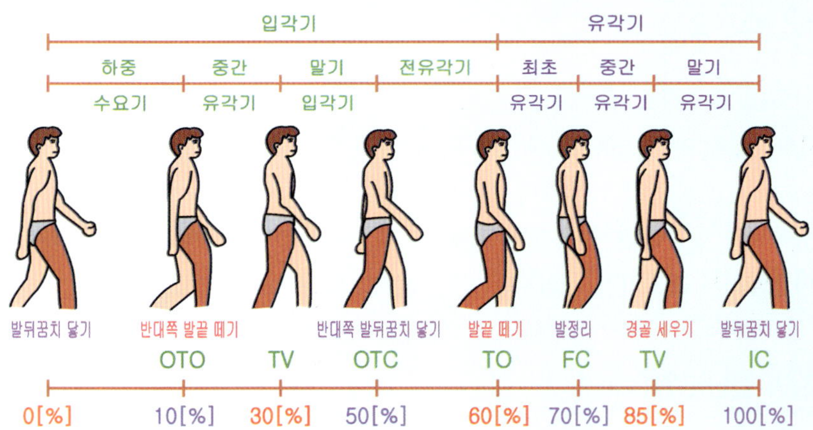

그림 5-15 • 보행주기(Gait Cycle : 게이트 사이클)

1) 발뒤축 접지기(heel contact : 힐 콘택트)

발뒤축 충돌 또는 초기 접지라고 부르며 체공 중에 있던 발이 지면에 접촉되는 순간이다.

2) 바닥 접지기(foot flat : 풋 플랫)

발바닥 닿기 동작이 이루어진 후 신체의 무게 중심이 발바닥의 중심을 지나는 시기로 발목 관절은 발등을 위쪽으로 끌어올리는 동작을 수행하는데 이는 발목의 잠금기능을 역수행하는 것으로 반대쪽 발에서는 중간 유각기 동작이 발생한다.

3) 중간 입각기(mid stance : 미드 스탠스)

반대측 발가락들임으로 시작하여 무게중심이 해당 발의 수직상부에 위치할 때 끝난다. 이 기간 동안의 무게중심은 지지기부 위에 위치한다.

4) 발뒤축 들림기(heel off : 힐 오프)

무게중심이 지지발의 수직상부에 위치할 때부터 반대발이 지면에 닿는 순간까지를 뜻하며 지면에서 발뒤축이 떨어진다.

5) 발가락 들림기(toe off : 토 오프)

발가락이 지면에서 떨어지는 순간을 뜻하며, 유각기의 시작 또는 입각기의 끝을 뜻한다.

6) 중간 유각기(mid swing : 미드 스윙)

무릎관절 최대 굴곡으로부터 경골이 지면에 수직이 될 때까지의 기간이다.

걸음에서의 보행주기는 60~65[%]의 입각기와 35~40[%]의 유각기로 이루어지며 두 번의 양하지 지지기(양쪽 다리 전체의 부하를 버텨 주는 시기)와 두 번의 단하지 지지기(무릎 아래 부분의 부하를 버텨 주는 시기)가 존재한다. 양하지 지지기는 보행주기의 각 10[%] 정도를 차지하지만 보행속도가 증가하면 유각기는 비례적으로 더 길어지고 양하지 지지기는 점점 짧아지게 된다. 양하지 지지기가 사라지게 되면 걷기에서 달리기로 전환되었음을 의미한다.

2. 하지의 절단부위

하지절단은 상지보다 5배 정도 많으며 하지절단에서 가장 중요한 것은 스텀프(절단부후의 잔여부분)를 기립 및 보행시 하중을 받게 하는 것이다. 하지의 절단부위에 따라 다음과 같이 분류한다(그림 5-16 참고).

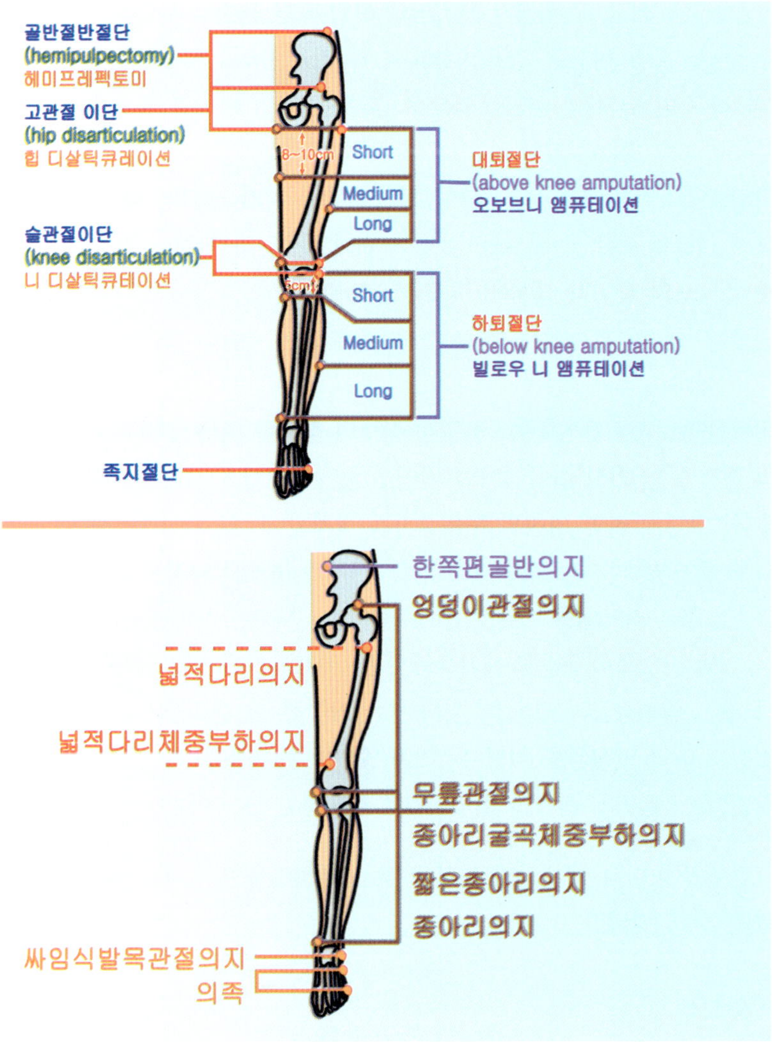

그림 5-16 • 하지의 절단부위에 따른 분류

(1) 하지절단

① 족지 절단 : 발가락 절단을 말한다.

② 중족골 절단 : 중족골(발가락과 연결될 발등뼈)을 횡으로 절단한 경우로서 리스후랑 이단술이라고도 한다.

③ 쵸파르(Chopart) 절단 : 거부 주상골(복숭아 뼈 밑에 볼록 튀어 나온 뼈) 및 종골 입방골(발뒤꿈치 뼈) 관절을 이단하여 거골(복숭아 뼈)과 종골(발뒤축에 있는 뼈)만이 남는 절단을 말한다.

④ 피로고프(Pirogoff) 절단 : 종골과 발꿈치(heel pad : 힐 패드)만 남겨두는 절단술로서 체중부하를 즉시 줄 수 있으며 의지 없이도 보행이 가능하다.

⑤ 사임(Syme) 절단 : 중족골의 원위부와 하퇴 $\frac{1}{3}$부 원위부 사이의 절단은 사임 절단에 가장 좋다. 사임 절단은 경골(정강이 뼈)과 비골(종아리 뼈)을 족관절보다 0.5[cm] 위에서 절단하고 발뒤꿈치의 단단한 피부로 경골단(정강이 뼈 부분)을 덮는다. 그러므로 곧바로 체중부하를 줄 수 있다.

⑥ 하퇴절단(슬관절 하부절단) : 사임 절단보다 근위의 슬관부 하부절단을 하퇴절단이라고 하며 경골의 중간 $\frac{1}{3}$ 부위와 상 $\frac{1}{3}$ 부위에서 절단하는 것이 가장 이상적이다. 성인에게는 스텀프의 길이가 15[cm] 정도는 되어야 한다.

⑦ 슬관절이단 : 슬관절에서 하퇴(종아리)를 절단한 수술이 슬관절이단이며 말단 체중부하가 가능하다.

⑧ 대퇴절단(슬관절 상부절단) : 슬관절 상부의 절단을 대퇴(넓적다리)절단이라고 하며 대퇴의 중간 $\frac{1}{3}$이 가장 이상적이며 적어도 슬관절에서 8~10[cm] 위쪽에서 시행하는 것이 좋다. 그렇게 하면 의지의 무릎장치를 설치할 수 있고 안정성을 갖게 된다. 스텀프가 너무 짧으면 의지의 소켓과 스텀프 사이가 불안정해져서 의지가 벗겨지기 쉽다.

⑨ 고관절이탈 : 대퇴골을 고관절(골반과 대퇴를 이어주는 관절)에서 완전히 제거하는 수술로서 대퇴 근위부의 골육종(뼈에서 생기는 악성종양) 또는 연골육종(연골에 생기는 악성종양)과 같은 악성종양이 있을 때 시행한다. 가능한 한 대퇴골의 일부를 남겨두면 스텀프와 소켓 사이의 안정성을 취할 수 있어 좋다.

⑩ 골반절단 : 골반의 한쪽과 하지전체를 절단하는 수술이다.

각 절단부위에 따라 개개인의 특성에 맞추어 의지를 장착하고 재활훈련을 거친 뒤 일상의 생활을 하게 된다.

(2) 의족보행

절단자인 경우 보행에 필요한 신경, 근, 관절, 뼈가 결손되어 있기 때문에 이상적인 절단술을 시행하고, 기능이 뛰어난 의족을 장착하여도 정상보행에 비해 보행기능이 뒤떨어지는 것을 피할 수 없으며 절단부위가 높을수록 이런 경향은 커진다. 그리고 가장 눈에 띄는 것이 보행수의 감소이다. 정상적인 보행을 원활히 실현하는 복잡한 생체 역학적 기능의 부분적인 결손은 반복보행의 결과 보행수의 감소를 초래한다. 슬관절과 족관절의 미묘한 상관관계가 결여되고 있는 의족하지에서는 체중중심의 움직임이 상대적으로 커지기 때문에 신체 에너지의 소비량도 자연스럽게 증가된다.

의족의 비정상적인 보행동작에는 회선보행(돌아서 걷는 것), 외전보행(다리를 저는 것), 내측편위(안쪽으로 휘어 양다리의 길이가 차이나는 것), 외측편위(바깥쪽으로 휘어 양다리의 길이가 차이나는 것), 의족회전(의족이 고정되어 있지 않고 돌아가는 것), 발돋움보행, 체간측굴(몸통이 옆으로 휘는 것), 요추천만증(허리 등뼈가 마치 임산부처럼 앞으로 튀어나오며 구부러진 것) 등의 특징이 있다.

3. 의족의 기본구조

절단부위별로 고관절(골반과 대퇴를 이어주는 관절)의족, 대퇴(넓적다리)의족, 슬관절의족, 하퇴(종아리)의족 등으로 나누어진다. 기본적인 구조는 스텀프 전체를 감싸는 소켓, 현수장치, 외장, 각 관절기능의 보상을 목적으로 하는 관절장치, 족부로 이루어진다.

(1) 고관절의족

고관절이단의 외관은 소켓의 윗부분 높이를 제외하고는 유사한 모양을 가진다. 고관절 움직임이 소실되었기 때문에 의지고관절이 필요하다.

1) 소 켓

의족의 체중지지 중심은 좌골결절과 둔근부이다. 외상 등으로 둔부, 연부조직이 반흔화되었을 경우에는 스텀프와 소켓의 적합이 어렵다. 외족착용으로 상처가 발생되기 쉽다. 이전에는 딱딱한 가죽 등을 사용하여 소켓을 제작하였으나, 현재에는 체중지지 부위는 견고하고 나머지 부분은 부드럽게 만들어진다. 골반 전체를 감싸주는 모양의 방식으로 제작된다. 또한 편측 골반절단의 경우에는 손상 좌골결정부가 결손되어 있기 때문에 흉곽하부에서 체중을 부분적으로 지지하게 된다. 그러나 골반절단 의지의 경우에는 체중을 지지할 좌골을 포함한 골반까지 절단되므로 체중지지 면적을 넓혀주기 위해 늑골, 즉 갈비뼈가 올라가게 된다.

인체의 골격과 비슷한 파이프를 만들어 외부의 압박을 견뎌내고 부드러운 재료인 성형틀을 붙여 외관을 만든다(그림 5-17).

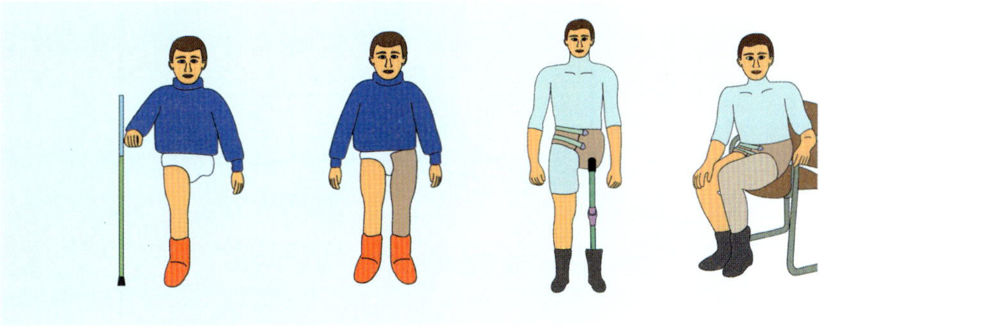

그림 5-17 • 고관절의족(골격식) 착용모습

2) 고관절 관절장치

고관절의족(hip disarticulation prosthesis : 힙 디스아티큘레이션 프로스서시스)은 입각기에서의 안정성이 중요하며, 이 기능을 갖기 위하여 의족 전체 정렬성, 슬관절장치, 족부종류, 발뒤꿈치의 고무경도 등을 고려한 고관절구조를 선택하여야 한다.

캐나다식 고관절의족에 사용되는 고관절장치의 위치는 시상면에서 생리적 고관절축으로부터 45[°] 전하방으로 그은 연장선상에서 소켓과 접하는 지점이다. 이 위치에 고관절 위치를 설정하게 되면 생리학적인 고관절축과 슬관절축을 연결하는 궤적이 서 있는 자세와 앉아 있는 자세에서 같은 거리가 되기 때문에 안정성이 뛰어나며 효율적인 보행과 기립자세 유지가 확실하게 된다(그림 5-17).

3) 고관절의족의 용도

골반한쪽, 고관절(엉덩이관절), 다리 전체가 상실된 경우에 의지를 대용할 수 있고 고관절로부터 대퇴골(넓적다리뼈) 길이의 25[%] 이하를 남기고 다리가 상실된 경우에 사용 가능하다(그림 5-18참고).

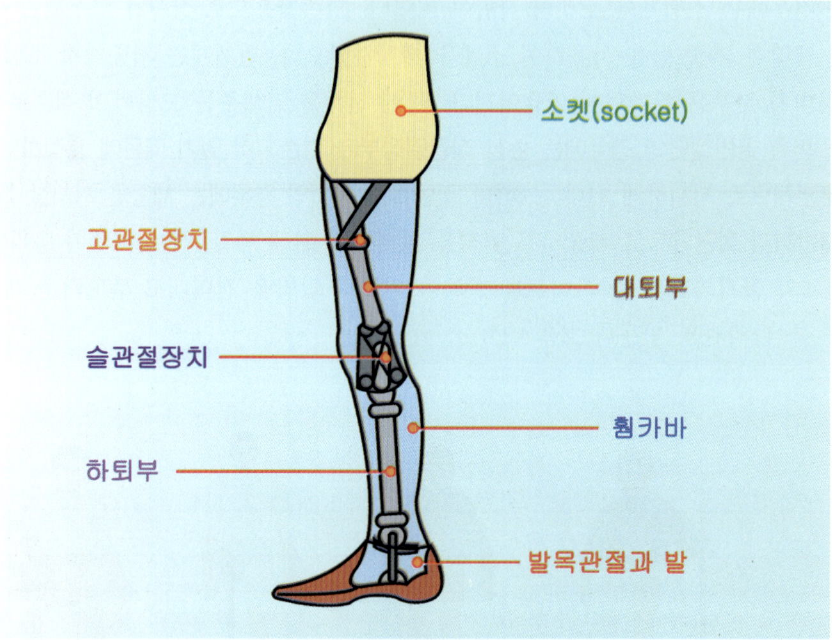

그림 5-18 • 고관절의족(골격식)의 내부구조

(2) 대퇴의족

대퇴의족(transfemoral Prosthesis : 트랜스포머럴 프로스서시스)은 무릎 상부 대퇴골에서 절단된 경우에 적용되는 의족이다.

1) 소 켓

소켓은 체중을 지지하는 지점으로 골반의 좌골결절 부위를 이용하며, 좌골결절은 우리가 바닥에 앉았을 때 닿는 부위로서 어떠한 자세에서도 절단환자를 안정시킬 수 있어야 한다. 원칙으로는 넓은 부위에 압력을 받게 함으로써 단위면적당 힘을 최소화하며 기능을 지닌 근육에는 기능을 저하시키지 않도록 적당한 홈을 만들어준다.

신경과 혈관은 힘의 압박에 대해서도 많은 부담을 받게 된다. 잔존기능을 지닌 근육의 근력을 충분히 발휘하게 하기 위해서는 늘어진 상태로 제작한다. 체중지지는 가급적 수평에 가까운 면에서 이루어지게 한다(그림 5-19, 그림 5-20, 그림 5-21 참고).

원추형 대퇴절단을 사변형의 장사방형 소켓이 주로 사용되며 의족 속에 넣을 때 둥근 스텀프(stump)가 네 구석에 확실히 들어감으로써 안정성을 확보하게 된다.

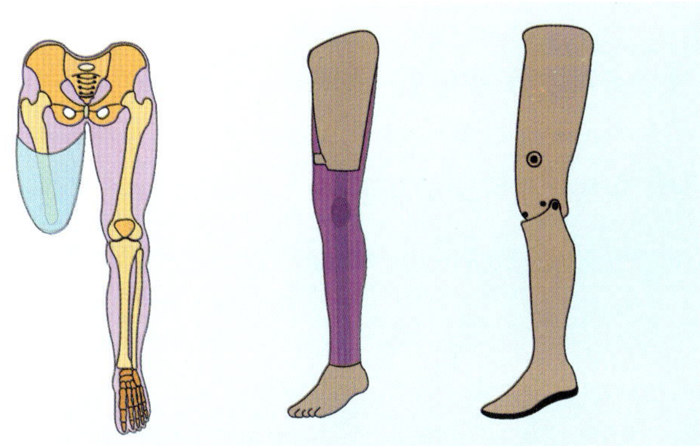

그림 5-19 • 대퇴의족 착용모습

고관절(엉덩이관절)부터 대퇴골(넓적다리뼈) 길이의 25~80[%]를 남기고 다리가 상실된 경우 대퇴의족을 사용한다(그림 5-19).

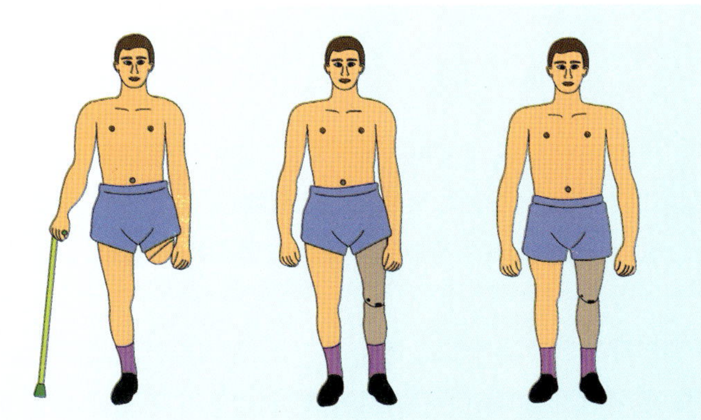

그림 5-20 • 대퇴의족 착용모습 1

신체의 골격과 유사해서 외부의 압박을 지지시키고 부드러운 재료의 성형 폼을 부착해서 외관형성. 자신이 필요한 종류의 슬관절장치를 다양하게 고를 수 있다(그림 5-20).

제 5 장

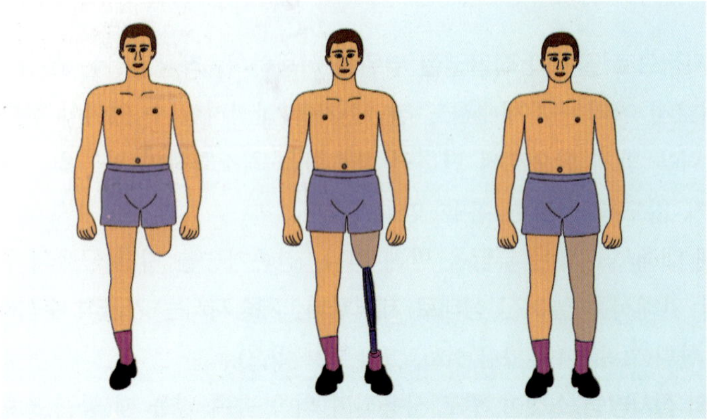

그림 5-21 • 대퇴의족 착용모습 2

인체의 골구조와 비슷한 파이프로 외부하중을 부담하고 부드러운 재료의 성형폼을 부착하여 외관을 무릎회전장치와 가벼운 티타늄 금속을 사용한다(그림 5-21).

① 전벽외각 $\frac{1}{2}$

대퇴직근의 기능을 위한 홈이 만들어져 있고, 전벽내측은 서혜인대, 장내전근, 봉공근으로 감싸인 삼각형의 영역에 해당하는 곳에 적당한 힘으로 신경과 혈관을 압박한다. 체중지지는 하중선이 양호한 골반의 좌골결절에 의해 지지된다. 이에 대해 좌우 방향의 안정과 지지는 강하고 넓은 편평한 압력이 가해지는 대퇴외측의 외벽에 의해 이루어진다.

② 내측의 내전근근

넓고 강력하게 잡아당기는 작용을 하며 의족의 현수력을 보조한다. 소켓 외벽은 스텀프를 내전상태로 유지하도록 제작되는데 이를 초기 내전각이라 한다. 초기내전각을 설정하는 이유는 중둔근을 약간 신장시킨 위치에 두어 의족지지 시 골반의 안정성을 증대시키기 위함이다. 이와 같은 이유에서 시상면에서 안정성을 증대하기 위해 고관절신근을 약간 신전하는 초기 굴곡각을 설정한다.

2) 대퇴의족의 정렬

의족은 여러 구성품으로 제작되어 있다. 대퇴의족에서는 소켓, 대퇴부, 슬관절 장치, 장딴지부, 복관절장치, 족부로 구성된다. 의족을 장착하고서도 정상인과 같은 보행을 재현시키는 것이 의족의 목적이기 때문에 각 구성요소를 사용목적에 적합하도록 조립하는 것이 필수적이다.

정렬이란 의족이 제 기능을 충분히 발휘할 수 있도록 하는 것으로, 부적절한 정렬은 걸음모양에 이상보행을 유발한다. 또한 에너지소비량이 증가하여 의족 착용자를 쉽게 피곤하게 한다. 의족정렬의 종류에는 벤치정렬, 정적정렬, 동적정렬이 있다.

① 벤치정렬(작업대정렬)

벤치정렬은 스템프의 상태에 맞춘 표준정렬을 말하는데 작업대를 참고로 정렬하기 때문에 벤치정렬이라 한다. 일상생활에서 절단자가 신발을 신은 상태에서 의족의 정렬을 설정한다.

② 정적정렬(양다리체중)

정적정렬이란 의족을 절단자가 착용한 상태로 양다리에 균등한 체중을 주고 바로선 자세가 정적위치이다.

일반적으로 의족을 착용하면 즉시 정적정렬의 조정이 필요한데 스템프가 소켓 속에 바르게 장착되어 있지 않으면 바른 정렬을 얻기가 곤란하다. 그러므로 의족이 올바르게 장착되어 있는가의 여부를 확인해 둘 필요가 있다. 바른 장착의 확인은 후벽상면 좌골지지부에 좌골이 올바르게 실려 있는가, 장내전근건은 전벽내측의 장내전근 홈이 올바르게 위치하고 있는가 등으로 점검한다.

③ 동적정렬

원활하면서 편한 의족보행이 수행되는 정렬이 동적정렬이다. 실제 보행시 이상보행을 검사하여 동적정렬을 조절하게 되는데 올바른 조화가 이루어져 있는가, 피로하지는 않는가, 안정되어 있는가, 안전한가 등을 고려한다.

④ 대퇴의족보행의 특징과 보행능력

의족보행은 정상인과 달리 하지의족을 사용하기 때문에 신체자세에 변화를 주게 된다. 대퇴절단에서는 고관절 기능은 잔존하고 있으나 슬관절 이하 기능은 상실되어 있을 뿐 아니라 감각에 의한 환자의 되먹이 기능도 지니지 않게 된다. 대퇴의족 보행은 최적의 상태라 해도 정상보행과는 다르다.

(3) 슬관절의족

슬관절이단 의지부터는 무릎관절이 없기 때문에 의지 슬관절이 필수적으로 구성에 포함되어야 한다.

1) 슬관절이단의 특징

① 장 점

외과적으로 출혈량이 적으며 근육 손상도 적다. 재봉합에 의한 근수축이 가능하며 대퇴길이 · 지렛대의 길이가 길다. 내외, 전후의 양호한 적합을 얻기 쉽고 입각기에선 안정성이 양호하며 스텀프 말단 하중이 가능하다.

② 단 점

대퇴골상의 융기로 외관에 **소켓 제작상의 문제**가 있으며 **대퇴부의 근위축**이 일어난다(그림 5-22).

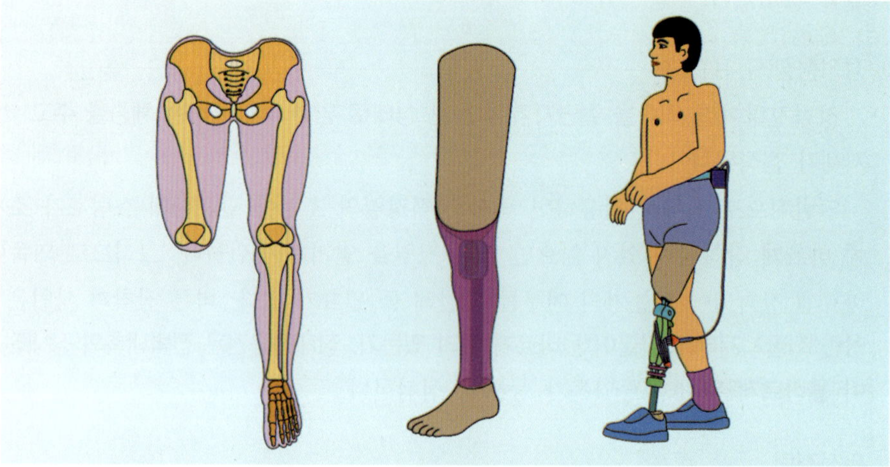

그림 5-22 • 슬관절의족 착용모습

2) 슬관절의족의 특징

연성소켓은 대퇴골과 상부의 미세한 부분에서 스텀프 말단의 팽륜부가 있는 곳까지 부드러운 스펀지를 부착시킴으로써 대퇴골과 슬개골 상부를 포함한 스텀프의 형태에 따라 소켓을 전면 접촉시키고 현수시키게 된다. **단축 슬관절 경첩장치 또는 링크기구의 슬관절 장치를 이용**하고 있다. **단축 슬관절 경첩장치**는 하나의 축에 의해 시계추와 같이 움직이는 관절이다.

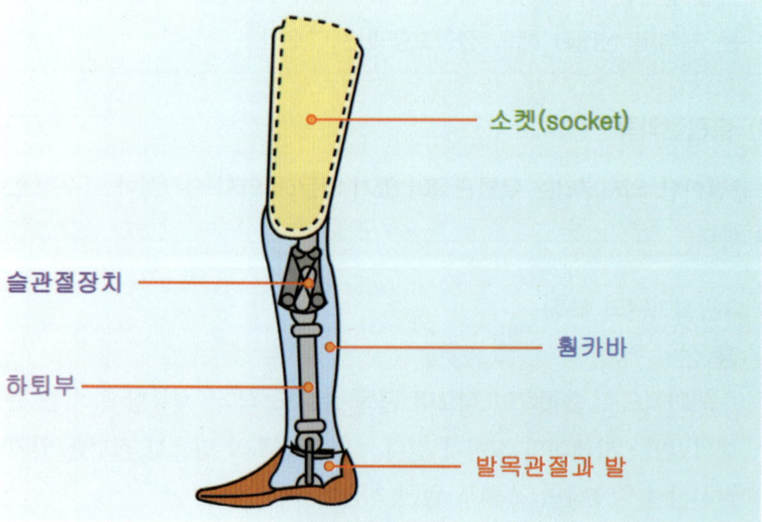

그림 5-23 • 슬관절의족 내부구조

일정하게 정해진 축이 아니라 4절링크 기구를 응용하여 순간적인 회전중심이 관절을 구부러질 때마다 달라지는 관절장치가 개발되어 개량된 슬관절 장치를 이용하면 단축슬관절 경첩방식에 의한 소켓내, 외측의 쇠다리는 따로 필요치 않기 때문에 외관이 부드러운 재질에 의한 마무리 처리가 가능하며, 고정장치와 유각기 제어장치의 조립이 쉽다. 슬관절의 내구성이 향상됨으로써 정렬의 변동이 적어지고 보행시 무릎의 신전 충격이 감소되고 의복을 훼손시키는 일도 해결되었다. 무릎 장식에 따라 단축형과 다축형으로 구분되고 소켓 유형은 주로 흡착방식을 이용한다. 무릎 장식의 발달로 거의 정상인들처럼 걸을 수 있다(그림 5-23).

(4) 하퇴의족

하퇴의지는 의지발, 슬관절, 소켓 그리고 현수장치로 구성한다.

1) 하퇴절단의 특징과 슬관절의 영향

슬관절의 굴신 가동범위와 근력은 절단에 의한 영향을 거의 받지 않는다(그림 5-24, 그림 5-25, 그림 5-26 참고).

다양한 형태로 사용되며 의족발(다축발, 단축발, SACH발, 에너지 저장발) 등을 사용할 수 있다(그림 5 24).

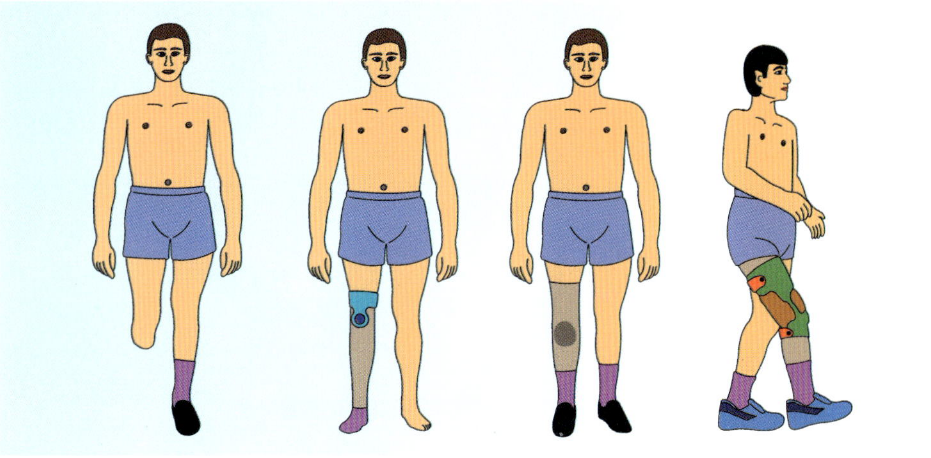

그림 5-24 • 하퇴의족 착용모습

가격이 비싼점이 흠이지만 수리나 교체가 쉽다(그림 5-25).

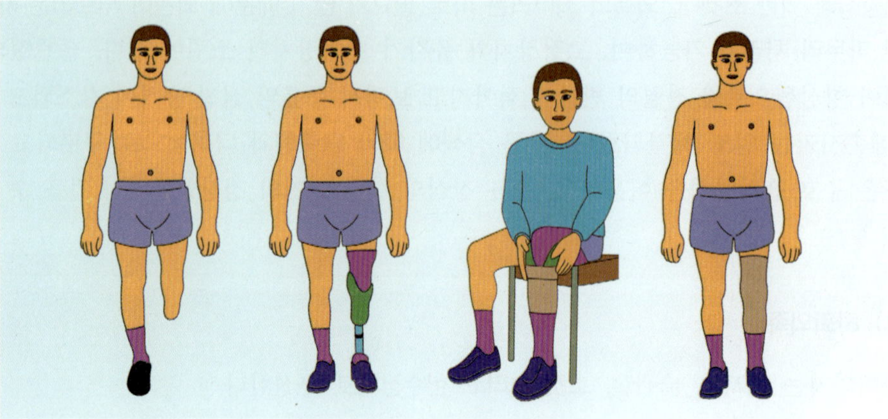

그림 5-25 • 하퇴의족 착용모습 1

발목관절 정강이뼈부위를 남기고 다리가 상실된 경우에 사용한다(그림 5-26).

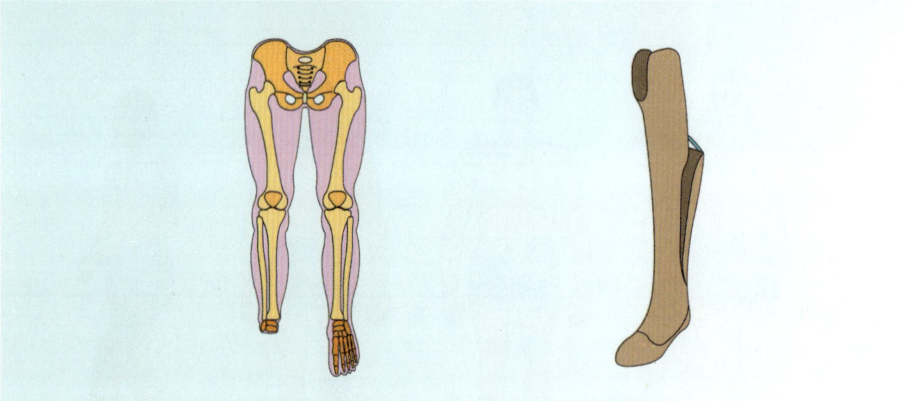

그림 5-26 • 하퇴의족(싸임의지) 착용모습

① 하퇴 신전근이 대퇴 사두근(허벅지안쪽 근육)은 슬개인대(무릎인대)에 의해 경골조면에 부착된다.

② 하퇴를 굴곡시키는 슬와근(허벅지뒤편 근육)은 거의 같은 높이에서 경골내과와 비골소두부에 나누어 부착된다.

③ 이차적인 슬관절굴근은 모두 절단되어 있지만 굴곡에 대한 영향이 거의 없기 때문에 슬관절기능은 거의 정상상태로 보존된다.

④ 짧은 스텀프일수록 굴곡상태에서 구축을 일으키기 쉽다.

2) 하퇴의족의 소켓

① 하퇴 절단부위에 적합한 소켓의 형태

슬관절의 기능(근력과 가동범위)에 별다른 영향을 끼치지 않으면 전 체중의 지지가 가능하다. 슬개인대는 늘어나지 않으며, 압박을 가해도 큰 통증이 없다. 슬개인대로 감싸인 슬개골도 하중을 지지하는 데 알맞은 형태를 취하고 있다. 슬개인대 부위에서 소켓을 오목하게 만들어 주면 슬개인대에 장력이 가해지고, 하중시 반력이 지지방향으로 쉽게 작용한다.

경골의 내외면이 납작하면서 넓어 피부 바로 밑에 놓이게 된다. 하퇴의 뒷면은 연부조직에 의한 하퇴전면에서의 하중지지를 보조하는 반대압력을 발생시키는데 적당하다. 단위면적당 하중량이 커져 피부를 손상시키고 통증을 유발하는 곳으로 경골능(정강이뼈), 경골하단의 뼈가 돌출된 곳, 경골과의 융기부, 비골골두(종아리뼈) 등이 있다.

② PTB(Posterior left spring : 포스티리얼 레프트 스프링)식 하퇴의족

가장 많이 적용되는 플라스틱 보조기로, 후방의 스프링 구조를 이용한다는 의미이다.

③ 하퇴의족의 특징

㉠ 소켓의 내부가 연성인 전면 접촉식 플라스틱 소켓을 가지고 있다.
㉡ SACH족(solid ankle cushion heel foot : 솔리드 앵클 쿠션 힐 풋)이다.
㉢ 무릎 카프벨트를 장착한다.
㉣ 동적정렬조절을 할 수 있다.
㉤ 소켓 앞부분의 슬개건 압박을 위한 채널인 슬개건 바를 만들어 실리콘 재질의 라이너라는 삽입물을 함께 사용하여 절단단의 전체부의에서 체중을 지지한다.

④ 하퇴의족의 문제점

㉠ 짧은 스텀프인 경우 측방 안정성이 떨어진다.
㉡ 카프벨트가 스텀프의 혈액순환을 나쁘게 할 경우가 발생한다.
㉢ 슬개인대 부근의 스텀프 부위가 하중지지에 큰 역할을 담당하고 있기 때문에 스텀프의 피부가 연약하거나 통증이 있다면 사용 불가능하다.

⑤ 하퇴의족의 정렬

하퇴의족의 구성요소는 현수장치 소켓, 하퇴부, 족관절, 족부의 4가지이다. 현수장치가 필요하지 않는 소켓을 사용한다면 3가지가 된다(그림 5-27 참고).

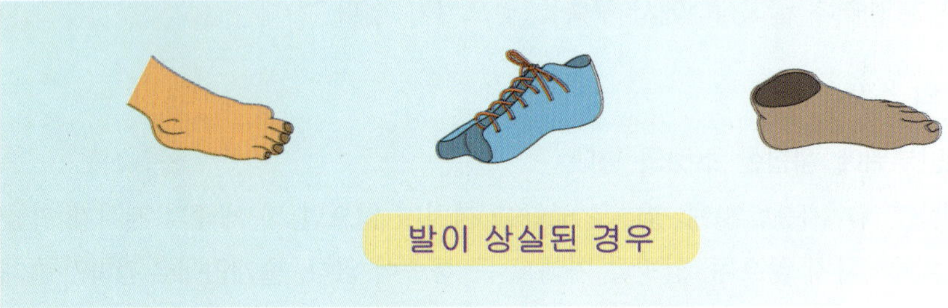

그림 5-27 • 족부, 족지 착용모습

⑥ 하퇴의족의 정렬을 결정하는 요소

㉠ 바른정렬 : 하중선에 대한 소켓의 경사각도, 하중선에 대한 소켓 및 족부의 위치, 보행 진행선에 대한 족부의 toe-out(토-아웃) 각도를 조정하여 최적의 조건으로 설정하는 작업이라 한다.

㉡ 벤치정렬 : 의족제작자가 의족을 처음 조립한 상태에서 시행한다.

㉢ 정적정렬 : 벤치정렬 작업이 끝난 의족을 절단자에게 착용하여 조절한다.

04 | 보행분석

걷는다는 것은 일상에서 반드시 필요한 활동으로 이에 관한 정의는 상당히 다양한 관점에서 정의되었다. 일반적으로 두 다리를 이용하여 이동하는 것으로 정의될 수 있다. 보행은 걸음과 혼용되어 사용되는 경향이 있다. 하지만 보행은 대상자의 걷는 패턴과 형태 등을 포함하여 사용하는 개념이다. 만약 대상자들의 차이를 설명하기 위해서는 걸음을 비교하기보다는 보행을 비교하는 것이 바람직하다.

1. 보행분석의 기능적 특성

① 인체의 무게중심을 한 곳에서 다른 곳으로 이동한다.

② 하지의 반복적인 운동을 한다.

③ 에너지를 최소로 소모하면서 이동한다.

㉠ 충격을 완화한다.

㉡ 운동 에너지의 변화를 최소화한다.

㉢ 위치 에너지의 변화를 최소화한다.

㉣ 반복적 질환을 예방한다.

④ 불균형(제어된 전방으로의 제어된 낙하)과 안정성(균형)의 주기적 반복이다.

㉠ 추진력 : 추진을 통해서 시스템에 에너지를 부가한다.

㉡ 안정성 : 보행은 중력과 관성력에 대하여 안정성을 유지하여야 한다.

⑤ 각 하지의 길이가 주기적인 기능적 증감을 이용한다.

2. 보행용어

① 보행주기(gait cycle : 게이트 사이클) : 일반적으로 한 발이 지면에 닿는 순간으로부터 같은 발이 다시 닿는 순간까지를 말하며, 보통 한 주기를 0~100[%]의 백분율로 표시한다.

② 최초접지기(initial contact : 이니셜 컨택트) : 지면에 발이 닿는 순간을 말하며, 입각기의 시작을 뜻한다.

③ 입각기(stance phase : 스탠스 페이즈) : 발이 지면에 닿고 있는 동안을 뜻하며 정상보행에서는 보행주기의 초기 60[%] 정도를 뜻한다.

④ 유각기(swing phase : 스윙 페이즈) : 발이 지면에 떨어져 있는 동안을 뜻하며 정상보행에서는 보행주기의 말기 40[%] 정도를 뜻한다.

⑤ 중간지지기(mid stance : 미드 스탠스) : 체공기의 다리가 지지기의 다리를 지나고 두 발이 서로 옆에 놓일 때의 시기이다.

⑥ 중간체공기(mid swing : 미드 스윙) : 스윙시 무릎관절이 전방의 방향으로 최고 높은 점을 지나는 시기이다.

⑦ 발가락들림기(toe off : 토 오프) : 발가락이 지면에서 떨어지는 순간을 뜻하며, 유각기의 시작 또는 입각기의 끝을 뜻한다.

⑧ 발뒤꿈치착지(heel contact : 힐 콘텍트) : 발뒤축충돌 또는 초기 접지라고도 부르며 체공중에 있던 발이 지면에 접촉되는 순간이다.

⑨ 단하지 지지기(single support : 싱글 서포트) : 오직 하나의 발만 지면에 닿고 있는 기간을 뜻하며, 이 기간은 반대 발의 유각기와 정확하게 일치한다.

⑩ 양하지 지지기(double support : 더블 서포트) : 두 발 모두 지면에 닿고 있는 기간을 뜻하며, 입각기의 초기와 말기 각각 10[%]를 차지한다(보행주기의 약 0~10[%]와 50~60[%] 구간).

⑪ 활보장(stride length : 스트라이드 랭스) : 같은 발이 두 번 연속적으로 이동한 거리로서 2개의 보폭으로 구성한다.

⑫ 보폭(step length : 스텝 랭스) : 양발지지상태에서 앞에 위치한 발의 뒤꿈치에서 뒤에 위치한 발의 뒤꿈치까지의 수평거리이다.

⑬ 보간(walking base : 워킹 베이스) : 활보폭(stride width : 스트라이드 와이트)이라고도 부르

며 두 발 사이의 옆 거리이다.

⑭ 보각(toe out angle : 토 아웃 앵글) : 보행의 진행 방향선과 발바닥의 기준선과의 각도이다.

⑮ 무릎관절각(knee joint angle : 니 조인트 앵글) : 고관절에 설정한 지역 좌표계를 기준으로 전후면(sagital plane : 세지털 플랜)에 투영시킨 각도이다.

⑯ 발목관절각(ankle joint angle : 앵클 조인트 앵글) : 무릎관절에 설정한 지역 좌표계를 기준으로 좌우면(frontal plane : 프론털 플랜)에 투영시킨 각도이다.

⑰ 근 모멘트(muscle moment : 머슬 모멘트) : 각 관절을 중심으로 근력이 발현하는 회전력이다.

3. 보행분석의 방법

(1) 보 도

보행분석을 위해 보도의 최소길이는 일반적으로 8[m] 정도가 알맞으나 빨리 걷는 사람의 경우를 염두하여 10~12[m]가 이상적이라 할 수 있다. 보도에 필요한 넓이는 사용하는 장비에 의해 다소 차이가 있으나 육안적 보행분석의 경우 3[m], 비디오를 사용하는 경우 4[m] 정도가 필요하다. 통상적으로 신체의 양측에서 동시에 측정하는 운동분석 시스템의 경우 적어도 5~6[m] 정도가 필요하다.

(2) 나이에 따른 보행

1) 어린이의 보행

어린 아이의 보행은 보폭이 넓고, 활보장과 속도가 낮으며 분속수는 더 높다. 어린이는 발뒤축접지지가 일어나지 않으며 초기 접지는 발바닥접지에 의해 이루어진다. 접지기 때에는 슬관절이 굴곡이 되는 것이 매우 작으며 상반신의 팔의 흔들림이 거의 없다. 어린 아이들이 대부분 출생 후 만 12개월 후부터 걸음을 시작하지만 아직 성장발육이 안된 상태에서 하지에 힘이 없기 때문에 사실적인 보행이라 말할 수 없다.

2) 노인의 보행

노인의 보행은 젊은 성인 남자의 보행에서 속도만 떨어지는 것을 확인할 수 있다. 일반적으로 나이에 의한 보행의 변화는 60세~70세에 생긴다. 활보장의 감소, 분속수는 대개 감소하고 보행기저는 증가한다. 노인들의 분속수는 정상 성인들 보다 감소되고 보행 속도는 증가한다. 노화에 따른 감각 기능의 퇴화와 근골격계의 변화는 운동 조절 능력을 감소시키며 보행의 운동학적 변화를 가져온다. 노인들은 생리적, 병리적 에 의하여 오행과 같은 인체 동작의 기능적 능력이 퇴화하게 된다.

(3) 족부 스위치

족부 스위치란 보행의 시각을 정하여 다른 장비와 동기화하기 위해서 사용한다. 일반적으로 족부 스위치는 두 장의 금속판이 구멍이 있는 얇은 플라스틱으로 분리되어 압력이 가해지면 그물의 구멍을 통해서 서로 접촉이 되고 전기회로를 연결하는 원리를 이용한다. 하나의 스위치는 발바닥 앞쪽에 있고 다른 하나는 발뒤꿈치에 있다면 발뒤축들림기, 발뒤축접지기, 발바닥접지기, 입각기의 시간 등을 측정할 수 있으며, 두 번 이상의 활보에서 얻어진 자료는 유각기와 분속수 시간을 계산할 수 있게 한다. 족부 스위치는 무선송신 또는 이동성 기록장치를 이용하기도 하고 긴 줄을 통해서 컴퓨터에 연결되어 사용하기도 한다.

(4) 힘 측정판

힘 측정판은 지면 반발력을 측정하는 데 이용된다. 이들의 전형적인 크기는 높이 100[mm], 가로 400[mm], 세로 600[mm]로 전기적 출력은 6개 또는 8개의 회로가 있다. 여덟 개의 회로의 출력은 다음과 같다.

① 힘 측정판의 앞과 뒤에서 나오는 두 개의 측면신호이다.
② 힘 측정판의 가장자리에 위치한 변환기로부터의 4개의 수직신호이다.
③ 힘 측정판의 측면에서 나오는 두 개의 전후신호이다.

(5) 근전도 분석

근전도는 근육에 침을 찔러서 근육의 상태를 평가하는 것으로, 각종 신경 및 근육질환의 진단에 이용되며 신경계이상, 즉 감각 이상이나 동통질환, 근력의 약화와 근경련 등의 증상이 있는 질환의 진단에 가장 큰 도움이 된다.

이는 기계적 활동력을 재는 것이 아니라 전기적 활동도를 측정하는 것이므로 근전도는 등척성, 원심성, 구심성 수축을 구분하지 못하며 근전도의 활동도와 근육의 수축력과의 상관관계는 없다. 근전도는 전극의 종류에 따라 미세전극, 표면전극, 침전극, 미세전선전극 등이 있다.

1) 표면전극

표면전극은 근육 위의 피부에 전극을 고정시키고 근전도를 시행하여 두 전극 사이의 전압차이를 기록하는 방법이다.

① 표면전극이 갖춰야 할 조건은 다음과 같다.
   ㉠ 장시간 안전하게 환자와의 접촉유지, 전류가 쉽게 흐를 것(낮은 접촉저항)
   ㉡ 작은 분극전압이어야 한다.
   ㉢ 노이즈가 발생하지 않을 것 등이다.

② 근육의 활동전위가 **근막층, 지방층, 그리고 피부를 통해서 전극**에 전달되므로 신호의 입력이 비교적 작아서 매우 작은 **전치증폭기를 사용**하여 **전극 근처에서 증폭**시킨다.
③ 표면전극을 통해서 얻는 **근전도신호**는 대부분 신호가 **피부에서 25[mm] 이내**이므로 장요근처럼 깊게 위치된 근육에 표면전극을 적용하는 것은 알맞지 않다. 근전도에 의한 자료는 **표재근육**이라고 해도 그 특이성이 그다지 높지 않으며, 이는 **간접헌선을 주변에 있는 근육**으로부터 받기 때문이다.

종종 환자가 움직일 때 전기적 기저선이 변형되어 근처에 있는 전기장비에 의해 간섭을 받을 수 있으므로 주의를 기울여야 한다.

2) 미세전선전극

미세전선전극은 세포의 전기생리학적 연구에 사용되고, **피하침을 이용하여 직접 근육에 삽입**하는 것이다.

① 피하침은 세포막 관통을 위하여 **초소형**(직경 : 0.05~10[μm])인 동시에 단단해야 한다.
② 근육내의 전압은 일반적으로 표면전극에서보다 높게 기록되고, 미세전선전극을 각각 사용했을 때에 비해서 더 높게 나타나며 움직임이나 **전자자기장에 의한 간섭도 덜 받는다.**
③ 미세전선전극은 침습식이고 불편하기 때문에 일부 선택된 환자들에게만 적용된다.

3) 침전극

침전극은 일반적으로 **보행분석보다는 생리적 접근**에 더 유용하다.

① 피하침을 사용하는데 **중심만 전류가 통하게 되어 있고 나머지는 절연**되어 있다.
② 침전극은 근육내의 매우 **국소적인 곳에 삽입된 침**으로 근전도 신호를 얻게 되며 정상적으로는 단지 하나의 운동단위의 신호를 기록하게 되는 것이다.

4) 근전도의 한계성

근전도를 사용하는 주된 문제점은 각각의 근육의 수축력을 단지 개략적으로 알 수 있는 기술이라는 것이다. 좀 더 정량적인 측정을 위한 시도가 수년 동안 이루어져 왔으나 단지 일부만 성공하여 사용되고 있다.

① 근전도의 다른 문제점은 **근의 활동전위는 빠른 현상이기 때문에 열 펜(pen)식 기록법으로는 정확하게 기록할 수 없다.**
② 전혀 힘이 들어가지 않는 안정상태의 정상근으로는 활동전위를 방전할 수 없고 **단심 침전극에서는 5[mV]를 초과하는 고전위의 방전**은 볼 수 있다.
③ 일부는 사용하는 장비의 전자적 특징에 따라 일부를 기록하는 위치의 선정, 피부저항과 움직임에 의한 **인공음영을 최소화하도록 전극을 부착**하는 시험자의 기술 및 경험에 의존한다.

(6) 에너지 소모분석

기계들의 에너지 소모를 측정하는 것은 비교적 쉬우나, 사람의 걸음에 대한 측정을 하는 것은 어렵다. 기계에서는 사용된 에너지의 양이 연관관계에 있지만 사람에게서는 음식의 양을 안다는 것이 활동을 수행할 때에 소모된 에너지에 대한 정보를 주지 못하고 기계는 전원을 끄면 에너지를 사용하지 않지만 사람에게서는 항상 대사에너지를 사용한다는 것이다.

보행과 같은 활동에 소모되는 에너지의 총량을 측정하는 가장 정확한 방법은 피검자를 전열된 방에 넣고 신체에서 나오는 열의 방출을 측정하는 전신열량측정이다.

① 전신열량측정법은 실용적이지 못하므로 일반적인 방법은 심박동수를 측정하거나 산소소모를 측정하며 산소소모의 측정은 피검자의 호기를 분석하는 것이 필요하다.
② 만일 그 안의 산소함량과 호기의 양을 측정하면 주어진 시간 동안의 산소소모량을 계산할 수 있다.
③ 이산화탄소의 생성량도 계산할 수 있는데 산소소모량에 대한 이산화탄소의 비율은 어떤 형태의 대사가 이루어졌는지를 알 수 있다.

(7) 운동학/운동역학 시스템

운동학은 역학의 한 부분과 물체의 운동에 대하여 기하학적 성질을 연구하는 학문이다. 속도와 가속도, 움직임의 측정을 사용하여 운동을 기하학적으로 기술하는 것이다. 이 시스템은 신체부위의 관절의 각도, 위치와 방향, 이에 대응하는 각속도, 선속도, 각가속도를 기록하기 위해 보행분석에서 이용된다.

이들 분석에는 일반적인 원칙이 있다.

① 운동측정에 있어 3차원 시스템을 사용해야 이상적인 정확도를 얻을 수 있으며, 3차원적인 보정 프레임을 이용하여 표준측정을 한다.
② 컴퓨터 소프트웨어는 보정 프레임 위에 미리 위치하고 알고 있는 표지의 삼차원적인 위치와 카메라의 화면에 나타나는 2차원적인 위치와의 관계를 계산한다.
③ 이러한 시스템들은 일반적으로 표지의 위치를 측정할 때 오차가 발생할 뿐만 아니라 피부에 부착하는 표지와 피부 아래의 골격 사이에서의 움직임 때문에 생기는 더 많은 오차가 발생한다.
④ 오늘날 측정장비가 발달함에 따라서 운동역학/운동학 복합 시스템이 사용되고 있다. 이를 위해서는 운동역학적 시스템과 운동학적 시스템의 시간적인 동기화가 매우 중요하다.
⑤ 이러한 시스템에서는 지면반발력과 상하지 체간과의 관계를 그리고 역동력학을 각 분절에 적용하면 각 관절에서 작용 및 관절 모멘트를 계산할 수 있다.

제5장

(8) 힘의 모멘트

① 족관절 모멘트 : 족관절 모멘트를 측정하여 나타내면 인상적인 모양을 보여준다. 발뒤축접지와 발바닥 접지기 동안 발은 비교적 작은 외적 모멘트에 의해 저굴되는데 전경골근에 의해 내적 배굴모멘트에 의해 역으로 작용된다.

② 슬관절 모멘트 : 입각기에서 내적 슬관절 모멘트는 대기 초기 접지 때 슬관절이 과신전이 되는 것을 막기 위해 슬괴근이 수축할 때인 발바닥 접지기 직전의 짧은 시간 동안에 굴곡 정점이 된다.

③ 고관절 모멘트 : 입각기의 첫 1/3에서 보이며 신전근들, 특히 대퇴근에 의해서 생기는데 다리가 신전쪽으로 잡아당겨질 때 지면반발력에 의해 외적 모멘트와 반대작용을 한다.

4. 보행주기 시작 정하기

우측발의 발뒤축접지기는 좌측발이 아직 지면에 머무는 동안에 일어난다. 따라서 우측의 발뒤축접지기에서 좌측의 발가락들림기 사이에 양하지지지의 기간이 있게 된다. 좌측의 유각기 동안 우측발만 지면에 닿아 있고 이때를 우측 단하지지기라고 하는데 좌측발의 발뒤축접지기로 끝난다. 우측의 유각기와 일치하고 그 주기는 우측의 다음 발뒤축접지기로 끝나게 된다.

5. 보행운동학의 요약

① 보행주기(gait cycle : 게이트 사이클) : 그림 5-28과 같이 한 발이 지면에 닿는 순간으로부터 같은 발이 다시 닿는 순간까지를 말한다. 따라서 각 보행주기는 최초접지로 시작되는 입각기에서 유각기를 거쳐 두 번째 최초접지로 끝나게 된다.

② 입각기(stance phase : 스탠스 페이즈) : 보행주기의 약 60[%]이다.

③ 유각기(swing phase : 스윙 페이즈) : 보행주기의 약 40[%]를 차지한다.

④ 각 주기마다 두 발이 지면에 닿아 있는 기간이 두 번 있다. 최초접지기(initial contact : 이니셜 콘택트)에 반대 발이 아직 지면에 놓여 있으므로, 최초의 양하지지지기(double support : 더블 서포트)는 보행주기의 최초 10~12[%]에 일어난다.

⑤ 입각측 다리가 지면으로부터 이탈하려고 준비할 때 반대 발은 지면에 닿고 체중을 수용하기 때문에 두 번째 양하지지지기는 입각기의 끝으로부터 10~12[%]에 일어난다. 따라서 양하지지지기는 보행주기의 20~24[%]를 차지한다.

⑥ 입각기는 하중수용기(loading response : 로딩 레스폰스), 중간유각기(midstance : 미드스탠스), 말기입각기(terminal stance : 터미널 스탠스), 전유각기(preswing : 프리스윙)의 4개 기간으로 세분된다.

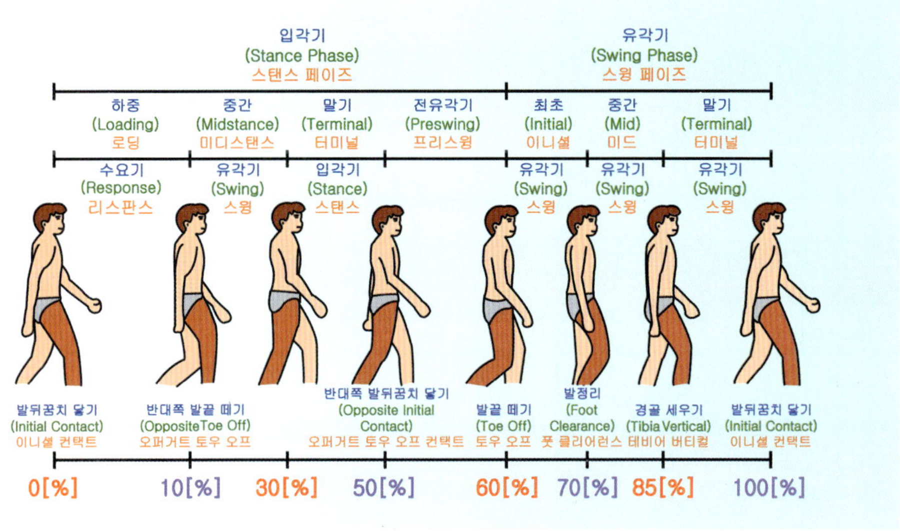

그림 5-28 • 보행주기

⑦ **유각기**는 **최초유각기**(initial swing : 이니셜 스윙), **중간유각기**(mid swing : 미드 스윙), **말기유각기**(terminal swing : 터미널 스윙)의 세 구간으로 다시 나뉜다. 이 구간들의 시작과 끝은 다음과 같이 정의한다.

(1) 입각기

① **하중수 용기** : 발이 지면에 접하는 **최초 접지순간**에서 **시작**한다(발뒤축이 지면에 처음 닿는 것이 정상이나 병적 보행의 경우 발가락 또는 발 전체가 지면에 먼저 접촉하는 경우가 있다). 하중수 용기는 반대 발이 지면에서 떨어지는 반대측 발가락들림기에 끝난다. 따라서 보행주기에 있어서 **하중수 용기는 제1차 양하지지지기**에 해당한다.

② **중간입각기** : 반대측 발가락들림으로 시작하여 무게중심이 해당발의 수직상부에 위치할 때 끝난다. 이 기간 동안의 **무게중심은 지지기 부위에 위치**한다.

③ **말기입각기**(보행주기의 35[%]) : 무게중심이 지지발의 수직상부에 위치할 때부터 반대발이 지면에 닿는 순간까지를 뜻하며 **지면에서 발뒤축이 떨어진다**.

④ **전유각기** : 반대측 발의 최초접지 순간부터 발가락들림 순간까지의 기간을 말한다. 따라서 보행주기에 있어서 **전유각기는 제2차 양하지지지기**에 해당한다.

(2) 유각기

① **최초유각기** : 발가락들림기에서 출발하여 **무릎관절이 최대**(약 60[°])로 **굴곡**을 이룰 때까지의 기간이다.

② 중간유각기 : 무릎관절 최대 굴곡으로부터 경골이 지면에 수직이 될 때까지의 기간이다.

③ 말기유각기 : 경골이 수직상태일 때 시작하여 최초접지 순간에 끝난다.

(3) 보행주기별 기능의 요약

표 5-1 • 보행주기별 기능의 요약

보행주기	기 능
양하지지지기/하중수용기(0～10[%])	하중전이, 완충작용을 한다.
중간입각기(10～30[%])	입각측 하지쪽으로 신체를 상측으로 또한, 전방으로 이동한다.
말기입각기(30～50[%])	지지하고 있는 발을 위로 하는 아래측으로 또한 전방으로 이동한다.
양하지지지기/전유각기(50～60[%])	입각기를 종료, 유각기를 준비한다.
초기유각기(60～73[%])	지면으로부터 발의 이탈, 유각측 다리의 전방가속이다.
중간유각기(73～87[%])	지면으로부터 발의 이탈, 다리의 전진한다.
말기유각기(87～100[%])	유각측 다리의 감속, 입각기의 준비이다.

(4) 관절운동의 요약

근육의 골격을 움직일 때와 관절을 사이에 두고 근육이 번갈아 수축하여 관절이 구부러졌다 펴졌다 하는 것이다.

1) 골반의경사

① 양하지지지기의 끝부분에서 가장 작게 나타난다.

② 골반경사는 체중심과 함께 흔들린다. 골반운동의 변화는 그림 5-29와 같다.

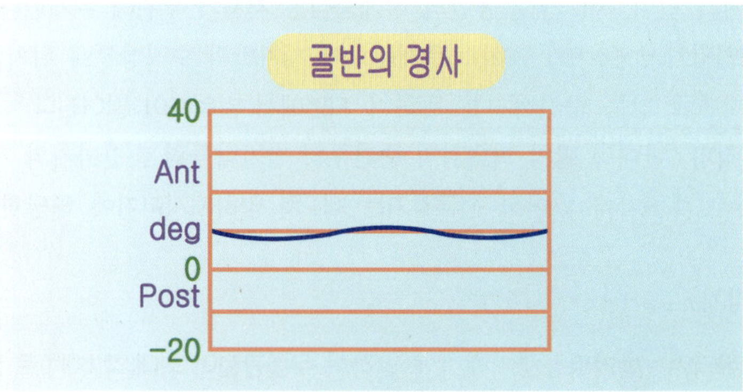

그림 5-29 • 골반의 운동

2) 고관절의 굴곡과 신전

① 최대 고관절신전은 반대 발의 최초접지기에 일어난다.

② 최대 고관절굴곡은 유각기 말기에 일어난다. 고관절운동의 변화는 그림 5-30과 같다.

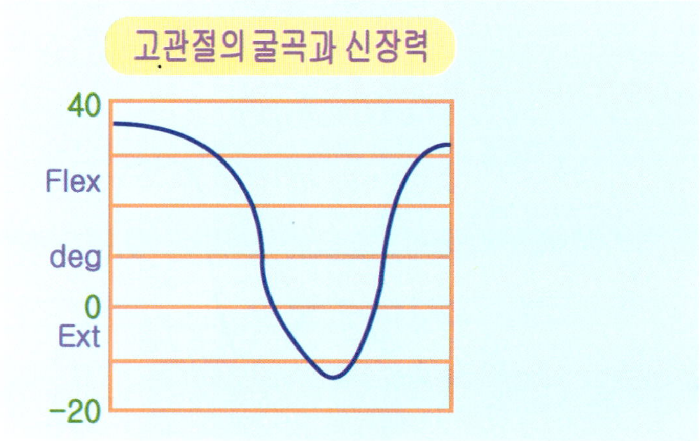

그림 5-30 • 고관절의 운동

3) 대퇴직근의 경우

대퇴직근(Rectus femoris : 렉터스 페머러스)은 고관절 굴곡근이자 슬관절 신전근으로 작용하는 두 개의 근육관절(two joints muscle : 투 조인트 머슬)이다.

① 고관절이 신전될 때 고관절 근처(기시부)의 rectus femoris(렉터스 페머러스)는 안정적인 길이보다 늘어나게 된다. 늘어나면서 장력이 증가하여 팽팽해진다.

② 고관절이 굴곡될 때 고관절 근처(기시부)의 rectus femoris(렉터스 페머러스)는 안정적인 길이보다 짧아지게 된다. 짧아지면서 장력이 줄어 느슨해진다.

4) 슬건근의 경우

슬건근(Hamstring Muscles : 햄스트링 머슬)은 고관절 신전근이자 슬관절 굴곡근으로 작용하는 두 개의 근육관절(two joints muscle : 투 조인트 머슬)이다.

① 고관절이 신전될 때 고관절 근처(기시부)의 hamstring Muscles(햄스트링 머슬)은 안정적인 길이보다 짧아지게 된다. 짧아지면서 장력이 줄어 느슨해진다.

② 고관절이 굴곡될 때 고관절 근처(기시부)의 hamstring Muscles(햄스트링 머슬)은 안정적인 길이보다 늘어나게 된다. 늘어나면서 장력이 증가하여 팽팽해진다.

5) 무릎관절의 굴곡과 신전

① 제1차 굴곡곡선은 완충작용을 뜻한다.

② 제2차 굴곡곡선은 발의 이탈을 뜻하며 무릎관절운동의 변화는 그림 5-31과 같다.

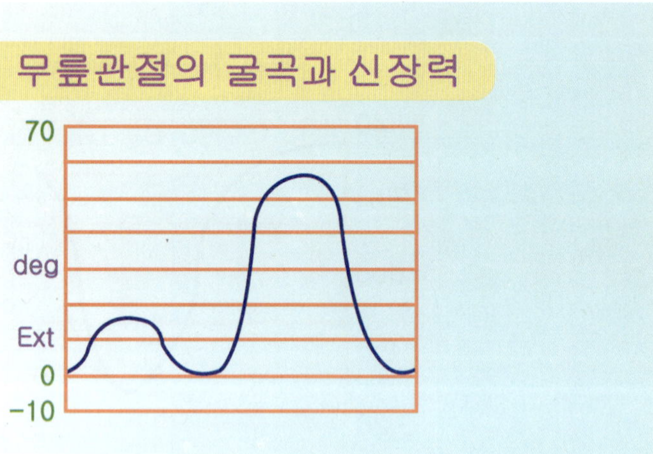

그림 5-31 • 무릎관절의 운동

6) 발목관절의 배굴과 저굴

① 최초 양하지지지기에 발바닥의 접지가 나타난다.

② 단하지지지기 동안 계속되는 배굴, 단하지지지기의 끝부분에서 저굴로 변환된다.

③ 제2 양하지지지기(전유각기)는 급속한 저굴을 나타낸다.

④ 발가락들림기로 시작되는 유각기 동안 지면으로부터 발의 이탈을 위한 다리길이의 기능적 감소가 나타난다. 관절운동의 변화는 그림 5-32와 같다.

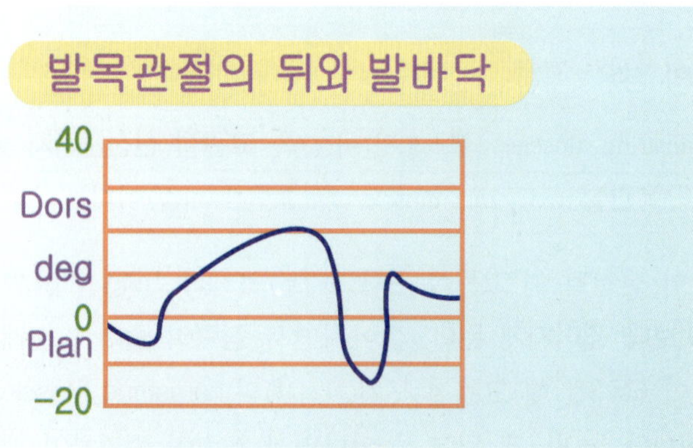

그림 5-32 • 발목관절의 운동

6. 감각-운동 증진장치

일반적으로 자세조절에 관한 것으로 인간이 자세조절을 유지하기 위해서는 전정계, 시각계, 체성감각으로부터의 감가 구심성, 정보가 뇌중추에서 통합 조절되어 안구와 사지의 운동 등에 관여하는 근육의 긴장을 반사적으로 조절함으로써 유지한다.

(1) 자세조절체계 정의

안정성 및 적응을 위한 자세조절에는 지각과 반응 모두가 필요하다. 자세조절에는 근골격 및 신경계의 상호작용이 필요로 하며 근골격계의 요소는 관절 가동범위, 척추 유연성, 생체역학적 관계 등이 포함되고 신경계의 요소는 운동과정, 감각과정 그리고 자세조절의 예측 및 적응을 보장하며 반응에 대한 감각을 계획하기 위한 고위수준의 통합과정이다.

(2) 자세조절의 운동조절

운동조절의 개념은 정적기립자세와 동적기립자세로 나누어 볼 수 있다.

1) 정적기립자세

인체의 정렬이 중심에서 우리 인체를 벗어나게 하는 중력의 영향을 최소화한다.

① 근육자체의 단단함과 탄력성이다.
② 신경흥분으로 정상적인 근육에 존재하는 근긴장이다.
③ 정적기립자세 시에 자세긴장, 중력저항 근육의 활성화이다.

2) 동적기립자세

① 족관절 전략 : 신체 무게중심이 천천히 움직이며, 균형의 한계내에 있고, 지지면이 발바닥의 길이보다 길 때 효과적으로 사용된다.
② 고관절 전략 : 고관절과 몸통의 움직임으로 지지면이 짧고, 신체 무게중심이 빨리 움직여 균형의 한계에 효과적이다.
③ 걸음 전략 : 인체 중심하에서 정렬에 맞게 지면을 이동시키고자 할 때 걸음을 옮기거나 뛰는 방법을 이용한다.

(3) 자세조절에 관한 감각기전

중추신경계는 공간에서 인체의 위치를 결정하기 전에 인체 전역의 감각 수용기로부터 정보를 조합해야 한다. 정상적으로 시각, 감각(체성감각), 전경계로부터 오는 말초입력은 중력 및 환경과 관련하여 공간에서 인체의 위치와 동작을 간파하는데 유용하다.

제 5 장

제6장
보조기

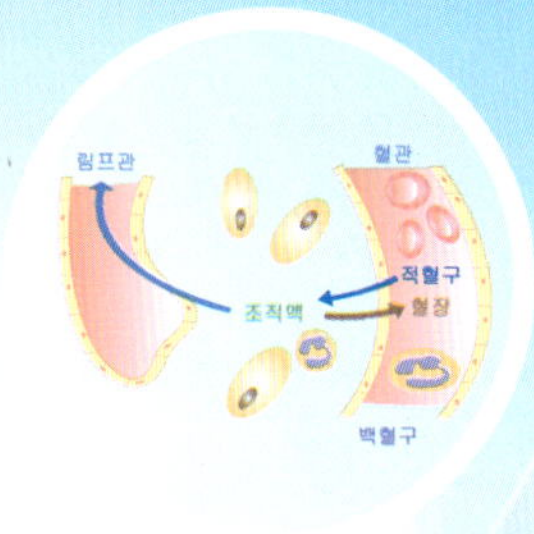

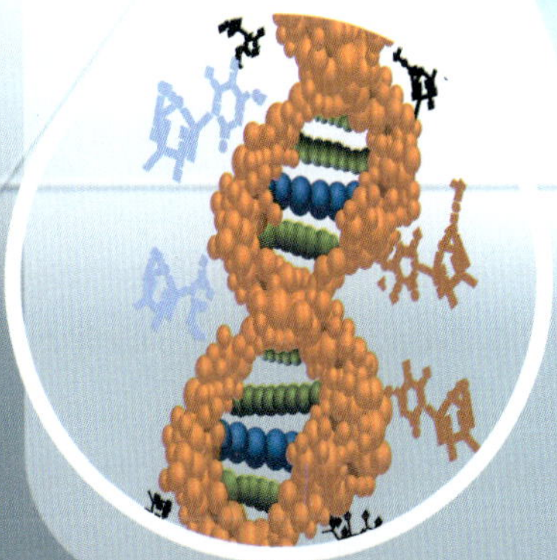

01 | 보조기 서론

보조기(splint : 스플린트)란 인체의 구조적 결함이나 기능이 상실 및 저하된 곳을 인위적인 기구나 장치를 통하여 보조해줌으로써 기능의 회복과 근본적, 간접적인 치유와 결함의 악화를 방지해 주는 역할을 보조해주는 것을 말하며, 장시간 사용한 경우 근육이 약해지고 위축되거나 이로 인해 2차 통증이 발생하고 여러 가지 부작용으로 증상이 더욱 악화되는 경우도 있다.

1. 보조기의 사용목적 및 장·단점

(1) 보조기의 장점

보조기는 대부분 다음의 네 가지 목적으로 사용된다.

① **체중의 의지** : 체중을 지탱시켜 주는 역할을 한다.

② **변형의 예방 및 고정** : 변형과 동통 손상을 일으키는 힘과 치유를 방해하는 힘에 대항하는 방어력을 가진다.

③ **병변 조직의 보호** : 염증과 장애가 있는 조직을 안정, 고정시키고 질병의 진행을 막으며 치유를 촉진한다.

④ **불수의 운동, 상실된 기능의 대상 또는 보조** : 근력저하나 마비, 경직과 같이 근력과 불안정한 관절에 대해 그 기능을 보상 또는 보조해준다.

(2) 보조기의 단점

보조기는 급성손상, 만성외상, 질병, 수술, 선천성 기형, 그리고 변성질환 등과 같은 많은 장애 및 질환에 좋은 영향을 주도록 만들어졌다.

보조기도 다음과 같이 단점 및 해로운 점이 있으니 주의해야 한다.

① 너무 오래 사용하는 경우 스스로 근육의 힘을 쓰지 않아도 보조기로 몸통을 지지하게 되므로 근육이 약해지고 위축되는 단점이 있다.

② 보조기를 사용하여 관절의 운동을 제한한 상태로 너무 오래 생활하는 경우 근육, 인대, 근막 등의 길이가 짧아져서 이로 인한 2차적인 통증이 발생할 수 있으므로 보조기 사용과 재활 물리치료를 병행해야 한다.

③ 심리적으로 의존하는 마음이 생겨 통증 발생에 대한 두려움으로 보조기 사용을 중단하지 못하는 경우가 생길 수 있으므로 가장 적절한 시기에 보조기 착용을 중지한다.

④ 증상이 더 심해지는 경우도 있을 수 있으므로 보조기의 착용 전후에 재활의학 전문의와 상담을 해야 한다.

2. 보조기의 종류

보조기는 다양한 종류가 있으며 관절 가동성, 착용부위, 사용목적 등에 따라 분류된다.

(1) 관절 가동성에 의한 분류

분류하는 방법도 여러 가지가 있는데 가장 크게는 정적(static : 스태틱) 보조기와 동적(dynamic : 다이내믹) 보조기로 구분할 수 있다.

1) 정적 보조기(static splint : 스태틱 스프린트)

보조기를 착용한 인체의 부분이 움직이지 않도록 고정하는 것으로 외상이나 수술 후 급성 염증이 있는 경우 착용하게 되며, 대부분 2~3주 이상 착용해야 하므로 인체의 적합성이 가장 중요하지만 구축된 관절을 신장시키는 경우에는 주기적으로 각도를 변화시켜야 하므로 보조기를 갈아 주어야 한다.

2) 동적 보조기(dynamic splint : 다이내믹 스프린트)

인체의 부분적인 움직임이 가능한 것으로 대부분 근육의 약화가 있거나 인대의 수술 후나 구축된 관절의 신장에 사용한다. 관절의 위치에 따라 관절 모양을 비슷하게 제작하여 사용하는 경우가 많지만 고무밴드나 스프링을 사용하여 약화된 근육기능을 대신하거나 운동을 하는 목적으로 착용하기도 한다. 또한 서서히 회복되는 경우나 만성질환의 경우에 착용한다.

(2) 착용부위에 의한 분류

보조기란 안정성 또는 고정, 변형의 예방과 교정, 손상부위 보호, 치유촉진, 그리고 기능보조 등을 목적으로 신체에 사용되는 장치이므로 손, 팔꿈치, 어깨, 머리, 목, 등, 엉덩이, 허리, 무릎, 발목, 그리고 발 등 신체 어느 부위든지 적용할 수 있지만 크게 3부분으로 나눈다.

1) 상지보조기

팔에 적용하는 상지보조기(견관절 및 견갑대 보조기, 주관절 보조기, 완관절 및 손보조기)는 상실된 근력기능을 대신하고, 약한 근력기능을 보조하며, 관절의 움직이는 각도를 일정하게 유지하거나 고정하기 위하여 사용하며, 기형을 예방·교정하기 위하여 사용한다. 상지보조기는 체중 부하에 대해 크게 고려할 필요가 없기 때문에 보조기의 정밀성과 세부적인 사항에 중요하다.

고려사항으로 상지의 기능을 수행하는데 있어 가장 중요한 것은 손과 손목이다. 손과 손목은 손가락의 기능적 특성에 따라 보조기를 제작하며 기능적인 위치에서 착용하여야 한다. 또한 장애를 극소화하기 위하여 손상의 정도, 손상된 부위에 따라 보조기를 제공해야 한다.

2) 하지보조기

다리에 적용하는 하지보조기(장하지보조기, 슬관절 보조기, 단하지보조기, 발보조기)는 정상적인 보행을 할 수 있도록 도와주거나 장애요인 기능을 감소시키거나 잔여 기능을 극대화하여 정상적인 보행에 가깝도록 보조하는 역할을 수행한다. 하지보조기는 장애요인, 운동범위, 보행의지 등을 고려하여 제작해야 한다.

하지보조기의 중요한 고려사항은 3점 고정, 견인, 액압지지이다. 3점 고정이란 1점의 힘을 고정하는 부위에 대한 힘과 2점의 고정부위의 좌우나 상하 이상이 반대방향에서의 2점 고정에 의해 지지력 및 제한력을 얻는 방법이다. 액압지지는 액압으로 연부조직을 전체적으로 덮음으로써 액압에 의해 지지력을 얻는 방법이다.

3) 체간보조기

몸통에 적용하는 체간보조기(경추보조기, 요천추 보조기, 흉요천추 보조기, 경흉요천추 보조기)는 체중의 의지, 척추의 운동범위 제한, 척추의 정렬유지 및 기형교정, 통증감소, 손상된 근육이나 척추관절 등을 보호한다. 체간보조기는 뼈, 관절, 근육 등에 고정성과 안정성을 고려하여 일상생활에 있어서 활동의 개선을 하는 목적이 있다.

체간보조기의 고려사항은 척주의 해부생리학과 운동학을 고려해야 한다. 척주는 체간의 배측에 있는 다수의 척추뼈로 이루어진 일종의 지지구조로서 두부, 체간의 지지와 운동 및 척수를 보호한다. 척주는 7개의 경추, 12개의 흉추, 5개의 요추, 5개의 천추, 3~6개의 미추로 이루어져 있으며, 성인의 경우에는 5개의 천추가 유합되어 1개의 천골형태가 된다. 척주의 근육은 굴근군, 심전근군, 회전근군으로 나누어지며, 척추의 운동학을 이해하기 위해서는 각 추골별 운동범위를 고려해야 한다.

(3) 관절 가동성에 관계여부에 따른 분류

보조기는 통증, 손상, 변형을 만드는 힘과 치유를 방해하는 응력을 보호해야 하므로 팔과 다리의 사용기능을 높이기 위해 근력저하, 마비, 그리고 경직이 있는 근육을 보조하며 변형을 교정한다. 이때, 대부분의 보조기는 관절 가동성에 영향을 주게 되는데 이러한 관절 가동성과의 관계에 따라 3가지로 나눌 수 있다.

1) 보호용 보조기

작용을 억제하여 관절을 고정하고, 불완전한 관절 및 힘줄 골절이 있는 뼈를 안정화시킨다.

관절운동을 유지하여 변형을 방지하거나 손상연골이 있는 관절에 견인력을 작용시켜 관절을 지속적으로 움직이는 역할을 한다.

2) 교정용 보조기

관절 구축을 교정하거나 관절과 힘줄의 잘못된 부분을 교정한다.

3) 보조용 보조기

관절의 운동능력 향상을 위해 근육의 긴장을 완화시키며 근력 저하나 마비가 있을시 힘줄의 활동을 도와 관절운동을 할 수 있게 한다.

(4) 사용목적에 의한 분류

보조기는 의학적인 치료수단으로 사용하는 목적에 따라 의료용 보조기, 의료용 임시 보조기, 갱생용 보조기, 고정용 보조기, 지지용 보조기, 부하분산용 보조기, 보행용 보조기, 기립유지용 보조기, 야간보조기, 견인보조기, 기능적 골절치료용 보조기 등으로 나눌 수 있다.

3. 보조기의 디자인 및 제작

보조기는 급성손상, 누적외상, 질병, 수술, 선천성 기형, 그리고 퇴행성 변화에 대해 기능향상을 꾀하도록 디자인해야 한다. 또한, 하나의 보조기만을 착용하는 경우도 있지만 여러 개의 보조기가 필요한 경우, 수술 후의 착용처럼 단시간의 경우, 재활을 위한 장시간의 치료에 필요한 경우도 있으므로 상황과 목적에 맞추어야 하며, 착용시 환자에게 안정감을 주도록 디자인 및 제작되어야 한다.

또한 요즘에 들어서는 보조기의 기능뿐 아니라 미관상의 가치를 크게 두고 있기 때문에 외관에도 많은 신경을 써야 한다(그림 6-1 참고).

이러한 부분들을 고려하여 만들어진 보조기는 3가지 항목들로 평가한다.

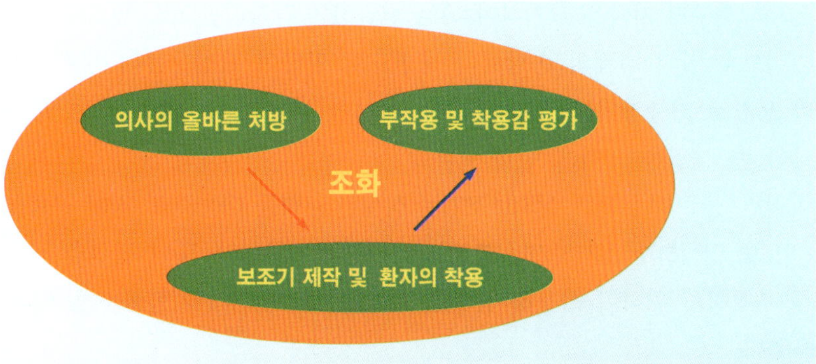

그림 6-1 • 보조기의 제작과정

제6장

(1) 처방에 맞게 제작

제일 중요한 점으로 정확히 부품들이 맞게 조립되어 있으며, 또한 처방한 대로 잘 제작되었는가를 확인하는 것이 필요하다. 신체부위에 직접 본을 떠서 만드는 경우를 맞춤식 보조기라 하며, 보조기를 착용할 때 조절이나 수정할 수 있게 하여 판매되는 보조기를 성형된 보조기라 하며, 크기나 좌우에 맞게 완전히 다 만들어져 판매되는 보조기를 기성품 보조기라 한다.

(2) 디자인과 내구성

아무리 좋은 보조기라고 하여도 모양이 볼품없어 환자가 착용하지 않는다면 쓸모가 없으며, 내구성이 없어 쉽게 파손된다면 환자에게 더 큰 위험을 가져다 줄 수 있기 때문에 튼튼해야 한다.

(3) 보조기에 대한 부작용 여부

부작용이란 잘못 착용하게 되어 오히려 해가 되는 것으로 위험할 수도 있기 때문에 의사의 전문적인 견해를 받아 수정할 곳이 있으면 수정하고 새로 처방하여야 하는 부분이 있으면 새로 처방을 받아 부작용이 없게 해야 한다.

02 | 상지보조기

1. 상지보조기의 기능 및 사용목적

상지는 하지처럼 몸을 이동시키는 역할을 하는 것은 아니지만 일상생활의 모든 동작에 관여한다. 즉, 먹고 입는 것은 물론이고, 작업이나 측정과도 같은 섬세한 일들도 하게 된다. 또한 외부의 자극을 감지하여 뇌로 전달하는 감각기관으로 '제 2의 뇌'라 불리기도 한다.

그러므로 상지 자체의 손상이나 병변으로 인하여 관절운동의 제한, 근력의 마비 또는 쇠약 등으로 기능장애를 받게 되는데, 이러한 기능장애는 크든 작든 일상생활을 하는 데 상당히 큰 불편을 느끼게 된다.

이러한 경우 사용되는 상지보조기는 상실된 근력을 대신하고, 약한 근력을 보조하며, 관절의 각도를 일정하게 유지하거나 고정하기 위하여 사용한다. 또한 관절을 견인하거나, 부속장치를 부착하기 위하여 사용하며, 동통 부위를 보호하거나 기형을 예방 및 교정하기 위하여 사용한다.

하지만 상지보조기는 하지보조기와는 달리 체중 부하에 대해 크게 고려할 필요가 없기 때문에 견고성보다는 정밀성 및 세부적인 사항이 중요하게 여겨진다. 그래서 제일 중요한 것은 착용시 편안하여야 하며 미관상 보기 좋아야 하고 사용하기 편해야 실제 환자가 착용할 수 있다.

2. 상지보조기의 구조와 명칭

상지보조기의 구조를 살피기 위해서는 상지보조기의 목적에 따라 구분하여 그에 따른 보조기들의 특징을 알고 그 세부적인 사항에 필요한 구조를 살펴야 한다. 왜냐하면 보조기의 특징에 따라 그에 따른 구조를 달리하기 때문이다. 상지보조기는 역학적 원리에 따라 정적(static : 스태틱), 동적(dynamic : 다이내믹) 보조기로 구분하고 동력 전달, 외양에 따라 구분할 수도 있으며, 착용위치에 따라 구분할 수 있다. 하지만 착용위치에 따른 분류는 보조기의 종류에서 보다 자세히 알아보도록 하고 여기에서는 역학적 원리에 따른 상지보조기의 분류를 통해 구조를 살펴보도록 하겠다. 가장 단순한 보조기의 구조는 하나 또는 2개 이상의 관절에 정적 지지를 주도록 신체를 본뜬 수지 쉘로 이루어진 것이다.

단순한 쉘식 보조기는 비관절형으로 관절을 지나는 일 없이 상완골 등을 안정화하는 목적으로 사용된다.

그 밖에 복잡한 보조기의 구조도 쉘에서부터 시작되며, 현외장치나 모터와 같은 기저부를 부착하는 방식이다.

현외장치는 관절에 대하여 보통 굴곡과 신전의 어느 쪽이든 잡아당기는 한 방향의 힘을 가하는 것으로 현외장치에 고무줄, 스프링, 스프링강선과 같은 에너지 저장형 부품을 사용하면, 그 힘의 역방향으로 보조적인 능동운동을 하게 하는 동적인 힘이 작용하게 되는데, 이러한 형태의 현외장치를 사용하는 보조기를 동적 보조기라고 한다.

이 외에 현외장치에는 상황의 변화에 맞게 조절 가능한 정적 교정력을 주기 위해 나사, 벨크로, 나이론 줄, 또는 경첩이라고 하는 수동적 부품도 사용할 수도 있으며, 동적 보조기와 달리 수동적 현외장치를 사용하는 보조기를 정적 보조기라고 한다.

(1) 정적 보조기

정적 보조기(static splint : 스태틱 스플린트)는 관절의 운동을 허용하지 않으며 단지 관절을 받쳐 주는 역할을 한다.

> ㉠ 요골신경마비로 손목을 위로 올릴 수 없을 때 손목을 기능적 자세로 받쳐 주기 위하여 Cock-up splint(콕-업 스플린트)를 사용한다든지 수근관절 신전근의 건초염을 치유할 목적으로 손목을 일정한 각도로 받쳐 주는 경우이다.

정적 보조기는 받쳐 주는 역할을 하는 것이므로 받침대와 그것을 지탱해 주는 끈으로 이루어져 있다.

(2) 동적 보조기

동적 보조기(dynamic splint : 다이내믹 스플린트)는 정적 보조기와는 달리 고무줄이나 스프링을 사용하여 관절을 어느 정도 움직일 수 있도록 하는 것이다.

① 보조기는 고무줄이나 스프링을 이용하여 약한 근육을 보조하기 위한 스플린트를 예로 들 수 있다. 그러나 경우에 따라서는 스태틱과 다이내믹의 역할을 함께 할 수 있다.

㉮ 손가락에 루프를 끼워 고무줄로 연결한 Extensor elastic attachment(익스텐서 일래스틱 어태치먼트)가 달린 Basic opponent orthosis(베이식 어포넌트 올소시스)는 손목에서는 정적 보조기로 작용하지만 손가락에서는 동적 보조기의 역할을 하게 된다.

② 동적 보조기에 사용되는 힘은 소실된 근력을 도와주거나 대신해 줄 때 사용되는 고무밴드, 스프링, 탄성 플라스틱, 또는 압축공기나 유압이 사용되기도 한다. 내적인 힘은 전기자극에 의해서 또는 스스로의 힘에 의해서 움직이게 되는 근력을 의미한다. 여기에서 중요한 점은 외적인 힘과 내적인 힘의 조절은 남아 있는 환자의 근력상태에 따라 설정해야 한다는 것이다.

㉮ 자의적으로는 주먹을 쥘 수 있으나 펼 수 없을 경우 쥐는 힘은 내적인 힘으로 환자에게 잔존해 있는 것이고 펴는 힘은 고무줄이나 스프링 등의 외적인 힘에 의해서 보조해 주어야 한다. 또한 내적인 힘은 경우에 따라 근육에 전기자극을 가하여 움직이게 할 수도 있으며 손목 신전의 힘에 의하여 손가락 굴곡을 유도하여 손바닥으로 물건을 집게 할 수도 있다.

③ 동적 보조기에서 중요하게 생각해야 할 부분이 중력에 대한 고려이다.

㉮ 테이블에서 손을 입으로 가져갈 때 주관절 굴곡근은 중력에 의해 저항을 받게 되므로 이 근육이 중력을 이겨내지 못할 정도로 근력이 약할 때에는 고무줄과 같은 외력을 이용해야 할 것이다. 만일 주관절 굴곡근이 완전마비가 되었다면 탄산가스를 이용한 외력을 사용하거나 강력한 고무밴드를 사용하여 주관절 신전을 하였다가 반발력을 이용하여 굴곡해야 한다.

3. 상지보조기의 원리

(1) 관절 가동성

상지의 기능을 수행하는 데 있어 가장 중요한 것은 손과 손목이다. 손목은 크게 위, 아래, 좌우로 굴곡시키는 주된 역할을 하며 손과 손가락의 운동은 주로 물건을 쥐거나 아주 섬세한 운동을 할 때 꼭 필요한 것으로 주로 잡는 역할을 한다. 이와 같이 손목과 손, 손가락의 기능적 특성에 따라 보조기를 제작하여야 하며 가장 기능적인 위치에서 착용하여야 한다.

또한, 장애를 극소화하기 위하여 손상의 정도, 손상된 부위에 따라 그 목적에 알맞는 보조기를 제공해야 한다. 즉 관절의 잔존 여부를 고려하여 착용해야 하는 것이다.

㉮ 수부 및 완관절부 보조기의 경우를 살펴보면 3가지로 세분화할 수 있다.

1) 근력 대치를 위한 보조기

엄지의 대칭 운동을 도와주는 대립 보조기와 같은 보조기와 손목을 한 위치로 고정하여 주는 손목받침 보조기 등이 있으며 여러 부속품을 추가하여 사용하기도 한다.

㉮ 중수지절 관절의 신전을 억제하는 기능을 하는 충양근대 등 기타 고무줄이나 스프링을 이용한 신전 보조장치를 사용하기도 한다. 또한 척수마비 환자에게 볼 수 있는 손목사용 파악 보조기나 손가락 파악 보조기가 있으며 수저를 끼워 사용할 수 있는 보편적 부목 등이 있다.

2) 보호용 보조기

보호용 보조기는 손목을 휴식시키는 목적으로 뇌졸중 환자 중 편마비 환자에게 수장부 안정부목 등을 사용하는 보조기이다. 또한 배측부 안정 부목이나 엄지 안정화를 위한 모지대 등이 있고 중수지절 관절의 굴곡 위치를 유지하기 위한 충양근대 등이 있으며 관절염 환자에게 많이 사용된다.

3) 변형 교정보조기

변형 교정보조기는 주로 류머티스 관절염 환자에게 손변형을 방지하기 위해 사용하는 것으로 중수지 관절 굴곡 보조기나 중수지 관절 신전 보조기 등이 있다.

주관절 및 견관절 보조기는 팔걸이 등과 같이 마비된 팔의 견관절 탈구를 방지하는 기능을 하는 보조기로 전박부 평형 부목 등을 사용한다. 또한 화상 환자에게 사용하는 비행기 부목 등도 있다.

(2) 관절의 위치

보조기를 부착할 경우 한 개 이상의 관절에 위치시킬 때는 다음과 같은 사항들을 고려하여 착용하여야 한다.

1) 병리학

병리학적으로 다음과 같은 사항들을 고려해 관절의 위치에 적합성을 고려해야 한다.

① Carpal tunnel syndrome(카팔 터널 신드롬) : 손목의 수근인대 사이를 주행하는 신경에 너무 많은 압박이 가해질 때 일어나는 것으로 손목은 중립 또는 몇 도°의 굴곡을 갖게 하여 수근관의 압력을 최소화한다.

② **류머티스성 관절염** : 염증을 일으킨 관절들은 **관절 캡슐과 인대에 걸리는 인장력**을 줄이기 위하여 느슨하게 싸여진 위치에 두어야 한다.

③ **플렉서 건 열상** : 손목과 손 허리뼈들은 인장력에 의해 봉합한 것이 상처나지 않도록 위치하여야 한다.

④ **손가락 배부의 화상 : 지절 간 관절**(interphalangeal joint : 인터팔란지알 조인트)들은 신근기구들을 파열시킬 수 있는 굴곡을 방지하도록 완전히 신전되도록 한다.

⑤ **연부조직의 구축** : 관절들은 조직이 자라도록 가볍게 오랫동안 당겨주도록 위치한다. 또한 어떤 특정한 관절 위치는 병리를 실제로 촉진시킬 수 있는 가능성이 있다는 것이 고려되어야 한다.

2) 관절 생체역학과 조직 인장

만일 병리학적 고려로 관절 위치를 정하지 못할 경우 다음으로 고려할 사항은 **관절 생체역학과 연부조직에 대한 고려**이다.

㉮ 성인을 위한 전박에 근거한 **손목-손 보조기**는 손 허리뼈들을 평행인대들이 길이를 유지하도록 팽팽하게 해주기 위하여 완전히 굴곡상태에 두어야 한다. 위치는 긴 손가락 굴곡근이 늘어져서 긴 손가락 **굴곡근들을 인장상태**가 되게 한다. 따라서 굴곡근과 신전근들이 균형있게 하기 위하여 손목을 손 허리뼈 굴곡에 대항하도록 **신전상태**가 되게 하여야 한다. 관절에 있어 **생체역학적 원리**를 이해하고 보조기를 착용함으로써 그 효과를 극대화할 수 있다.

3) 관절의 기능

관절 가동성에서와 같이 상지의 기능을 수행함에 있어 가장 중요한 부위는 **손목과 손 그리고 손가락**이다. 그러므로 손목과 손, 손가락의 기능적 모양에 따라 보조기를 제작하여야 하며 가장 기능적인 위치에서 착용하여야 한다.

㉮-1 환자가 보조기를 착용한 채 글을 써야 한다면 치료사는 환자가 펜을 정확히 잡을 수 있도록 손과 엄지손가락의 위치를 잡아야 한다. 만일 보조기가 엄지의 저항을 제한한다면 기능은 불필요하게 한정되고 유연성이 떨어질 것이다.

㉮-2 기능을 부여하도록 설계된 보조기에서 손목의 위치를 생각해 보자. 그 보조기를 착용하고 환자가 수행할 활동의 형태를 결정할 때 그들이 일차적으로 큰 힘으로 물건을 그냥 잡을 것인가 아니면 세밀하게 잡을 것인가?

㉮-1은 손목을 **신전상태**에 둠으로써 보다 기능적으로 수행할 수 있으며
㉮-2의 경우는 **중립 또는 약간의 굴곡상태에 손목**을 두었을 때 수행할 수 있다.

이와 같이 개인의 위생과 정밀한 활동들은 손목을 **신전상태**에 두는 보조기에 의해서 제한된다. 따라서 조정 가능한 손목 위치기구를 가진 보조기나 혹은 손목이 신전된 보조기와

손목이 중립위치이거나 약간 굴곡된 두 개의 보조기를 제공하는 것이 적절할 것이다.

병리학이나 관절 생체역학이 관절 위치에 영향을 주는 일차적 사항이라 할지라도 기능을 최적화하는 데 소홀함이 있어서는 곤란하다.

류머티스성 관절염으로 장애를 가진 경우 굴곡상태에 장착하여 유연성을 고려하여 병리학이나 관절의 생체학적 사항을 고려하여 타협적인 위치에 두는 것이 효과적이다.

보조기의 최대의 목적은 환자에게 도움을 주는 것이므로 착용하지 않는다면 아무 소용이 없기 때문에 환자에게 필요한 기능에 맞게 보조기를 설계 및 제작하는 것이 중요하다.

4. 상지보조기의 종류

상지보조기는 상지의 각 관절을 둘러싸고 있는 보조기의 형태와 착용 목적에 따라 분류된다.

(1) 견관절 및 견갑대 보조기

견관절을 포함한 견갑부는 상지, 즉 팔의 지저부 역할을 하며 모든 팔의 움직임에 기본이 되는 안정성을 제공한다.

1) 견관절 외전보조기

근육의 파열이나 신경마비, 소아마비, 상완신경통마비, 분만마비, 견관절 수술 후 고정 등에 사용한다. 굴곡상태 유지 및 견관절 외전각도 변경이 가능하여 외전상태유지의 목적으로 사용한다(그림 6-2).

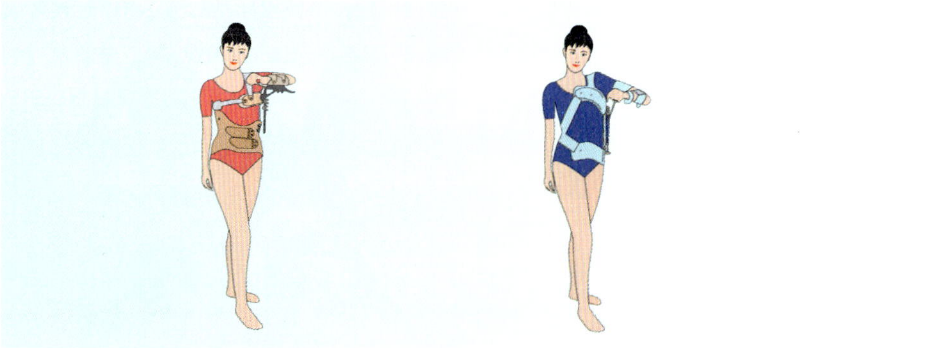

그림 6-2 • 견관절 외전보조기

2) 견관절 탈구방지 보조기

뇌졸중, 즉 뇌혈관질환으로 인한 편마비 환자에서 어깨부위가 마비된 사람에게 견관절을 안정시키고 보호하며 탈구나 아탈구되는 것을 예방한다.

견관절의 주위 근육들이 손상되었을 때 팔의 무게와 중력의 잡아당기는 힘에 의해 손상부위에 상해를 가중시키게 되므로, 이때 팔을 견관절 방향으로 끌어당겨 통증을 경감시키고 손상부위를 보호하고자 견관절의 이탈구가 발생할 우려가 있을 때 사용한다(그림 6-3).

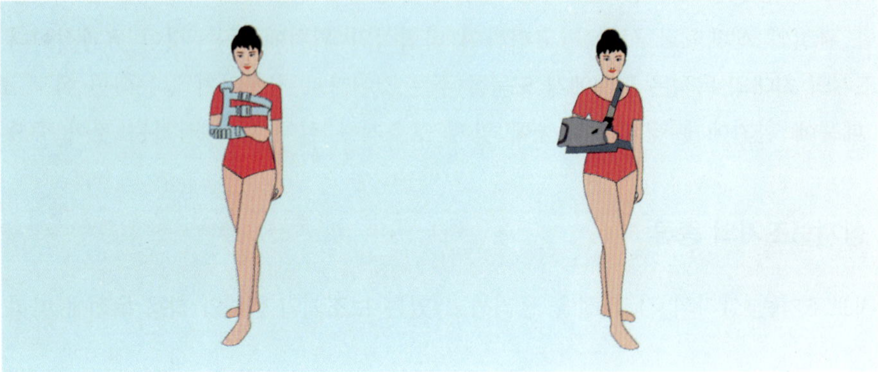

그림 6-3 • 견관절 탈구방지 보조기

(2) 주관절 보조기

주관절, 즉 팔꿈치관절은 손이 섬세하고 강력한 동작이 가능할 수 있도록 안정성을 주는 신체부위이다.

1) 주관절 조정 보조기

주관절을 구부릴 때와 펼 때에 치료시 적절한 각도를 설명할 수 있다는 특징이 있다. 가운데 있는 관절가동범위 조절장치를 이용하여 구부릴 때와 펼 때의 각도 범위를 조절한다. 주관절의 운동이나 회전에 대한 안정성을 유지시키며, 굴곡 또는 운동범위의 제한을 목적으로 사용한다(그림 6-4).

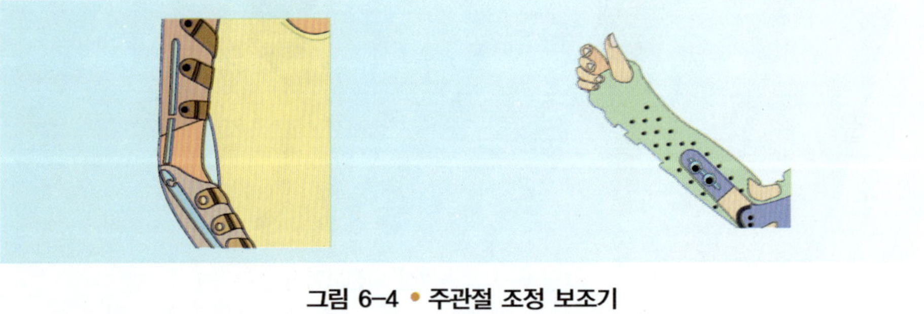

그림 6-4 • 주관절 조정 보조기

2) 주관절 고정 보조기

주관절을 필요한 각도로 구부려 조정하여 움직이지 못하도록 고정시키기 위해 사용한다(그림 6-5).

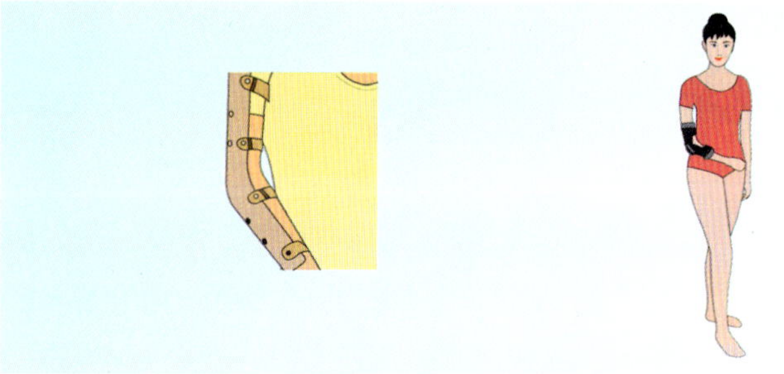

그림 6-5 • 주관절 고정 보조기

(3) 완관절 및 손 보조기

완관절, 즉 손목관절은 상지에서 기능적인 자세를 유지하기 위해 재활 분야에서 매우 중요한 관절이다.

손 보조기는 기형이 있는 경우 주로 사용되는 보조기로써 기형의 반대로 손가락 관절을 유지하도록 한다.

1) 수근관절(손목관절) 조정 대립 보조기

수근관절 조정 대립 보조기에서 가장 많이 사용되는 것으로 콕업(cock-up) 보조기라는 명칭으로 유명하다. 손바닥쪽으로 적용되며 완전절을 기능적인 자세에 가깝게 유지해 주며, 신경마비로 인해 손목이 떨어지는 현상에 주로 적용된다.

① 수근관절의 좌우측 굴곡운동이나 신전운동을 방지하기 위해 사용한다.
② 수근관절과 지절관절의 구축을 방지하거나 손을 기능적 자세로 유지하기 위해 사용한다(그림 6-6).

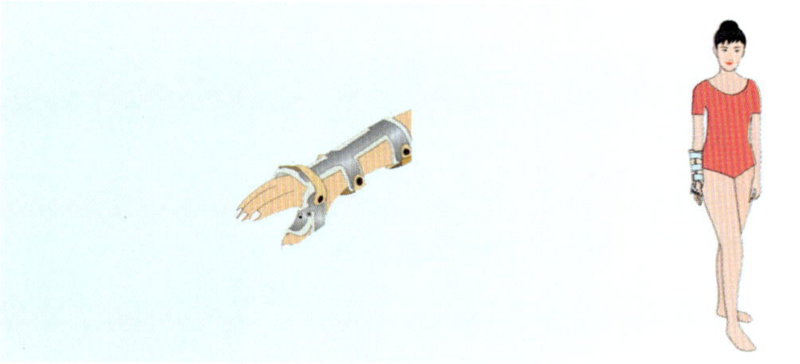

그림 6-6 • 수근관절(손목관절) 조정 대립 보조기

2) 수근관절(손목관절) 신전 조정 보조기

수근관절의 굴곡구축 방지 및 신전근육의 늘어남 방지에 사용한다. 수근관절을 신전시켜 손가락이 자연히 굴곡되므로 붙잡는 기능을 필요로 할 때 사용한다(그림 6-7).

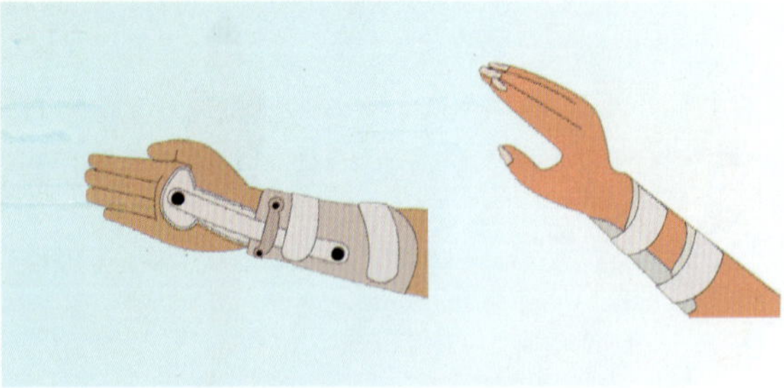

그림 6-7 • 수근관절 신전 조정 보조기

3) 기능적 보조기(쥐는 기능을 도와주는 보조기)

손의 중수지절관절은 주먹을 쥘 때 돌출된 부위에 관절을 말한다. 신경의 손상으로 인해 중수지절관절의 과신전, 즉 너무 펴진 상태로 구축되어 있을 때 이와 반대인 굴곡이 되도록 중수지관절의 자세를 유지하도록 한다.

상지의 심한 마비로 인해 일상생활에 필요한 동작을 할 수 없을 경우 보조하기 위해서 사용한다(그림 6-8).

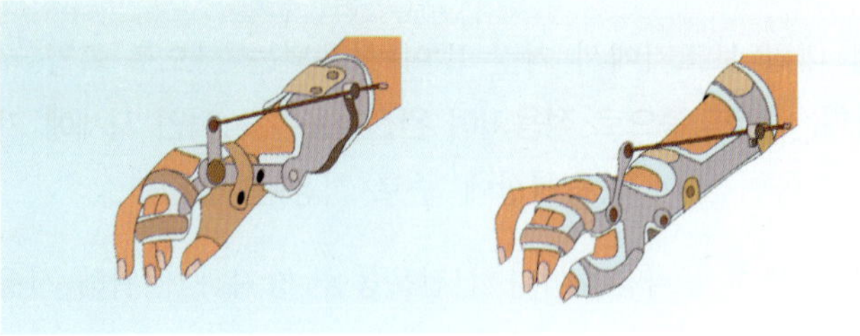

그림 6-8 • 기능적 보조기

4) 손 보조기

① 지관절을 굴곡시키거나 신전시킬 목적으로 사용한다.

② 지관절을 굴곡시킬 수는 있으나 신전시키지 못할 경우 또는 그 반대인 경우 이를 보조할 목적으로 사용한다.

③ 손의 굴곡과 신전을 보조해 주는 역할을 한다(그림 6-9).

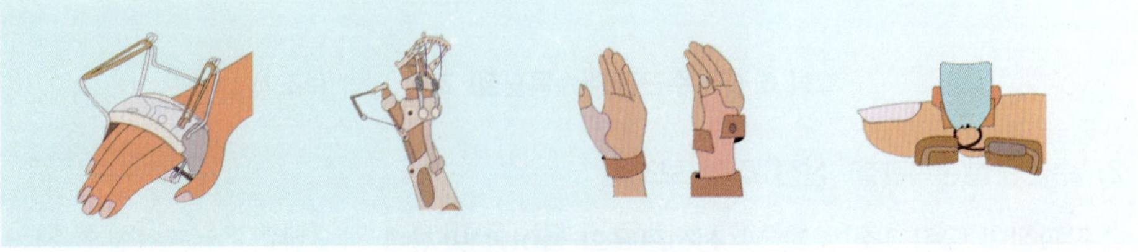

그림 6-9 • 손 보조기

03 | 하지보조기

장애요인을 최소화시켜 정상적인 보행을 할 수 있도록 도와주거나 불구의 기능을 감소시키거나 잔여 기능을 극대화하여 정상적인 보행에 가깝도록 도와준다.

1. 하지보조기의 기능 및 사용목적

① 관절을 바르게 유지, 기형을 예방하며 교정한다.
② 체중을 받쳐 주며 체중부하를 경감시킨다.
③ 불수의적인 운동의 조절 및 억제하여야 한다.
④ 치유촉진을 위한 국소의 보호 및 고정과 부하제거한다.
⑤ 약해진 근육 및 상실한 기능의 보상 내지는 보조하여야 한다.

하지보조기의 착용목적은 무엇보다도 환자를 조기에 기동할 수 있도록 하는 것이며, 장애요인에 맞추어 제작함은 물론 제작하기 전에 근력, 운동범위, 신경학적 검사 및 보행의지를 정확히 판별하여 기능에 맞게 제작하여 환자의 생활에 편리함을 주어야 한다.

① 척수장애에 의한 양하지마비와 사지마비이다.
② 뇌졸중 등에 의한 편마비이다.
③ 뇌성마비에 의한 하지마비이다.
④ 근신경질환에 의한 하지 근력저하이다.
⑤ 선천성 및 후천성 하지의 변형이다.
⑥ 이분 척추, 다발성 경화증, 고관절이탈에 의한 보행상의 문제이다.
⑦ 슬관절 수술, 슬개골 손상 및 수종, 슬개골 골절에 따른 무릎의 안정이다.
⑧ 아킬레스건 수술, 족관절의 연부 손상에 따른 발목 교정이다.

2. 하지보조기의 구조와 명칭

하지보조기는 기본적인 구조에 따라 금속지주 보조기, 경성보조기, 연성보조기로 분류될 수 있으며 착용부위에 따라서는 장하지보조기, 단하지보조기, 고관절보조기, 슬관절보조기, 족관절보조기, 발보조기 등이 있다.

최근에 고분자 재료공학의 발전으로 인해 거의 모든 보조기가 플라스틱으로 제작되는 추세이다. 특히 체간보조기나 상지보조기는 플라스틱 재료가 많이 이용되고 있기는 하지만 아직까지 하지보조기는 금속성 재료가 많이 쓰이고 있으므로 여기에서는 금속성 하지보조기의 구성요소에 대해 설명한다.

하지보조기는 그림 6-10과 같이 골반대, 고관절장치, 대퇴상위 카프, 대퇴하위 카프, 슬관절장치, 슬관절 패드, 하퇴 카프, 지주, 족관절장치, 족부 그리고 T 또는 Y스트랩으로 구성되어 있다.

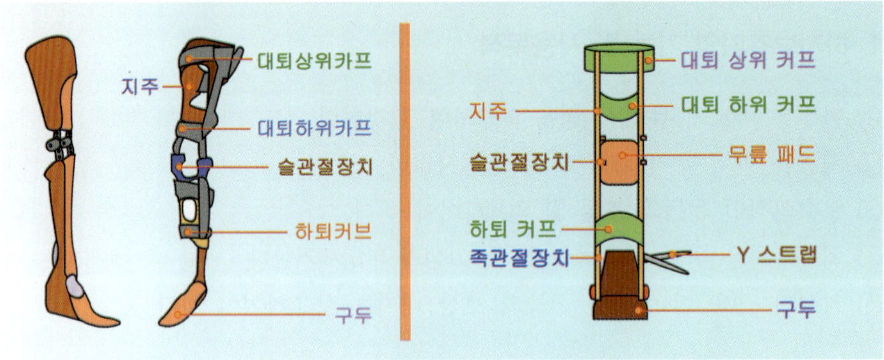

그림 6-10 • 하지보조기의 주요 구성요소

(1) 골반 밴드

골반 밴드는 **고관절 운동을 제한하는 것을 주목적**으로 한다. 골반 밴드의 가장 아래쪽 높이는 측면에서는 **전상장골극과 대전자 사이를 지나게 되며 후면에서는 둔부의 가장 돌출된 부위의 약간 위**를 지나가게 된다. 만약 이 위치에서 위쪽으로 벗어나게 되면 고정이 불충분하게 되며, 아래쪽으로 처지면 고관절 운동을 방해하게 되므로 주의하여야 한다.

(2) 관절장치

관절장치는 적합성과 정렬과 함께 하지보조기의 매우 중요한 요소이다. 보조기의 관절장치는 **인체의 관절운동을 정확하게 재현**할뿐더러 목적한 운동만을 제한하는 것이 가장 이상적이다. 그러나 현재 가장 많이 쓰이고 있는 **일축성 관절장치**로는 복잡한 기능을 지닌 인체의 관절운동을 제대로 재현하기에는 곤란하다.

1) 관절장치의 종류

착용부위, 제한의 정도, 보조의 유무, 구조, 관절장치의 운동축의 수에 따라 분류할 수 있다.

① **착용부위에 의한 분류** : 고관절, 슬관절 및 족관절 장치가 있으며 제한의 정도에 의한 분류로는 **자유관절**, **제동관절**, **고정관절**이 있다.

② 자유관절 장치 : 회전할 수 있는 각도에 제한이 없는 관절로서 주로 내・외전, 내・외회전 등을 제어할 목적으로 사용된다.

③ 제동관절 장치 : 회전할 수 있는 각도에 제한이 있는 관절로서 각도를 제한하는 스토퍼(stopper : 정지시키다)가 달려 있다. 관절운동의 부분적인 제어장치로 보조장치가 쓰이는데 제어를 위한 스프링, 탄성고무, 유체의 점성 등을 이용한다.

2) 각 관절장치의 기능과 정렬

고관절 장치의 장착 위치는 대전자의 2.5[cm] 상방 및 전방으로 하며 기능으로는 고관절의 굴곡・신정, 내・외전, 내・외회전 제어에 사용된다.

슬관절 장치의 장착 위치는 관절에서 2.5[cm] 상부, 전후계 뒤에서 1/3 지점으로 하며 기능으로는 무릎관절의 굴곡 신전 제어에 사용된다.

족관절 장치의 장착 위치는 내과의 최하단, 외과의 최돌출부로 하며 기능으로는 족관절의 저굴/배굴 제어에 사용된다.

3) 관절장치의 부속품

관절장치의 부속품으로는 잠금쇠 기구, 턴버클(tunbuckle)과 다이얼 잠금쇠가 있다. 잠금쇠 기구는 주로 고관절・슬관절 장치에 사용되는 고리잠금쇠와 척수수상환자용으로 신전시 자동잠김이 되는 Swiss lock(스위스 록), 그리고 고리잠금쇠에 스프링이 부착되어 유연성이 있는 측방이동식 잠금쇠 등이 있다.

① 턴버클 : 장시간 동안 관절교정을 할 수 있는 장치로서 강한 교정작용을 한다.

② 다이얼 잠금쇠 : 무릎관절을 서서히 신장시켜 주어 요즘 많이 사용되고 있다.

(3) 카 프

카프는 대퇴상위 카프와 대퇴하위 카프로 나눌 수 있으며 보조기와 인체의 접촉면에서 직접 힘을 전달하며 하지를 지지하는 역할을 한다.

(4) 무릎 패드

무릎 패드는 무릎의 신전상태를 유지해 주며 3점 지지 중의 한 점으로서의 슬관절의 보조 및 압박을 한다.

(5) 지 주

지주는 양측지주, 편측지주, 후방지주, S자형 지주가 있다.

1) 양측지주의 위치

족관절 장치에서부터 시작하여 단하지보조기의 경우 **하퇴 카프**까지이다.

2) 장하지보조기

대퇴상위 카프까지가 되게 하며 옆에서 보아 **다리의 중앙에 위치**하게 하면 된다.

3) 편측지주

양측지주에 비해 약 25[%] 경량화되고, 보행시 피로가 감소되는 장점이 있지만 강도가 떨어져 쉽게 파손될 수 있다.

4) 후방지주

판스프링으로 만들어지며, 족관절의 저 · 배굴을 조정하는 이점이 있지만 내구성이 약해 변형될 우려가 있다.

5) S자형 지주

나선형으로 **하퇴를 감싸며 족관절의 저 · 배굴과 내 · 외반 동작을 조절**할 수 있는 특징이 있어 유용하나 심한 **첨족**[1]**과 경련형 환자에게는 교정력이 부족**한 단점이 있어 많이 사용되지는 않는다.

(6) 족 부

족부에는 **구두**, **족부덮개**, **족판**으로 이루어진다.

족부와 지주의 연결은 **스트랩**(strap)이나 **캘러퍼**(caliper)로 할 수 있지만 캘러퍼는 구두와 교환이 가능하지만 족관절의 축이 생리학적 축과 다르고 내구성이 떨어지는 단점이 있어 오늘날에는 스트랩이 많이 사용된다.

(7) Y 또는 T 스트랩

Y 또는 T 스트랩은 **족관절의 내반, 외반을 제어**하는 것을 목적으로 하고 있다. 내반을 조절하기 위해서는 족부 외측에 스트랩을 부착하고, 외반의 조절에는 내측에 스트랩을 부착한다.

3. 하지보조기의 원리

보조기를 고정시키는 원리에는 **3점 고정, 견인, 액압 지지의 세 가지**가 사용되고 있지만 하지보조기는 대부분 3점 고정과 액압 지지를 사용한다.

---

1) **첨족** : 발가락끝이 아래로 곳곳이 서서 발금치가 땅에 닿지 않는 발이다.

(1) 3점 고정의 원칙

3점 고정은 1점(흔히 고정하는 부위)에 대한 힘과 적어도 2점(고정부위의 좌우나 상하) 이상의 반대방향에서의 2점 고정에 의해 지지력 및 제한력을 얻는 방법으로 실제 일상생활의 사용에 있어서는 피부에 가해지는 1점에의 힘의 집중을 피하고 가급적 넓은 면적으로 분산시켜 사용하고 있다.

1) 무릎관절(슬관절)의 3점 고정

하지보조기의 3점 고정은 다음과 같이 구성되어 있다.

① 대퇴상부 카프에 의한 전방으로의 힘 : F1
② 구두 또는 족부에 의한 하퇴 전방으로의 힘 : F2
③ 무릎 패드에 의한 후방으로의 힘 : F3

그림 6-11과 같은 모양으로 나타낼 수 있으며 이러한 3점의 고정으로 무릎관절의 굴곡은 방지할 수 있다.

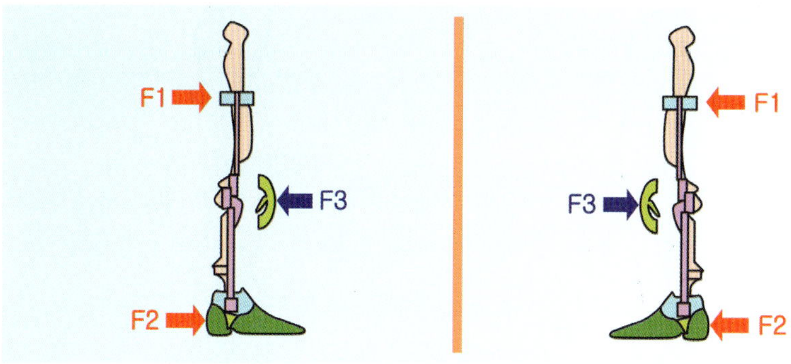

그림 6-11 • 무릎관절의 3점 고정

2) 발목관절(족관절)의 3점 고정

단하지보조기의 3점 고정은 주로 발목관절의 배굴을 목적으로 사용되며 다음과 같이 구성되어 있다.

① 하퇴 카프에 의해 후방에서 전향으로 향하는 힘 : F1
② 구두 또는 발에 의해 발바닥에서 발등으로 미는 힘 : F2
③ 발목관절 족부 스트랩에 의해 비스듬히 후하방을 향하는 힘 : F3

그림 6-12와 같은 모양으로 나타낼 수 있으며 이러한 3점의 고정으로 족관절을 배굴시킬 수 있다.

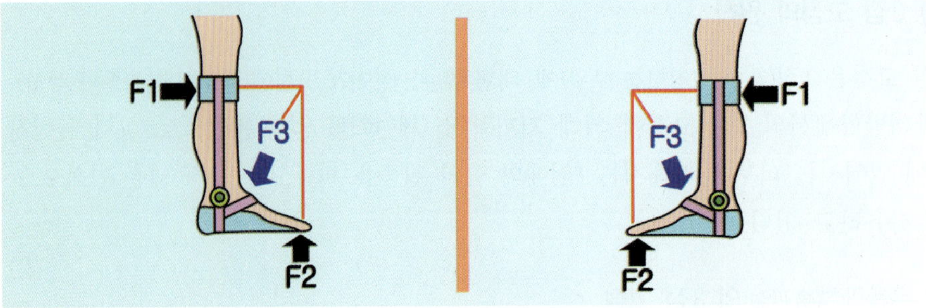

그림 6-12 • 발목관절의 3점 고정

(2) 액압지지

액압지지는 액압으로 연부조직을 전체적으로 덮음으로써 액압에 의해 지지력을 얻는 방법으로 그림 6-13과 같은 모양으로 나타낼 수 있다.

기능적 골절 보조기와 PTP 보조기는 액압지지 원리를 대부분 활용하고 있다.

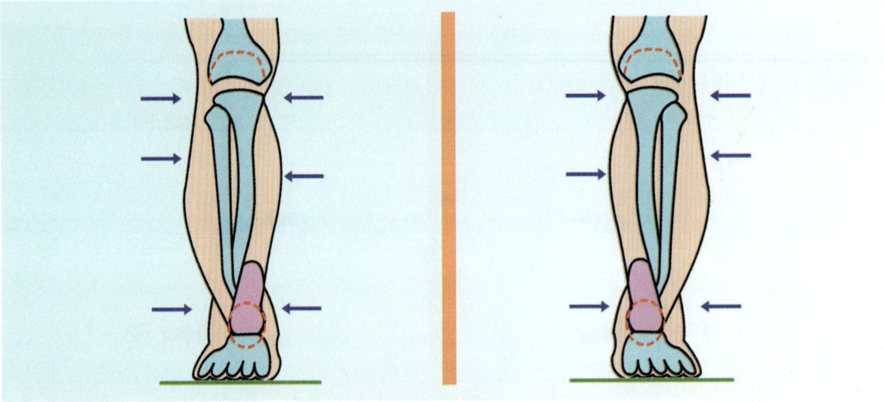

그림 6-13 • 액압지지

4. 하지보조기의 종류

보조기가 감싸고 있는 관절부위에 따라 하지보조기는 다음과 같이 분류된다.

(1) 장하지보조기

장하지보조기(Knee Ankle Foot Orthosis : KAFO : 카포)는 다리관절과 무릎관절의 정상적이지 않은 동작과 기형을 예방하고 교정하며, 대퇴부 골절로 인한 환자의 경우에는 장하지보조기를 착용함으로써 보행시 체중부하를 감소시키며 약해진 골절부위를 보호한다.

또한 골반부위를 받쳐 주는 기능을 수행하며 장하지보조기의 유형에 따른 용도는 표 6-1과 같다.

표 6-1 • 장하지보조기의 종류

유 형	용 도
골반보조기	골반운동 특히 엉덩뼈·엉치뼈의 관절운동을 제한 또는 고정하는 경우 사용한다.
긴 다리 보조기 –골반 보조기 부착	골반 보조기를 부착한 긴 다리 보조기로서 엉덩이관절을 포함하여 무릎 및 발목의 관절운동을 제한 또는 고정하는 경우 사용한다.
긴 다리 보조기 –골반 보조기 미부착	골반 보조기를 부착하지 않은 긴 다리 보조기로서 엉덩이관절을 제외한 무릎 및 발목의 관절운동을 제한 또는 고정하는 경우 사용한다.
양쪽 긴 다리 보조기	팔·다리마비일 때 양측 긴 다리 보조기로서 골반 보조기가 부착되며 다리의 엉덩이관절·무릎관절 및 발목관절의 운동을 제한 또는 고정하는 경우 사용한다.

장하지보조기의 특징은 고관절에서 원위부인 대퇴부, 슬관절, 하퇴부, 족부를 포함한 보조기 구조를 갖고 있다. 또한 대상이 되는 장애로는 무릎꺾임, 반장슬, 내반슬, 외반슬, 하지하중장애 등이 주요 대상이다.

장하지보조기도 그림 6-14와 같이 3점 고정 원리에 따라 변형을 고정시킨다.

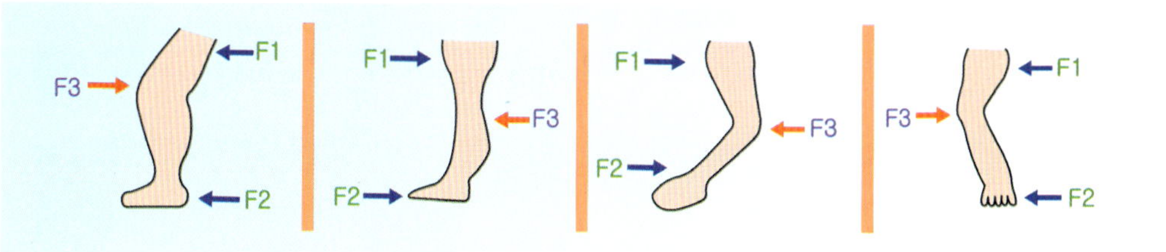

그림 6-14 • 장하지보조기의 3점 고정

우리가 대부분 사용하고 있는 장하지보조기의 실제 모습은 그림 6-15와 같다. 하지만 모든 환자가 같은 부위와 같은 증상을 가지고 있지 않기 때문에 환자의 증상에 맞게 보조기의 특성을 달리할 필요가 있다. 그래서 다음과 같은 장하지보조기들이 있는 것이다.

슬관절과 족관절의 정상적이지 않은 동작상태나 기형방지 및 교정, 체중을 받쳐 주는 목적으로 사용된다.

슬관절 장치로는 다축형, 단축형, 반자동형, 수동잠금형, 옵셋 등 기능이나 장애의 정도에 따라 분류할 수 있다.

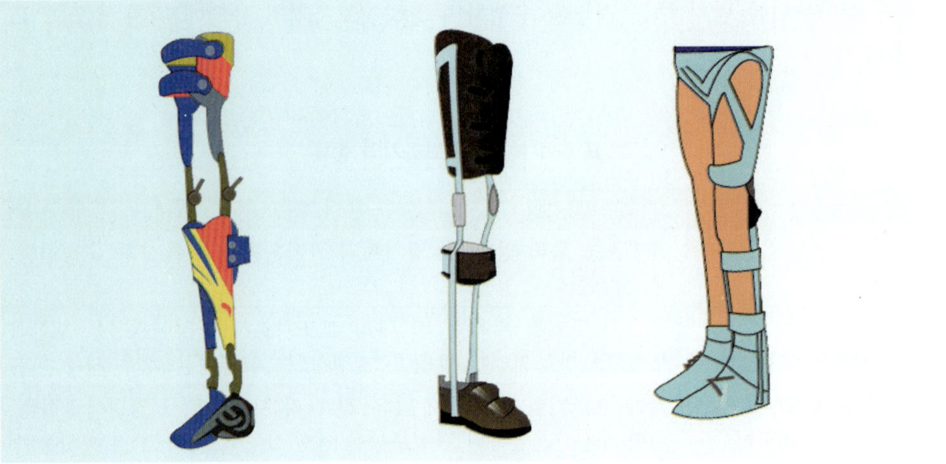

그림 6-15 • 장하지보조기

1) UCLA 기능적 장하지보조기

이완성 마비에 의한 하지의 지지성이 마비된 장애자에게 사용한다. 족관절 장치가 유압식으로 이루어져 있어 배측굴곡 방향에 대해 저항을 가하는 구조로 되어 있으나 한국인에게는 너무 크기 때문에 역크렌작 관절장치와 용수철로 배굴 방향에만 저항을 준다.

2) 용수철 장착식 장하지보조기

근이 영양증과 같은 증상을 통해 하지 신전근의 약화에 대하여 신전력을 보강시킬 때 사용한다.

무릎관절 장치는 25[°] 굴곡 안정화를 유지시키며 족관절은 90[°] 후방제동식으로 안정화를 한다.

3) 면하용 좌골지지 장하지보조기

대퇴의족의 사변형 소켓 원리를 응용하여 좌골지지에 대한 면하를 목적으로 사용한다. 무릎관절은 링 록식으로 고정상태에서 보행하게 된다.

4) 편마비용 장하지보조기

편마비 환자의 무릎 불안정이 현저한 관계로 장하지보조기를 사용시 무릎관절을 20~30[°] 굴곡상태로 설정시킨다. 이는 중심선을 낮추고 신전상태로의 고정보다 더 정상보행에 가깝고, 무릎의 로킹을 방지할 수 있으며 대둔근 사용을 촉진하는 장점이 있다.

장하지보조기의 경우도 다른 하지보조기의 경우보다 금속성 재료가 많이 사용되고 있는데 그 이유는 하지의 거의 모든 부분을 받쳐 주어야 하기 때문에 많은 압력에도 대처할 수 있는 힘이 있어야 한다. 그러므로 장하지보조기는 금속성 재료를 사용하며 그 재료들은 다음과 같다.

① 지주 : 대부분은 양측 지주가 사용된다. 어린이의 경우에는 성장에 대응하기 위하여 연장이 가능한 구조로 제작되며, 외측 업라이트 상단은 대전자 밑에, 내측 업라이트 상단은 회음부에서 13[mm]에 두며 업라이트와 피부 사이는 3~9[mm] 간격을 유지하게 한다.

② 카프 : 하퇴 카프와 대퇴 카프가 있다.

㉠ 대퇴 카프 : 상위와 하위 2개의 카프로 되어 있으며 보조기 고정용으로 통상 25~40[mm]를 사용한다. 상위 대퇴 카프 후면은 좌골조면 하방 10~20[mm]에 위치하며 내측면은 회음부에서 40[mm] 위치에 두고 하위 대퇴 카프는 무릎에서 100[mm] 이내에 위치시킨다.

㉡ 하퇴 카프 : 비골 골두에서 10~20[mm] 위치에 오게 한다. 어린이의 경우 보통 대퇴, 하퇴 각 한 개의 카프를 사용한다.

③ 슬관절 장치 : 슬관절축은 경골상단 10~20[mm] 상방에 있고 슬개골을 뺀 전후 직경의 중간위치로 가정하여 축을 만든다.

㉠ 슬관절의 종류

ⓐ 가동 슬관절 : 굴곡과 신전 운동이 자유롭다. 슬관절 내·외측 불안정, 전반슬 교정시 사용한다.

ⓑ 슬관절 자물쇠 : 굴곡과 신전 운동을 제한하며 슬관절 근육마비, 동통이 심한 병변시 사용한다.

㉡ 고정 방식의 종류

ⓐ 링 록(ring lock) : 반지 모양의 고리를 대부분 사용하며 작동, 링 록에 스프링 장치를 달아 자동으로 잠기는 스프링식은 링 고정시 몸의 균형을 잡기 힘든 환자에서 주로 사용한다.

ⓑ 플런저 록(plunger lock) : 플런저와 코일 스프링을 케이블로 연결, 손잡이에 의한 홈과 플런저의 감김을 통해 사용하며 기계적 복잡성과 외관돌출 문제, 자물쇠가 풀릴 수 있는 단점이 있다.

ⓒ 캠 록(cam lock) : 후반부에 C형 바를 연결하여 사용하며 의자 모서리나 단단한 부분에 걸리면 고정이 해체된다.

ⓓ 팬 록(fan lock) : 환자가 서 있을 때 슬관절 위치에 따라 핀으로 고정한다.

ⓔ 다이얼 록(dial lock) : 슬관절의 특정 방향 운동을 제한하며, 관절상태가 호전되거나 오그라든 관절을 서서히 펼 때 사용한다.

④ 무릎 패드 : 무릎 패드는 무릎꺾임에 대해 3점 고정의 원리에 따라 힘을 가하여 주는 것으로 4스트랩, 2벨트식이 있으나 4스트랩 방식은 굴곡시 무릎압박으로 벨트를 풀어

주어야 하는 단점을 가지고 있어 현재는 주로 슬개골 상하를 고정시키는 2벨트식이 사용된다.

㉠ UCLA 기능적 장하지보조기 : 이완성 마비에 의한 하지의 지지성이 마비된 장애자에게 적용한다. 족관절 장치가 유압식으로 배측굴곡 방향에 대해 저항을 가하는 구조로 되어 있으나 한국인에게는 너무 크기 때문에 역크렌작 관절장치와 용수철로 배굴 방향에만 저항을 준다.

㉡ 용수철 장착식 장하지보조기 : 근이영양증으로 인한 하지 신전근 약화에 대한 신전력을 보강시킬 때 사용한다. 무릎관절 장치는 25[°]굴곡 안정화를 유지시키며 족관절은 90[°] 후방제동식으로 안정화를 한다.

㉢ 면하용 좌골지지 장하지보조기 : 대퇴의족의 사변형 소켓 원리를 응용하여 좌골지지에 대한 면하를 목적으로 한다. 무릎관절은 링 록식으로 고정상태에서 보행하게 된다.

㉣ 편마비용 장하지보조기 : 편마비 환자의 무릎 불안정이 현저한 관계로 장하지보조기를 사용시 무릎관절을 20~30[°] 굴곡상태로 설정한다. 이는 중심선을 낮추고 신전상태로의 고정보다 더 정상보행에 가깝고, 무릎의 로킹을 방지한다. 대둔근 사용을 촉진하는 장점이 있다.

(2) 단하지보조기

단하지보조기(앤클 풋 올소시스:Ankle Foot Orthsis : AFO)는 슬하 보조기라고도 하며 족관절이나 발의 기형을 교정하거나 예방할 때, 하퇴 골절로 인한 족관절에 받는 체중 부하를 감소하고자 할 때, 족관절의 불수의 운동을 조절하고자 할 때 주로 사용된다.

단하지보조기는 무릎관절로부터 원위부에서 하퇴, 족관절, 족부를 포함한 구조를 가지고 있으며 단하지보조기의 적용 대상 장애는 첨족, 중족, 내반족, 내반첨족, 외반족, 하수족, 신전슬, 전반슬, 무릎꺾임 등이 있다. 위에서 언급한 장애를 교정하기 위해서는 장하지보조기와 마찬가지로 그림 6-16과 같이 3점 고정의 원리를 적용하여 변형이 일어나기 쉬운 방향에 대해 두 방면에서의 힘과 그에 대항하는 한 방향의 힘으로 고정한다.

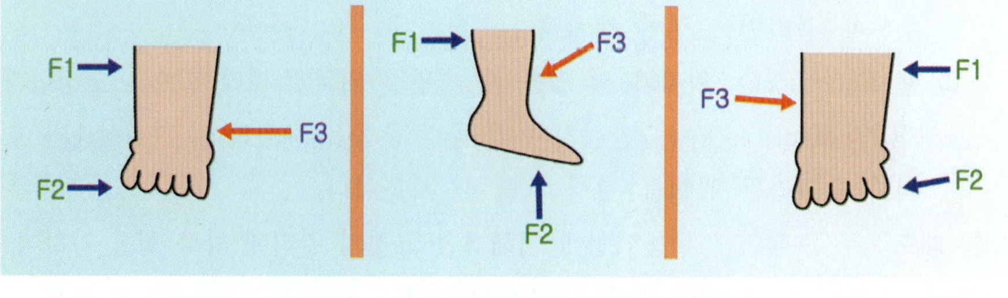

그림 6-16 • 단하지보조기의 3점 고정

일반적으로 단하지보조기의 모습은 장하지보조기에서 무릎 위쪽을 떼어놓은 것과 같다. 하지만 단하지보조기만의 특징을 가지고 있으므로 단하지보조기의 구조와 모습을 알아두어야 하겠다. 먼저 그림 6-17은 단하지보조기의 실제 모습으로 우리가 자주 볼 수 있는 것이다.

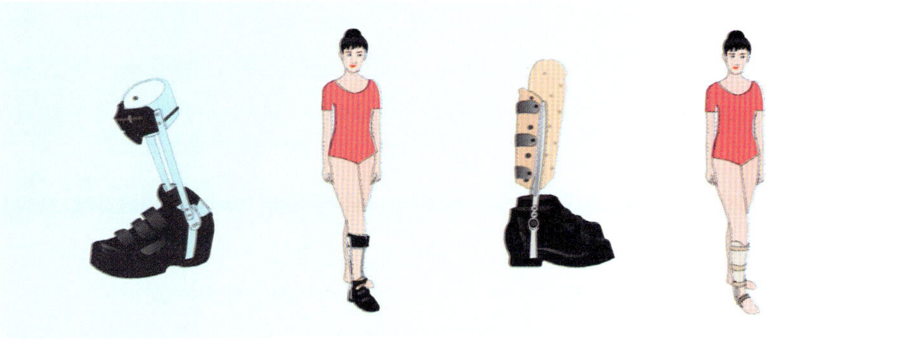

그림 6-17 • 단하지보조기

① 발이나 발목관절의 기형을 예방하거나 교정이 필요할 때 사용한다.
② 족관절에 쏠리는 체중부하를 감소시키거나 불수의 운동을 조절할 때 사용한다.
③ 미관상 신발 안에 착용할 수 있는 플라스틱 보조기를 선호하는 경우가 많지만, 장애의 정도나 치료의 목적에 맞는 보조기를 선택하는 것이 중요하다.

1) 금속지주를 장착한 단하지보조기의 구성

① 지주 : 금속제 양측 또는 편측 지주가 있다.
② 하퇴 커프 : 하퇴와 지주를 반월형으로 연결하고 3점 고정의 한쪽 힘을 제공한다. 카프의 폭은 4[cm] 정도가 적당하다.
③ 스트랩 : 족부와 지주를 연결하며 십자형 철판에 맞춰 사용한다. 주로 고정형이 많이 쓰이며 사용의 편리함을 위해 지주와 분리되는 분리형을 사용하기도 한다. 스트랩은 인솔형태의 플라스틱에 연결하여 보조기로 제작한 슈 인서트형 보조기도 적용된다. 이 보조기는 신발을 벗고 실내에 들어가도 보조기의 기능이 그대로 보존되기 때문에 생리적인 족관절축에 접근하기가 용이하여 보조기에서는 대부분 사용하고 있다.
④ 족판 : 스트랩이나 캘러퍼에 장착하는 밑바닥을 지지하는 판이다.
⑤ 구두덮개 : 가죽 또는 플라스틱으로 만들며 실내에서 사용하는 보조기의 족부에 많이 사용한다.
⑥ 족관절장치 : 제동식, 고정식, 가동식, 제한조절식 및 족관절 보조장치가 있다.
㉠ 제동식 : 전방제동식은 족관절의 배측굴곡을 제한시키는 관절로서 족궁과 무릎꺾임

교정에 사용한다. 후방제동식은 하수족, 첨족, 슬반장 교정에 사용한다.

㉡ 고정식 : 족관절 장치를 움직일 필요가 없을 때 사용한다.

㉢ 가동식 : 면하용 보조기의 족관절 장치 등 움직임을 제한시킬 필요가 없을 경우에 사용한다.

㉣ 제한 조절식 : 크렌작의 용수철 대신 철봉을 넣고 나사의 조절로 제한 각도를 설정할 수 있는 관절이다. 2중 크렌작을 사용하면 저굴, 배굴의 양방향 조절이 가능하다.

㉤ 족관절 보조장치 : 크렌작(1장향 스프링 장치)과 2중 크렌작(2방향 스프링 장치)이 있어 스프링의 힘으로 저·배굴을 보조시킨 형태이다. 나사 조절에 의해 근력과 마비의 정도에 따라 보조력을 조절시킬 수 있다.

⑦ 스트랩 : 내·외반 교정에 사용한다. 내반 교정시에는 족부 외측에서 외과를 감싸 누르고 내측 지주에 조여맨다. 외반 교정시에는 그 반대로 족부 내측에서 내과를 덮어 압박하여 외측지주에 조여맨다.

2) 보조기 슬관절

보조기 슬관절은 대퇴부와 하퇴부의 중앙부에 위치하여 인체의 슬관절 움직임을 보조한다.

① 링 럭 보조기 슬관절 : 링 럭 슬관절은 관절축 위에 사각형 모양의 고리가 있어 이것이 하방에 위치하면 잠김상태를 유지하고 잠금생태를 풀기 위해서는 사각형의 고리를 위로 올려준다.

② 캠 럭 보조기 슬관절 : 캠 럭은 보조기의 후면에 서로 연결된 베일(bail)을 이용하여 잠금과 풀림을 적용하므로 베일 럭이라고 한다.

③ 다이얼 럭 보조기 슬관절 : 다이얼 럭은 사용자의 무릎관절 움직임을 각도에 따라 허용하거나 제한할 때 적용된다.

3) 단하지보조기의 정렬

족관절축은 다음과 같다.

① 전액면 : 슬관절축과 평행, 내과 하단과 외과 돌출부와 일치시킨다.

② 수평면

㉠ AAOS(아오스)법 : 슬관절축과 평행하도록 한다.

㉡ Lehnis(리니스)법 : 지주를 비틀어 내·외과에 일치시킨다(성장기 어린이용).

③ 족부 : 기본적으로 진행방향에 대해 12~13[°] toe out(토 아웃)시킨다.
대부분 보행분석 후 설정하게 된다.

④ 지주 : 시상면을 하퇴의 중심선과 일치시킨다.

⑤ 카프 : 높이는 비골두에서 2.5[cm] 정도 원위부에 둔다.

(3) 슬(무릎)관절 보조기

슬관절 보조기는 주로 무릎관절의 기형과 변형이 있거나 손상 예방을 목적으로 많이 착용하며 특수한 목적으로 전반슬이 있는 경우 특수 교정보조기인 스웨덴식 슬관절 보조기는 무릎이 뒤로 돌출된 기형에 효과적으로 적용되도록 3점압을 이용하며 가볍게 적용되는 보조기이다. 슬리브형 슬관절 보조기는 무릎관절 뿐만 아니라 슬개골과 대퇴골 사이의 움직임을 조절할 때 사용되는 슬관절 보조기이다.

슬관절 보조기는 측방 안정, 전후방 안정, 회전 안정 등 목적에 따라 다양하게 제작하기도 하며 주로 운동선수에게 많이 사용되고 있다. 슬관절 보조기의 기능 및 사용목적은 그림 6-18과 같다.

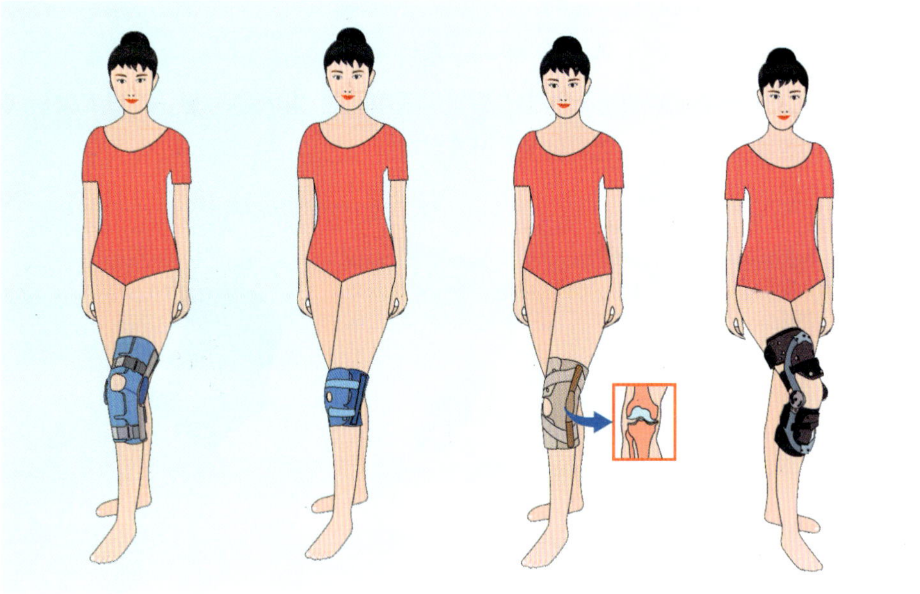

그림 6-18 • 슬(무릎)관절 보조기

표 6-2 • 슬관절 보조기의 종류

유 형	용 도
무릎관절 보조기 –관절운동 제한장치 부착	무릎관절 또는 넓적다리 무릎뼈 관절의 운동을 견고하게 제한 또는 고정하는 경우 사용한다.
무릎관절 보조기 –레녹스힐	무릎인대 손상시 무릎관절축 회전운동을 방지하기 위한 경우 사용한다.
무릎관절 보조기 –무릎 안쪽 및 바깥쪽 곁인대 손상 및 앞 십자인대 손상용	무릎 안쪽 및 바깥쪽 곁인대 손상 및 앞 십자인대 손상시 무릎관절축의 회전운동을 방지하기 위하여 경증환자에게 사용하는 보조기이다.

① 슬관절 보조기는 발과 발목관절과는 관계없이 무릎 장애가 있을 때 사용한다.
② 슬관절을 받쳐주어 보호하며, 슬관절의 운동을 조절할 필요가 있을 때 사용한다.
③ 슬관절의 기형을 예방하고 교정할 때 사용한다.
④ 교통사고나 심한 운동으로 인하여 무릎의 인대나 관절의 손상이 있을시 사용한다.

(4) 발보조기

발보조기는 발의 질환이나 기형이 있을 경우 발을 고정 및 최적의 자세로 유지하고 기능을 증진시키며, 통증이 발생하는 경우 동작을 제한하고 체중 부하를 감소시켜 발과 발가락을 보호하고 발구조를 정렬하기 위한 보조기기이다.

보행시나 운동시 그림 6-19의 체중부하를 흡수하는 목적으로 발바닥에 주로 사용한다.

① 발의 기형을 교정하거나 예방할 때 사용한다.
② 발바닥에 받는 압력을 감소시키거나 발목의 뒤틀림을 바로잡아 줄 목적으로 사용한다.
③ 발의 기형을 교정하거나 예방할 때 사용한다.

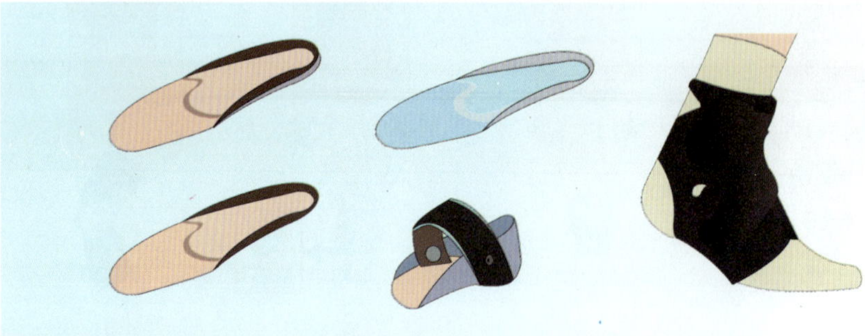

그림 6-19 • 발 보조기

(5) 보조화

특수신발이란 우리가 흔히 시장에서 살 수 있는 신발이 아니라 그림 6-20과 같이 환자의 특수한 발 또는 하지의 여건에 맞게 제작하여 치료 목적으로 사용하는 신발을 말한다.

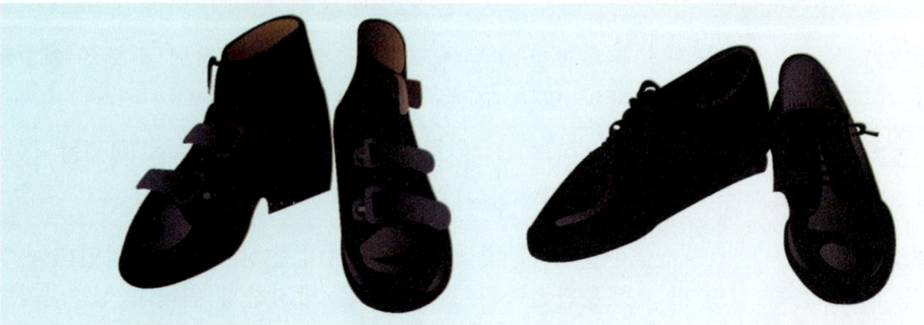

그림 6-20 • 보조화

1) 보조화의 치료목적

① 발과 발목관절의 기형을 예방하거나 교정을 목적으로 사용한다.
② 족관절에 쏠리는 체중부하를 감소시키거나 불수의 운동을 조절할 때 사용한다.

2) 보조화의 종류

① 목이 낮은 구두 : 목이 낮은 구두로 일명 옥스퍼드 타입이라고 하며 목이 복숭아 뼈 바로 아래까지 오며 미관상 보기가 좋다. 족관절과 거골 하관절의 운동을 제한하지 않는다.
② 목이 높은 구두 : 목 높이가 복숭아뼈를 덮어 주며 발목을 고정시켜 준다.
③ 정형화 : 외과용 구두라고도 하며 목 높이는 복숭아뼈를 덮어 주며 끈 매는 부분이 발가락 앞까지 연결이 되어 변형된 발이나 마비된 발이 신고 벗기가 편하며 발을 잘 고정시켜 준다.

04 | 체간보조기

체간보조기는 체중의 의지, 척추의 운동제한, 척주의 정렬유지 및 기형 교정, 동통의 감소, 손상된 근육이나 척추관절 보호 및 약한 근육의 보호를 목적으로 한다.

1. 체간보조기의 기능 및 사용목적

체간보조기를 잘못 장착하게 되면 장기간 장착의 경우 근력이 저하되며 고정용 보조기의 경우 관절을 구속하여 척추의 운동성을 저해하고 환자의 보조기에 대한 심리적 의존성을 높이는 부작용이 있다.

체간보조기는 체간을 구성하는 뼈, 관절, 근육 등에 고정성과 안정성을 주고, 일상생활동작을 개선시키는 대상기능을 가지고 있다.

> 예 추골 골절 척추 간 관절의 장애로 척주의 지지기능이 상실되었다면 국소적 고정과 하중부감소로 안정성을 부여하고 체간전체의 지지기능을 높여 일상생활 동작을 조기에 달성시키는 역할과 신경과 근육의 이상으로 측만증 내지 전후만증이 일어났을 경우 체간의 정렬을 유지, 고정시키는 기능을 가지고 있다.

체간보조기의 기능은 다음과 같은 체간보조기의 사용목적에 따라 구분된다.

체간보조기의 사용목적은 손상된 척추부위 근육과 관절을 보호하고 통증을 완화하기 위해서이고 몸통을 지지하고 움직임을 조절하여 척추를 교정하기 위해서이다. 그리고 기형이나 외상이 반복되어 누적되는 것을 예방하기 위함이다.

(1) 체중의 지지

체강내압의 상승과 3점 압박의 원리에 의하여 사용된다.

흉복내압이 증가하면 유체역학의 힘으로 척추 신진근의 부담을 덜어 주어 척추의 수직 하중을 덜어 준다. 이때 보조기는 **복부근육의 역할**을 하며 내압을 상승시킨다.

(2) 척추의 운동제한

기계적으로 운동제한을 주게 되는 원리는 **3점 압박의 원리**를 쓴다. 그러나 보조기를 착용한 위 아래의 경계부분에서는 오히려 척추의 운동량이 증가한다. 그러므로 **요천추부위의 운동제한을 위해서는 긴 보조기가 필요하나 실생활에서는 매우 어렵다.** 하지만 척추보조기를 착용하면 기계적 이유 외에 심리적으로 운동에 대한 억제효과가 있어 매우 유용하다.

(3) 척추의 정렬유지 및 교정

3점 압박의 원리로 우리 몸의 중력의 중심을 정상부위로 이동하게 하며, 압박 지점으로부터 멀리하려는 패턴자극을 하여 척추를 교정한다.

2. 체간보조기의 구성요소

체간보조기의 구성요소에 대해서는 **틀형 보조기를 중심**으로 할 때 **골반 밴드, 흉추 밴드, 견갑 간 밴드, 후방지주, 외측지주, 경사외측지주, 앞가리개 및 각종 스트랩**으로 되어 있다. 하지만 그 구조가 보조기의 특징마다 서로 다르기 때문에 보조기의 종류에서 각 보조기의 구조와 명칭에 대해 알아본다.

3. 체간보조기의 원리

체간보조기를 습득하는 데 있어서 **척추의 해부생리학**과 **운동학**을 이해하는 것이 중요하다. 그 이유는 척추의 기본적인 원리를 이해하고 나서 보조기의 기능을 파악할 수 있기 때문이다.

(1) 척주의 해부학

척주는 체간의 배측에 있는 다수의 척추 뼈로 이루어진 일종의 **지주구조**이다.

이러한 척추의 역할은 **두부, 체간의 지지와 운동 및 척수의 보호**이다. 이 지지와 운동이라는 상반된 기능은 사람이 서 있을 때, 앉아 있을 때, 누워 있을 때 등 다양한 위치와 동작을 취하는 데 따라 변화하게 되므로 그만큼 척주는 복잡한 기능을 가지고 있다.

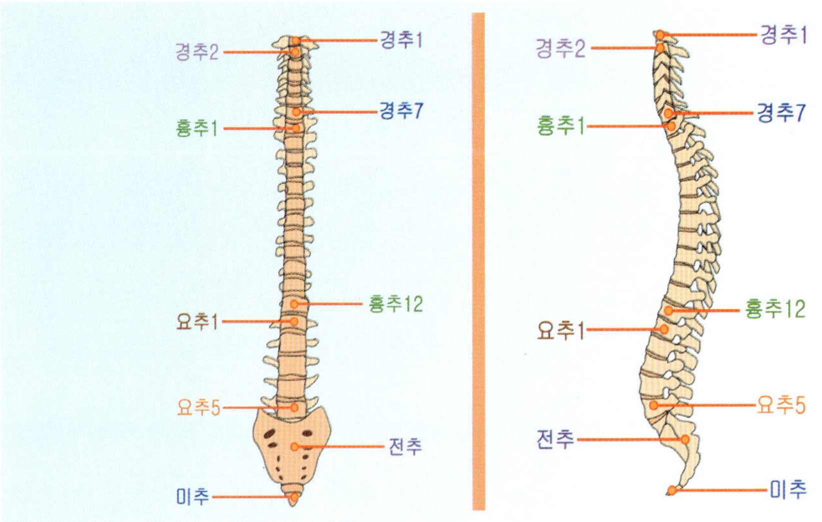

(a) 척주를 앞에서 본 모습 (b) 척주를 옆에서 본 모습

그림 6-21 • 척주의 구조

척주는 그림 6-21과 같이 7개의 경추, 12개의 흉추, 5개의 요추, 5개의 천추, 3~6개의 미추, 모두 32~35개의 척주 뼈로 형성되어 있다. 성인의 경우에는 5개의 천추가 유합되어 1개의 천골형태가 된다. 각 추골은 그보다 상부의 체간을 지지하기 때문에 아래쪽 추골일수록 형상과 용적이 크고 안정된 형태로 되어 있다.

정상적인 척주는 4개소에 가벼운 만곡을 가지고 S자 모양의 곡선을 그리고 있다. 이러한 곡선들은 척추 전체의 지지보호 기능으로서 걷기, 달리기 및 점프 등에 의해 일어난 충격을 스프링 작용으로 흡수하여 장기를 보호하는 역할을 한다.

(2) 척주의 운동학

척주의 운동학을 이해하기 위해서는 각 추골별 운동범위를 알아야 한다.

그림 6-22는 각 추골의 운동범위를 나타낸 것으로 각 추골은 서로 간의 긴밀한 상호작용을 하고 있다.

척추의 근육은 굴근군, 측굴근군, 심전근군, 회전근군으로 나눌 수 있으며 이러한 군들은 다시 작용 여부에 따라 그림 6-23과 같이 근육조직으로 나눌 수 있다. 이러한 근육들은 다음과 같은 특징을 가지고 있으며 서로 밀접한 관계를 가지고 있다.

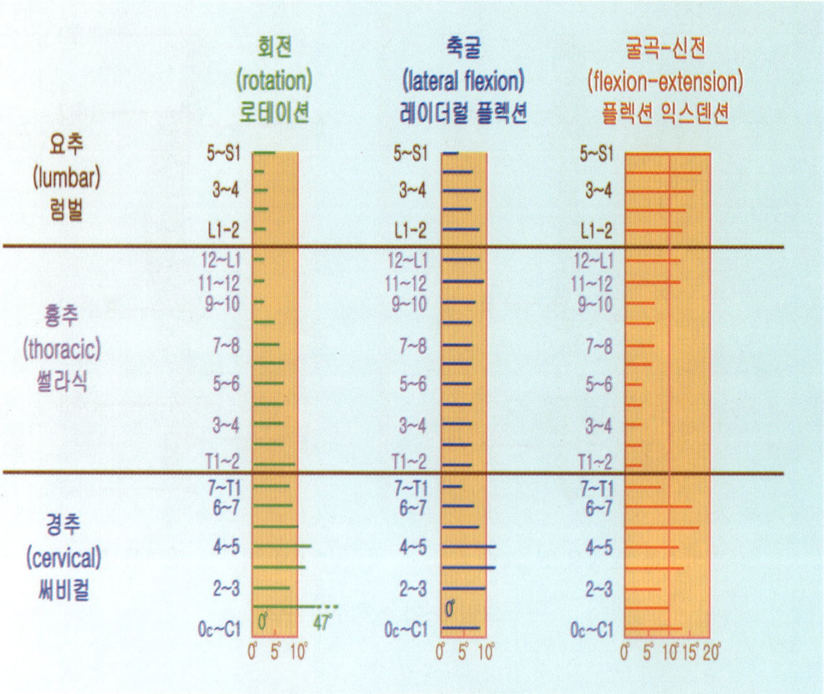

그림 6-22 • 각 추골의 운동범위

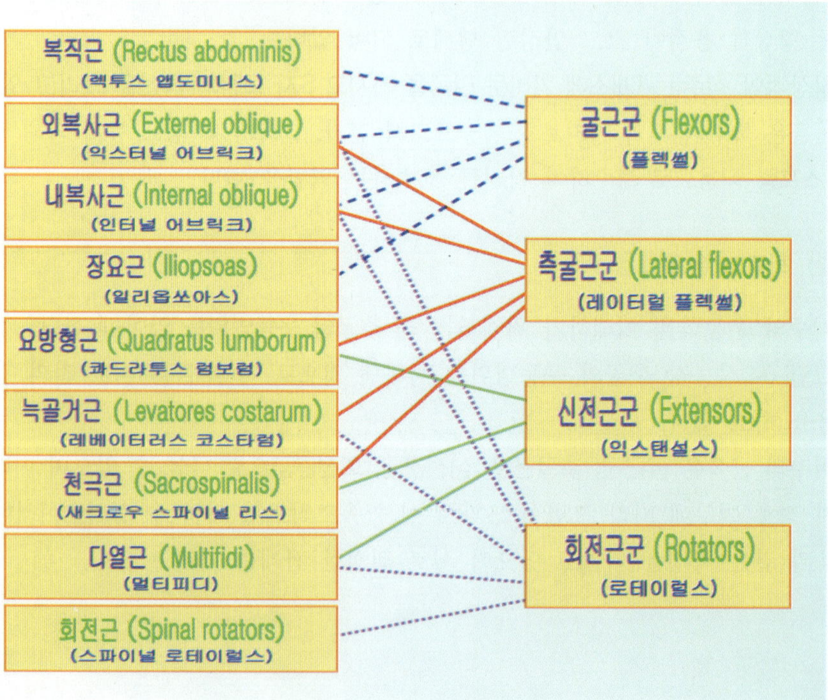

그림 6-23 • 척추운동과 주 작용근육

1) 척주의 신전

척주 신전근은 경부에서는 승모근, 두반극근 및 두반상근, 체간부에서는 척추기립근, 요장늑근, 흉췌장근, 흉극근이 있다.

척추기립근군은 중력에 의해 굴곡된 척주를 기립자세로 회복시키는 기능을 지니고 있으며, 척추신경 후지와 외측지의 신경지배를 받고 있다.

① 일반적 안정성 : 척추는 척추인대가 있더라도 근육이 존재하지 않으면 지극히 불안정해진다.

척추의 안정성은 척추근의 정상적 활동에 의해 얻어진다. 특히 척추의 측방안정성은 척추기립근이 펴져 있는 그물형태의 조절작용으로 이상적인 안정성을 유지하게 된다. 만일 이 작용이 불충분하다면 척추에서의 변형이 일어난다.

㉑ 뇌성마비, 진행성 척수성 근위축증, 소아마비 및 택클링하우젠병(신경섬유종증) 등으로 측만증에서 볼 수 있다.

② 체간의 정적 균형 : 척추기립근은 정적인 기립상태에서의 균형유지 기능이 없다. 이러한 사실은 척추기립근군이 기립상태에서는 근전도에서 활동하지 않고 있다는 것으로 증명되고 있다. 정적인 균형은 주로 척주 인대의 작용에 의해 유지되고 있다. 그러나 근소한 척주의 운동일지라도 장요근, 광배근, 회전군근에서 활동이 일어난다. 이것은 서 있을 때보다 낮은 자세에서 더 뚜렷하게 나타난다.

2) 척주의 굴곡

척주의 굴곡근은 경추와 요추부에서 주로 이루어지고 있다. 경추는 장격근, 사각근 및 흉쇄유돌근이 주동근이며, 요추부의 굴곡근은 주로 복직근과 내외복사근에 의해 이루어진다. 대요근은 하지를 고정하였을 때, 체간을 전방 굴곡시키지만 개개의 요추부를 굴곡시키는 효과는 적다. 요추전만 곡선의 변화는 기립자세에서는 체간의 굴곡-신전운동으로 약간 변화하지만 체간의 전방 굴곡 운동에 있어서 최초의 70[°] 변화는 주로 요추부의 굴곡에 의해 이루어진다. 이때 골반은 대둔근, 중둔근 및 슬와근의 강한 수축에 의해 고정되나 체간을 70[°] 이상 굴곡시키면 고관절의 굴곡과 골반에서의 전방성사가 첨가하게 된다.

3) 척주의 측방굴곡

요방형근과 반극근, 다열근, 회전근은 척주의 순수한 측방굴곡근이다. 척주의 신전근과 굴곡근의 한쪽 수축은 측방굴곡 운동의 보조근으로서 작용하게 된다.

4) 척주의 회전

수의적 회전동작은 요추부에서 가장 적은 편이다. 경추부에서는 흉쇄유돌근, 체간부에

제6장

서는 복사근이 주동근이다. 그러나 척주의 회전운동은 **후방 운동근측에서는 기립근, 회전근, 전방 운동측에서는 다열근**이라고 보는 견해가 있다.

(3) 체간보조기의 3점 고정 원리

체간보조기도 다른 보조기와 마찬가지로 3점 고정의 원리에 의해 고정과 운동 제한을 수행하고 있다.

체간보조기의 종류는 수없이 많지만 그중에서 3점 고정원리를 가장 대표할 수 있는 **요천추 보조기인 체어백**식을 예로 들어 본다.

이 보조기에서의 3점 고정은 요추의 굴곡제한의 경우 **골반 스트랩**과 **흉추 스트랩**에 의한 전방에서 후방향으로의 힘과 후방지주에 의한 후방에서 전방향으로의 힘으로 제한시킨다. 그리고 요추의 신전 제한은 복부 앞가리개가 전방에서 후방으로의 힘과 골반 밴드와 흉추 밴드의 후방에서 전방으로의 힘으로 제한하고 있다. 또한 **앞가리개는 복압을 상승시킴으로써 척주의 지지 기능을 향상**시키고 있다.

㉰ 모리스(Morris)에 의하면 200파운드의 물체를 들어 올릴 때 만약 복부 주위근의 수축이 없다면 제5요추와 제1천추 사이에는 약 2,000 파운드의 힘이 걸리게 되어 이 부위에서의 **압박골절과 추간판 장애**를 일으키기 쉬우나 실제에는 체간의 근육을 수축시켜 흉강과 복강의 압을 상승시킴으로써 이들이 공기베개처럼 되어 척추에 걸리는 힘을 2/3로 감소시켜 1,480 파운드로 낮추기 때문에 척주의 장애는 쉽게 발생하지 않는다고 한다. 역도선수가 역기를 들어 올릴 때, **흡기시 숨을 일시 멈추고 흉강내압과 복부내압을 최대한으로 높인다는 사실**로도 이해할 수 있다.

역도선수가 바벨을 들어 올릴 때(그림 6-24), 흡기시 숨을 일시 멈추고 흉강내압을 최대한으로 높인다는 사실을 이해할 수 있다.

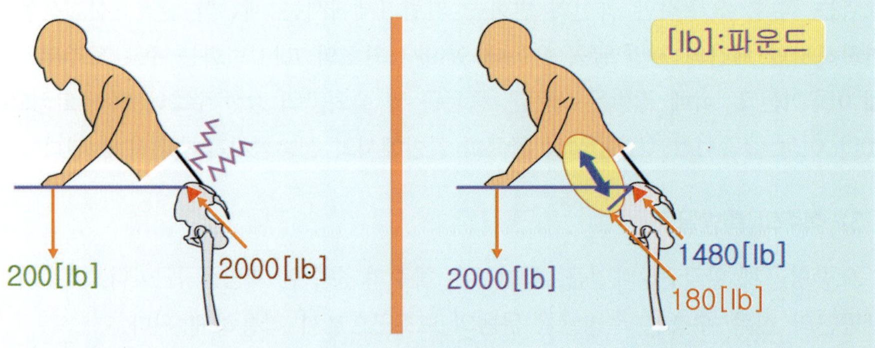

그림 6-24 • 복압의 작용

4. 체간보조기의 종류

체간보조기는 척주의 운동제한범위에 의해 주로 명칭이 붙여진다. 즉 척주의 굴곡 신전을 제한하는 후방지주의 높이에 의해 보조기의 명칭을 알 수 있다. 체간보조기는 척주의 운동제한범위에 의해 다음과 같이 분류한다.

(1) 경추보조기

대부분 착용자로 하여금 머리나 목의 운동을 의식적으로 제한하도록 만들어졌으며 제한하는 정도는 각 보조기별로 약간씩 차이가 난다.

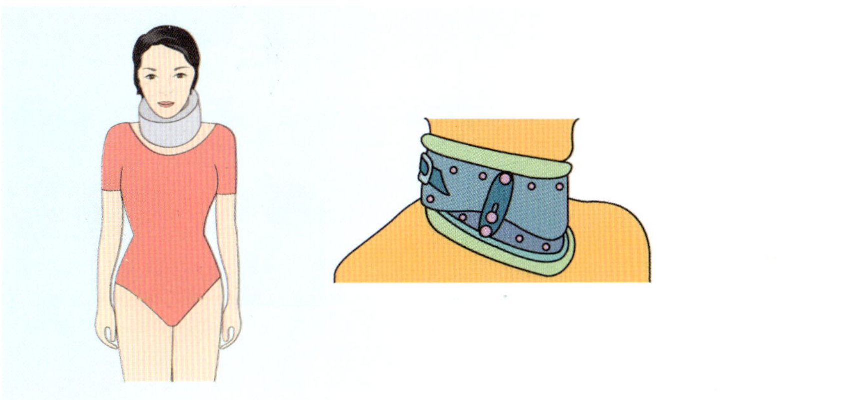

(a) 일반형(소프트컬러) : 같은 연부조직의 손상이 있을 경우 근육의 염좌에 사용한다.

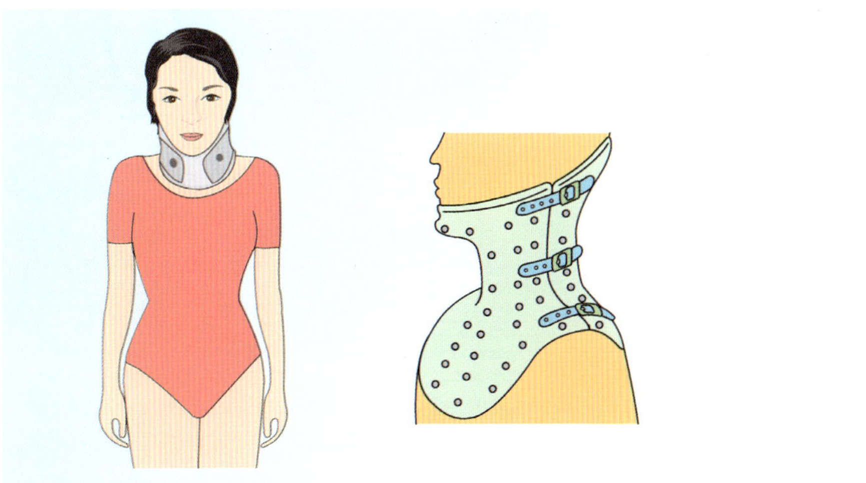

(b) 재킷형(소프트컬러) : 경추의 인대나 뼈의 손상 및 심한 좌상에 사용한다.

그림 6-25 • 경추보조기의 일반형과 재킷형

컬러에는 부드러운 재질로 감싸준 소프트컬러와 플라스틱을 중앙으로 둘레에 부드럽게 마무리한 하드컬러, 그리고 부드러운 재질로 턱과 후두부를 감싸주는 필라델피아 컬러 등이 있다. 소프트컬러라고 하며 안정을 목적으로 하는 경우에 많이 사용한다(그림 6-25).

필라델피아 컬러 그림 6-26은 소프트컬러 다음으로 많이 사용되는데 폴리에틸렌 수지로 만들어져 있으며 소프트컬러보다 경추의 운동 제한이 크며 상당수의 경추 수술 후에 착용하고 외상에도 착용하는 경우도 있다.

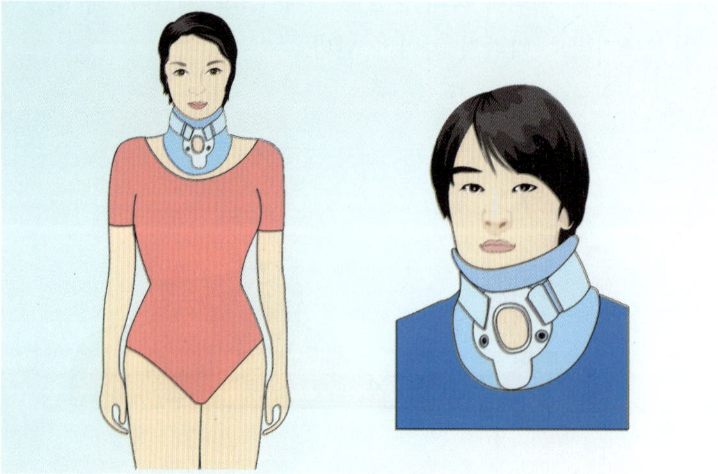

(a) 필라델피아 : 안정된 뼈나 인대의 손상이나 염좌 좌상과 같은 경우에 사용한다.

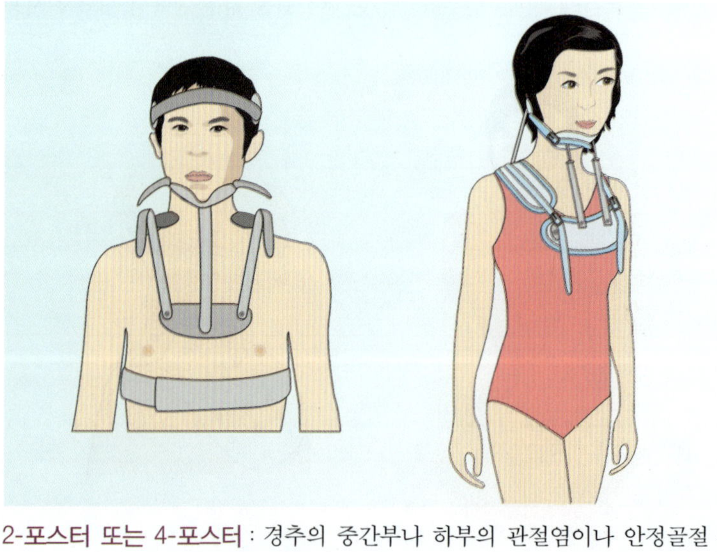

(b) 2-포스터 또는 4-포스터 : 경추의 중간부나 하부의 관절염이나 안정골절 등에 사용한다.

그림 6-26 • 경추보조기의 필라델피아와 2-포스터 또는 4-포스터

경추 보조기에는 지주 장치라고 하여 포스트가 있는데 이는 2개와 4개로 구분되어 각각 2-포스터, 4-포스터로 구분할 수 있으며 다른 보조기에 비해 경추의 굴곡, 신전, 회전, 측굴 등의 제한이 크다.

흉골 후두 하악 고정대라고 하여 SOMI(sternal occipital mandibular immobilization : 스터널 옵시피털 맨디불러 이모빌라이제이션)로 불리는 것이 있는데(그림 6-27) SOMI는 누운 채로 착용할 수 있고 착용 후 세수와 같이 간단한 동작도 할 수 있으며 착용한 채로 눕기도 편안하며 경추의 운동 제한도 큰 특징이 있다.

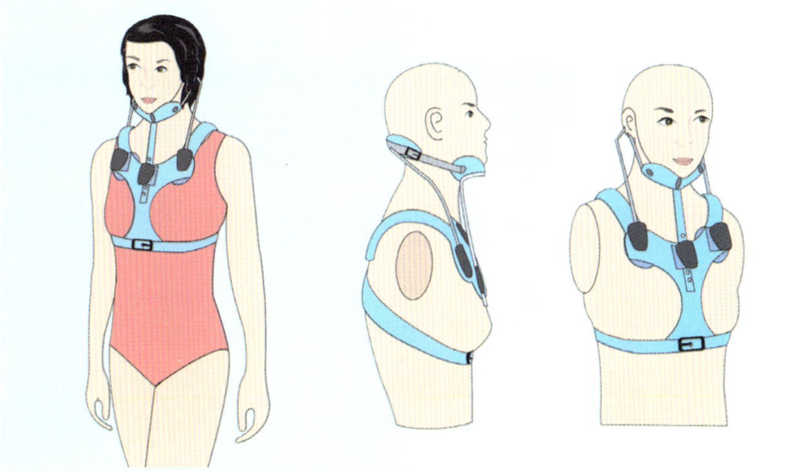

(a) 소미(SOMI) : 수술을 받은 경우나 경추의 관절염 및 안정골절시 사용한다.

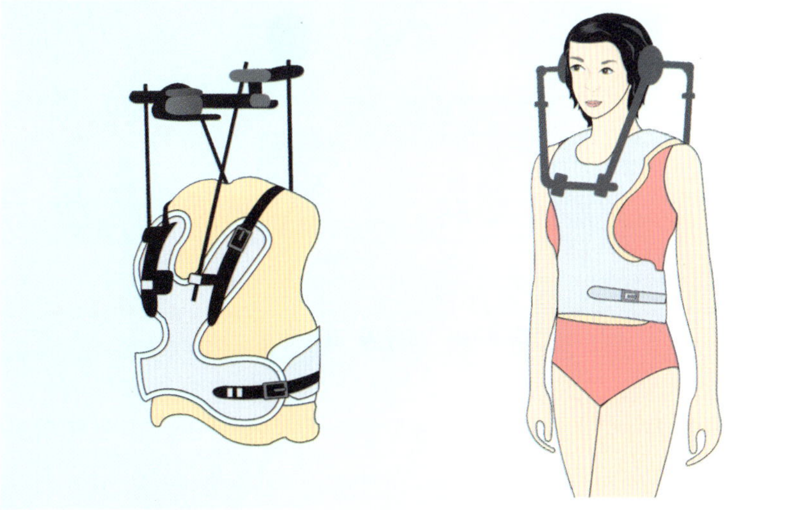

(b) 할로 경추보조기 : 경추운동을 가장 견고하게 제한하는 보조기로서 경추손상, 경추수술 후 사용한다.

그림 6-27 • 소미와 할로 경추보조기

또 다른 형태로 척추 운동 제한이 가장 큰 할로 경추보조기가 있는데 이보조기는 두개골에 핀으로 고정하기 때문에 고정력이 매우 큰 특징이 있다.

경추보조기의 특징은 다음과 같다.

① 경추의 자세를 바르게 한다.
② 근육을 이완시켜 동통을 경감시키며 기형을 방지한다.
③ 목의 운동을 보조 및 억제시키므로 연부조직의 치유를 돕는다.
④ 경추를 견인하여 신경근의 압박을 감소시키며 경추에 받는 머리의 하중을 경감시켜 준다.

(2) 요천추 보조기

요천추 보조기에서 가장 많이 사용되는 것은 요천추 코르셋(corset)과 천장 벨트로서 이들 보조기의 특징은 다음과 같다.

1) 요천추 코르셋

가장 흔하게 사용되는 보조기로서 그림 6-28, 그림 6-29에서 몸통과 골반을 천으로 감싸고 있으며 앞뒤와 옆에 달린 끈과 후크로 둘레를 조여서 몸에 맞추어 사용한다.

요추의 통증 및 근육 염좌일 경우 복압을 상승시켜 요추에 가해지는 부하를 감소시킬 목적으로 사용하며, 요추 운동의 부분적인 제한을 목적으로 사용한다.

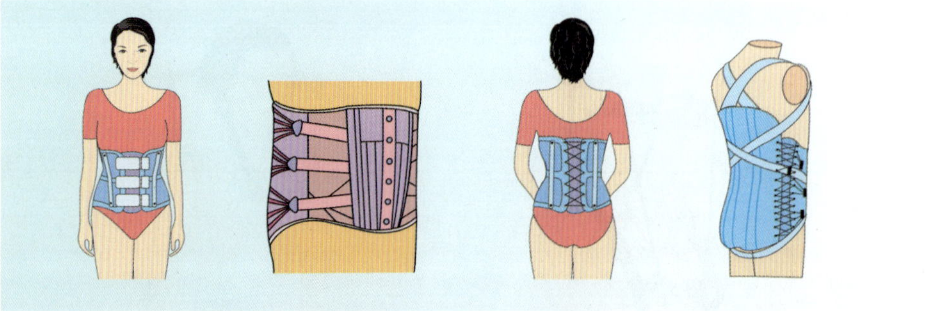

그림 6-28 • 요천추 코르셋

① 요천추 코르셋의 기능 : 앞뒤와 옆에서 몸통을 조여 주게 되므로 몸 안의 압력을 높여 주어 척추와 디스크에 걸리는 부담을 감소시켜 줄 수 있으며 코르셋 안에 딱딱한 지지대를 넣어 더 강하게 몸통을 잡아 줄 수도 있다.
② 요천추 코르셋을 착용할 때 중요한 점 : 앞부분이 가슴뼈 제일 아래 부위(명치 끝)에서 치모가 나 있는 부위까지 충분히 길고 뒷부분의 위 끝은 견갑골(날개죽지뼈) 바로 아래

에 위치하고 아래 끝은 남자의 경우 엉덩이에서 가장 튀어나온 부위까지 여자의 경우는 엉덩이 가장 아래 다리와 이어지면서 주름이 잡히는 곳까지 내려오게 위치시켜야 한다는 것이다.

코르셋은 몸 전체의 외형에 알맞게 편안해야 하며 주름이 잡히거나 자세를 유지할 수 없거나 불편하게 느끼면 수정하여 잘 맞도록 하여야 하며 만일 기성복처럼 이미 만들어져 판매되는 제품이 잘 맞지 않는다면 맞춤제작을 하여야 한다.

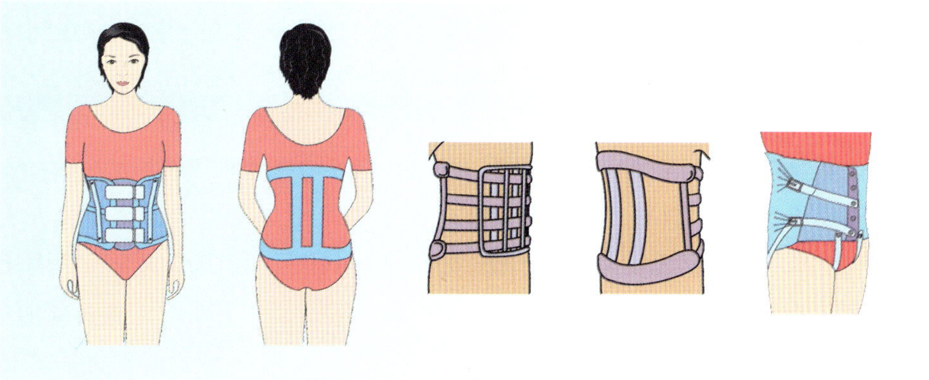

그림 6-29 • 요천추 보조기의 나이트형

요천추 보조기의 나이트형은 요추의 굴곡, 신전, 외측굴곡 운동을 제한하거나, 요통 및 디스크의 치료에 사용한다.

2) 천장 벨트와 천장 코르셋

골반 부위를 감싸주는 보조기로 분만 후의 산모의 골반을 안정시키고 교통사고 등으로 골반 뼈의 손상을 입은 경우에 골반을 안정화시키고 보호하기 위하여 사용하며 골반 뼈의 수술을 받은 경우에도 사용한다.

(3) 흉 요천추 보조기

흉 요천추 보조기의 종류에 따른 특징은 다음과 같다.

1) 흉 요천추 코르셋

앞부분은 요천추 코르셋과 같지만 뒷부분의 높이가 견갑골(어깨죽지뼈)의 중간 정도까지 올라오고 어깨끈이 달려 있어 양쪽 어깨를 조여 줄 수 있다. 기능은 요천추 코르셋의 기능에 흉추(등뼈)의 관절 운동을 제한할 수 있는 점이 추가된 것이다.

2) 바디 재킷

사고나 질병, 수술 등으로 척추 뼈의 손상이 발생된 경우 가장 많이 사용하는 보조기로 그림 6-30 플라스틱 재질로 몸통을 갑옷처럼 감싸서 몸통이 앞, 뒤, 옆으로 굽어지거나 몸통이 좌우로 돌아가는 것을 방지하는 보조기이다.

① 디스크 수술이나 척추 융합수술 후 추간판 탈출증의 경우 교정 및 보호를 위해 사용한다.
② 외상성 골절 및 골절수술 후 흉추와 요추의 운동을 최대한 굴곡시킬 목적으로 사용한다.

이 보조기의 제작을 위해서는 환자의 몸통을 석고로 모형을 떠서 제작하여야 하는데 최근에는 이러한 불편을 없애기 위한 새로운 소재(네오플라크트 등)를 사용하여 제작하는 경우도 있다. 또한 앞 판과 뒤판의 두 조각으로 만들어 착용하는 경우가 많고 필요에 따라 일부분을 잘라내어 창을 만들기도 하는데 이것을 착용하는 경우에는 뼈의 돌출부위가 눌려서 자극이 되거나 욕창 등의 피부 문제가 일어나지 않는지 잘 살펴야 하며 피부 문제가 있는 경우 수리를 하거나 패드 등을 덧대어 주는 것이 필수적이다. 그러므로 제작 및 착용 전후에 재활의학 전문의와 상의하는 것이 좋으며 특히 척수마비 등 피부에 감각이 없거나 감소되어 있는 경우에는 더욱 주의하여야 한다.

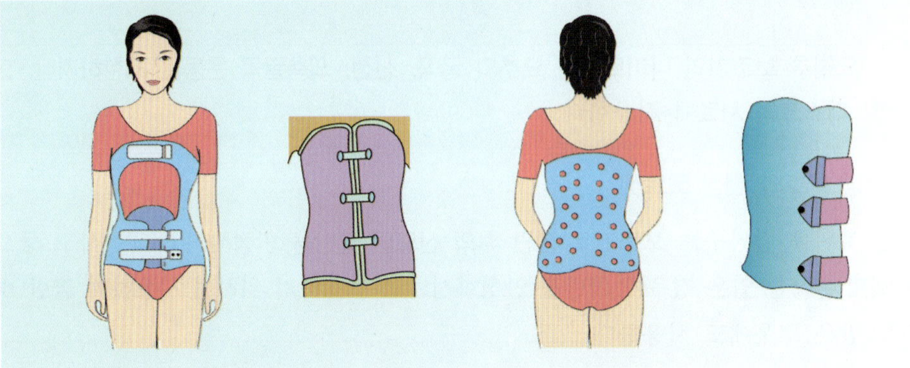

그림 6-30 • 흉 요천추 보조기의 바디 재킷

3) 나이트 테일러 보조기

흔히 쓰이는 보조기 중 하나로 등뼈나 허리뼈의 손상이 있는 경우(그림 6-31)에 많이 사용되며 흉추(등뼈), 요추(허리뼈), 천추(꼬리뼈) 부위의 몸통의 앞으로 굽히거나 뒤로 펴는 것은 물론 옆으로 굽히는 것을 방지하는 보조기로 어깨끈이 붙어 있어 사용하기 편리하다.

① 흉추와 요추의 굴곡, 신전, 외측굴곡을 제한한다.
② 흉추와 요추의 안정성 골절, 심한 근육의 염좌시 사용한다.
③ 불안정한 골절에는 적용할 수 없다.

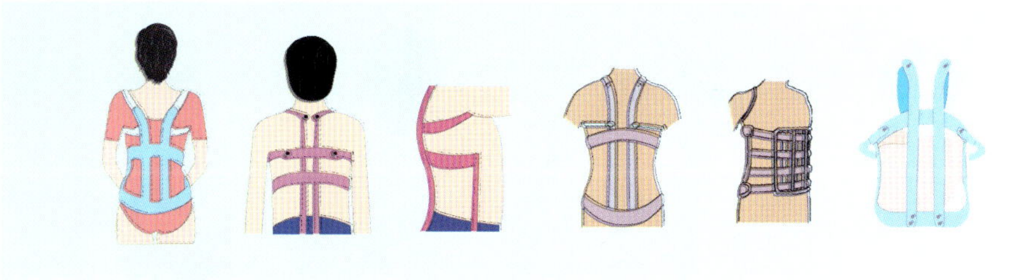

그림 6-31 • 흉 요천추 보조기의 나이트 테일러형

4) 쥬엣 굴곡 제한 보조기

심하게 엉덩방아를 찧거나 높은 곳에서 떨어져(그림 6-32) 척추 뼈의 앞부분이 찌그러지면서 골절이 일어나는 압박 골절을 당한 경우 몸이 앞으로 굽어져서 뼈가 부서진 부위가 자극이 되는 것을 방지하려는 목적으로 많이 사용한다. 특히 골다공증으로 뼈가 약해져서 생긴 압박 골절의 경우에도 사용되지만 나이가 아주 많은 경우 사용할 수 없는 단점이 있다.

굴곡조절 보조기(쥬엣)는 흉추와 요추의 외상성 골절이나 굴곡 운동을 제한할 목적으로 사용한다.

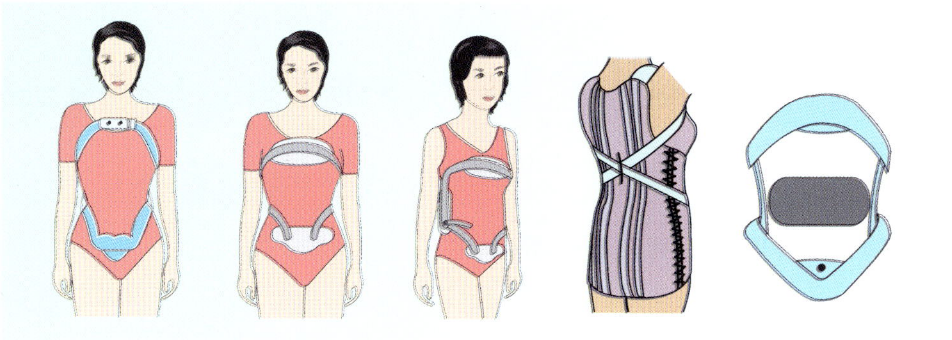

그림 6-32 • 굴곡보조기(쥬엣)

(4) 경흉요천추 보조기

경흉요천추 보조기의 대표적인 보조기(그림 6-33)로 밀워키 보조기를 들 수 있는데 이 보조기는 40~50년 전부터 시술되었으며 철재구조의 딱딱함과 많은 고정끈과 단추, 핀 등이 단점을 가지고 있으나 성장에 따라 길이를 조절할 수 있으며 가동성 보조기로의 전환을 용이하게 할 수 있는 장점을 가지고 있어 널리 사용되고 있다.

① 측만의 각도가 25~40[°] 사이의 만곡 돌출부가 제 8흉추 이상에서 진행의 증후를 보일 경우에 사용한다.
② 선천성 측만증이나 특발성 척추측만증시 교정 및 보호를 위해 사용한다.

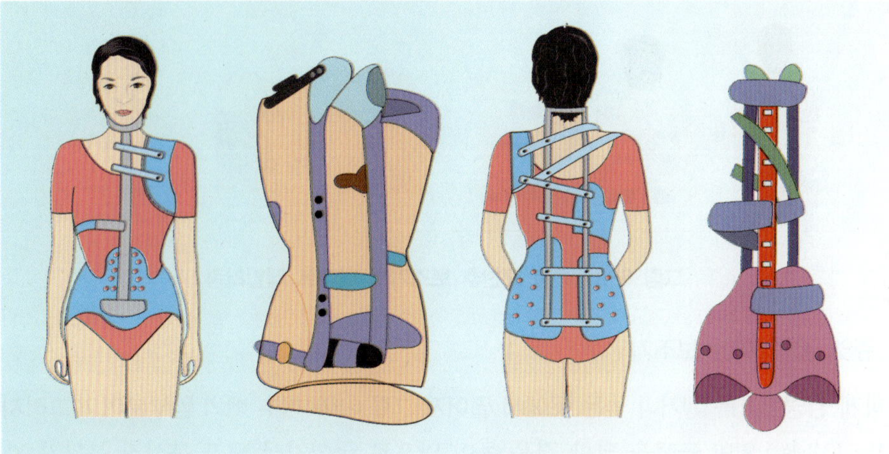

그림 6-33 • 밀워키 보조기

05 | 보행보조기기

보행(gait)은 다리를 이용하여 움직이는 것이며, 이동은 걷거나 자동차를 타거나 간에 목적지까지 이동하는 것을 말한다.

1. 보행보조기기의 착용목적 및 종류

(1) 보행보조기기의 착용목적

보행보조기기를 착용하는 목적은 더 넓은 기저면(base of support : 베이스 오브 서포트)을 제공하기 위해서 균형과 환자의 안정성을 개선하고 보행하는 동안 추진력과 직립자세의 생리학적 장점을 제공하는가 하면 휠체어가 접근하기 어려운 장소에 접근을 용이하게 해주기도 한다.

(2) 보행보조기기의 종류

1) 보행기

보행기(워커 : walker)는 균형이 잘 유지되지 않는 환자에게 안정성을 제공하며 크러치(Crutch)를 사용하기에 적정하지 않은 사람에게 적용된다. 표준형 보형기는 가장 안정성이 높은 것이며 디지인에 따라 바닥지점이 바퀴로 이용되는 것도 있다(그림 6-34(a)).

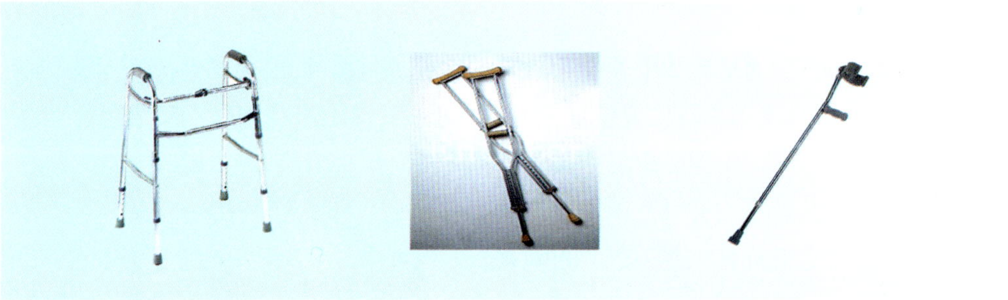

(a) 표준형 보행기 (b) 표준형 크러치 (c) 전완 크러치

그림 6-34 • 보행보조기의 종류

2) 크러치

크러치(Crutch)는 흔히 우리가 알고 있는 **목발**이라고 볼 수 있다. 크러치는 **보행보조기기** 중에서 가장 흔히 사용된다.

3) 표준형 크러치

표준형 크러치(standard or axillary crutch : 스탠다드 오어 액실러리 크러치)는 크러치 중에서 가장 많이 사용되는 것이며 **액와형 크러치**로 잘 알려져 있다. 주로 **알루미늄으로 만들어지며 겨드랑이 받침대, 두 개의 지주, 손잡이, 길이 조절대로 구성**되어 있다(그림 6-34(b)).

4) 전완 크러치

전완 크러치(Forearm or Lofstrand crutch : 포암 오어 로프스트랜드 크러치)는 전완부로 지지하여 이용하는 크러치를 말하며, **로프스트랜드 크러치**로 잘 알려져 있다(그림 6-34(c)).

5) 상완 크러치

상완 크러치(Upper arm or crutch : 어퍼 암 오어 크러치)는 **팔꿈치를 펴는 상완 삼두근이 약할 때 주로 적용**되며, 상완부를 지지하는 패드가 작용된다. 그래서 **상완 삼두근크러치** 또는 **카나디안**(Canadian) 크러치로도 잘 알려져 있다.

6) 플랫폼 크러치

플랫폼 크러치(platform or forearm support crutch : 포암 써포트 클러치)는 **손과 완관절**에서 체중을 지지할 수 없는 환자에 적용되며, **체중을 전완부에서 견딜 수 있도록 전완부 지지대를 부착**하였다.

(3) 지팡이

지팡이(Cane)는 보행보조기기 중에서 가장 단순한 형태이며, 가장 작은 안정성을 제공한다. 지팡이는 신체와 접촉되는 부분이 손잡이뿐이므로, 사용자가 어느 정도 균형을 잡을 수 있으며 걸을 수 있을 때 적용된다.

지팡이는 가장 많이 사용되는 표준형, 바닥점이 4개인 사점 지팡이(Quad cane : 쿼드 케인), 보행기와 모양이 유사한 보행기형 지팡이(Walkane : 워캔), 지주가 곡선형인 곡선형 지팡이(Curved : 커브) 등이 있다(그림 6-35).

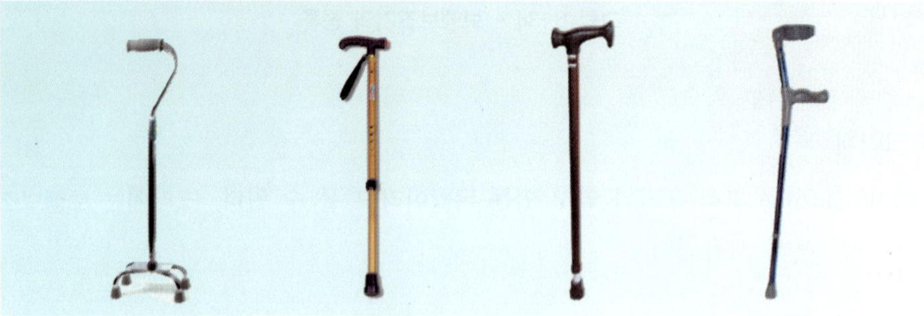

그림 6-35 • 지팡이

2. 이동보조기기의 착용목적 및 종류

(1) 이동보조기기의 착용목적

이동보조기기를 사용하는 목적은 건강하고 활력적인 신체 이미지의 형성을 돕기 위해 사용자의 독립적인 기능을 최대화하기에는 효과적이며 독립적인 이동을 최대화할 수 있다. 또한 신체의 변형이나 손상을 예방하고 최소화하기 위함이다.

(2) 이동보조기기의 종류

이동보조기기에서 가장 많이 사용되는 것은 의자차이며 이 밖에도 스쿠터나 스트레처가 사용된다.

(3) 의자차

21세기를 맞아 휠체어는 새로운 도약의 단계로 접어들고 있다. 특색 없는 기존의 형태에서 가볍고 패션 감각이 뛰어난 모습으로 변화하고 있으며, 단순한 이동수단에서 벗어나 해변용 휠체어, 비포장도로용 휠체어, 산악용 휠체어, 스키용 휠체어, 로봇 휠체어까지 개발되고 있다(그림 6-36).

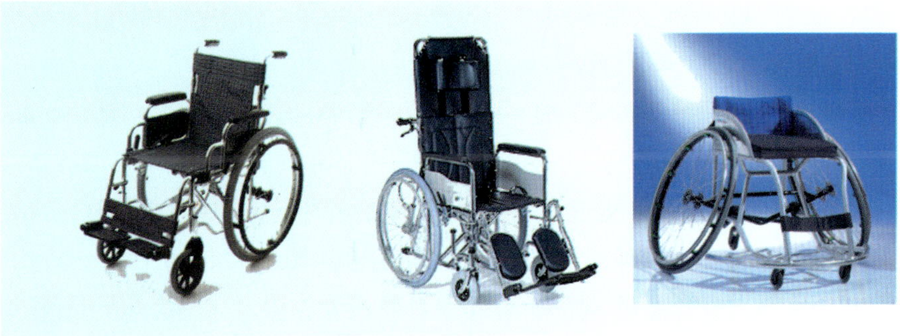

그림 6-36 • 의자차

1) 의자차의 구성요소

의자차(Wheelchair : 휠체어)는 디자인이나 목적에 따라 구성요소에 차이가 있으며 가장 일반적인 표준형을 기준으로 볼 때 그림 6-36과 같이 구성한다.

2) 의자차의 분류

의자차는 재질과 무게 또는 사용자의 체중이나 사용목적에 따라서도 **표준형, 중량형, 경량 그리고 초경량의자차로 분류**된다.

또한 구동방식에 의해 수동과 전동의자차로 구분된다. 이밖에 기립형이나 침대형 등 특별한 목적을 위한 특수형도 있다.

3) 수동 의자차의 구성요소 및 고려사항

① **프레임** : 의자차 프레임은 **접이식**(folding : 폴딩)과 **일체형**(rigid : 리지드) 프레임이 있다. **접이식 프레임**(Frame) 중 가장 많이 사용되는 **표준형 의자차에서 가장 많이 사용**되며 접을 수 있도록 십자형 구조로 되어 있다. 반면 **일체형 프레임은 스포츠 휠체어**에 주로 이용된다.

② **좌석** : 의자차의 좌석(seat : 씰)은 접이식 프레임에 적용되는 일반형이 가장 많이 이용되며, 그 밖에도 **편의성을 위한 변기형 좌석**도 있다. 좌석을 선택할 때에는 **사용자의 신체에 맞는 너비와 깊이, 그리고 높이를 선택** 및 고려해야 한다.

③ **등 받침대** : 등 받침대(Backrest : 백레스트)는 일반적으로 **견갑골보다 낮게 위치**하며, 사용자의 상태에 따라 그 높이가 달라진다. 등 받침대에서는 **뒤로 젖혀지는**(reclining : 리클라잉) 등 받침대가 있으며, 이는 **완전히 젖혀지는 형**(fully reclining type : 풀리 리클라잉 타입)과 **반만 젖혀지는 형**(Semi-reclining type : 세미 리클라잉 타입)이 있다.

④ **팔 받침대** : **표준형 팔 받침대**(Armrest:암레스트)는 팔을 지지하고 자세를 바꾸거나 이동할 때 상지를 지지해주고, 그 하부에는 옷의 엉킴을 막아주는 측면 보호대가 포함되

어 있다. 또한 사용자의 용도에 따라 **분리형**(detachable : 디타치블)과 테이블 등에 밀착되어 사용할 수 있는 **책상형**(desk length : 데스크 랭스)이 있다.

그 밖에도 좌우나 상하로 움직일 수 있는 **이동형**(Swing away : 스윙 어웨이 및 flip up : 플립업), 높이를 조절할 수 있는 **높이조절형**, 등 받침대가 뒤로 젖혀져도 그대로 같이 이동하는 **슬라이드형** 등이 있어 사용자의 편의에 따라 선택하여 사용한다.

⑤ **다리 받침대** : 하지를 지지하는 역할을 하는 **다리 받침대**(Leg rest : 레그 레스트)는 의자차의 전면에 위치하고 있기 때문에 몸이 불편한 사람은 앉기가 힘들다. 이러한 문제점을 해결하고 기능을 증가시키기 위해 **옆으로 이동이 가능한 형**(removable and swing away : 리무빌 앤드 스윙 어웨이)과 **다리를 올려서 유지해주는 거상형**(elevating : 엘레베이팅) 등이 있다.

⑥ **바퀴 휠 및 타이어** : 바퀴의 휠은 **바퀴살**(spoke : 스포크)이 있는 형이 가장 많이 사용되며, 타이어는 **공기 주입식**과 **타이어 자국**이 있는 것이 사용된다. 실내에서 사용하는 경우에는 타이어 자국이 없는 것을 사용한다,

⑦ **핸드림** : **핸드림**(Handrim)은 **수동 의자차의 추진장치**이다. 뒷바퀴에 부착되어 있으며, 사용자의 손상태에 따라 막대나 원형의 손잡이를 추가하여 추진을 용이하게 해준다. 또한 한쪽 팔만을 사용할 수밖에 없는 경우에는 **한쪽 바퀴에 두 개의 핸드림을 모두 부착한 편수형**(arm-arm drive : 암-암 드라이브)이 사용된다.

(4) 전동 의자차의 구성요소 및 고려사항

전동 의자차는 사용자의 수동 의자차를 사용할 수 없으며 상지 근력이 약하고 **협응작용**이나 **관절가동범위가 감소된 경우**, 그리고 수동 의자차를 사용을 과하게 하여 **어깨관절에 퇴행성 손상이 있는 경우** 등에 적용된다(그림 6-37).

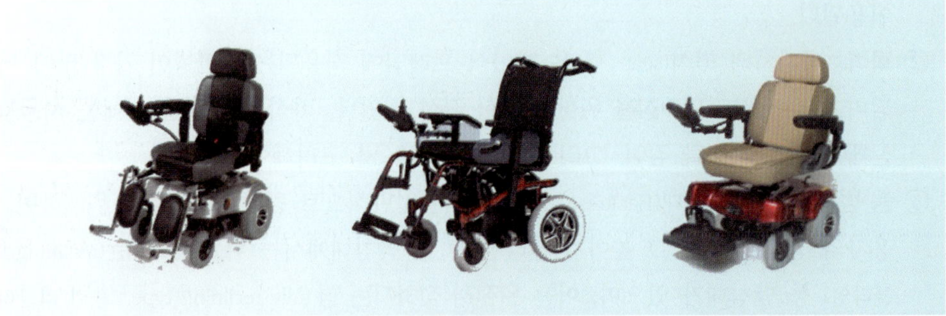

그림 6-37 • 전동 의자차

1) 전동 의자차의 종류

전동 의자차는 모터와 기어박스가 구동바퀴에 직접 연결되어 움직이는 직접 구동식(direct drive type : 다이렉트 드라이브 타입), 구동바퀴와 모터가 벨트로 연결된 벨트 구동식(belt drive type : 벨트 드라이브 타입), 그리고 수동 의자차에 배터리와 전동 의자차 부품을 연결하여 두 가지 방식으로 모두 사용이 가능한 결합형(Power add-on unit type : 파워 앤드 온 유니드 타입)으로 크게 분류된다.

2) 구동 조절방식

가장 많이 사용되는 것은 조이스틱 조절(joystick control : 조이스틱 콘트롤)방식으로서 약간의 상지 근육 조절력을 가진 사람이면 사용할 수 있는 가장 일반적인 조절방식이다. 사용자가 활용할 신체 조건에 따라 조이스틱 조절 박스를 손 이외에도 구강부분의 입, 턱, 그리고 발에도 위치시킬 수 있다. 이 밖에도 사용자의 입으로 공기를 불고 빨아들이는 것으로 조절하는 공기 조절식(Pneumatic control : 뉴메틱 컨트롤), 턱으로 조절하는 방식(chin control : 췬 컨트롤), 머리를 조절하는 방식(head control : 헤드 컨트롤), 입안의 혀로 조절하는 방식 등이 적용된다.

(5) 부가장치

의자차를 사용하는데 있어서 사용자의 편의와 자세유지를 위해 여러 가지 부가장치(Appendices : 아펜디시즈)가 사용된다.

① 랩 보드(Lap board) : 팔 받침대 위에 걸쳐 올려놓은 테이블을 말하며, 사용자의 식사나 작업 등 재활활동에 필요한 공간을 제공한다.

② 좌석 삽입장치(Seat insert : 싯 인서트) : 좌석 위에 사용되며 사용자의 편의는 물론 골반, 고관절, 대퇴부의 압력을 재분배하여 욕창을 방지하고 자세를 유지하는데 도움이 된다. 공기 주입식, 젤 방식, 맞춤식 폼재질 등 다양한 종류가 사용된다.

③ 등받이 삽입장치(Back insert : 백 인서트) : 사용자의 등과 등받이 사이에 적용되어 자세유지 및 기형예방을 위해 사용된다. 또한 사용자 등에 적절한 압박을 유지해야 한다.

④ 체간 지지장치(Trunk support : 트렁크 서포트) : 사용자의 몸통이 의자차 내에서 중앙부에 위치하도록 유지해 준다. 특히 사용자의 몸통이 앞이나 옆으로 구부러지는 것을 막아주며 스트랩이나 벨트를 적용한다.

(6) 스쿠터

스쿠터(Scooter)는 전동 의자차의 조이스틱을 사용하지 않아도 될 정도의 사이 조절 및 균형 조절이 가능한 사람에게 적용되는 이동보조기기이다. 주로 노인이나 절단장애인, 근력이 약한 사람에게 적용된다. 스쿠터는 전륜 및 후륜방식, 4바퀴 디자인이 있다(그림 6-38).

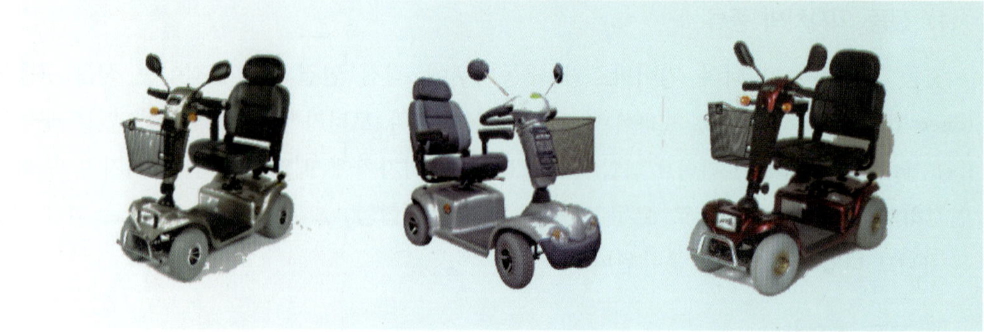

그림 6-38 • 스쿠터

(6) 환자이동침대

환자이동침대(stretcher : 스트레처)는 **사용자가 엎드려 누운 채로 이동**할 수 있게 해주는 이동보조기기로써 외국의 경우 환자이동침대를 사용하여 밴 등의 차량에 직접 탑승하여 운전하는 경우도 있다. 자신이 직접 구동하는 경우 앞바퀴는 의자차의 구동바퀴와 같이 **핸드림을 사용하여 추진**하며, **브레이크를 사용하여 고정**시킨다(그림 6-39).

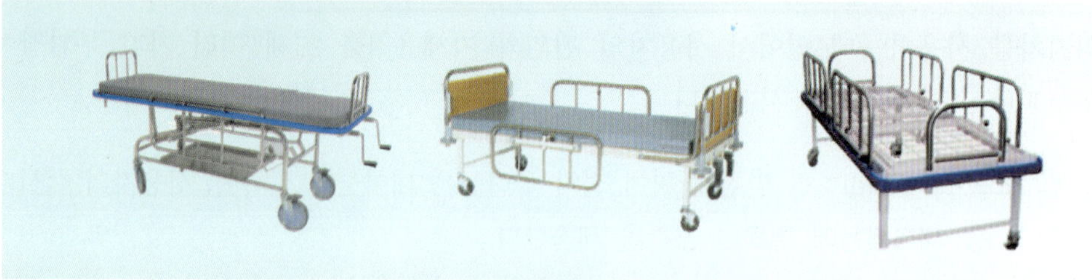

그림 6-39 • 환자이동침대

제 7 장
의용기계요소학
(의료용 기계요소)

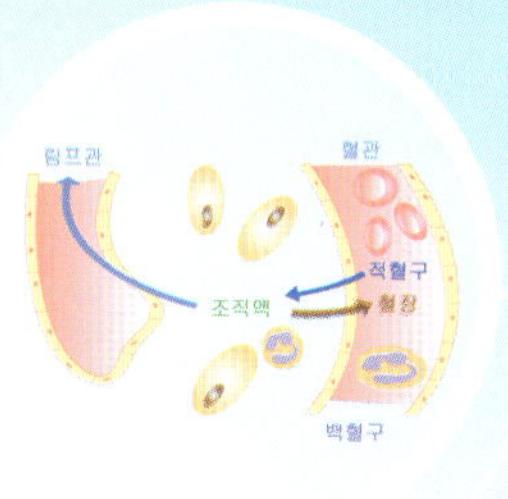

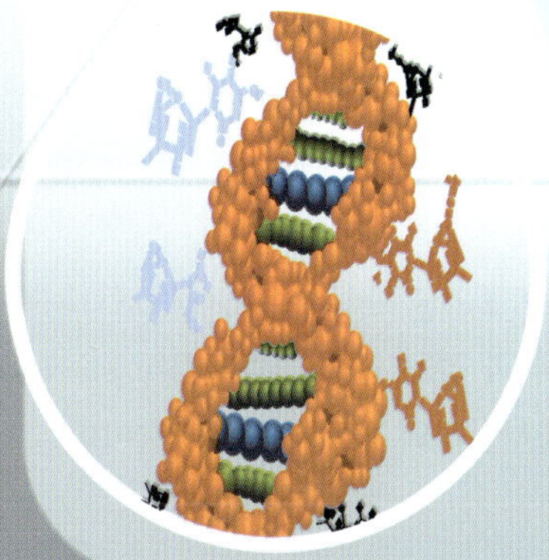

기계란 다수의 부품으로 구성된 것으로 일정한 상대운동에 의해 유용한 일을 하는 동적 장치로서 **동력을 사용하여 작업을 수행하는 도구**를 통틀어 이르는 말이다. 넓은 의미로는 **에너지를 변환시키거나 전달시키는 장치**를 총칭하는 말이다.

01 | 결합요소

의료용 기계요소의 결합요소에는 **나사, 볼트와 너트, 핀과 키, 리벳** 등이 있다.

1. 나 사

(1) 나사의 명칭

나사산의 꼭지면을 **나사산마루**(thread crest : 스레드 크레스트), 나사홈의 밑부분을 **나사골**(thread root : 스레드 루트), 나사 산마루와 골을 연결하는 **나사면**(thread surface : 스레드 서페이스)을 **플랭크**(flank : 프랭크), 나사의 축선을 포함하는 단면에서 서로 이웃한 나사산의 대응하는 2점 사이의 축방향의 거리를 **피치**(pitch)라 한다.

① **나사의 크기 : 나사의 바깥지름**을 말하며 '**호칭치수**'라 한다.
② **골지름** : 수나사에서는 최소 지름이며 암나사에서는 **최대 지름**이다.
③ **바깥지름** : 수나사의 축에 직각으로 측정한 최대 지름이며, 나사의 크기를 표시하는 **공칭 지름**이다.
④ **안지름** : 암나사의 최소 지름이다.
⑤ **유효지름** : 골지름과 바깥지름의 평균 지름을 말하며 **피치 지름**이라고도 한다.
⑥ **나사의 유효 단면적** : 유효지름과 수나사의 골지름과의 평균치를 지름으로 하는 **원통의 단면적**이다.
⑦ **나사의 높이 : 바깥지름과 골지름과의 차를 2로 나눈 값**이다. 즉, 골지름에서 바깥지름까지의 높이이다. 비틀림각은 원통상에 나사의 축과 평행한 직선과 나사곡선의 한 점과의 교점이 이루는 각이며, 리드각과 합하여 90[°]이다.
⑧ **나사산각과 플랭크각**(angle of flank : 앵글 오브 프랭크) **: 나사산각**은 인접한 2개의 플랭크가 맺는 각이며, **플랭크와 축선에 직각인 직선과 맺는 각을 플랭크각**(angle of flank : 앵글 오브 프랭크)이라 한다. **3각 나사에서는 나사산각의 1/2이 플랭크각**이다.

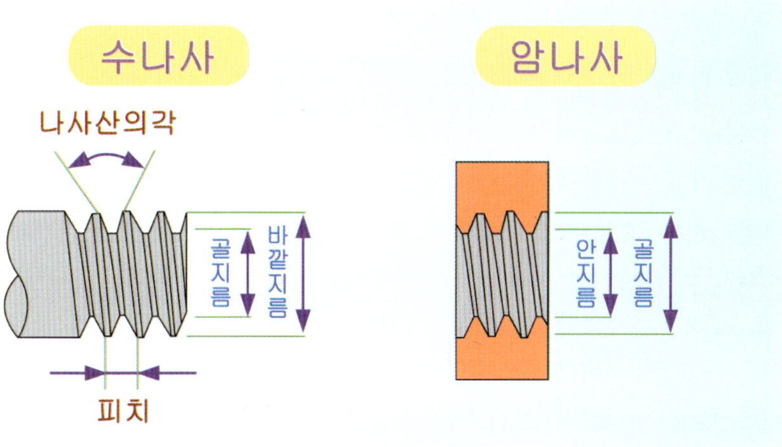

그림 7-1 • 나사의 명칭

(2) 나사의 원리와 용어

일반적인 기계의 구성요소를 조립하려면 여러 체결요소 또는 결합요소가 필요하다. 결합요소로서 가장 많이 사용되는 것은 나사이며, 나사는 간단히 풀 수 있는 특징을 가지고 있다. 나사는 회전운동과 직선운동의 상호변환요소이며, 작은 회전 모멘트로 축방향의 큰 힘을 얻는 운동용 나사로써 중요한 기계요소의 하나이다.

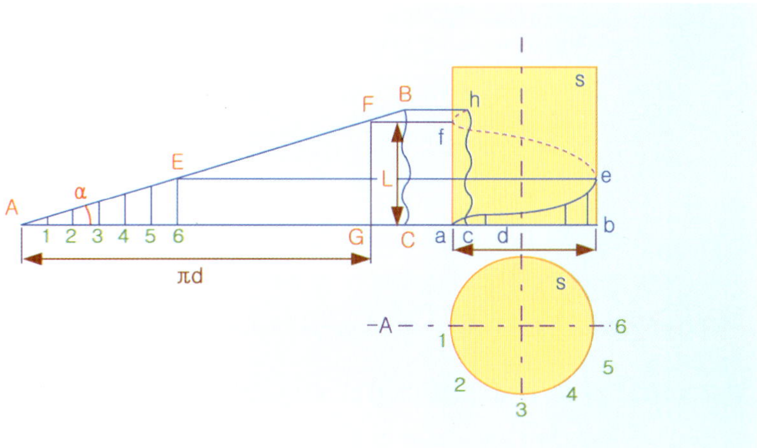

그림 7-2 • 나사의 원리

그림 7-2와 같이 지름이 d인 원기둥에 밑변 $AG=\pi d$인 직각 삼각형 AFG를 감으면 빗변 AF는 원기둥 위에 나선이라는 곡선을 그린다. 이 나선을 따라 3각형 또는 4각형 균일단면을 갖는 띠를 원통의 외면에 감으면 3각 수나사 또는 4각 수나사, 원통의 내면에 파서

감으면 3각 암나사 또는 4각 암나사라 한다. 그리고 수나사를 볼트 (bolt), 암나사를 너트 (nut)라 하며 볼트와 너트는 짝 (pair : 페어)을 이룬다.

① 피치(pitch) : 나사산과 서로 인접한 다음 나사산 사이의 거리를 말한다. 3각 수나사에서 나선을 따라 감긴 삼각형을 나사산(screw thread : 스크루 스레드)이라 하고, 서로 인접한 2개 나사산 사이의 거리를 피치라 한다. 여기서 나사산은 올라가 감겨지는 방향이 오른쪽이면 오른나사(right hand screw : 라이트 핸드 스크루), 왼쪽이면 왼나사(left hand scwe : 레프트 핸드 스크루)라 한다. 즉, 수나사를 시계방향으로 돌릴 때 암나사 속으로 들어가는 나사가 오른나사이다. 그리고 왼나사는 특별한 목적에만 사용한다.

② 리드(lead) : 나사를 1회전시 축방향으로 이동한 거리를 말하며. 이 나선을 따라 원기둥을 한 바퀴 돌면 높이 $FG=\ell$만큼 올라가는데, 이 ℓ을 리드라 한다. 여기서 나선의 결사각(나사산의 각도) $FAG=$a는 리드각(Lead Angle : 리드 앵글)이라 한다. 1줄 나사에서는 피치각(pitch angle : 피치 앵글)이라고도 한다. 나사의 바깥지름을 d라 할 때 식 (7-1)과 같다.

$$\tan a = \frac{\ell}{\pi d}, \qquad a = \tan^{-1}\left(\frac{\ell}{\pi d}\right) \tag{7-1}$$

나사는 1개의 나선으로 만들어졌을 때 1줄 나사, 2개의 나선이 180[°]의 위상차를 두며 형성된 2줄 나사, 120[°]위상차를 갖는 3줄 나사 등이 있다. 2줄 이상의 나사를 여러 줄 나사(multiple thread screw : 멀티플 스레드 스크루)라 한다. 1줄 나사의 리드 ℓ과 피치 P는 같으며, 2줄 나사의 $\ell=2p$, n줄 나사의 리드 ℓ은 식 (7-2)와 같다.

$$\text{리드}(\ell) = \text{줄수}(n) \times \text{피치}(p) \qquad \therefore\ p = \frac{\ell}{n} \tag{7-2}$$

나사의 크기는 바깥지름 d_2를 사용하나, 유효지름 $d=\dfrac{d_1+d_2}{2}$은 골지름 d_1과의 평균값이다. 식 (7-1)에서 식 (7-2)의 리드 ℓ과 유효지름 d를 이용한다. 또한 여러 줄 나사는 1 회진에 대한 리드를 줄 수에 해당하는 피치만큼을 이동하려고 할 때 사용한다.

③ 유효지름(effective diameter) : 수나사와 암나사가 접촉하고 있는 부분의 평균 지름, 즉 나사산의 두께와 골의 틈새가 같은 가상 원통의 지름을 말하며, 바깥지름이 같은 나사에서는 피치가 작은 쪽의 유효지름(유효 직경)이 크다.

④ 호칭지름(normal diameter) : 수나사는 바깥지름으로 나타내고, 암나사는 상대 수나사의

바깥지름으로 나타낸다.

⑤ 비틀림 각(angle of torsion) : 직각에서 리드 각을 뺀 나머지 값을 뺀 나머지 값을 비틀림 각이라 한다.

⑥ 플랭크 각(flank angle)과 나사산 각(angle of thread) : 나사의 정상과 골을 잇는 면을 플랭크라 하고, 나사의 축선의 직각인 선과 플랭크가 이루는 각을 플랭크 각이라 하며, 2개의 플랭크가 이루는 각이 나사산 각이다.

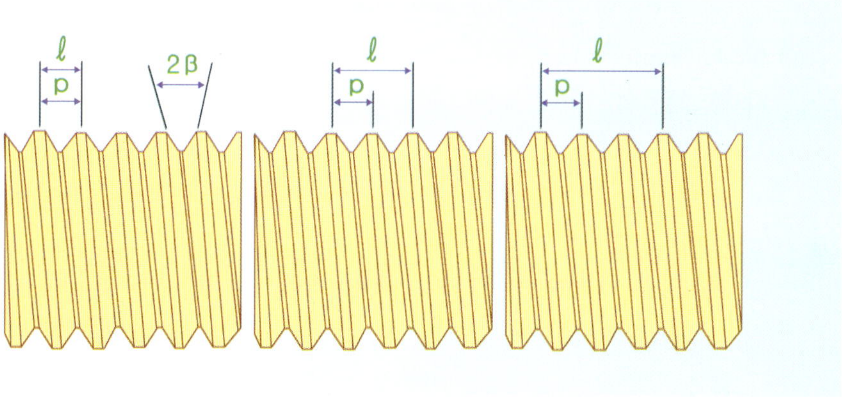

그림 7-3 • 여러 줄 나사

(3) 나사의 용도

① 결합용 : 기계부분을 결합할 경우에 사용한다.

② 측정용 : 나사를 1회전시키면 ℓ 리드 진행하는 성질을 이용하여 정밀한 치수측정에 사용한다(예 : 마이크로미터).

③ 조정용 : 기체, 액체 등의 누설(Leak : 리크)방지용의 기밀용 또는 부품상포 간의 위치조정용에 사용한다.

(4) 나사의 종류

나사는 교환성이 요구되기 때문에 형상, 지름, 피치 등에 대하여 표준 규격화가 필요하다. 나사의 위치에 따라 수나사[1)], 암나사[2)], 조이는 방향에 따라 오른나사[3)], 왼나사[4)], 나사산의 줄 수에 따라 한줄 나사[5)], 두줄 나사[6)] 등이 있으며, 기준치수의 단위에 따라 미터나사, 인치나

제 7 장

1) 수나사 : 둥근 쇠막대의 바깥둘레에 나사산을 만든 것을 말한다.
2) 암나사 : 둥근 원통의 내면에 나사산을 만든 것을 말한다.
3) 오른나사 : 오른쪽으로 돌리면 조여지는 나사로 대부분의 나사는 오른나사이다.
4) 왼나사 : 왼쪽으로 돌리면 조여지는 나사를 말한다.

사가 있으며 나사산의 모양에 따라 3각 나사(일반결합용), 4각 나사(힘의 전달용), 사다리꼴나사(운동전달용), 톱니나사(한 방향에서 강한 힘이 작용하는 경우), 둥근나사(큰 힘이 작용하는 경우) 등이 있다.

① 3각 나사(체결용 또는 결합용) : 3각 나사는 나사산의 단면이 정3각형에 가까운 나사로써 나사산의 종류에 따라 미터나사, 휘트워어드 나사, 유니파이 나사 등으로 나누어지고 파이프용으로는 관용나사가 있다. 이 3각 나사는 체결용(결합용) 나사로써 가장 많이 사용되며, 호환성이 크게 요구되므로 일찍이 그 표준화가 이루어졌다.

㉠ 미터나사(metric thread : 메트릭 시드) : 나사의 지름과 피치를 [mm]로 표시한 것으로 나사산 각은 60[°]이다. 보통나사(coarse thread : 코스 시드)와 가는나사(fine thread : 파인 시드)가 있다.

ⓐ 보통나사는 지름과 피치와의 조합이 일반적이고 가장 보통으로 사용되는 나사이다.

ⓑ 가는나사는 지름에 대한 피치의 비율이 보통나사보다 가는 것이다. 관용나사보다는 피치를 약간 크게 한 것으로 보통나사보다 강도를 필요로 하는 곳, 살이 얇은 원통부, 수밀(水密), 기밀(氣密)을 유지하는 곳에 사용한다.

ⓒ 미터나사의 산마루는 평탄하게 골의 밑부분은 둥글게 하여 나사 맞춤을 하였을 때 나사의 산마루와 골 사이에는 반달형의 틈이 생긴다.

ⓓ SI나사(system international screw : 시스템 인터네셔널 스크루)로 알려져 있다. 우리나라에서도 미터 보통나사를 KSB 0201, 미터 가는나사를 KSB 0204에 규정하고 있다.

㉡ 유니파이 나사(unified screw thread : 유니파이드 스크루 시드) : 영국, 미국, 캐나다의 3국이 1948년의 협정으로 정해진 것으로서 실질적으로 세계의 표준나사이며 ABC 나사라고도 한다. 나사산의 각도는 60[°]이다. 수나사는 골이 둥글고 산마루는 반지름 $0.108P$로 둥글든지 $P/8$로 평탄하다. 유니파이 가는나사는 유니파이 보통나사보다 피치가 작으므로 나사산의 높이도 낮아서 두께가 얇은 부품과 체결하는데 알맞다. 또한, 리드각이 작기 때문에 쉽게 풀리지 않는다.

㉢ 관용나사(pipe thread : 파이프 시드) : 파이프의 연결시 나사산의 높이로 인하여 파이프의 두께가 얇아 그의 강도를 떨어뜨리고 누설과 기밀(氣密)을 방지하기 위하여 제정하였다. 테이퍼 관용나사와 평행 관용나사의 두 종류가 있는데 기밀용으로는 테이퍼형이 좋다.

---

5) 한 줄 나사 : 1리드 안에 피치가 1개인 나사를 말한다 (l=p, 나사의 리드는 피치와 동일).

6) 두 줄 나사 : 1리드 안에 피치가 2개인 나사를 말한다 (l=2p, 나사의 리드는 피치의 두 배), 나사의 회전에 대하여 나사의 가는 거리를 길게 할 경우에 사용한다.

② 4각 나사(힘의 전달용) : 나사산의 모양이 4각형인 나사로서 Armengaurd(아르멘가우르드) 제안하였다. 4각 나사는 큰 하중을 받을 수 있으면서도 하중의 방향이 일정하지 않는 경우에도 잘 견딘다. 나사의 단면이 4각형이기 때문에 밀링 커터로 절삭할 수 없어 모서리에 둥금새를 준 것이 Unwin(언윈)이 제안한 언윈 4각 나사이다. 다른 나사에 비해 효율이 가장 뛰어나 대형 선반의 이송나사, 나사 프레스 등에 쓰인다.

③ 사다리꼴 나사(Trapezoidal screw thread : 트래퍼조이들 스크루 시드) : 운동의 전달용으로 애크미(acme) 나사라고도 하며 나사산각은 미터계(TM)가 30[°], 인치계(TW)가 29[°]이다. 운동용으로 4각 나사가 이상적이지만 가공이 곤란하므로 대개는 사다리꼴 나사가 사용한다.

④ 톱니나사(Buttress screw thread : 버트리스 스크류 시드) : 나사 잭(screw jack)과 같이 압력 방향이 한 방향으로만 작용하는 경우 사용하는 것으로 하중을 받는 쪽은 4각 나사(경사 3[°], 5[°]), 반대쪽은 3각 나사(나사산 각 30[°], 45[°])로 깎아 나무 절단용 톱니모양을 하고 있다.

⑤ 둥근나사(Round thread : 라운드 시드) : 나사산과 골을 같은 반지름의 원호로 이은 모양이며 나사산 각은 30[°]이다. 굵거나 가는 가루 등이 나사산에 들어갈 염려가 있는 경우나 큰 힘이 작용하거나 격렬하게 움직이는 부분에 사용한다.

⑥ 볼나사(ball screw : 볼 스크루) : 수나사와 암나사의 홈에 강구(steel ball)가 들어 있어서 일반 나사보다 매우 마찰계수가 작고 운동 전달이 가볍기 때문에 NG 공작 기계(수치 제어 공작 기계)나 자동차용 스티어링 장치에 쓰인다.

⑦ 셀러 나사(seller's screw) : 아메리카 나사 또는 U.S 표준 나사라고도 하며, 1868년 미국 표준 나사로 제정한 삼각 나사이며, 산의 각도는 60[°]피치는 1인치에 대한 나사산 수로 표시한다.

2. 나사의 강도설계

(1) 나사의 강도와 치수

나사는 그 목적에 따라 다음과 같은 각기 다른 종류의 하중을 받게 한다.

① 축방향에 인장하중만을 받는 경우 : 인장하중 Q가 작용하는 경우에 나사의 바깥지름을 d, 나사재료의 허용 인장능력(인장응력) σt라 할 때, 미터나사나 휘트워스 나사에서는 바깥지름 d와 골지름 d_1 관계에서 최소값인$(d_1/d)^2=0.63$을 취하면 식 (7-3)과 같다.

$$d = \sqrt{\frac{2Q}{\sigma_t}} \qquad (7\text{-}3)$$

② **축하중을 받으면서 비틀림 모멘트를 동시에 받는 경우** : 나사의 인장응력을 σ, 전단응력을 τ라 할 때 **나사가 연강과 같은 연성재료**라면 최대 전단응력 $\gamma_{\max}$은 식 (7-4)와 같으므로, 이 값이 **허용 전단응력을 넘지 않아야 한다.**

$$\gamma_{\max} = \frac{1}{2}\sqrt{g^2 + 4r^2} \qquad (7\text{-}4)$$

③ **죄어진 나사에 인장하중이 작용하는 경우** : 압력용기의 연결부분이 처음부터 충분히 죄어져서 나사에 Q_0의 인장력이 작용하고 있다. 이 인장력 Q_0 때문에 **나사는 늘어나고 죄어진 물체는 수축하여 균형상태**를 이루게 한다. 지금 Q_0에 대응되는 볼트의 신장을 δ_t, 죄어진 물체의 수축을 δ_c라 하여 이 죄어진 상태를 힘-신장(수축) 선도로 표시하면 그림 7-4와 같다.

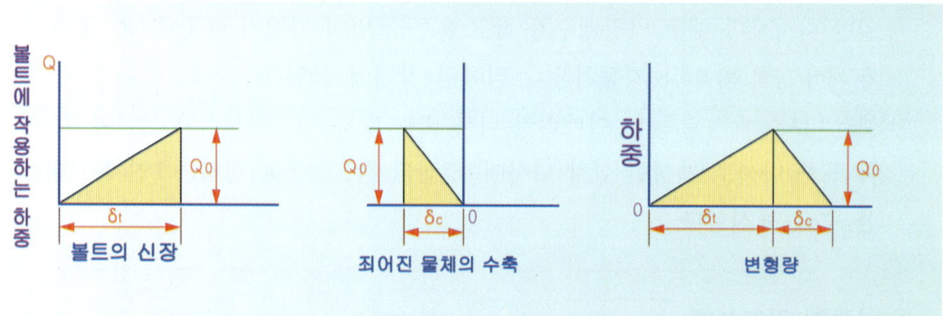

(a) 볼트의 힘-신장선도 (b) 죄어진 물체의 힘-수축선도 (c) (a)와 (b)의 조합

그림 7-4 • 신장-수축 선도

이런 상태에서 그림 7-4와 같이 압력 P에 의한 하중 P가 중첩하여 가해졌다고 하면, 나사는 P에 의해 다시 δ만큼 늘어나고 그 상태를 나타내면 그림 7-4(a)와 같다. 이때 나사에 작용하는 인장력을 Q_R이라고 하면 식 (7-5)와 같다.

$$\frac{Q_R}{Q_0} = \frac{\delta_t + \delta}{\delta_t} \qquad (7\text{-}5)$$

또한, 죄어진 물체의 수축은 $(\delta_c - \delta)$로 감소하고 그 상태를 나타내면 그림 7-4 (b)와 같이 한다. 이때 죄어진 물체의 압축력을 Q'라 하면 식 (7-6)과 같다.

$$\frac{Q_0}{Q'} = \frac{\delta_c}{\delta_c - \delta} \tag{7-6}$$

따라서, 볼트와 죄어진 물체의 선도를 조합하면, 그림 7-5에서 표시한 바와 같이 볼트에 작용하는 인장력 Q_R는 하중 P와 죄어진 물체에 가해지는 압축력 Q'와의 합으로 표시할 수 있으므로 식 (7-7)과 같다.

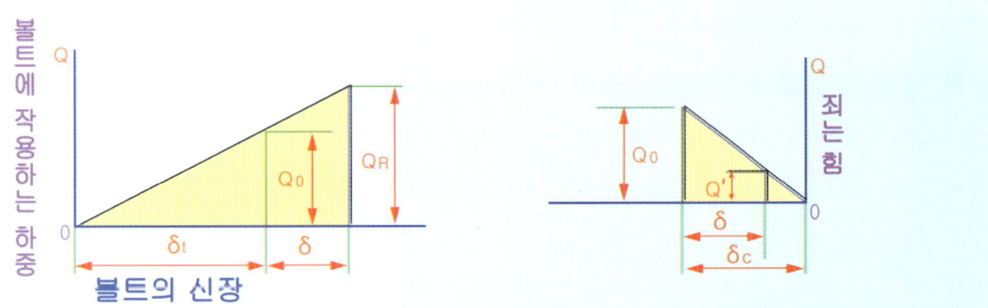

(a) 죄어진 물체의 신장　　(b) P의 하중이 작용할 때 힘과 신장

그림 7-5 • 충분히 죄어진 볼트에 다시 P의 하중이 작용할 때의 힘과 신장

$$Q_R = Q' + P = Q_0 \frac{\delta_c - \delta}{\delta_c} + P \tag{7-7}$$

또, 식 (7-5)로부터 $\delta = \delta\left(\frac{Q_R}{Q_0} - 1\right)$이므로 이것을 식 (7-7)에 대입하면 식 (7-8)과 같다.

$$Q_R = Q_0 + P\frac{\delta_c}{\delta_t + \delta_c} \tag{7-8}$$

제 7 장

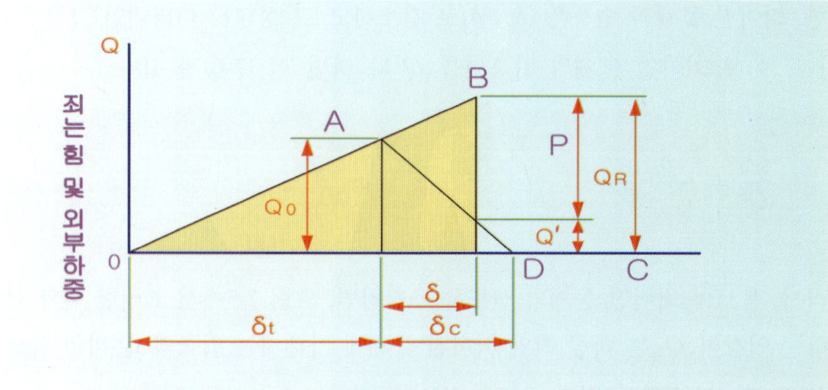

그림 7-6 • 나사와 죄어진 물체와의 힘과 신장(수축)의 조합

Q_R는 나사에 작용하는 합성 인장력이므로 나사의 크기는 Q_R로 설계해야 하고, **압력 용기의 뚜껑, 엔진의 실린더 헤드의 뚜껑, 파이프 이음** 등에서 P가 아주 크면 나사의 신장이 죄어지는 물체의 수축보다 커져서 틈이 생기게 되어 기밀(氣密)을 유지할 수 없다. 그러므로 P의 값이 식 (7-9)와 같은 범위 내에 있어야만 한다.

$$0 < P < Q_0 \frac{\delta_t + \delta}{\delta_t} \qquad (7\text{-}9)$$

④ **축의 직각방향에 힘을 받는 경우** : 서로 미끄러지는 판을 체결하는 볼트는 축방향의 힘 Q 이외에 그림 7-7과 같이 인장력 P를 받게 한다. 이때 **판이 미끄러지지 않으려면 마찰력 μQ가 P보다 커야 한다.** 나사와 나사구멍 사이에 틈새가 생겨 판이 미끄러지게 되면 나사는 전단응력 이외에 굽힘응력까지 받아 위험하다. 따라서 체결력을 크게 하기 위해서 항복점이 높은 재료를 선택할 필요가 있다. 만약, **미끄러지면 굽힘 모멘트와 굽힘응력**은 식 (7-10)과 같이 구한다.

$$M = \frac{Pl}{8}, \quad \delta_b = \frac{Pl}{8 \times \frac{\pi d^3}{32}} = \frac{4Pl}{\pi d^3} \qquad (7\text{-}10)$$

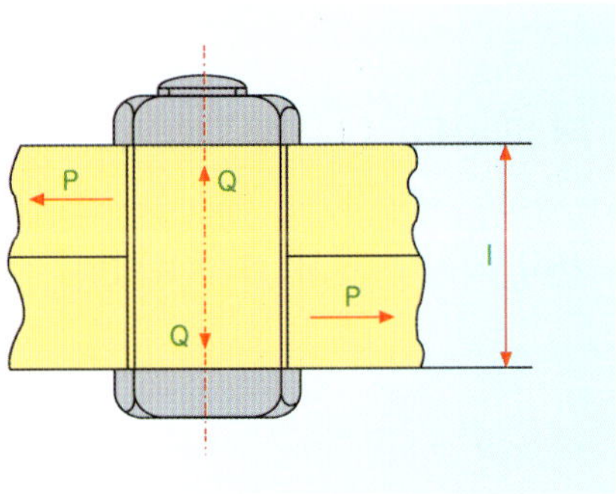

그림 7-7 • 나사의 전단 작용

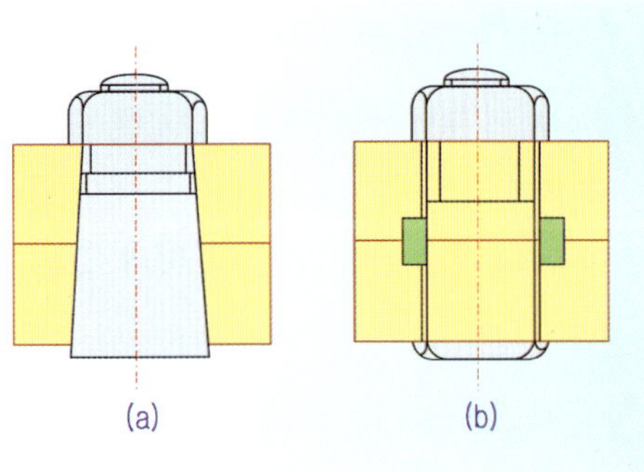

그림 7-8 • 나사의 단순 전단

또 나사와 나사구멍에 그림 7-8(a)와 같이 1/10~1/20 테니퍼를 만들어 서로 밀착시킴으로써 틈새를 없애거나, **구멍과 꼭 맞는 리머 볼트를 사용**하면 볼트는 단순전단 상태를 유지한다. 이때 판의 인장력 P는 식 (7-11)과 같다.

$$P \leq Q + \frac{\pi}{4} d^2 r \tag{7-11}$$

전단력은 나사부에 작용하지 않아야 한다. 판의 미끄러움을 방지하기 위하여 그림 7-8 (b)와 같이 판 사이에 링을 넣어 보호하기도 한다.

⑤ **충격하중을 받는 경우 :** 내연 기관과 같은 충격적인 하중을 받는 장소에 사용되는 수나사는 반복하중을 받아 피로파괴를 일으킨다. 이와 같은 **충격 반복하중을 받는 수나사는 축지름을 가늘게 함**으로써 그 내구 한도가 상승되는 것을 실험으로 알 수 있다.

⑥ 나사의 효율은 2가지로 나눌 수 있는데 하중을 밀어 올릴 때와 하중을 밀어 내릴 때이다.

㉠ 하중을 밀어 올릴 때는 식 (7-12)와 같다.

$$\text{나사의 효율}\ (\eta) = \frac{\text{마찰이 없는 경우의 회전력}}{\text{마찰이 있는 경우의 회전력}} = \frac{\tan a}{\tan(\rho + a)} \tag{7-12}$$

여기서, a : 리드각, ρ : 나사면의 마찰각

㉡ 하중을 밀어 내릴 때는 식 (7-13)과 같다.

$$\text{나사의 효율}\ (\eta) = \frac{\tan \alpha}{\tan(\rho - \alpha)} \tag{7-13}$$

3. 와 셔

수나사의 구멍이 크거나 암나사에 요철이 있을 때 암나사가 수나사의 결합 또는 체결압력과 마모 등에 견딜 수 없을 만큼 목재와 같이 연한 재료로 되어 있을 경우 와셔를 사용한다. 와셔(Washer)는 사용 목적에 따라 그림 7-9와 같이 여러 종류의 와셔가 있다.

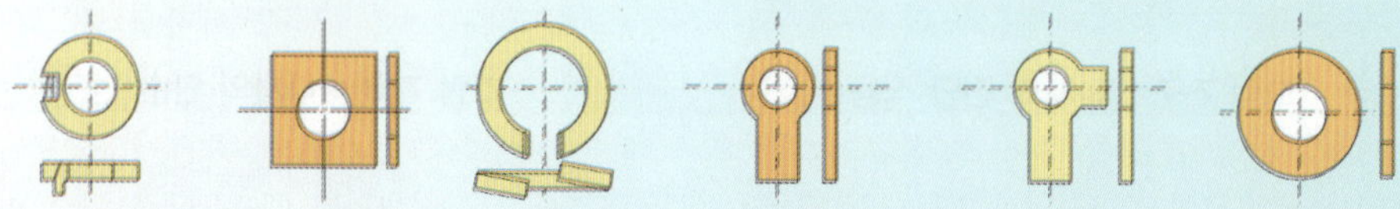

그림 7-9 • 와셔의 종류

① 스프링 와셔 : 끊어져 비틀어진 모양을 한 코일 형상의 와셔로, 진동에 의한 나사의 풀림을 방지한다. 즉, 체결 또는 결합할 때는 코일이 눌림으로 나사산의 마찰력이 증가하는 방향으로 힘이 걸려서 나사가 풀리는 것을 방지할 수 있다.

② 스프링 와셔에는 코일이 한 줄 감긴 것과 두 줄 감긴 것이 있으며, 또 끊어진 부분이 반듯하게 된 것과 발톱모양으로 된 것 등이 있다. 나사 풀림 방지를 위하여 고무 와셔, 톱니붙이 와셔 등을 쓰기도 한다.

③ 드럼 와셔 : 광석류에 부착한 미분(微粉)을 물로 씻어내는 회전식 원통형 장치로서 강철로 된 몸체의 안쪽은 내마모 재료로 보호되어 있으며, 몸체의 회전과 함께 그 내부에서 기벽(機壁)과 광석, 광석과 광석이 서로 비벼져서 광석에 부착한 미분(微粉)이 물에 씻겨 나간다.

④ 와셔가 사용되는 경우는 다음과 같다.

㉠ 볼트 머리의 지름보다 구멍이 클 때이다.

㉡ 접촉면이 바르지 못하고 경사졌을 때이다.

㉢ 자리가 다듬어지지 않았을 때이며, 너트의 풀림을 방지할 때이다.

㉣ 너트가 재료를 파고 들어갈 염려가 있을 때이다.

⑤ 와셔의 재료 : 연강이 널리 쓰이지만 경강, 황동, 인청동도 쓰이며, 스프링 와셔, 이붙이 와셔, 갈퀴붙이 와셔, 혀붙이 와셔 등이 있다.

4. 볼트와 너트

(1) 볼 트

둥근 강철막대에 삼각 단면의 수나사를 깎은 것으로 머리가 육각형 모양이 6각 볼트, 사각형 모양의 4각 볼트가 있다.

(2) 볼트의 종류

① 관통 볼트 : 물체의 맞뚫린 구멍에 볼트를 넣고 너트를 조이는 형태로 가장 널리 사용한다.

② 탭 볼트 : 너트를 사용하지 않고 물체에 직접 암나사를 낸 구멍에 볼트를 조이는데 사용한다.

③ 스터드 볼트 : 환봉의 양끝에 나사를 낸 것으로 기계부품에 한쪽 끝을 영구 결합시킬 때 사용한다.

(3) 특수 볼트의 종류

① 스테이 볼트(stay bolt) : 부품의 간격을 유지하기 위하여 턱을 붙이거나 격리 파이프를 넣는다.

② 기초 볼트(foundation bolt : 파운데이션 볼트) : 기계 구조물을 설치할 때 쓰인다.

③ T 볼트(T-bolt) : 공작 기계 테이블의 T홈 등에 끼워서 공작물을 고정시키는데 쓰인다.

④ 아이 볼트(eye bolt) : 부품을 들어 올리는데 사용되며, 링모양이나 구멍이 뚫려 있다.

⑤ 충격 볼트(shock bolt : 쇼크 볼트) : 볼트에 걸리는 충격 하중에 견디게 만들어진 것이다.

⑥ 리머 볼트(reamer bolt) : 정밀 가공된 리머 구멍에 중간 끼워 맞춤 또는 억지 끼워 맞춤하여 사용하며 볼트에 걸리는 전단 하중에 견디게 만들어진 것이다.

(4) 볼트의 지름

축방향 하중(W)만을 받는 hook(훅) eye bolt(아이 볼트)의 호칭지름(외경)을 구하는 식 (7-14)와 같다.

$$\text{볼트의 지름}(d) = \sqrt{\frac{2W}{Qt}}\ [\text{mm}] \tag{7-14}$$

여기서 W : 하중, Q : 허용 인장응력[kg/mm^2]

제7장

(5) 너 트

너트의 종류에는 6각 너트와 4각 너트가 있으며, 볼트에 끼워 조이는 것으로 두꺼운 강판에 암나사를 깎은 것을 말한다.

① 보통 너트 : 머리 모양에 따라 4각, 6각, 8각이 있으며, 6각이 가장 많이 쓰인다.

② 특수 너트의 종류

㉠ 사각 너트(square nut) : 외형이 4각으로서 주로 목재에 쓰이며, 기계에서는 간단하고 조잡한 것에 사용된다.

㉡ 둥근 너트(circular nut : 써큘러 너트) : 자리가 좁아서 육각 너트를 사용하지 못하는 경우나 너트의 높이를 작게 했을 때 쓴다.

㉢ 모따기 너트(chamfering nut : 챔퍼링 너트) : 중심 위치를 정하기 쉽게 축선이 조절되어 있으며, 밑면인 경우는 볼트에 휨 작용을 주지 않는다.

㉣ 캡 너트(cap nut) : 유체의 누설을 막기 위하여 위가 막힌 것이다.

㉤ 아이 너트(eye nut) : 물건을 들어올리는 고리가 달려 있다.

㉥ 홈붙이 너트(castle nut : 캐슬 너트) : 너트의 풀림을 막기 위하여 분할 핀을 꽂을 수 있게 홈이 6개 또는 10개 정도 있는 것이다.

㉦ T-너트(T-nut) : 공작 기계 테이블의 T홈에 끼워지도록 모양이 T형이며, 공작물 고정에 쓰인다.

㉧ 나비 너트(fly nut, 플라이 너트) : 손으로 돌릴 수 있는 손잡이가 있다.

㉨ 턴 버클(turn buckle) : 오른나사와 왼나사가 양끝에 달려 있어서 막대나 로프를 당겨서 조이는 데 쓰인다.

㉩ 플랜지 너트(flange nut) : 볼트 구멍이 클 때 접촉면이 거칠거나 큰 면압을 피하려 할 때 쓰인다.

㉪ 슬리브 너트(sleeve nut) : 머리 밑에 슬리브가 달린 너트로서 수나사의 편심을 방지하는데 사용한다.

㉫ 플레이트 너트(plate nut) : 암나사를 깎을 수 없는 얇은 판에 리벳으로 설치하여 사용한다.

(6) 너트의 높이 결정법

너트의 높이 결정법을 구하는 식은 (7-15)와 같다.

$$H = np = \frac{Wp}{\pi D_2 h_1 qa} = \frac{Wp}{\pi (d_2^2 - d_1^2) qa} \text{ [mm]} \tag{7-15}$$

여기서, H : 너트의 높이, n : 나사산 수, h : 결합된 나사산의 높이$=\frac{d_2-d_1}{2}$[mm]

p : 피치, D_2 : 유효지름$=\frac{d_1+d_2}{2}$ [mm], q_a : 허용 접촉면 압력[kgf/mm^2]

5. 핀과 키

(1) 핀

핀(pin)은 2개 이상의 부품을 결합시키는데 주로 사용하며, 나사 및 너트의 이와 방지, 핸들을 축에 고정하거나 힘이 적게 걸리는 부품을 설치할 때, 분해 조립할 부품의 위치를 결정하는 데에 많이 사용한다. 핀은 강재로 만드나 황동, 구리 알루미늄 등으로 만들기도 한다. 큰 힘이 걸리지 않는 부분을 고정하거나 결합시키는 기계요소를 말한다. 핀의 종류에는 용도에 따라 평행핀, 테이퍼핀, 분할핀, 스프링핀 등이 있다.

① 평행핀(dowel pin) : 분해 조립을 하게 되는 부품의 맞춤면의 관계 위치를 항상 일정하게 유지하도록 안내하는 데 사용한다.

㉠ 형태 : 굵기가 일정한 둥근 막대모양의 핀이다.

㉡ 용도 : 분해 · 조립을 하게 되는 2개 부품의 맞춤면의 위치를 항상 일정하게 유지시키는 곳에 핀을 사용한다.

㉰ 자전거의 체인연결

② 테이퍼핀(taper pin) : 1 / 50의 테이퍼가 있다. 호칭지름은 작은 쪽의 지름으로 표시한다.

㉠ 형태 : 끝이 점점 가늘어지는 원뿔 막대모양 핀이다.

㉡ 용도 : 적은 하중의 축에 벨트 풀리, 핸들 등을 고정시키는 데 사용하며 목재에 못을 박듯이 구멍에 박아 고정시키는 핀이다.

㉰ 자전거의 크랭크축과 크랭크의 연결

③ 분할핀(split pin) : 두 갈래로 갈라지기 때문에 너트의 풀림 방지 등에 쓰인다.

㉠ 핀을 꽂은 다음 핀을 벌려서 빠지지 않게 한다.

㉡ 용도 : 너트 등의 이완을 방지하는 데 사용한다.

㉰ 너트 · 머리핀 · 수류탄의 안전핀 등

④ 코터핀(cotter pin) : 두 부품 결합용 핀으로 양끝에 분할용 핀의 구멍이 있다.

⑤ 스프링핀(spring pin) : 세로 방향으로 쪼개져 있어 구멍의 크기가 정확하지 않을 때 해머로 때려 박을 수가 있다.

(2) 키

바퀴나 핸들 등 회전하는 부품을 축에 고정시켜 회전축이 겉도는 것을 방지하는 데 이용되며 표 7-1 키의 종류와 키에 대해 설명하였다.

표 7-1 • 키의 종류와 설명

키의 명칭		키의 형상	키의 특징
힘 키 (sunk key : 성크 키)	때려박음 키(드라이빙 키)	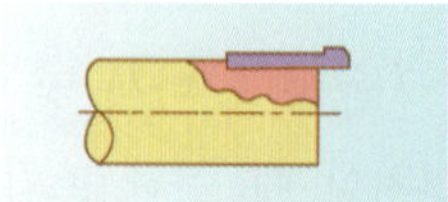	① 축과 보스에 다 같이 홈을 파는 것으로, 가장 많이 쓰이며, 테이퍼(1/100)가 있다. ② 머리붙이와 머리 없는 것이 있으며, 해머로 때려 박는다. ③ 벨트 풀리와 축에 모두 홈을 파서 때려 박는 키이다.
	평행 키	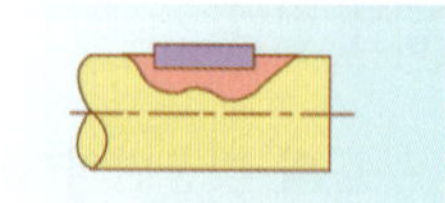	① 축과 보스에 다같이 홈을 파는 가장 많이 쓰이는 종류다. ② 키는 축심에 평행으로 끼우고 보스를 밀어 넣는다. ③ 키의 양쪽 면에 조입 여유를 붙여 상, 하 면은 약간 간격이 있다.
평 키 (flat key : 플랫 키)		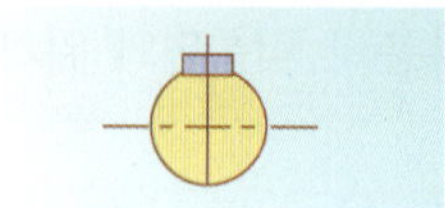	① 축은 자리만 편편하게 다듬고 보스에 홈을 판다. ② 경, 하중에 쓰이며, 키에 테이퍼(1/100)가 있다. ③ 안장 키보다는 강하다. ④ 축의 윗면을 편평하게 깎고 2면에 때려 박는 키이다.
안장 키 (saddle key : 새들 키)		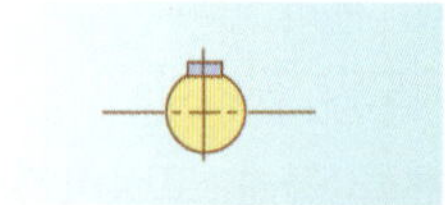	① 축은 절삭하지 않고 보스에만 홈을 판다. ② 마찰력으로 고정시키며, 축의 임의의 부분에 설치 가능하며, 극 경 · 하중용으로 키에 테이퍼(1/100)가 있다. ③ 축에는 가공하지 않고 축의 형태에 맞추어 키의 아랫면을 깎아서 때려 박는 키이다.
반달 키 (woodruff key : 우드러프 키)		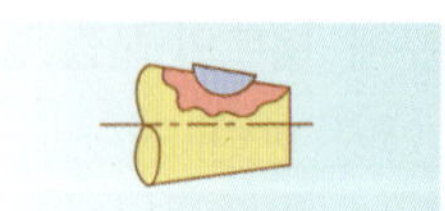	① 축의 원호상의 홈을 파며, 축이 약해지는 결점이 있으나 공작 기계 핸들 축과 같은 테이퍼 축에 사용된다. ② 홈에 키를 끼워 넣은 다음 보스를 밀어 넣는다. ③ 반달모양의 키로 공작기계나 자동차에 사용한다.
미끄럼 키 (페더 키 : feather key)		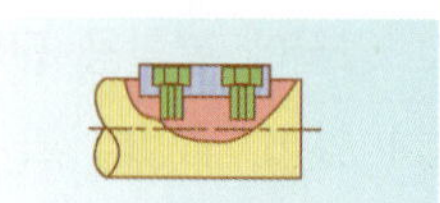	① 묻힘 키의 일종으로 키는 테이퍼가 없이 길다. ② 축 방향으로 보스의 이동이 가능하며, 보스와 간격이 있어 회전중 이탈을 막기 위해 고정하는 수가 많다. ③ 미끄럼 키라고도 하며, 벨트 풀리 등 축과 함께 회전시키면서 동시에 축방향으로 이동한다.

키의 명칭	키의 형상	키의 특징
⑥ 접선 키 (tangential key : 텐젠셜 키)	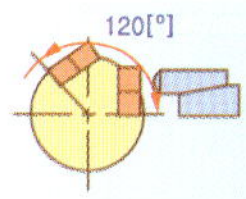	① 축과 보스에 축의 접선 방향으로 홈을 파서 서로 반대의 테이퍼(1/60~1/100)를 가진 2개의 키를 조합하여 끼워 넣으며, 기울기가 반대인 키를 2개 조합한 것이다. ② 중하중용이며 역전하는 경우는 120[°] 각도로 두 군데 홈을 판다. ③ 정사각형 단면의 키를 90[°]로 배치한 것을 케네디 키(kennedy key)라고 한다.
⑦ 원뿔 키 (cone key : 콘 키)	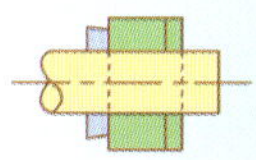	① 축과 보스에 홈을 파지 않는다. ② 한 군데가 갈라진 원뿔 통을 끼워 넣어 마찰력으로 고정시키며, 축의 어느 곳에도 장치 가능하며 바퀴가 편심되지 않는다.
⑧ 둥근 키 (round key : 라운드 키) (pin key : 핀 키)	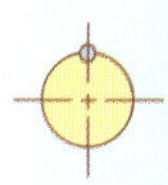	① 축과 보스에 드릴로 구멍을 내어 홈을 만든다. ② 구멍에 테이퍼 핀을 끼워 넣어 축 끝에 고정시킨다. ③ 경, 하중에 사용되며 핸들에 널리 쓰인다.
⑨ 스플라인 (spline)	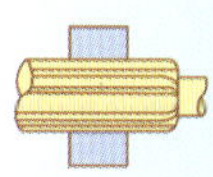	① 축의 둘레에 4~20개의 턱을 만들어 큰 회전력을 전달할 경우에 쓰인다. ② 축에 평행하게 4~20줄의 키 홈을 판 특수 키이다.
⑩ 세레이션 (serration)	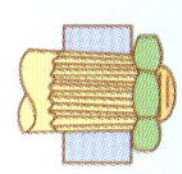	축에 작은 삼각형의 작은 이를 만들어 축과 보스를 고정시킨 것으로 같은 지름의 스플라인에 비해 많은 이가 있으므로 전동력이 크다. 주로 자동차의 핸들 고정용, 전동기나 발전기의 전기자 축 등에 이용된다.

6. 리벳과 리벳 이음

(1) 리 벳

강철판, 형강 등의 금속재료를 영구적으로 결합하는 데 사용되는 막대모양의 결합용 기계요소를 말한다.

(2) 리벳 이음의 작업

보일러, 철교, 구조물, 탱크와 같은 영구 결합에 널리 쓰인다. 리벳 이음 작업은 다음과 같다.

① 리벳 이음할 구멍은 20[mm]까지 대개 펀치로 뚫는다(단, 정밀을 요할 때는 드릴을 사용한다).
② 리벳 구멍의 지름(d_1)은 리벳 지름(d)보다 약간 크다(1~1.5[mm]).
③ 구멍을 지나 빠져나온 리벳의 여유 길이는 지름의 (1.3~1.6)d배이다.
④ 지름 10[mm] 이하는 상온에서, 10[mm] 이상의 것은 열간 리베팅한다.
⑤ 지름 25[mm]까지는 해머로 치고, 그 이상은 리베터(riveting machine)를 쓴다.
⑥ 유체의 누설을 막기 위하여 코킹이나 풀러링을 하며, 이때의 판 끝은 75~85[°]로 깎아준다.
⑦ 코킹(caulking)이나 풀러링(fullering)은 판재 두께 5[mm] 이상에서 행한다.

(3) 리벳 이음의 특징

리벳 이음은 용접 이음에 비해 다음과 같은 특징이 있다.

① 초응력에 의한 잔류 변형률이 생기지 않으므로 취약 파괴가 일어나지 않는다.
② 구조물 등에서 현지 조립할 때는 용접 이음보다 쉽다.
③ 경합금고 같이 용접이 곤란한 재료에는 신뢰성이 있다.
④ 강판의 두께에 한계가 있으며, 이음 효율이 낮다.

(4) 리벳의 특징 및 재료

비교적 간단하기 때문에 응용범위도 넓고, 보일러·물·가스탱크 등에 많이 사용되고 있으며 재료는 연강, 구리, 황동(黃銅), 알루미늄 등이 사용한다.

(5) 리벳의 종류와 호칭법

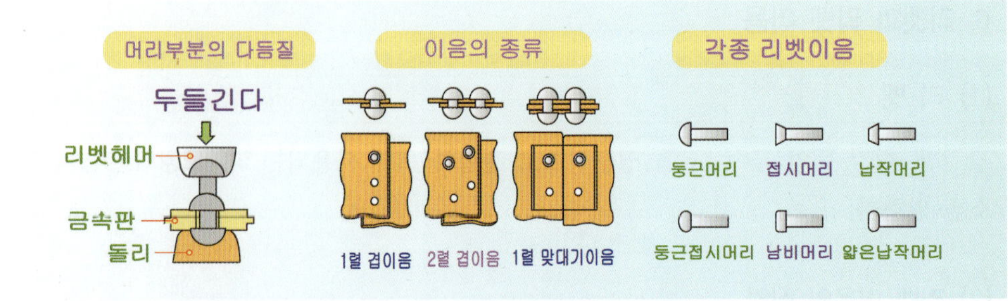

그림 7-10 • 리벳의 종류

① 용도에 따른 분류 : 일반용, 보일러용, 선박용

② 머리 모양에 따른 분류 : 리벳의 종류를 머리 모양에 따라 구분하면 그림 7-10과 같다.
③ 리벳의 호칭 : 리벳의 호칭은 리벳 종류, 지름(d)×길이(l), 재료로 표시한다.
④ 리벳의 크기 표시
  ㉠ 머리 부분은 제외한 길이 : 둥근 머리 리벳, 납작 머리 리벳, 냄비 머리 리벳
  ㉡ 머리 부분을 포함한 전체 길이 : 접시 머리 리벳
⑤ 리벳의 길이 : 리벳을 끼운 후 머리 부분을 만들기 위한 리벳 길이는 리벳 지름에 대해 $l=1.3\sim1.6d$로 한다.

(6) 리벳 이음의 종류

① 겹침 이음(lap joint) : 2개의 판을 겹쳐서 리베팅하는 방법이다. 또 리벳의 배열은 리벳의 열수에 따라 1열, 2열, 3열이 있으며, 지그재그형과 평행형 이음이 있다.
② 맞대기 이음(butt joint) : 겹판(strap)을 대고 리베팅하는 방법이다.

02 | 전달요소

일정한 기계운동을 하고 있는 기구장치에 그 운동을 제어 및 단속하여 속도를 감소, 정지 또는 제한하는 기계요소를 말하며 클러치, 브레이크, 스프링, 밸브와 콕, 베어링, 미끄럼 베어링, 구름 베어링, 윤활 등이 있다.

1. 클러치

(1) 클러치

운전 또는 정지 중에 필요에 따라 간편한 조작으로 전동을 단속하거나 구속하는 장치를 말한다.

(2) 클러치의 종류

① 맞물림클러치 : 서로 맞물리는 발톱(Click : 클릭)이 있는 플랜지를 축의 한쪽 끝에 달고 다른 한 쪽은 축에 고정시키고 미끄럼 키(Feather Key : 피더 키)를 이용하여 축방향으로 이동할 수 있게 한 클러치이다.
② 마찰클러치 : 한 직선 위에 회전축을 갖는 구동축과 종동축에 플랜지를 부착하고 그

플랜지를 서로 밀어붙여 접촉면의 마찰로 회전을 전하는 클러치이다.

㉠ 평판클러치 : 플랜지의 판이 평판형 클러치이다.

㉡ 원뿔클러치 : 플랜지의 판이 원뿔형 클러치이다.

㉢ 림 클러치 : 플랜지의 판이 림형 클러치이다.

③ 유체클러치 : 원동축과 종동축 사이에 기름 등의 유체를 넣어 원동축의 회전이 크게 되었을 때 유체 압력에 의해 1개의 축 사이에 회전을 전하는 클러치이다. 소음이나 진동이 없고 운동의 시작과 정지가 비교적 빠르고 확실하다는 장점이 있으며 자동차 등에 쓰인다.

④ 일방향 클러치 : 원동 축의 속도보다 늦게 되었을 경우, 종동 축이 자유 공전할 수 있도록 한 것으로 한 방향으로만 회전력을 전달하고 반대 방향으로는 전달시키지 못하는 비역전 클러치이다.

2. 브레이크

(1) 브레이크

브레이크(Brake)는 운동방향에 반역(反逆)하는 방향의 힘을 운동체에 주어서 그 운동을 감소시키거나 정지시키는 것으로서, 기계적인 마찰을 이용하는 것과 유체의 저항을 이용하는 방식이 있다. 브레이크는 기계의 운동부분의 에너지를 흡수해서 속도를 낮게 하거나 정지시키는 장치이다.

(2) 브레이크의 종류

① 원판 브레이크 : 축에 결합된 회전원판을 고정원판에 접촉시킬 때의 마찰력에 의해 제동하며, 자동차나 산업용 기계에 사용한다.

② 띠 브레이크 : 브레이크 드럼에 강제 띠를 감아서 제동하며, 자동차의 수동 브레이크에 사용한다.

③ 블록 브레이크 : 회전하는 브레이크 드럼과 브레이크 블록 사이의 마찰력을 이용하여 제동하며, 자전거, 기차 등에 사용한다.

④ 반지름 방향으로 밀어붙이는 형식 : 블록 브레이크(block brake), 밴드 브레이크(band brake), 팽창 브레이크(expansion brake) 등이 있다.

⑤ 축 방향으로 밀어붙이는 형식 : 원판 브레이크(disc brake), 원추 브레이크(cone brake) 등이 있다.

⑥ 자동 브레이크 : 웜 브레이크(worm brake), 나사 브레이크(screw brake), 캠 브레이크(cam brake), 원심력 브레이크(centrifugal brake) 등이 있다.

3. 스프링

(1) 스프링

충격을 받는 기계에서 충격을 완화시키기 위하여 사용하며, 운동하는 부품의 운동범위를 제한 또는 단속하는데 사용한다.

(2) 스프링의 용도

운동의 제한용, 압력의 제한용, 충격의 완화용, 힘의 측정용, 에너지의 저장용으로 사용한다.

① 진동흡수, 충격완화(철도, 차량) 등이며, 에너지저축(시계태엽) 등이다.
② 기계부품의 운동 제한 및 운동전달(내연기관의 밸브 스프링) 등이다.
③ 압력의 제한(안전밸브) 및 힘의 측정(압력게이지, 저울) 등이다.
④ 기계 부품의 운동 제한 및 운동전달(내연 기관의 밸브 스프링)

(3) 스프링의 종류

① 재료에 의한 분류 : 비금속 스프링, 금속 스프링, 유체 스프링 등이 있다.
② 하중에 의한 분류 : 압축 스프링, 인장 스프링, 토션 바 스프링, 구부림을 받는 스프링 등이 있다.
③ 용도에 의한 분류 : 완충 스프링, 가압 스프링, 측정용 스프링, 동력 스프링 등이 있다.
④ 모양에 의한 분류 : 코일 스프링(coil spring), 스파이럴 스프링(spiral spring), 겹판 스프링(leaf spring), 링 스프링(ring spring), 원반 스프링 또는 접시 스프링(disk spring), 토션 바 스프링(torsion bar spring) 등이 있다. 스프링 단면의 형상에는 원형, 직사각형, 사다리꼴 등이 널리 쓰인다.

(4) 스프링의 모양에 따른 종류

① 코일 스프링
㉠ 압축코일 스프링 : 충격흡수용 스프링으로 자전거의 안장, 침대, 의자 등에 사용한다.
㉡ 인장코일 스프링 : 위치고정용 스프링으로 자전거의 스텐드, 용수철 저울에 사용한다.
② 겹판 스프링 : 모든 차량에 사용한다.

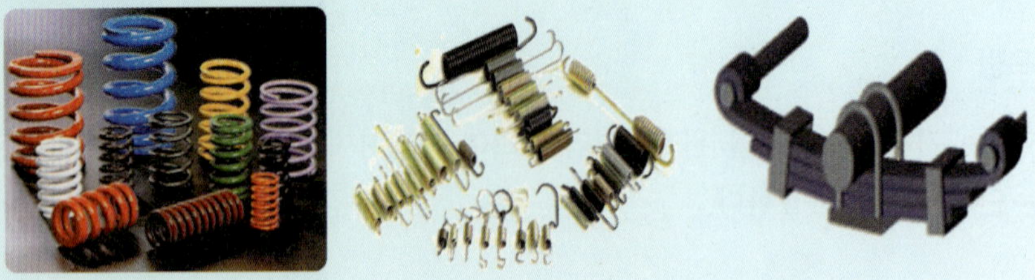

(a) 압축코일 스프링 (b) 인장코일 스프링 (c) 겹판 스프링

그림 7-11 • 스프링의 종류

(5) 스프링의 재료

탄성계수가 크고 탄성한계나 피로, 크리프 한도가 높아야 하며, 내식성, 내열성, 혹은 비자성이나 비전도성 등이 좋아야 한다.

① 금속 재료 : 스프링강, 피아노선, 인청도선, 황동선이 널리 쓰이며 특수용으로 스테인리스강, 고속도강이 쓰인다.
② 비금속 재료 : 고무, 공기, 기름 등이 완충 스프링에 쓰인다.

4. 밸브와 콕

(1) 밸 브

관 속을 흐르는 유체의 양이나 압력을 단속하여 조절하는 데 사용하며 스톱밸브, 단속밸브, 첵밸브, 안전밸브 등이 있다.

(2) 콕

원통 또는 원뿔의 손잡이를 90[°] 회전시켜 열거나 닫게 하는 밸브로서 가정에서 사용하는 도시가스관의 중간 밸브에 많이 이용한다.

5. 축

회전운동으로 동력을 전달시킬 때 회전체의 중심으로 벨트 풀리, 캠, 스프로킷, 기어 등을 사용하여 동력을 전달한다.

축의 종류는 작용하는 힘에 의한 분류와 모양에 의한 분류로 다음과 같다.

(1) 작용하는 힘에 의한 분류

① 차축(axle) : 주로 휨을 받는 정지 또는 회전 축을 말한다.

② 스핀들(spindle) : 주로 비틀림을 받으며 길이가 짧다. 모양, 치수가 정밀하고 병형량이 적어 공작 기계의 주축에 쓰인다.

③ 전동축(transmission shaft) : 주로 비틀림과 휨을 받으며 동력 전달이 주목적이다. 전동축에는 주축 (main shaft), 선축 (line shaft), 중간축 (counter sfaft)의 3가지가 있다. 축과 바퀴가 함께 놀면서 동력을 전달하는 축으로 전동기, 발전기의 축에 사용한다.

(2) 모양에 의한 분류

① 직선축(staright shaft) : 흔히 쓰이는 곧은 축을 말한다.

② 크랭크 축(crank shaft) : 왕복 운동을 회전 운동으로 전환시키고, 크랭크 핀에 편심륜이 끼워져 있다. 직선왕복운동을 회전운동으로 바꾸어 주는 축으로 내연기관에 사용한다.

③ 플렉시블 축(flexible shaft) : 가요축이라고도 하며, 전동축에 가요성(휨성)을 주어서 축의 방향을 자유롭게 변경할 수 있는 축을 말한다.

(3) 축 설계시 고려할 사항

① 강도(strength) : 여러 가지 하중의 작용에 충분히 견딜 수 있는 강함의 크기이다.

② 강성도(stiffness) : 충분한 강도 이외에 처짐이나 비틀림의 작용에 견딜 수 있는 능력이다.

③ 진동(vibration) : 회전시 고유 진동과 강제 진동으로 인하여 공진 현상이 생길 때 축이 파괴된다. 이때 축의 회전 속도를 임계 속도라 한다.

④ 부식(corrosion) : 방식(防蝕)처리를 하거나 또는 굵게 설계한다.

⑤ 온도 : 고온의 열을 받는 축은 크리프와 열팽창을 고려해야 한다.

6. 베어링

회전축 또는 왕복운동을 하는 축을 지지하여 운동을 원활하게 하고, 축에 작용하는 하중을 받쳐주는 기계요소를 말한다. 하중의 작용에 따른 분류와 접촉면에 따른 분류가 있다.

(1) 베어링의 종류

1) 하중의 작용에 따른 분류

① 레이디얼 베어링(radial bearing) : 하중을 축의 중심에 대하여 직각으로 받는다.

② 스러스트 베어링(thrust bearing) : 축의 방향으로 하중을 받는다.

③ **원뿔 베어링**(cone bearing) : 합성 베어링이라고도 하며, 하중의 받는 방향이 축 방향과 축의 직각 방향의 합성으로 받는다.

2) 접촉면에 따른 분류

① **미끄럼 베어링**(sliding bearin) : 저널 부분과 베어링이 미끄럼 접촉을 하는 것으로 **슬라이딩 베어링**이라고도 한다.

② **구름 베어링**(rolling bearing) : 저널과 베어링 사이에 볼이나 롤러를 넣어서 구름 마찰을 하게 한 베어링으로 **롤링 베어링**이라고도 한다.

(2) 미끄럼 베어링

면 접촉에 의하여 축을 받치는 베어링으로 축과 접촉하는 면이 넓어서 큰 힘에 견딜 수 있으나 동력의 손실이 크다(저속회전용). 표 7-2에 나타내었다.

표 7-2 • 미끄럼 베어링의 형식

구분	레이디얼 베어링		스러스트 베어링	
	기본형식	설명	기본형식	설명
동압베어링	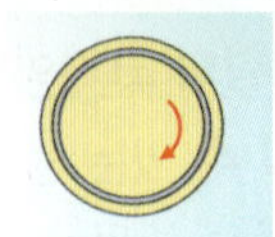	원통저널 베어링으로서 가장 일반적이고, 2조각으로 분할 또는 부동 부시를 사용 한다	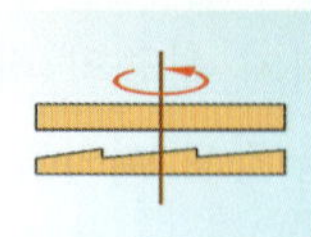	고정식 경사 스러스트 베어링으로서 간단하고 값이 싸므로 널리 사용한다.
	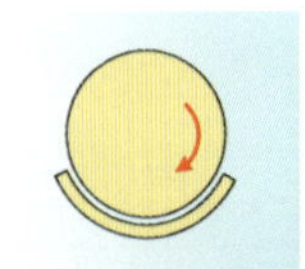	부분저널 베어링으로서 부하부분만 사용하므로 효율이 좋으나, 하중 방향이 변화하는 경우는 사용되지 못한다.	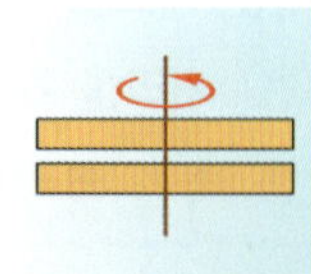	평행면 스러스트 베어링으로서 간단한 기름 홈을 병용하는 수도 있으나 큰 추력에는 못 견딘다.
	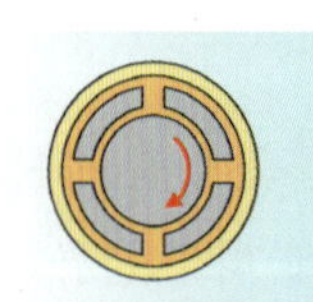	미첼형 저널 베어링으로서 피벗 대신에 스프링을 사용하는 수도 있다. 부하용량이 크다.	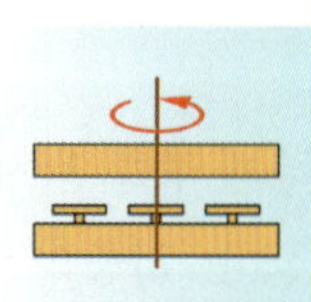	미첼형 스러스트 베어링으로서 고성능이나 비교적 고가이다.
정압베어링	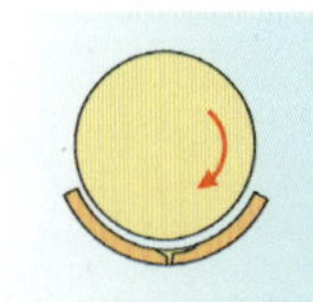	정압저널 베어링으로서 사방에서 정압으로 지지된 통저널도 있다. 축심의 안정에 유효하다.	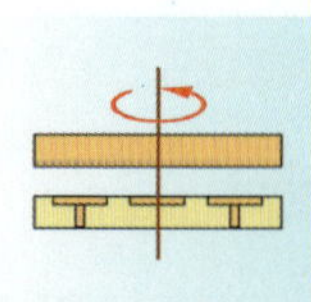	정압스러스트 베어링으로서 저속 고하중이고, 동적인 유막구성능력이 낮은 경우에 유효하다.

1) 미끄럼 베어링의 종류와 형식

축과 베어링 메탈 사이의 마찰을 줄이기 위해 얇은 유막을 형성시켜 상대 미끄럼 운동을 하는 베어링을 미끄럼 베어링이라 한다. 미끄럼 베어링은 반지름 방향의 하중을 받는 레이디얼 미끄럼 베어링(radial sliding bearing)과 축방향의 하중을 받는 스러스트 미끄럼 베어링(thrust sliding bearing)으로 분류되며, 윤활의 원리상으로는 동압과 정압으로 나뉜다. 동압은 베어링과 축 사이의 상대운동에 의하여 동역학적으로 유막에 압력을 발생시킴으로써 하중을 받치며, 정압은 베어링이 정역학적으로 유막압력을 발생시켜므로 하중을 받지 못하는 것이다.

2) 활동면에 따른 형식

① 병행 활동면 : 미끄러운 면(활동면)이 서로 평행에 있을 경우의 미끄럼 베어링을 말한다. 공작 기계의 안내면, 칼러 스러스트 베어링의 미끄럼면, 크로스 헤드의 안내면 등이 이에 속한다. 그림 7-12는 정지면 B에 윤활유 C가 있고, 그 위에 B면과 평행한 이동면 A가 화살표 방향으로 B면에 평행하게 미끄러져 갈 때의 두 면 사이의 유압 p가 발생되고, 유압 p는 A면 전체에 걸쳐 고르게 낮은 압력이 분포되고 그 전압력이 A면을 지지하는 힘이 한다.

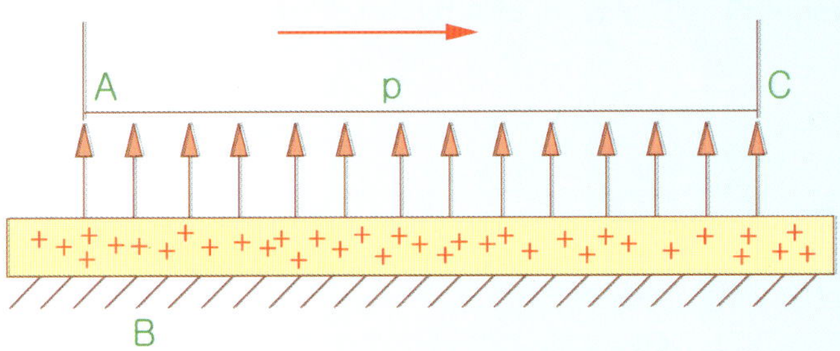

그림 7-12 • 병행 활동면

② 경사 활동면 : 그림 7-13에 보이는 바와 같이 미끄럼면이 경사면에 대하여 경사져 있어서 화살표 방향으로 미끄러질 때 압력분포가 균일하지 않으며, 입구와 출구에서의 압력은 0이다. 그 대신 중간에서 최고 P_{max}로 되는 포물선적인 분포상태를 이루게 한다.

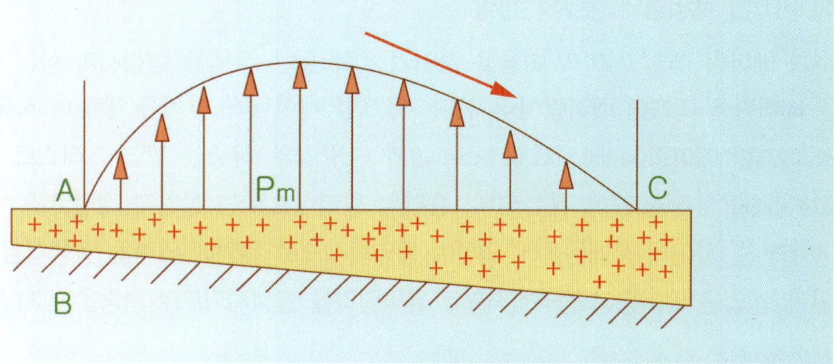

그림 7-13 • 경사 활동면

③ **원통 활동면 :** 일반적으로 **레이디얼 베어링**(radial bearing)을 말한다. 그림 7-14와 같이 축 A가 베어링의 구멍 B에 대하여 화살표 방향으로 회전하고 있는 경우이며, 여기서의 압력 분포는 그림 7-14와 같이 축 중심 O와 구멍 중심 O1에 의하여 최대 극간을 a점에서 최대극간을 b점까지 분포한다. 원통 활동면에는 그림 7-15와 같이 축의 전주에 따라 미끄럼면이 있는 **전원주 베어링**과 축둘레의 일부분에 미끄럼면이 있는 **부분 원주 베어링**이 있다. 베어링과 접촉하여 축이 받쳐지고 있는 축부분을 저널(jounal)이라 하며 베어링을 **저널베어링**이라 한다.

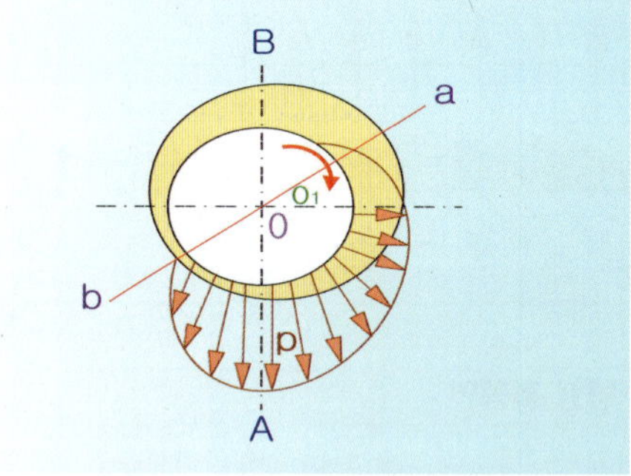

그림 7-14 • 원통 활동면

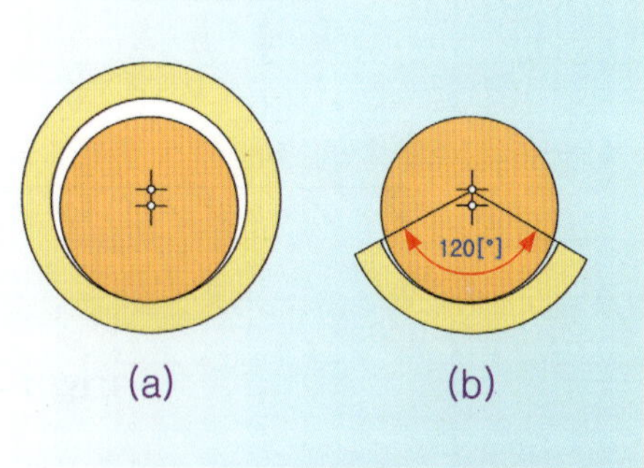

그림 7-15 • 원통저널과 활동면

(3) 구름 베어링

축과 베어링 사이에 볼 또는 롤러, 니이들 롤러를 넣어서 **미끄럼 접촉을 구름 접촉으로 바꾸어 마찰이 미끄럼 베어링보다 매우 작은 구름 마찰이 되게 한 베어링**을 구름 **베어링**이라 한다. 점 또는 선 접촉에 의하여 축을 받치는 베어링으로 마찰에 의한 동력손실이 적어 고속회전을 하는 축에 적합하다(예 볼 베어링, 롤러 베어링).

구름 베어링 용어에 대해서는 KS B 2013에 규격화되어 있다. 표 7-3 미끄럼 베어링과 볼 베어링의 비교하였다.

표 7-3 • 미끄럼 베어링과 볼 베어링의 비교

조건	미끄럼 베어링	볼 베어링
고속성능	마찰저항이 크며 일반적으로 유리하다. 오일 휘프(oil whip)가 일어나 베어링 메탈을 때려서 파손하는 경우가 있으므로, 기름의 점도와 급유법을 바꾼다. 저하중에 장려한다.	구조상으로 전동체와 리테이너 등 탄성지지 회전체이므로 탄성진동을 일으키고, 전동체 리테이너 등에 미끄럼이 생기므로, 예압으로 억제한다. 윤활유의 비산과 복잡한 구조 때문에 일반적인 다양성이 없다.
저속성능	중압 베어링에서는 유막구성력이 감소되고 불리하다.	유막구성력이 불충분하더라도 좋다.
크기	지름이 작으나, 폭을 크게 한다. 또 베어링의 지름을 1[mm]이하로 쉽게 할 수 있다.	베어링 지름에 대하여 길이가 작다.
내충격성	크다	작다.
베어링수명	응력변동이 작고 수명이 길다. 늘어붙음으로 주의해야 한다.	궤도면에 반복응력을 받는다.
음향	작다.	크다(전동체와 리테이너 사이의 미끄럼 마찰음)
온도특성	저융점금속을 베어링 베탈로 사용하므로 고온에 약하다. 100[°C] 이상은 곤란하다.	고온에 대하여 강하다.
경제성	중앙미끄럼 베어링은 염가이며. 정압미끄럼 베어링은 부대설비가 고가이다.	양산화, 규격화이므로 염가이다.
하중방향	추력 또는 횡하중을 단독으로 밖에 받을 수 없다.	추력과 횡하중은 합성하중을 동시에 받을 수가 있다.(비교적 작은 하중에 적당하다)
부대장치	구조는 간단하나 강제윤활에는 기름의 누수 방지대책, 정압베어링에는 고압에서 다량의 급유장치를 부대장치로 설치한다.	베어링구조는 복잡하나 파손, 소손 등에 교환이 쉽고, 윤활유는 그리이스를 사용하므로 보수, 수리가 용이하다.
마찰특성	동마찰저항은 작고, 정압베어링에서는 기동시의 마찰저항이 아주 작다.	기동시의 마찰저항은 비교적 작다.
베어링강성	동압베어링에서는 축심의 변동이 작고 정압베어링에서는 축심의 변동이 가능하다.	축심의 변동은 작다.
교환성	규격의 통일이 불충분하며, 교환성이 나쁘다. 단, 자가 제작이 용이하다.	규격화되어 있어 교환성이 아주 좋다.
베어링허용 부하용량	동압베어링에서는 고속 저하중에 유리하며, 정압베어링에서는 고속 고하중에 유리하다.	저 · 고속 하중에 유리하며, 수명시간이 일정하다고 가정하고, 속도가 증가하면 허용하중은 회전의 입방근에 반비례하여 저하한다.

(4) 구름 베어링의 장단점

① 구름 베어링의 장점

㉠ 미끄럼 베어링과 비교하여 동력이 절약된다.
㉡ 기동저항이 작으므로 고속 회전이 가능하다.
㉢ 윤활유에 의한 기계의 마모(손상)이 적으며 윤활유가 절약된다.
㉣ 베어링의 길이를 단축시킬 수 있다.
㉤ 신뢰성이 있다. 단, 취급방법이 좋지 못한 경우 신뢰성이 떨어진다.
㉥ 기계의 정밀도를 유지할 수 있어 마멸도 극히 작으므로 유지비가 감소한다.

② 구름 베어링의 단점

㉠ 바깥지름이 크며 충격에 약하다.
㉡ 소음이 생기기 쉽다.
㉢ 가격이 비교적 비싸다.

7. 윤 활

베어링의 마찰상태는 2개의 고체가 접촉하여 활동하고 있는 경우이므로 고체 마찰, 완전 유활 마찰, 불완전 윤활 마찰 3가지 마찰 중에 속한다.

(1) 고체 마찰

2개의 고체가 접촉해서 이동할 때에 양자 간에 윤활제와 같은 물질이 개재하지 않고, 직접 고체면을 접촉하는 마찰상태를 고체 마찰이라 하고, 접촉은 점접촉으로 시작하여 탄성적 또는 소성적 변형을 일으켜, 아주 큰 압력의 강도로 미끄러져 나아가므로 마찰저항이 가장 크고, 열을 발생하며 마모(wear : 웨어)를 일으키므로 베어링에 있어서 절대로 금지해야 될 마찰상태이다. 이런 상태를 건조 마찰(dry friction : 드라이 프릭션)이라고도 한다.

(2) 완전 윤활 마찰

2개의 고체면 사이에 유동성 윤활제와 고체마찰제가 개재하여 2개의 고체면이 서로 직접 접촉하지 않고, 운전중 두 활동면 사이에 안전히 유막이 형성되어 양면이 완전히 분리되어 있어서, 가장 좋은 윤활 조건에 있는 마찰상태를 말하고, 유체마찰(fluid friction)이라고도 한다. 이때는 마찰저항이 가장 작고 발열과 마모가 극히 적은 양호한 마찰상태라고 할 수 있다.

(3) 불완전 윤활 마찰

고체 마찰과 액체 마찰의 중간쯤 되는 마찰상태로서 완전 윤활 마찰상태의 베어링과 고체면 사이의 윤활제가 개재하고 있어도 어느 곳에서는 양 활동면이 유막이 깨져서 직접 접촉하여 윤활작용이 완전하지 못하게 되는데, 이와 같은 마찰상태를 말한다. 따라서 혼성마찰(combined friction : 컴바인드 프릭션)이라 하고, 또 특수한 경계현상을 나타내므로 경계마찰(boundary friction : 바운드리 프릭션)이라고도 한다.

03 | 동력전달요소

동력전달요소는 크게 직선운동 기구와 회전운동 기구로 나누어진다. 직선운동 기구는 회전운동을 직선운동으로 변환시키는 것으로서 캠, 크랭크 축 등이 있고, 회전운동 기구에는 회전운동을 다른 축의 회전운동으로 변환시키는 것으로서 마찰차, 기어, 링크, 벨트, 체인, 로프전동장치, 치형 등이 있다.

1. 마찰차 전동

(1) 마찰차의 전동원리

접촉하는 두 바퀴 사이의 마찰력을 이용하여 두 축 간의 동력을 전달하게 한다.

(2) 마찰차전동의 특징

① 구름접촉을 하면서 회전하므로 미끄럼현상이 발생한다.
② 변속장치 등에 이용한다.
③ 운전 중 접촉을 분리시키지 않고 마찰차 이동이 가능하다.
④ 정확한 회전운동이나 큰 동력의 전동에는 알맞지 않다.

(3) 마찰차의 종류

1) 평마찰차

① 두 축이 평행일 때 사용하며 바깥쪽 접촉과 안쪽 접촉이 있다.
② 마찰력을 크게 하기 위하여 마찰면에 마찰계수가 큰 재료를 사용한다.

㉮ 가죽, 파이버, 목재 등

2) 원추마찰차

① 두 축이 만날 때 사용하며 마찰바퀴로 원추의 일부를 사용한다.
② 축이 만나는 각도에 따라 추의 각도가 달라진다.

3) V홈 마찰차

마찰면을 넓게 하기 위하여 V자 홈이 있는 바퀴를 사용한다.

4) 원통 마찰차

두 축이 평행하며 마찰차 지름에 따라 속도비가 다르다(외접하는 경우와 내접하는 경우가 있다).

5) 원뿔 마찰차

두 축이 서로 교차하며 동력을 전달할 때 사용된다.

6) 홈붙이 마찰차

마찰차에 홈을 붙인 것이며 두 축이 평행한다.

7) 무단 변속 마찰차

속도 변환을 위한 특별한 마찰차로서 원판 마찰차, 원뿔 마찰차, 구면 마찰차 등이 있다.

(4) 마찰차의 응용 범위

① 속도비가 중요하지 않은 경우이며 전달 힘이 크지 않아도 되는 경우이다.
② 두 축 사이를 단속할 필요가 있는 경우이다.
③ 회전 속도가 커서 보통의 기어를 사용하지 못하는 경우이다.
④ 두 축 사이를 단속할 필요가 있는 경우이다.

2. 기어전동

기어(齒東, gear, toothed wheel : 기어, 투스드 휠)는 원통의 외부표면둘레에 이를 만들어 두 기어가 물려 돌아가면서 동력을 전달하는 것이며, 차례로 물리는 이(tooth : 투스)에 의하여 운동을 전달시키는 기계요소라 한다. 동력을 전달시키는 방법에는 기어 이외에도 마찰자, 체인과 스프로킷 휠, 벨트전동 등 여러 가지가 있지만, 기어는 확실한 비율과 작은 구조에 비해 좋은 효율로 큰 회전력을 전달할 수 있으므로, 시계와 같이 작은 것으로부터 수만 마력의 선박용 터빈의 감속기어와 같이 큰 것에 이르기까지 매우 넓은 범위내에서 사용되고 있다. 그리고 한국공업규격(KS B 0102)에는 서로 맞물려서 회전하는 기어 중에서 잇수가 많은 것을 큰 기어 또는 기어라 한다. 잇수가 작은 기어를 피니언이라 규정하고 있다. 또한 서로 물리는 기어 중에서 구동축으로부터 운동을 전달하는 쪽이 기어를 구동기어라 하고, 구동기어에 의해서 운동전달을 받는 기어를 피동기어라 한다.

마찰면을 피치원으로 하여 여기에 이(tooth)를 만들어 미끄럼 없이 일정한 속도비로 큰 동력을 전달하는 것이다. 한 쌍의 회전비는 1~1/10 정도이며, 잇수가 많은 것을 기어(gear), 작은 것은 피니언(pinion)이라 한다.

① 큰 동력을 일정한 속도비로 전할 수 있으며 사용 범위가 넓다.
② 충격에 약하고 소음과 진동이 발생한다.
③ 전동 효율이 좋고 감속비가 크다.
④ 충격에 약하고 소음과 진동이 발생한다.

(1) 기어의 분류

먼저 한 쌍의 기어에서 맞물려 회전하는 2개의 축을 상대적인 위치에 의하여 분류하면 평행축 기어, 교차축 기어, 어긋난 축기어 등이 있으며 그 외에도 두 축이 어느 정도의 각도로 만날 때라든가 두 축이 만나지도 않고 평행하지도 않은 경우 등으로 세분되기도 한다. 또한 기어의 바깥지름의 크기에 따라 극대형 기어, 대형 기어, 중형 기어, 소형 기어, 극소형 기어로 분류하기도 한다. 표 7-4 기어의 바깥지름의 크기에 따라 분류하였다.

표 7-4 • 기어의 바깥지름의 크기에 따라 분류

기어의 분류	바깥지름의 크기	기어의 분류	바깥지름의 크기
극대형 기어	1000[mm] 이상	소형 기어	10~40[mm]
대형 기어	250~1000[mm]	극소형 기어	10[mm] 이하
중형 기어	40~250[mm]		

그 외에 치형을 절삭가공하는 방법에 따라 성형치절기어, 창성치절기어 등이 있다. 이와 같이 기어의 종류가 매우 많으며, 각 물림의 성능상 또는 공작상의 장점과 단점도 있기 때문에 선택과 설계시 신중한 고려가 필요하다.

(2) 기어의 종류

헬리컬 기어, 웜과 웜 기어, 베벨 기어, 래크 기어 등이 있다. 표 7-5에 기어의 종류에 따라 분류하였다.

1) 두 축이 만나는 경우

① 베벨 기어(bevel gear) : 원뿔면에 이를 만든 것으로 이가 직선인 것을 베벨 기어라고 한다.
② 마이터 기어(miter gear) : 잇수가 같은 한 쌍의 베벨 기어이다.
③ 스파이럴 베벨 기어(spiral bevel gear) : 이가 구부러진 기어이다.

2) 두 축이 서로 평행한 경우

① 스퍼 기어(spur gear) : 이가 축에 평행한다.
② 헬리컬 기어(helical gear) : 이를 축에 경사시킨 것으로 물림이 순조롭고 축에 스러스트가 발생한다.
③ 더블 헬리컬 기어(double helical gear) : 방향이 반대인 헬리컬 기어를 같은 축에 고정시킨 것으로 축에 스러스트가 발생하지 않는다.
④ 인터널 기어(internal gear) : 맞물린 2개 기어의 회전 방향이 같다.
⑤ 래크(rack) : 피니언과 맞물려 피니언이 회전하면 래크는 직선 운동한다.

3) 두 축이 만나지도 않고 평행하지도 않은 경우

① 하이포이드 기어(hypoid gear) : 스파이럴 베벨 기어와 같은 형상이고 축만 엇갈린 기어이다.
② 스크루 기어(screw gear) : 비틀림각이 서로 다른 헬리컬 기어를 엇갈리는 축에 조합시킨 것이다.
③ 웜 기어(worm gear) : 웜과 웜 기어를 한 쌍으로 사용하며, 큰 감속비를 얻을 수 있고, 원동차를 웜으로 한다.

표 7-5 • 기어의 종류

기어의 종류	기어의 설명
헬리컬 기어	축에 대하여 균일하게 일정각도가 틀어진 기어이다.
웜과 웜 기어	직각으로 교차하는 2축 사이의 회전전달에 사용되며, 큰 감속비를 얻거나 큰 힘을 전달할 때 사용되는 기어이다.
래크 기어	피니언과 결합하여 직선운동을 회전운동으로 바꾸거나 그 역운동을 하는 데 이용하는 기어이다.
베벨 기어	마주치는 2축간에 운동을 전달하는 원뿔형 기어이다.

(3) 기어전동의 특징

① 미끄러짐 없이 정확하게 동력이 전달한다.
② 회전비를 바꿀 수 있다.
③ 두 축이 평행하지 않아도 동력전달이 가능하다.
④ 수명이 길다.

(4) 기어의 명칭

동력전달을 하는 마찰차와 같은 기계요소 사이에 약간의 미끄럼(slip)이 있어도 회전속도비가 정확하지 못하게 한다. 그러나 차에 기어 같은 요철을 만들고, 그 물림에 의하여 회전을 전달시키면 그 사이에는 미끄럼이 조금도 없고 정확한 속비로 회전을 전달시킬 수 있다. 이 마찰차의 외원주에 해당하는 원을 기어의 피치원(Pitch circle : 피치 서클)이라 하고, 요철을 이 또는 치(齒, tooth : 투스)라 한다. 이 피치원에서 아래 이의 곡면을 이뿌리면(齒根面, tooth flank : 투스프랭크)이라 하고, 위쪽 이의 곡면을 이끝면(脚先面, tooth face : 투스 페이스)이라 한다. 이 산마루의 이끝 평면을 이 산마루면(top surface : 탑 서페이스)이라 한다. 서로 물려 있는 기어의 잇수의 차가 특히 심할 때, 큰 쪽을 기어(gear)라 하고, 작은 쪽을 피니언(pinion)이라 한다.

그리고 기어의 반지름이 무한대로 될 때는 림(rim)이 곧은 직선으로 되는데 이것을 랙(rack)이라 한다.

(5) 치 형

1) 치형곡선의 기구학적 조건

치형(齒形)곡선의 기구학적 필요조건은 일정각속비, 즉 기어의 모든 물림 위치에 있어서 2개의 기어의 각속비가 일정해야 한다. 이 운동요건을 만족시키는 곡선은 치형곡선으로 될 수 있으나 이 밖에 강도, 제작, 수명 등의 여러 요건도 아울러 만족시키지 않으면 공업적으로는 사용할 수 없다.

2) 실용적 치형곡선

현재 사용되고 있는 치형곡선에는 사이클로이드 곡선과 인벌류트 곡선이 있고, 최근 특수한 원호치형으로서 노비고프치형이 주목되고 있다. 동력전달용의 기어로 사용되는 인벌류트 기어가 두로 사용되고 있다.

① 사이클로이드 치형곡선 : 피치원을 기초원으로 하여 이 위를 작은 원인 구름원(rolling circle : 롤링 서클)이 미끄럼 없이 굴러갈 때 이 구름원 위의 한 점이 긋는 궤적, 즉 사이클로이드 치형은 인벌류트치형에 비하여 접촉점에 있어서 미끄럼이 적다는 이점이

제 7 장

있어 마모상 유리하므로 정밀측정기의 기어 등에 사용되나, 제작이 곤란하므로 일반 전동용으로는 사용이 어렵고, 주로 인벌류트 치형이 사용한다. **사이클로이드 기어는 시계용 기어 등과 같은 정밀기기의 소형 기어에 사용**한다.

② **인벌류트 치형곡선 : 기어의 치형에 인벌류트**(곡선)**를 사용한 것으로 사이클로이드 치형의 기어에 비하면 공작이 용이**하다는 등의 우수한 점이 많으므로, 보통 사용되고 있는 기어의 대부분이 인벌류트 기어이다. 원에 감긴 실을 당기면서 되감을 때 실 위의 점 A가 그리는 곡선이 인벌류트이며, 이 곡선의 일부를 기어의 치형으로 한다. 원래의 원을 기초원이라고 한다. 이와 같이 인벌류트 곡선은 기초원만으로 결정되고 피치원과는 하등의 관계가 없으므로, 하나의 인벌류트 기어에 있어서 그 기초원은 결정되지만 피치원은 결정되지 않고 있다. 그러나 물리게 되는 상대쪽의 기어가 주어지면 양쪽의 기초원에 대한 **공통접선, 즉 작용선이 중심선과 만나는 점을 통과하는 원이 피치원이 되므로 여기서 비로소 피치원이 결정**한다.

3. 캠전동

캠은 미끄럼면의 접촉으로 운동을 전달한다. 특히 링크 장치로 얻을 수 없는 왕복운동이나 간헐적인 운동을 종동절에 전하는 데 사용한다.

(1) 캠의 전동원리

회전하는 축과 거리가 서로 다르게 판을 고정시키고, 그 둘레에 부하를 접촉시키면 **둘레에 따른 왕복운동**을 하게 한다.

(2) 캠전동의 특징

① **회전운동을 직선운동, 왕복운동, 요동운동으로 변환**시킨다.

② 특수한 둥근 모양이나 홈을 가지는 **판이나 원통, 구 모양의 기계요소로 복잡한 운동을 전달**한다.

(3) 캠의 종류

① **평면캠** : 회전운동을 평면운동으로 전환한다. 원동절과 종동절의 궤적이 한 평면상에 있는 캠이다.

㉠ **판캠**(plate cam) : 평면 곡선을 윤곽으로 하는 캠 C가 등속 회전을 하면 f가 등속 왕복 운동을 하는 판상의 캠이다. **캠의 모양에 따라 하트캠, 원판캠, 접선캠** 등이 있다. **회전운동을 상하 직선운동**으로 전환한다.

㉡ 직동캠(translation cam) : 주동절의 직선 왕복운동으로 종동절의 왕복운동을 시키는 크랭크 기구에 의한 캠이다. 수평 왕복운동을 상하 직선운동으로 전환한다.

㉢ 정면캠(확동캠) : 판의 정면에 캠의 윤곽 곡선에 해당하는 홈을 파고 이곳에 종동절의 롤러를 끼운 캠이다. 회전운동을 수평 왕복운동으로 전환한다.

② 입체캠 : 입체의 바깥면에 비틀림 홈이나 단면을 만들어 복잡한 운동을 할 수 있도록 한다. 주동절과 원동절의 윤곽 곡선이 공간 곡선으로 된 캠이다.

㉠ 원통캠 : 회전운동을 수평 직선운동으로 전환한다.

㉡ 구면캠 : 회전운동을 좌우한정 요동운동으로 전환한다.

㉢ 단면캠 : 회전운동을 상하 직선운동으로 전환한다. 원통의 한 끝 면의 폐곡선에 따라서 종동절을 왕복운동시키는 캠이다.

㉣ 원뿔캠 : 회전운동을 경사 직선운동으로 전환한다.

㉤ 경사판캠 : 회전축에 경사시킨 원판을 붙이고 종동절의선단에 판을 접촉시켜 종동절을 왕복운동시키는 캠이다.

㉥ 실체캠 : 캠의 축선을 중심으로 한 회전체의 표면 위에 폐곡선의 홈을 파고 이 홈에 따라서 종동절이 규정된 운동을 하는 캠이다.

(4) 캠의 용도

① 직선 왕복운동이나 요동운동이 필요한 곳에 사용한다.

② 재봉틀, 내연기관, 놀이기구 등에 사용한다.

㉠ 재봉틀 : 실채기캠, 피드 캠 등에 사용한다.

㉡ 내연기관 : 흡 · 배기 밸브개폐의 구동캠 등에 사용한다.

4. 링크전동

강성의 막대를 서로 회전할 수 있도록 핀으로 연결시킨 기구를 링크 장치라 한다. 링크 장치의 링크는 최소한 4개가 있어야 한다.

(1) 링크전동의 원리와 종류

주동절의 운동이 종동절에 전달되어 여러 가지 운동의 형태로 변화시키며 링크의 종류는 3절링크, 4절링크, 5절링크 등이 있다. 그림 7-16, 그림 7-17에 나타내었다.

1) 4절 회전 링크의 종류

① 레버 크랭크 기구(lever crank mechanism) : 4개의 링크를 사용하여 D를 고정하였을 때 A+B 〉 C+D 및 (B−A)+C〉D의 조건이 필요하다.

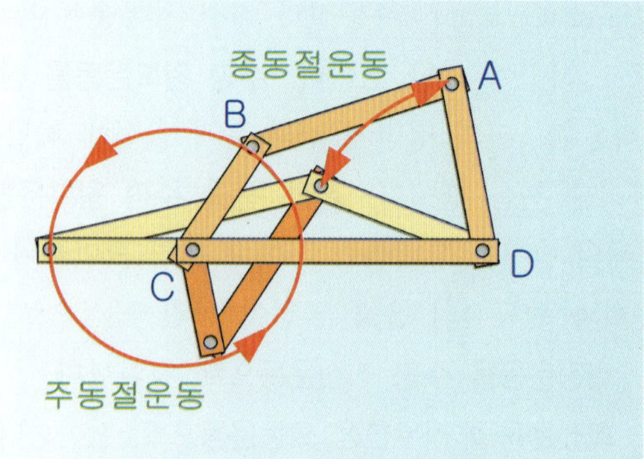

그림 7-16 • 링크전동의 원리

링크 A와 중개절(connector) B가 일직선이나 겹치게 되면 C에 힘을 주어도 A는 회전을 못하는데 이점을 사점(dead point)이라 하며, 사안점(change point)과는 동일 직선 상에 있지만 그 뜻은 다르다.

㉡ 이중 크랭크 기구(double crank mechanism) : 4절 회전 링크 중에서 가장 짧은 링크를 고정하여 B와 D를 완전하게 회전시키는 기구이다. 이중 크랭크 기구는 인봉 기구(drag link mechanism)라고도 한다.

㉢ 이중 레버 기구(double lever mechanism) : 4개의 링크 중에서 가장 짧은 A와 이와 마주 보는 C를 고정하여 B와 D가 레버가 되어 왕복운동을 하는 것으로, 수동식 절단기와 자동차 앞바퀴의 방향을 하는 애커먼(ackerman) 기구가 있다.

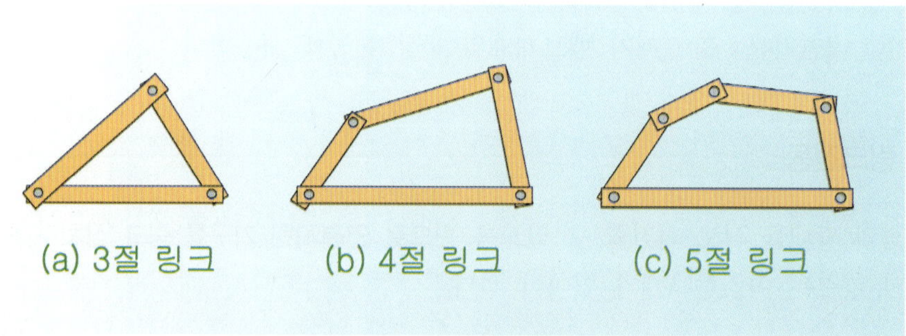

그림 7-17 • 링크의 종류

(2) 링크장치의 사용 예

① 자동차 엔진의 피스톤 : 직선 왕복운동을 크랭크축 회전으로 전환한다.

② 재봉틀 발판의 흔들왕복운동을 벨트를 이용한 축의 회전으로 전환한다.

③ 기타 용도 : 급속귀환장치, 배력장치, 자재이음 등에 사용한다.

5. 벨트전동

축간 거리가 10[m] 이하이고 속도비는 1 : 6정도, 속도는 10~30[m/s]이다. 벨트의 전동 효율을 96~98[%]이며, 충격 하중에 대한 안전장치의 역할이 되어 원활한 전동이 가능하다.

(1) 벨트전동의 원리

벨트와 밸트 풀리 사이의 마찰력을 이용하여 동력이 전달되는 장치이다.

(2) 벨트전동의 특징

두 축 사이의 거리가 멀어 마찰차나 기어전동과 같이 직접 동력을 전달할 수 없을 때 이용하고. 두 축이 나란하며 큰 동력전달 또는 정확한 회전비가 필요하지 않은 곳에 사용한다.

(3) 벨트의 종류

1) 평벨트

① 가장 많이 사용되는 납작한 벨트(고무, 가죽, 직물 이용)를 말한다.
② 공작기계, 방앗간, 컨베이어 벨트 등에 이용한다.
③ 벨트의 재질 : 가죽 벨트, 고무 벨트, 천 벨트, 띠강 벨트 등이 있다.
  ㉠ 가죽 벨트는 마찰계수가 크며 마멸이 강하고 질기다(가격이 비싸다).
  ㉡ 고무 벨트는 인장강도가 크고 늘어남이 적으며 수명이 길고 두께가 고르나 기름에 약하다.
④ 벨트 거는 법
  ㉠ 두 축이 평행한 경우
    ⓐ 평행 걸기(open belting) : 동일 방향으로 회전한다.
    ⓑ 엇 걸기(cross belting) : 반대 방향으로 회전하며, 십자 걸기라고도 한다.
  ㉡ 두 축이 수직인 경우 : 역회전을 가능하게 하기 위하여는 안내 풀리(guide pulley)를 사용하면 된다.
  ㉢ 벨트의 접촉 중심각 : 벨트의 미끄러짐을 적게 하려면 풀리와 벨트의 접촉각을 크게 하면 된다. 접촉각을 크게 하는 방법은 이완 쪽이 원동차의 위가 되게 하거나 인장 풀리(tension pulley)를 사용하면 된다.
  ㉣ 벨트 풀리(belt pulley) : 보통 주철제(원주 속도 20m/s 이하)로 하며, 암의 수는 4~8개를 달지만 지름 18cm 이하에서나 고속용은 원판으로 한다. 벨트 풀리의 외주의 중앙부는 벨트의 벗겨짐을 막기 위하여 볼록하게 되어 있다.

ⓜ 벨트 풀리에 의한 변속 장치

ⓐ **단차에 의한 변속** : 지름이 다른 벨트 풀리 몇 개를 한 몸으로 묶은 것을 단차(stepped pulley)라 하며, 서로 반대 방향으로 놓아서 평벨트를 건다.

ⓑ **원뿔 벨트 풀리**(cone pulley)에 의한 방법 : **종동 풀리의 속도를 연속적으로 바꾸**려 할 때 사용한다.

2) V벨트

축간 거리 5[m] 이하, 속도비 1 : 7, 속도 10~15[m/s]에 사용되며, 단면이 V형 이음매가 없다. 전동 효율은 95~99[%] 정도이며, 홈밑에 접촉하지 않게 되어 있으므로 홈의 빗변으로 벨트가 먹혀 들어가기 때문에 마찰력이 큰데 이것을 쐐기작용이라 한다.

① **V벨트의 형상** : 고무를 입힌 면포로 싸주고 있다.

② **V벨트의 표준 치수** : V벨트의 표준 치수는 M, A, B, C, D, E의 6종류가 있으며, M에서 E쪽으로 가면 단면이 커진다.

③ **V벨트의 특징** : 허용 인장응력은 약 0.18[kgf/mm^2]이다.

㉠ 풀리의 지름이 작아지면 풀리의 홈 각도는 40[°]보다 작게 한다(34[°], 36[°], 38[°]의 3종류가 있다).

㉡ 속도비는 1 : 7이며, 운전이 조용하고, 진동, 충격의 흡수 효과가 있다.

㉢ 미끄럼이 적고 전동 회전비가 크다.

㉣ 수명이 길며, 축간 거리가 짧은 데 쓴다(5[m]이다).

6. 체인전동

(1) 체인전동의 원리

체인을 스프로킷의 이에 하나씩 몰려 동력을 전달하는 것으로서 자전거, 오토바이 등에 사용한다.

(2) 체인전동의 특징

① 체인의 길이조절이 가능하므로, 미끄러짐이 없고 회전비가 정확하다.

② 큰 동력을 효율적으로 전달할 수 있다.

③ 축간거리가 짧고 기어전동이 불가능한 곳에 사용한다.

④ 소음과 진동이 발생하므로 고속회전에는 적합하지 않다.

(3) 체인전동의 종류

체인전동의 종류는 2가지가 있는데 저속회전용으로는 롤러 체인, 고속회전용으로는 사일런트 체인이 주로 사용된다.

① 롤러 체인(roller chain) : 강철제의 링크를 핀으로 연결하고 핀에는 부시와 롤러를 끼워서 만든 것이다. 고속에서 소음이 나는 결점이 있다.

② 사일런트 체인(silent chain) : 링크의 바깥면이 스프로킷(sprocket : 사슬 톱니바퀴)의 이에 접촉하여 물리며, 다소 마모가 생겨도 체인과 바퀴 사이에 틈이 없어서 조용한 전동이 된다.

제8장

의용생체 인터페이스

(피부 인터페이스)

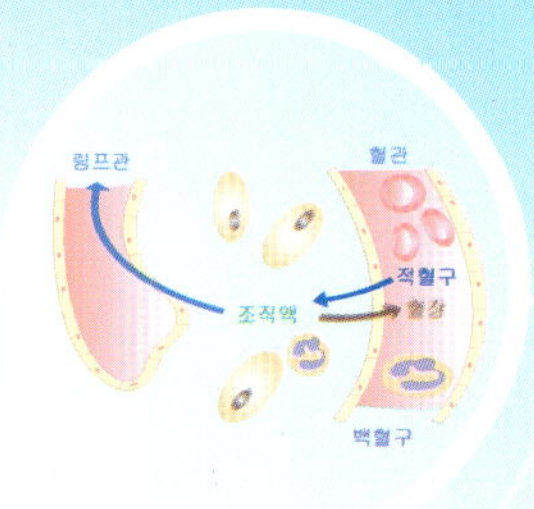

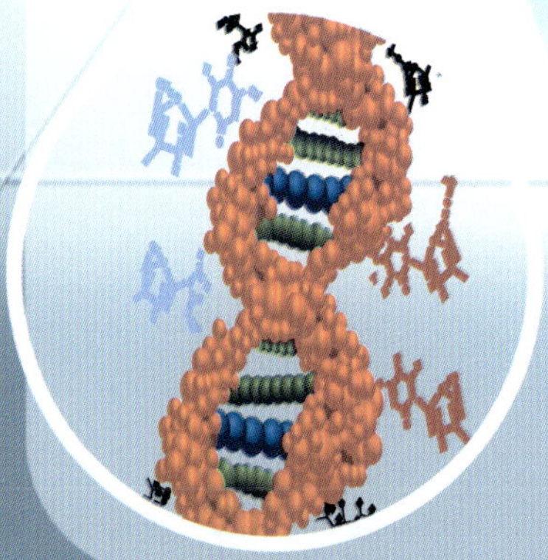

인터페이스란 주로 컴퓨터 시스템에서 사용되는 용어이다. 2가지 이상의 구성 요소들 사이의 경계나 그 경계에서 공통적으로 사용되는 장치, 또는 이 경계·장치를 통해 데이터를 주고 받는 기능. 또한 이에 관한 형식·타이밍의 규정 등에도 쓰는 말이다. 인터페이스에는 데이터의 코드·형식·속도를 변환시키는 전기신호 변환 기능이 있다. 실제로는 컴퓨터시스템에서 두 장치를 기능적으로 연결하는 하드웨어의 구성 요소나 두 프로그램에 의해 공통적으로 이용되는 기억장치의 일부 등이 인터페이스에 해당한다.

㉮ 컴퓨터 시스템에서 입출력채널·입출력제어장치·입출력장치 사이를 연결하는 인터페이스들을 통틀어 입출력 인터페이스라 하는데, 이들 인터페이스의 기능에 의해 원활하고도 효율적인 데이터전송(즉 입출력)이 이루어진다.

이와 같이 인터페이스는 컴퓨터의 동작을 효율적으로 이루어지게 하는 중요한 역할을 한다. 이용자가 더욱 편리하고도 효율적으로 활용할 수 있는 컴퓨터를 제작하기 위해서는 이용자와 컴퓨터시스템 사이를 자연스럽고도 긴밀하게 연결해주는 여러 가지 기능의 인터페이스가 필요하다.

01 | 근전도

근전도(Electromyogram : 일렉트로마이어그램, EMG)는 신경이나 근육이 가지고 있는 전기적 흥분성을 이용하여 근육계와 말초신경계의 질환, 즉 신경·근계의 질환을 진단하는 방법이다.

근전도에 대하여 근전도 측정의 원리가 되는 신경세포와 근육세포의 전기적 생리에 대해 알아본다(그림 8-1).

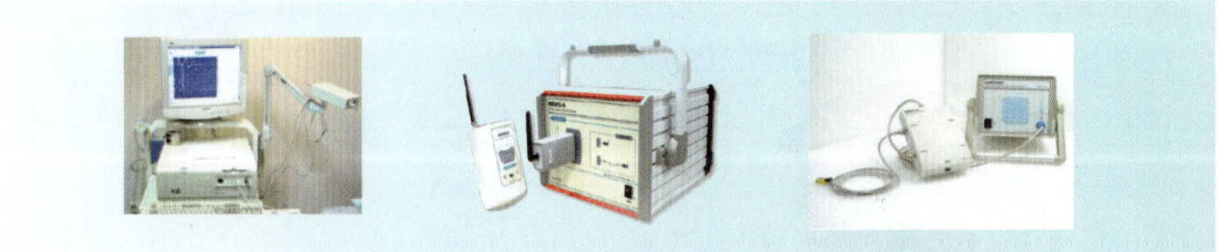

그림 8-1 • 근전도 측정기

1. 근전도란

안정막전위(약 80[mV] 내외)의 골격근이 수축(약 10[μV]~10[mV])할 때에 생기는 활동전위를 증폭 기록한 것을 근전도라 하며 주파수 대역은 5~10[kHz]의 넓은 범위를 갖는다. 평활근 역시 활동전위가 기록될 수 있지만 평활근의 경우는 보통 평활근전도라 하여 따로 구분된다.

① 운동을 위한 말초신경계의 기본적 활동단위인 신경 · 근단위(운동단위)는 신경의 전각세포, 축색과 수초를 포함한 신경섬유, 신경과 근육의 접합부(신경 · 근연접)와 이 접합부에 연결된 모든 근섬유를 포함하는 생리적 단위이다.

② 근전도의 가장 큰 목적은 어떤 병변이 이 운동단위 신체부위 중 어느 곳을 침범하고 있는 것인가를 판별하는 것이며 그 병변이 국소적인 침범인가 또는 전신적인 침범인가와 그 침범의 정도가 얼마나 심한 상태인가를 진단하는 것이다.

③ 근전도 검사는 크게 두 가지로 나눌 수 있다.

㉠ 피검자의 검사하고자 하는 근육을 이완 및 수축시켜 근육표면, 또는 근육 안에 삽입된 침전극을 통해 근활동전위를 측정하는 방법(보통 환자의 고통 때문에 주로 표면전극이 주로 쓰인다)이다.

㉡ 검사하고자 하는 근육을 지배하는 신경을 자극하여 이로 인해 유발된 근활동 전위를 측정하는 방법이 있다.

2. 흥분성 세포의 내부와 외부의 전기적 상태 변화

신경이나 근육조직 같은 흥분성 조직 세포에 외부에 자극이 전달되면 안정시의 세포막 내외의 전기적 상태에 변화가 일어난다. 즉, 자극을 받은 부분의 막전위의 크기가 점차 증가하여 결국에는 세포 내부가 오히려 세포 외부보다 양성(+)을 띤 후(약 40[mV]) 원래의 막전위(−90[mV])로 되돌아온다. 이때 세포 내부가 세포 외부에 비해 양성을 띠는 상태를 탈분극(depolarization : 디폴러리제이션)이라 하고, 탈분극 상태에서 원래의 막전위로 돌아오는 상태를 재분극(repolarization : 리폴러리제이션)이라 한다.

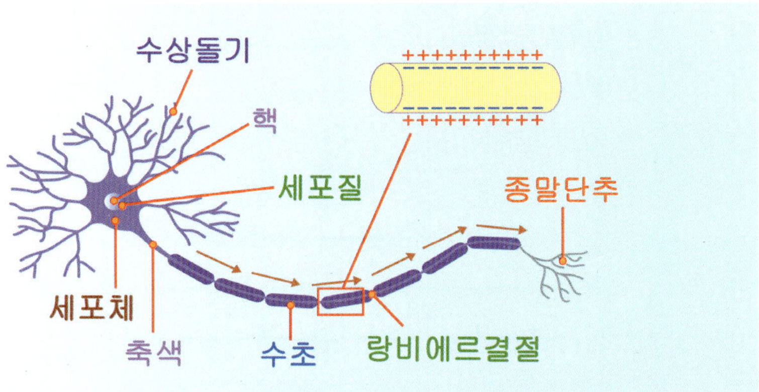

그림 8-2 • 신경의 기본단위인 뉴런(신경원)과 뉴런세포막 내외의 막전위

신경뉴런(그림 8-2)은 자극을 전도하는 신경세포의 기본단위이다. 탈분극 초기(그림 8-3)에는 Na^+(나트륨) 이온이 세포막 안쪽으로 확산되어 탈분극이 이루어지고, 탈분극상태에서 세포막 내부에 있던 K^+(칼륨) 이온이 세포 외부로 빠져나가면서 다시 안정막전위로 돌아오는 재분극이 이루어진다.

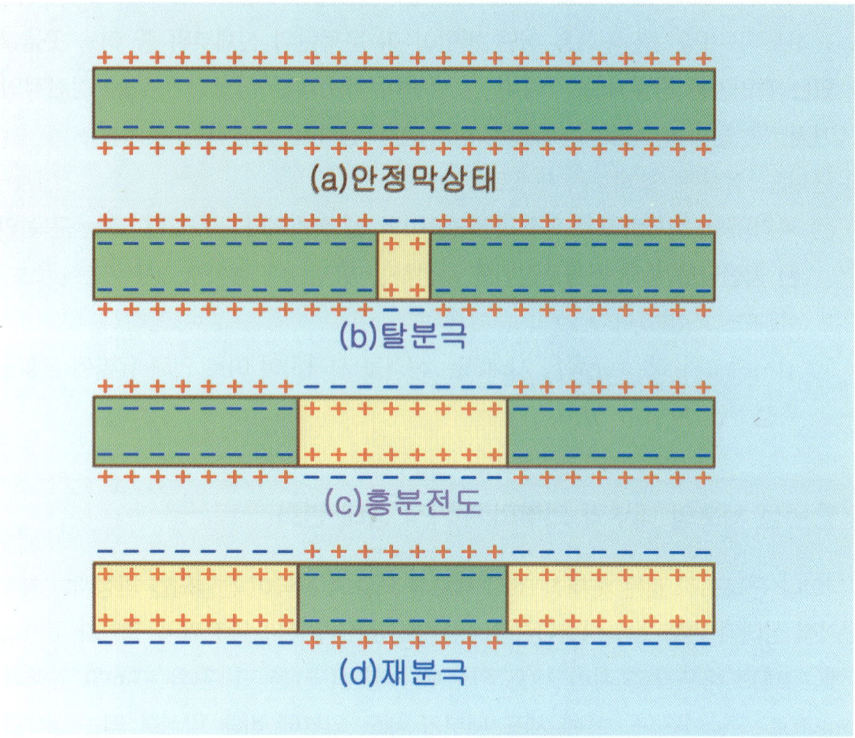

그림 8-3 • 축색돌기의 신경전도 과정

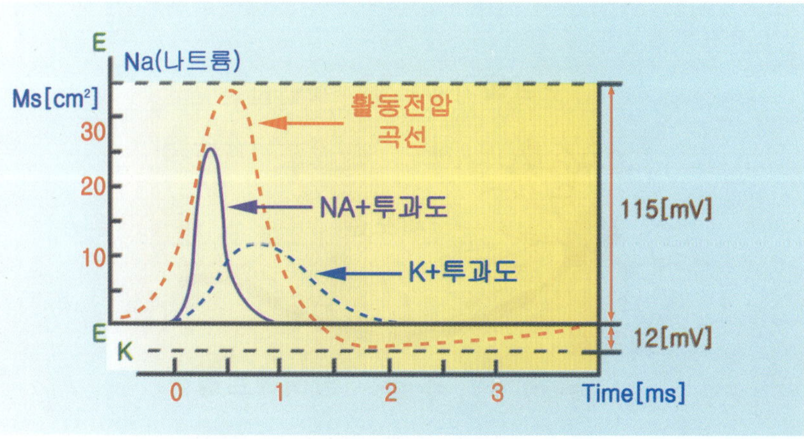

그림 8-4 • 신경세포에서의 활동전압

자극 초기에는 그림 8-4에서 볼 수 있듯이 Na+(나트륨)이온이 세포 내부로 급격하게 확산되어 들어오므로 막전위가 급속히 상승한다. 막전위가 최대가 되면 세포 내부에 있던 K^+(칼륨)이온이 세포 외부로 빠져나가며 Na^+(나트륨)이온 역시 Na^+(나트륨) 펌프 작용에 의해 다시 외부로 빠져나가기 때문에 세포는 원래의 안정막전압 상태로 돌아가게 된다.

이러한 활동성 세포에 전극을 부착하고 전위측정이 가능한 기기를 연결한 후, 한쪽에 자극을 인가하면 그림 8-5처럼 자극에 의해 유발되는 활동전위를 측정할 수 있다.

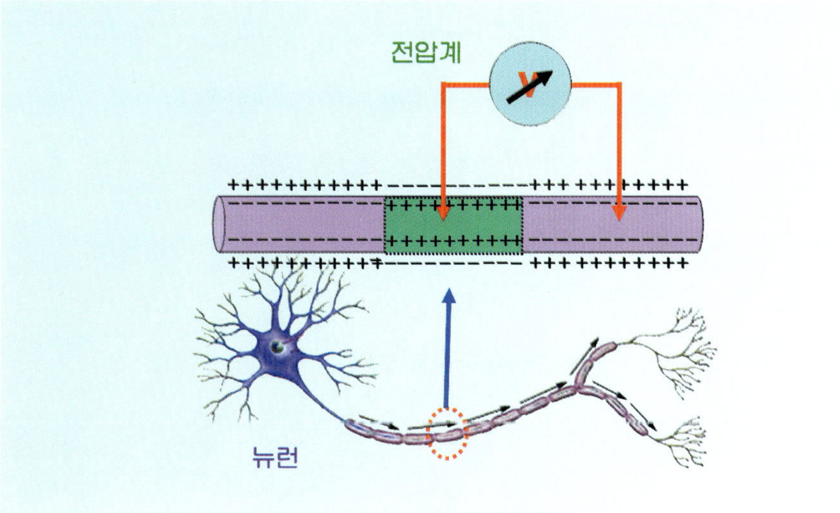

그림 8-5 • 신경의 활동전위 측정

3. 신경 · 근 단위

임상적으로 근전도는 신경 · 근 단위(Neuro Muscular Unit : 뉴로 머스큘러 유닛, NMU)의 활동을 기록하는 데 목적을 두고 있다.

① 신경 · 근 단위(NMU)란 척수의 전근에서 나오는 운동신경세포와 그 지배 아래에 있는 근섬유를 하나의 기능적 최소 단위로 생각한 것으로 운동단위(motor unit : 모터 유닛)라고도 한다.

② 운동 뉴런은 지배하는 근육에 연접하기 전에 또는 연접된 직후에 수많은 가지를 내어 평균 100개 이상의 근섬유와 연결된다. 이와 같은 운동단위가 합해져서 구성되고, 정상에서는 각운동단위의 흥분은 비동기적이다.

③ 근육의 수축이 일어날 때에는 모든 운동단위의 활동전위가 나타난다. 이 운동 뉴런 하나가 연결시키는(지배하는) 근섬유수의 비율을 지배비율이라 부른다.

제 8 장

④ 하나의 운동단위가 그림 8-6과, 그림 8-7에서 보듯이 흥분하면, 그 지배하의 근섬유군은 동시에 동기적으로 수축을 일으킨다. 근육은 이와 같은 운동단위가 많이 모여 구성된 것이며 근육의 수축이 일어날 때에는 모든 운동단위에서 활동전위가 발생한다.

⑤ 인체에는 약 600개 이상의 골격근이 있으며 하나의 골격근은 수천 개의 근섬유(근세포)로 이루어져 있다. 개개의 근섬유는 근장 속에 평행하게 배열된 많은 근원섬유를 가지고 있으며 근원섬유는 많은 근 필라멘트로 이루어져 있다.

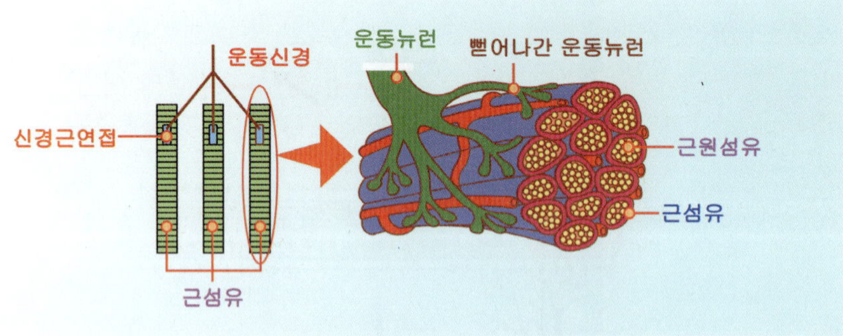

그림 8-6 • 신경 · 근(운동단위)을 구성하는 신경원과 근섬유

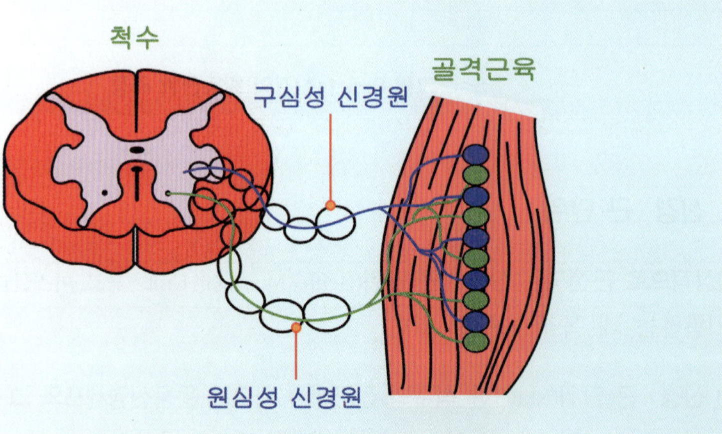

그림 8-7 • 척수로부터 뻗어나온 신경운동단위

⑥ 근 필라멘트에는 무거운 분자량의 단백질로 이루어진 미오신 필라멘트와 가벼운 분자량의 단백질로 이루어진 액틴 필라멘트 등이 있는데 그림 8-8에서 보듯이 근육수축은 액틴 필라멘트가 미오신 필라멘트 중앙으로 미끄러져 들어가면서 이루어진다.

골격근 세포막은 신경세포막과 같이 활동전압을 발생시키고 전도하는 특성을 가지고 있다.

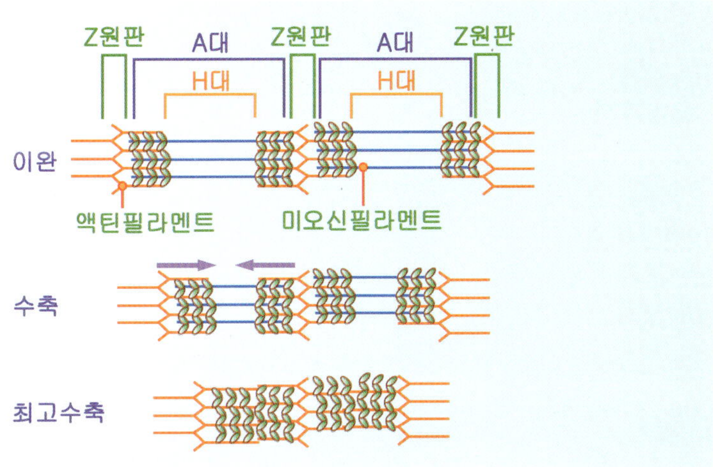

그림 8-8 • 근육세포의 수축 원리

4. 신경전도

근육이나 신경은 분극상태의 휴식을 취하다가 신경의 전기적 자극이 발생되면 신경 · 근육 접합부(신경 · 근연접)에서 아세틸콜린이 분비되어 근세포의 탈분극을 유도하게 된다. 이때 근육에서 발생되는 전기활동을 근활동전위라 한다.

보통 신경의 활동전위는 신경의 한 지점에서 발생하여 신경섬유를 따라 양쪽으로 전파되며 신경 · 근접합부를 거쳐 근섬유로 이어지는데 이때의 전파되는 속도를 전도속도 또는 신경전도속도라 부른다.

① 말초신경 중 미리 거리를 알고 있는 운동신경의 두 점을 전기로 자극하여 그 자극으로 인해 발생하는 유발전위의 도달시간을 이용하면 신경의 전도속도를 측정할 수 있다. 신경의 전도속도를 측정하는 이유는 신경이 손상을 입었을 경우 정상적인 신경에 비해 전도속도가 느리기 때문에 정상적인 신경과의 전도속도 차이를 비교하면 신경의 손상 부위 또는 손상 여부를 진단할 수 있기 때문이며 신경접합 수술 후 재생결과를 관찰하기 위해 사용되기도 한다. 신경전도속도는 수학적으로 식 (8-1)과 같이 나타낸다.

$$\text{신경전도속도 } \mu = \frac{D}{L_1 - L_2} \tag{8-1}$$

여기서 D : 두 자극지점의 서로 떨어진 거리

L_1 : 자극 S_1 지점부터 측정지점에까지 흥분이 전도되는데 걸린 시간

L_2 : 자극 S_2 지점부터 측정지점에까지 흥분이 전도되는데 걸린 시간

$L_1 - L_2$: 두 자극점 사이의 전도시간

② 신경전도속도의 응용은 '6) 신경전도검사'에서부터 자세히 설명한다.

5. 유발근전도

말초신경에 강제적으로 전기적 자극을 주었을 때 근육에서 유발되는 근활동전위를 측정하는 방식이며 말초신경전도속도, 반복유발 근전도, 반사기능검사 등을 할 수 있어 임의로 움직일 수 없는 근육의 상태, 말초신경 장해, 특히 중중 근무력증에 대한 객관적인 검사방법으로 이용되고 있다.

유도전극(표면자극전극)을 검사하고자 하는 신경의 지배근에 부착해 유도하며 자극은 신경섬유 다발을 총동원할 수 있는 충분한 강도, 즉 최대 자극으로 0.5~1[msec]의 지속시간을 갖는 방형파 형태의 전기자극을 가해준다. 이때 지배근에서 M-파, F-파, H-파 등이 유발되는데 이 파형들은 신경·근육접합부의 이상 유무를 판별하는 데 중요한 근거가 된다.

(1) M-파

중추신경(뇌 및 척수)에서 근육 등의 말초기관으로 신경충격을 전달하는 원심성의 운동신경의 α 섬유가 자극에 의해 직접 흥분하고, 활동전위가 원심방향으로 전도해, 지배근에서 유발되는 근전도파형을 M-파라 부른다. M-파는 말초신경 및 근육의 상태와 신경·근접합부 등의 상태를 반영하며 M-파의 역치에 변동이 발생하거나 잠복시간의 연장, 파형의 변화와 소실 등을 검사하여 손상정도를 파악한다.

(2) F-파

신경충격을 받은 운동신경섬유의 자극이 근육이 아닌 척수로 역행하여 척수전각세포를 흥분시켜 다시 운동섬유를 하행하여 근육에서 일으키는 파형을 말한다.

(3) H-반사

H-반사는 구심성 신경섬유가 감각신경인 Iα 신경섬유를 거쳐 척수의 후각으로 들어가 척수내에서 단일연접반사궁(2개의 신경원과 1개의 연접)을 거쳐 운동신경인 A-α 신경섬유를 타고 돌아오는 반사파이다.

(4) M-파와 H-파의 진폭과 자극 전압과의 관계

경골 신경을 최대자극보다 약하게 자극하면 M-파라 하고 장딴지 근육에 초기 활동전위와 후기 활동전위가 보이는데 H-파라고 한다.

표 8-1 • M-파와 H-파의 특성

명 칭	자극하는 신경	역치	잠복시간	특 징
M-파	운동신경의 α섬유	높다	수 [m/sec]	강한 자극을 주면 진폭이 커지고 말초 신경 및 근의 상태를 잘 반영한다.
H-파	감각신경섬유(GIa)	낮다	20~30 [m/sec]	자극이 강해질수록 진폭 감소하고 상위중추의 영향이나 척수내의 질환에 반영된다.

H-파는 M-파보다 훨씬 역치가 낮기 때문에 약한 자극상태에서는 M-파보다 H-파가 더 빨리 나타난다. 자극의 강도가 증가되면 H-파는 서서히 사라지며 M-파가 커지게 되고 F-파가 출현한다.

6. 신경전도검사

신경전도검사는 전기자극에 의해 유발되는 말초신경의 자극전도를 관찰하고 말초신경계의 손상을 진단하기 위한 방법인데 주로 축색변성과 분절성 탈수초 두 가지가 대표적인 말초신경계 손상의 원인이다.

① 축색 변성(그림 8-9)은 외상 등으로 축색이 절단된 후 신경말단에서 축색이 변성을 일으켜 신경의 전도성을 잃어버리는 원인이 된다.
② 분절성탈수는 축색이 남아 있는 수초의 붕괴상태로 역시 신경의 전도성을 잃어버린다.
③ 신경전도검사란 바로 이 신경의 전도성을 측정하여 말초신경계의 손상을 진단하는 검사 방법이다.

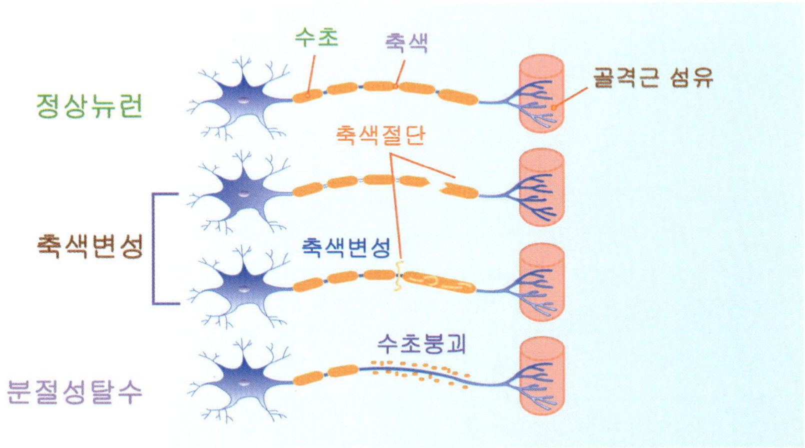

그림 8-9 • 말초신경계의 손상

(1) 운동신경의 전도속도 검사법

운동신경의 전도속도 검사는 운동신경을 전기자극했을 때 전기적 흥분이 신경원의 축색말단을 지나 신경 · 근에 전달되고 이로 인해 수축된 근육에서 유발되는 근육의 운동량, 즉 복합 근육 활동전위를 기록하는 방법을 말한다.

신경전도속도를 구하는 원리를 그림 8-10에 간략하게 나타내었다.

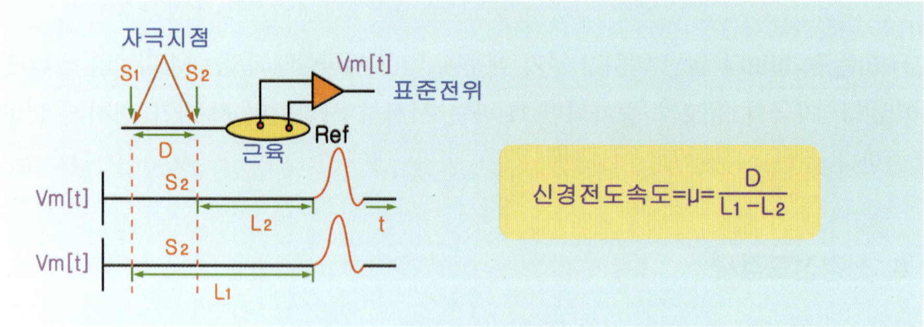

그림 8-10 • 신경전도속도(NCV)

① 운동신경전도속도(NCV)는 식 (8-2)와 같이 구할 수 있다. D는 두 자극 간의 거리이며 줄자를 이용하여 근위부와 원위부의 거리를 측정하여 얻을 수 있다.

$L_1 - L_2$는 두 자극점 사이의 전도시간을 의미한다.

$$NCV = \frac{D}{L_1 - L_2} \text{ [msec]} \tag{8-2}$$

② 신경의 전도속도와 자극의 전달시간이 말초신경의 기능을 진단하는 데 중요한 요소가 되지만 자극받은 신경에 의하여 근육에 유발되는 전위의 특성도 매우 중요한 요소가 된다.

㉮ 어떠한 운동신경에서의 전도속도가 느리면 그 부위 세포에서의 전기적 활성화가 느림을 의미하며 신경섬유의 느린 자극전도는 시간에 따라 분산을 겪게 되기 때문에 유발전위의 파형크기는 상당히 작아진다. 손목 부위에서 자극을 가한 후(그림 8-11) 엄지손가락 부위에서 기록전극과 이들 중앙에 활성전극을 부착하여 정중신경부위에서 유발된 활동전위를 측정한다.

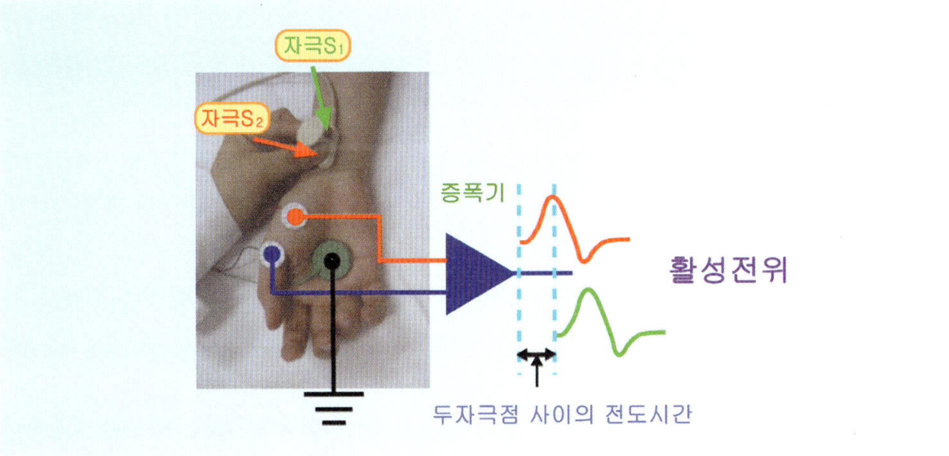

그림 8-11 • 운동신경전도검사

③ 운동신경전도검사(그림 8-12)에 의해 측정되는 활동전위의 요소는 잠복기와 지속시간 그리고 진폭으로 이루어지며 이 요소에 대한 해석은 다음과 같다.

㉠ 잠복기 : 신경을 자극하는 시각에서부터 반응이 나타나는 시각까지 걸린 시간, 즉 최초 자극이 주어진 시점부터 복합근육 활동전위가 측정되기 바로 전까지의 걸린 시간이며 가장 빠른 신경섬유를 통해 도달한 시간이다.

㉡ 진폭 : 신경원 자극전도로 인한 복합근육 활동전위의 크기를 말한다. 이 진폭의 크기가 정상보다 작으면 신경의 전도장애를 나타낸다.

㉢ 지속시간 : 복합근육 활동전위의 시작에서 끝까지의 시간, 즉 복합근육의 활동전위 출현에서 사라지는 지점까지 걸리는 시간을 말한다.

④ 복합근육 활동전위의 발생은 수많은 신경섬유의 활동에 의해 이루어지고 각 신경섬유

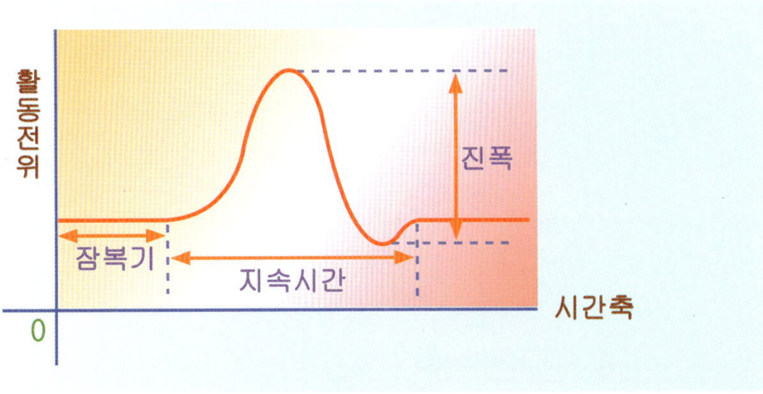

그림 8-12 • 운동신경전도의 파형

는 그 굵기와 수초화의 정도가 서로 달라 전도속도의 차이가 생긴다. 따라서 이들이 동시에 일을 했을 때의 활동전위의 파형은 뾰족한 파형이 아닌 잘 분포된 파형을 가지게 된다.

⑤ 활동전위의 진폭은 신경자극에 반응하는 근원섬유의 수에 대략적으로 비례하며 활동전위의 모양이 변형되어 나타나면 신경이 눌려 있거나 심한 손상을 받은 것이다.

⑥ 운동신경자극검사에서의 유의점

㉠ 운동신경에서 최상의 반응을 얻기 위해서는 해당 근위부의 여러 위치에서 자극하여야 한다. 적당한 자극 강도로 자극했음에도 좋지 않은 응답이 측정된다면 활성 자극 전극의 위치를 약간씩 움직이며 자극하여야 한다.

㉡ 정확한 신경전도속도 결과를 얻기 위해선 각 검사실의 표준 온도를 정한 후 환자 피부의 온도를 측정, 정해진 표준 온도에 맞게 보정해야 한다. 신경전도속도는 체온이 높으면 전도속도가 빨라지고 체온이 낮으면 전도속도가 느려지는 특성이 있기 때문이다.

㉢ 활동전극의 위치는 정확하게 근육에 부착해야 하며 특히 활동전극과 기준전극의 위치가 뒤바뀌는 일이 없어야 한다. 또한 너무 강한 자극은 다른 인접한 신경을 자극할 수 있다.

(2) 감각신경전도검사

운동신경전도가 신경을 자극하여 이 신경의 말단부의 근육에서 근활동전위와 신경전도속도를 측정하는 방법이며 감각신경전도검사(Sensory NCV : Nerve conduction velocity)는 신체 감각의 전도방향과 동일한 방향, 즉 구심방향(생리적 전도방향인 척추쪽)으로의 신경의 자극전도를 측정하는 정향적 방법과 생리적 전도의 반대방향으로의 신경의 자극 전도를 측정하는 역향적 방법이 있다.

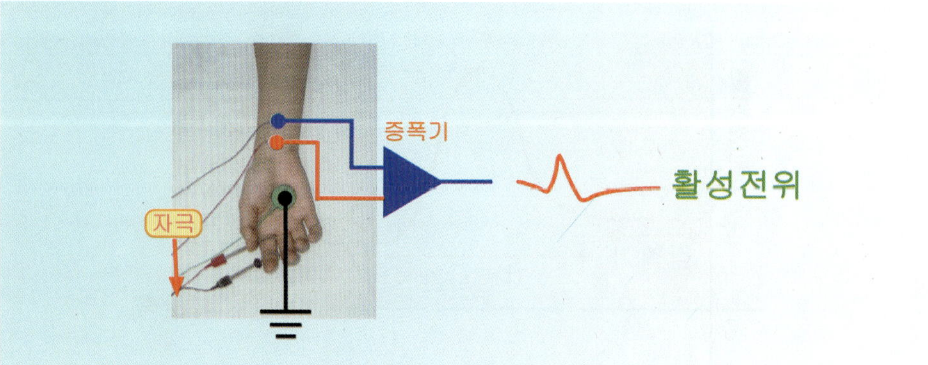

그림 8-13 • 감각신경전도검사

1) 정향적 방법

손가락부위를 자극하여 척수를 타고 올라가는 구심성 자극전도를 손목부위에서 측정하는 방법을 간략한 모식도로 나타낸 것이 그림 8-13이다.

감각신경전도검사(Sensory NCV : Nerve conduction velocity : 너브 컨덕션 벨로시티)에서의 신경전도속도는 식 (8-3)과 같이 구한다.

$$NCV[m/sec] = \frac{\text{자극점과 활성전극사이의 거리}[mm]}{\text{잠복기}[msec]} \quad (8\text{-}3)$$

자극점과 활성전극 사이의 거리는 줄자 등을 이용하여 거리를 측정하며 잠복기는 자극시점으로부터 유발전위가 측정되기 전까지의 시간을 의미한다.

2) 역향적 방법

손바닥과 손목에서 자극하고 제3수지에 3~4[cm] 간격으로 활성기록 전극과 기준 기록 전극을 부착하여 기록한다.

활성기록전극과 손바닥 자극지점 사이의 거리, 손바닥 자극지점과 손목자극지점 사이의 거리를 각각 7[cm]씩으로 두 구간의 간격이 같은 지점에서 자극한다.

신경전도속도(NCV)는 정향적 방법에서의 식 (8-3)과 같다.

(3) F-파 검사

전기적 자극으로 운동신경을 자극했을 때 이 신경의 말단 부분에서 측정되는 근육의 근활동전위는 신경전도의 원심방향에 대한 유발전위이다. 하지만 신경이 전기적 자극을 받으면 척수방향 즉 구심방향으로의 흥분전도가 역시 이루어지며 이 흥분을 받은 척수는 다시 원심방향으로 운동신경을 타고 흥분을 전도시키는 데 이때 신경의 말단 근육에서 또다시 측정되는 유발전위를 F-파라고 한다.

발목부위에서 전기적 자극을 주었을 때 신경의 전도가 원심방향(발)으로 이루어져 M-파가 측정되는 것 이외 후경골 신경을 타고 구심방향(척수)으로 자극이 전도되고 척수전각세포에서 원심성 방향으로 자극이 전도되는 것을 그림 8-14는 보여준다. F-파는 M-파의 출현 후 약 20~30[msec] 후에 출현하며 자극시점으로부터 잠복기는 상지에서는 5~35[msec], 하지에서는 50~60[msec]의 잠복기를 갖는다. F-파는 최소 10회 이상을 연속적으로 기록해야 한다.

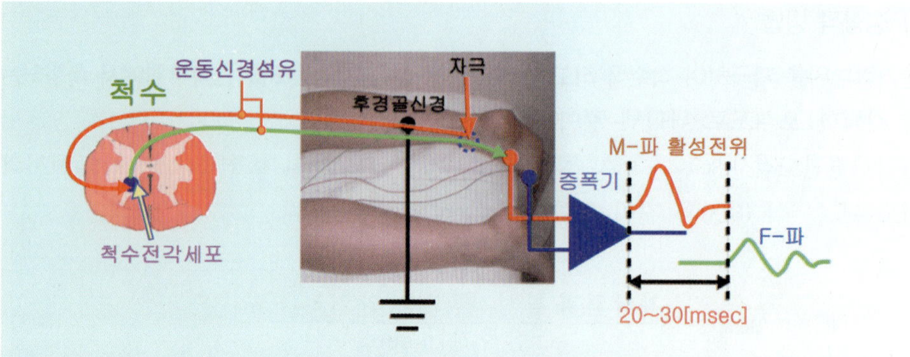

그림 8-14 • F-파 검사

(4) H-파 검사

신경에 전기적 자극을 주었을 때 자극의 전도가 원심방향 이외에 구심성 방향의 감각신경인 Iα 신경섬유를 타고 척수의 후각으로 전달되고 다시 척수내 단일연접반사궁에서 반사된 자극이 A-α 신경섬유를 타고 되돌아 활성전극에서 다시 측정되는 파이다.

경골 신경(그림 8-15)을 최대자극보다 약하게 자극하면 장딴지 근육에서 M-파와 H반사가 나타난다.

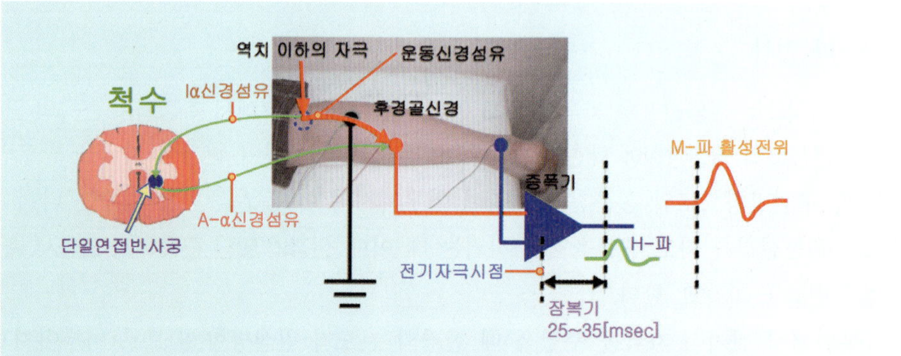

그림 8-15 • H반사 검사

H-파는 M-파보다 훨씬 낮은 역치의 자극에 반응하기 때문에 약한 자극상태에서는 H반사가 더 빨리 측정된다. 하지만 자극의 강도가 증가되면 역치 이하의 자극에서만 반응하는 H반사는 점차 사라지며 대신 M-파는 점점 커지고 F-파가 출현하게 된다. H반사의 잠복기는 정상인에게는 약 25~35[msec]로 나타나며 H-파 반사의 잠복기가 정상인에 비해 현저히 길어지면 당뇨병성 신경병증과 같은 다양한 다발성 신경병증 등을 진단한다.

(5) 반복 자극법

신경·근 접합부의 이상검사를 하기 위한 방법이며 그 측정방식은 운동신경전도검사와 같다. 단지 저속, 또는 고속의 빈도로 자극을 주어 이로 인해 유발되는 M-파를 연속적으로 측정하는 것이다.

측정방식(그림 8-16)은 운동신경전도검사와 같으며 자극빈도에 따라 5[Hz] 이하인 자극은 저속자극, 5[Hz] 이상은 고속자극으로 구분된다. 특히 2~3[Hz]의 저속자극에 대한 유발전위가 점차적으로 감소되는 현상을 보이면 중증 근무기력증을 진단할 수 있다.

중증 근무기력증은 근육이 쉽게 피로해지는 병으로서 보통 근운동을 할 때 신경과 근육이 만나는 신경·근접합부 지점에서 아세틸콜린(신경전달물질)이 분비되고 신경의 자극을 전달하기 위해서 아세틸콜린은 근육부위의 수용체와 결합해야 하는데, 원인모를 현상에 의해 아세틸콜린 수용체에 대한 항체가 형성이 된 후 아세틸콜린 수용체들이 파괴되어 발생한다.

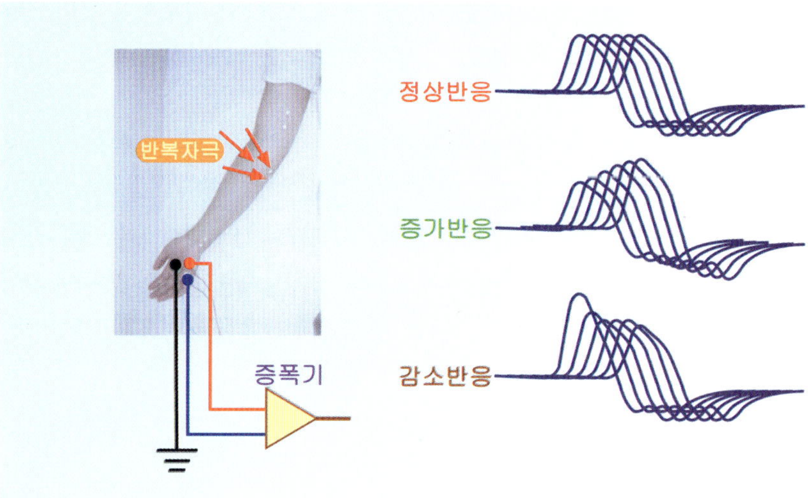

그림 8-16 • 반복자극법

30~50[Hz]의 고속반복자극시에는 Ca^{2+}(칼슘)이 축색종말에 축적되어 아세틸콜린의 방출이 촉진되기 때문에 200~300[%]의 진폭증가 현상을 볼 수 있으며 근무력증후군을 진단할 때 사용된다.

7. 일반근전도

임의의 전기자극을 신경에 가하지 않고 근육의 수축과 이완, 또는 침전극을 근육에 삽입할 때 발생하는 근육의 활동전위를 측정하는 방식이다.

(1) 근수축과 이완시 근전도

정상적인 경우에는 근이완시에 활동전위가 발생하지 않으며, 약한 수축상태에서는 저진폭의 활동전위가 측정된다. 중증도의 수축상태에서는 진폭이 증가되는 활동전위가, 강한 수축상태에서는 진폭이 높고 복잡한 파형이 측정된다.

(2) 침 근전도

침전극을 근육에 삽입하여 근육의 활동전위를 측정하는 방식이다.

① 침전극을 찌를 때의 활동전위 : 진폭이 1~3[mV] 정도이며 100~200[msec]의 지속시간을 갖는 일과성의 전위가 나타난다. 정상적인 정상근에서는 바로 사라진다.

② 신경전위 : 침전극에 의해 근육내 운동신경의 분지를 자극받아 생기는 활동전위로서 진폭이 50~200[μ V] 정도이며 50~100[Hz]의 주파수 특성을 갖는다.

③ 종판잡음 : 침전극이 신경 · 근접합부를 자극해 생기는 활동전위로서 진폭이 20~100[μV] 정도이며 1~2[msec]의 지속시간을 갖는 단상성 음성파이다.

8. 전극 유도법

유도법이란 생체에 한쌍의 전극을 부착하여 생체신호를 유도선에 의해 증폭기로 유도하는 것을 의미한다. 유도법에 사용하는 전극은 크게 생체를 손상시키지 않기 위한 피부 표면전극(그림 8-17)과 직접 생체내로 전극을 찔러 넣는 침전극(그림 8-18)으로 분류할 수 있는데 보통 환자의 고통을 덜어주기 위해 표면전극을 주로 사용한다.

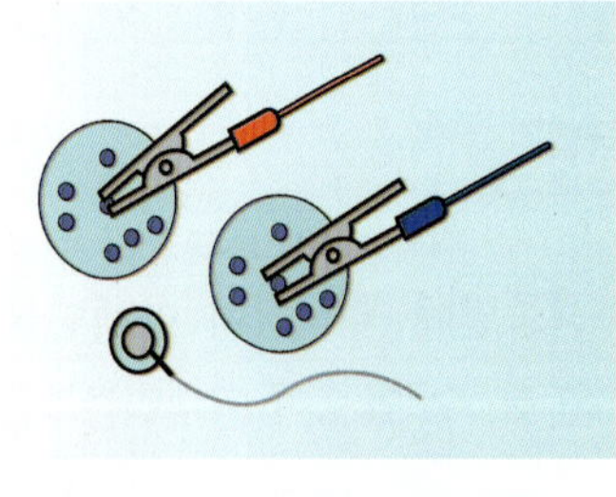

그림 8-17 • 표면전극의 형태

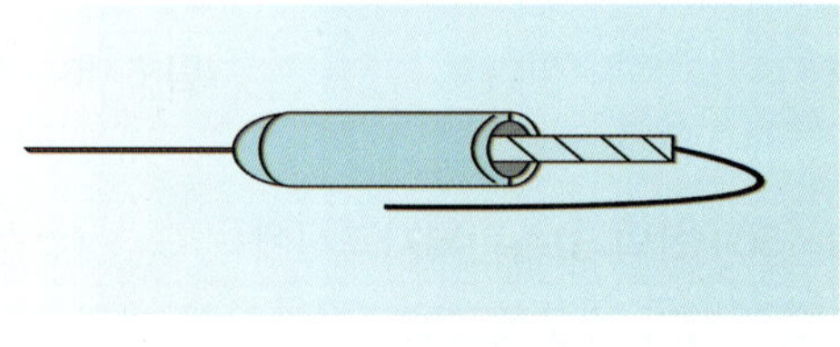

그림 8-18 • 일반적인 침전극의 모양

(1) 피부 표면전극의 특징

① 신체의 표면에 부착한다.

② 간섭파형[1]으로 인해 개개의 신경·근단위를 분리하여 측정할 수 없다.
③ 근육 전체에 대한 활동전위의 측정이나 반사활동의 검사에 유효하다.
④ 표면전극 조건으로는 장시간 안정적으로 접촉유지가 가능해야 하며 접촉저항과 분극전압이 적고 잡음이 잘 발생하지 않아야 한다.

(2) 침전극의 특징

피부를 뚫고 바늘을 삽입하는 전극으로 신체 내부의 미세한 전위신호를 표면에서의 간접측정이 아닌 직접측정을 할 때 사용하며 근육 개개의 신경·근단위의 활동전위를 분리하여 유도하는데 표면전극은 침전극에 비해 신체피부에 대한 접촉이 떨어지기 때문에 환자가 불안감과 아픈 것만 참을 수 있다면 표면전극보다 정밀한 생체내 활동전위를 측정할 수 있다.

9. 근전계의 구성

(1) 구성요소

근전도 검사에서 활동전위를 기록하기 위한 기본적인 근전계의 구성요소들은 그림 8-19와 같이 이루어진다.

① 전극 : 정보의 신호 및 신경의 자극에 사용된다.
② 증폭기 : 전극으로부터 신호된 미세한 크기의 정보를 증폭시킨다(전치증폭기와 차동증폭기).

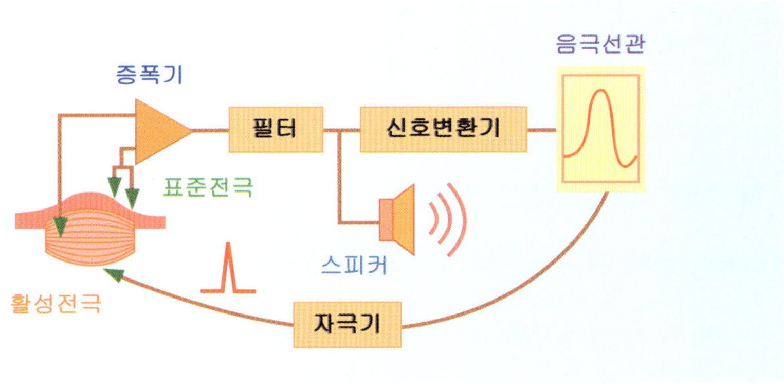

그림 8-19 • 근전계의 구성

1) 간섭파형 : 근육의 수축이 너무 강하면 다수의 운동신경단위의 활동전위가 증가하고 서로 간섭하여 진폭이 큰 복잡한 형태가 되는 것으로 개개의 운동신경단위의 활동전위를 분리하지 못하고 그 전위도 관찰할 수 없는 파형을 말한다.

③ 필터 : 필요 없는 잡음을 제거시켜 주는 주파수 여과장치이다.
④ 스피커 : 증폭된 정보의 변화를 귀로 들을 수 있게 해준다(확성기).
⑤ 신호변환기 : 아날로그의 생체신호를 디지털 신호로 변환시킨다.
⑥ 음극선관 : 증폭된 정보를 스크린에 표시하여 준다.

(2) 근전계의 요구사항

근전도 증폭기는 10~1000[Hz] 정도의 주파수 여과범위를 갖는다. 심전도에 비해 증폭기의 주파수 응답의 폭이 좀 더 넓지만 심전도의 경우와 같이 매우 낮은 주파수 범위는 포함하지 않는다. 따라서 고주파의 잡음에 대하여 안정성이 높다.

피부 표면전극을 사용할 경우 일반적으로 진폭이 0.1~1[mV] 정도로 낮은 근전도 신호가 검출된다. 따라서 전압이득이 매우 큰 증폭기를 사용해야 한다. 단, 근육내 침전극을 사용할 경우에는 근전도 신호의 진폭이 커지므로 증폭기의 이득이 작아도 된다. 표 8-2는 근전계 요소별 요구사항을 나타내었다.

표 8-2 • 근전계 요소별 요구사항

항 목	특 성
증폭도(전압증폭도)	약 100만 배
주파수 특성	5~10[kHz]의 주파수 대역
시정수	0.03[s] 이상
판별비	60[dB : 데시벨] 이상
교정전압	1~5[mV]
입력임피던스	5[MΩ]
표준감도	1[mV] / Div

(3) 확성기를 이용한 근전도 측정방법

근전도의 활동전위를 소리로서 측정하는 방법이다.

① 근육의 활동전위의 진폭이 크면 소리가 크게 울린다.
② 활동전위의 지속시간이 길면 저음이 발생하고 짧으면 고음이 발생한다.
③ 근육의 수축상태가 지속되는 근 긴장성 활동전위 발생시에는 '붕' 하는 소리가 들린다.

02 | 심전도

심장은 전신의 혈관을 통해 혈액을 펌프질하기 위해 강하게 수축작용을 하며 심근의 특성에는 심장의 전기적 활동과정(심장활동전압)과 특별한 전도조직에 따른 전도성 활동전압, 흥분과 불응기 심박동수를 조절하는 자율신경계영향, 전도속도, 흥분성 그리고 심전도(Electrocardiogram : 일렉트로카디오그램, ECG) 등이 포함된다.

1. 심전도란

심전도(electrocardiogram : 일렉트로카디오그램, ECG)는 심장의 전기적 활성 단계에서 발생하는 미약한 전위차(1[mV]의 전압)를 신체표면에서 시간에 따른 변동곡선(0.1~200[Hz] 정도의 주파수 성분)으로 측정하는 것이다. 전압차 또는 전압을 신체표면에서 측정하는 것이 가능한 것은 심장의 재분극과 탈분극의 순서와 시간차 때문인데, 심근은 모든 부위가 동시에 탈분극하는 것이 아니라 심방이 탈분극한 후 심실이 탈분극하는 순서를 정확히 지키며 실행된다(심실이 탈분극하는 동안 심방이 재분극을 일으킨다). 이때 발생되는 전기적 신호(전위차)는 심장부위의 위치에 따라 다른 값을 나타낸다. 이를 신체표면에 전극을 부착한 후 기기를 이용하면 감지할 수 있다(그림 8-20).

심전도에서 나타난 전기적 파형들은 정밀한 분석을 통하여 부정맥, 협심증, 심근경색(심장마비 등의 허혈성 심장질환), 심방과 심실의 비대, 확장 등을 진단할 수 있다.

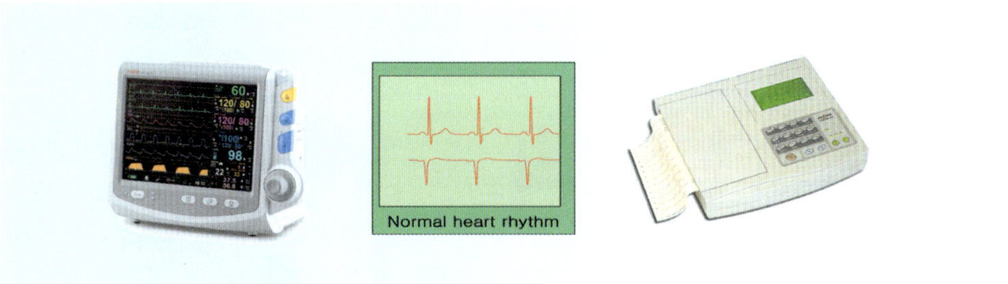

그림 8-20 • 심전계와 정상인의 심전도 파형

일반적인 심전도를 그림 8-20에 나타내고 있다. 또한 각 부위의 심근의 위치에서 탈분극과 재분극의 차이의 다양한 파형의 형태를 보여주고 있다. 심장의 자극전도계의 전위 특성은 다양한 파형의 형태로 나타내고 있다.

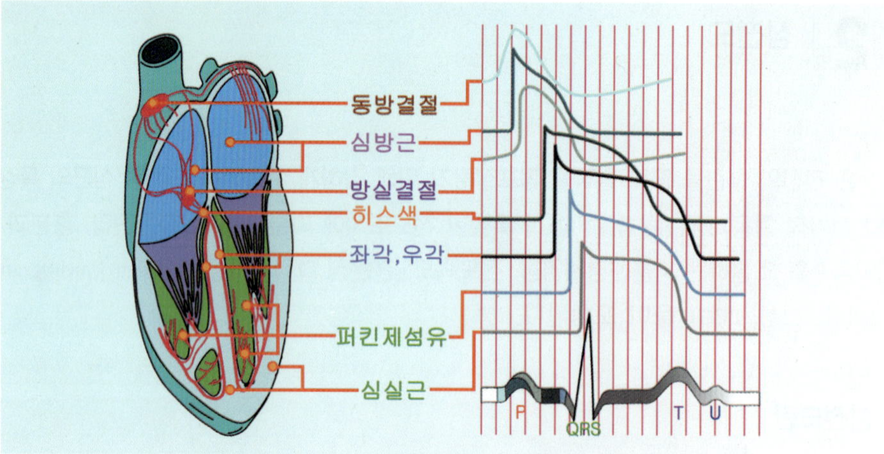

그림 8-21 • 자극전도계에서의 활동전압의 관계

2. 심장의 기본적인 혈액순환과 자극전도계

(1) 전기적 자극의 이동순서

전기적 자극의 이동순서(그림 8-22)는 동방결절(0.05[m/sec]) → 방실결절(0.05[m/sec]) → 방실속(0.8~1[m/sec]) → 좌속가지, 우속가지 → 퍼킨제 섬유(2~4[m/sec])의 순서로 자극이 이동되며 이들을 흥분(자극) 전도계라 하며 이들을 제외한 작업심근에서의 이동속도는 심방근(0.8~1[m/sec]), 심실근(0.9~1[m/sec])이다.

① A : 동방결절(S-A node)이란 심장의 심박조율기(pacemaker : 페이스메이커)로 불리는 것으로 우심방의 상벽에 위치하며 심장의 흥분은 여기에서 시작된다.

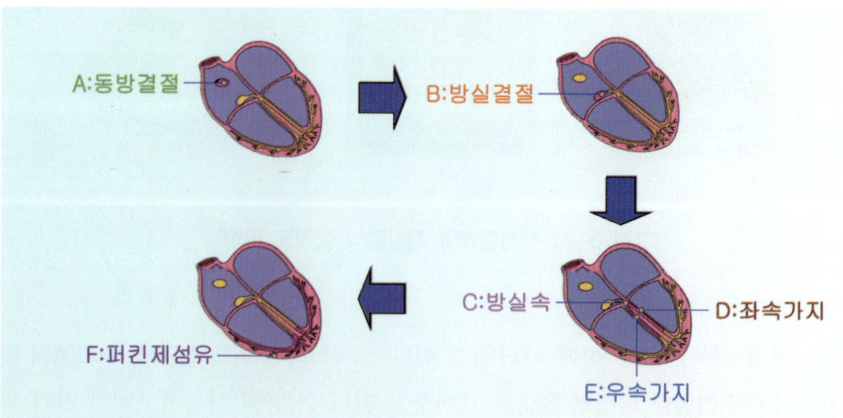

그림 8-22 • 심장의 자극전도경로

② B : 방실결절이란 심장흥분은 동방결절에 이어 도달하는 곳으로 심방중격 오른쪽에 위치하며 심장흥분파동은 이 부위를 약 0.1초 동안 통과한 후 방실속으로 전달된다.
③ C : 방실속이란 방실결절과 D : 좌속가지와 E : 우속가지를 잇는 가는 섬유의 속을 말하며 방실결절과 합쳐 방실접합부(A-V node)라고 불린다.
④ F : 퍼킨제 섬유란 좌속가지와 우속가지의 끝에서 그물처럼 가늘고 넓게 퍼져 있는 섬유로 작업 심근으로 전기자극을 전도시키며 흥분전도속도가 가장 빠르다.

(2) 심장의 혈액순환

최초 동방결절에서(그림 8-23) 시작된 활동전위에 의해 좌심방, 우심방이 수축한다. 심방의 압력이 높아지면 삼첨판과 승모판이 열리고 혈액은 심실로 이동하게 된다. 심실내 자극 전도계가 흥분을 하여 심실의 심방의 압력이 높아지면 다시 삼첨판과 승모판이 닫히고 더욱 압력이 높아지면 대동맥판과 폐동맥판이 열리게 되어 우심실의 혈액은 폐동맥으로 좌심실의 혈액은 대동맥으로 들어가게 된다.

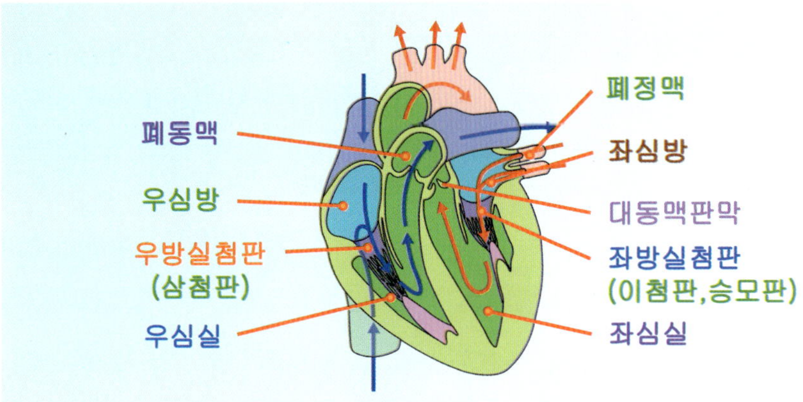

그림 8-23 • 심장의 구조와 혈액의 이동경로

1) 순환의 구분

각 순환계는 두 가지로 나눌 수 있다(그림 8-24).

① 대순환(체순환) : 좌심실 → 대동맥 → 동맥 → 정맥 → 대정맥 → 우심방
② 소순환(폐순환) : 우심실 → 폐동맥 → 폐 → 폐정맥 → 좌심방

2) 판 막

① 좌방실판막(이첨판, 삼첨판) : 심방과 심실 사이에 있는 낙하산 모양의 판이다.
② 반월판(대동맥판, 폐동맥판) : 우심실과 폐동맥 사이, 좌심실과 대동맥 사이의 두 곳에 있는 반월형 주머니 모양의 판막이다.

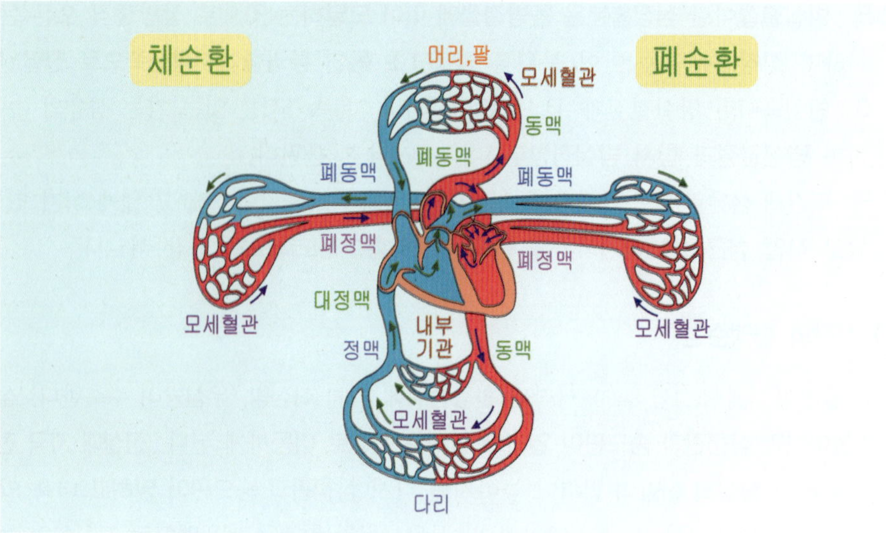

그림 8-24 • 심장의 체순환과 폐순환

(3) 심근의 구조

심장의 벽(그림 8-25)은 외측으로부터 심외막, 심근층, 심내막으로 3층구조를 이루고 있으며 특히 심근층은 3개층 중에 가장 두껍다.

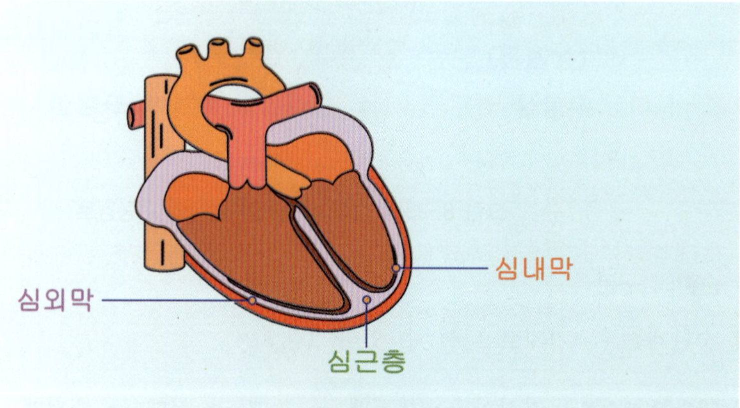

그림 8-25 • 심장벽의 구조

심장의 활동전압 발생과정(그림 8-26)에서 다음과 같은 심근의 기능적 특성을 설명할 수 있다.

① 흥분성 : 자극에 대하여 반응하는 성질, 활동전압을 형성하는 능력을 말한다.

② 전도성 : 세포와 세포 사이의 흥분을 전달할 수 있는 능력을 말한다.

③ 자동성, 율동성 : 동방결절의 세포의 자발적인 흥분발생 능력을 말한다.

④ 수축성 : 활동전압의 발생으로 인한 심근의 수축 능력을 말한다.

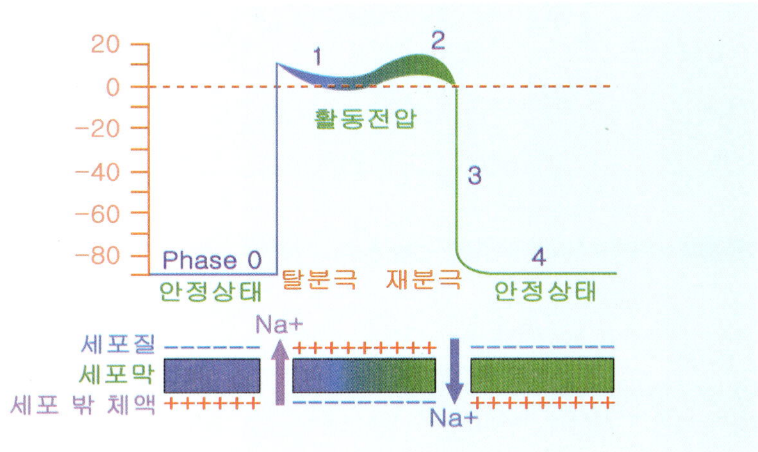

그림 8-26 • 심장의 활동전압 발생 과정

⑤ 실무율 법칙 : 흥분을 일으킬 수 있는 최소한의 자극강도를 역치[2]라 하는데 보통 골격근과 같은 근육은 역치 이상의 자극에 대해서 그 크기에 비례하여 근 수축을 하는 반면 심근은 역치 이상의 자극에 대해서 그 크기에 상관없이 항상 일정한 크기로 수축하는 성질을 갖는다. 이것을 실무율 법칙이라 한다.

표 8-3 • 심근계의 구분

심근계	세포특성	특 성
특수 심근계	전도세포	자극 전도계를 말하며 자동성을 갖는다.
고유 심근계	수축세포	자극 전도계를 제외한 심근층 대부분을 구성하며 작업 심근이다. 수축세포로 구성되어 강한 수축력을 가진다.

3. 심전도 파형들

전형적인 심전도 파형을 그림 8-27과 같이 나타내며 각 파형과 간격은 다음과 같은 의미를 가지고 있다.

2) 역치 : 생물이 외부 환경의 변화, 즉 자극에 대해 어떤 반응을 일으키는데 필요한 최소한의 자극의 세기이다.

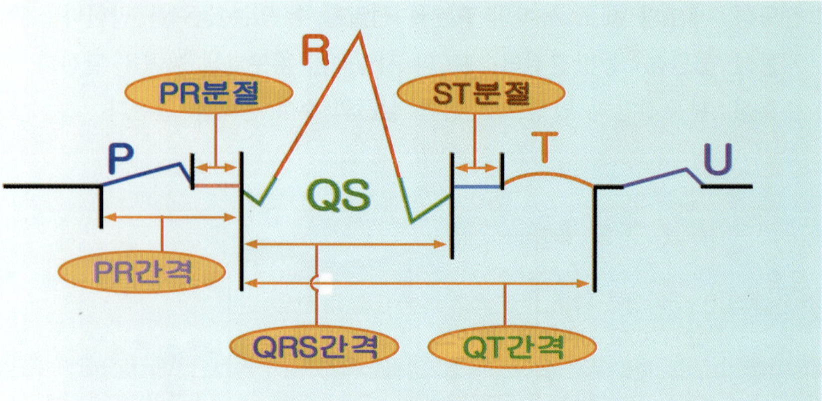

그림 8-27 • 심전도 파형

(1) P-파

심방 수축을 표시한다. P-파(P wave)는 심방의 탈분극시 발생하는 파형(0.2[mV] 이하)이다. 탈분극은 동방결절에서 시작되어 결절 간 전로를 통해 심장으로 전달되어 발생한다. P-파 파형은 심방을 통한 전도시간과 상관관계를 가지고 있다. 즉, 심방을 통과하는 전도속도가 감소하면 P-파가 퍼지는 현상이다. 한편 심근세포는 탈분극이 되고 나면 원래의 안정시의 전위로 돌아오는 재분극을 일으키는데 이때 발생하는 파형이 P-파와는 반대방향인 Ta파이다. 이 Ta파는 심전도 기록에서는 거의 찾아볼 수 없는데 이는 보통 QRS극파와 일치되어 감춰지기 때문이다.

(2) QRS극파

심실 수축을 표시한다. QRS극파(QRS complex : 0.5~2.5[mV] 이하) Q, R, S 세 개의 파를 포함하고 있는데, 이 파형은 심실의 탈분극을 나타낸다. 심실의 탈분극파는 잇달아 방실결절, 히스속, 좌각, 우각, 퍼킨제 섬유를 통해 심실근육으로 퍼져나간다. 세 개의 파를 포함한 QRS군의 총기간이 P-파 기간과 비슷하다. 이는 심실이 심방보다 훨씬 크다는 것을 알 수 있다. 그러나 심실은 심방만큼 아주 빠르게 탈분극을 일으키는데, 즉 심실의 전도속도는 히스속 퍼킨제 섬유계에서 심방전도계보다 훨씬 빠르기 때문이다. 이 기간은 심장의 절대불응기[3]와 일치한다.

3) 절대불응기 : 심장에서는 활동전위 중에 어떠한 활동전위를 만들지 않고 흥분 후 짧은 시기는 아무리 강한 자극에도 반응하지 않는 절대불응기가 존재하는데 각기의 탈분극과 재분극 사이이며 심전도 QRS 부근이 이에 속한다.

(3) T-파

심방의 재수축이 시작되기 전 휴식상태를 표시한다.

T-파(T wave : 0.5[mV]~1.0[mV])는 심실의 재분극을 나타내는데 심실흥분의 회복과정에 의하여 기록된다. T-파는 QRS군의 뒤에 완만한 파로서 기록된다.

(4) U-파

U-파((U wave)는 T-파 바로 뒤에 보이는 가장 작은 파이다.

T-파의 25[%] 미만, Normal : 1[mm] 미만이므로 기전은 잘 모르고 지나간다.

(5) 기선(Base line)

P-파나 T-파의 앞뒤에 있는 직선 부분을 말한다.

심전도는 언제나 이 기선을 중심으로 해석하는데 위쪽에 그려지면 양성파 아래쪽으로 그려지는 것은 음성파라고 한다.

(6) 심장의 혈액순환과 심전도 파형

심방의 수축시 P 파, 심실의 수축시는 QRS파, 심방의 재수축이 시작되기 전 휴식상태시에는 T-파와 관련되어 있음을 그림 8-28은 보여준다.

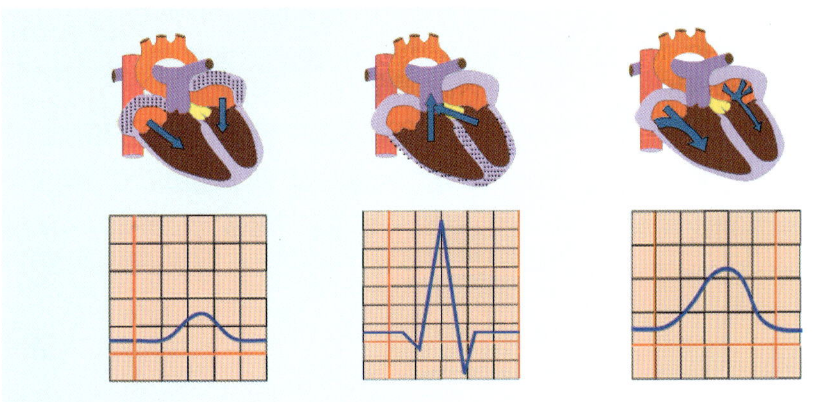

(a) P-파 (b) QRS극파 (c) T-파

그림 8-28 • 심장의 주기와 심전도 파형과의 관계

(7) 간격과 분절

간격이란 심전도의 파형을 포함하는 것이고 분절이란 파동 사이를 연결하는 선이다.

1) PR 간격

PR 간격은 심방의 탈분극 시기에서 심실의 탈분극 시간까지를 나타낸 기간이다. PR 간격은 P-파와 PR 분절을 포함하고 심전도의 등전성으로 방실결절 전도와 연관되어 있다. 정상적으로 PR 간격은 0.16초로 심방의 처음 탈분극에서 심실의 처음 탈분극까지의 중복시간을 뜻한다. 방실결절을 통과하는 전도속도가 빠르면 PR 간격은 감소되고 방실결절을 통과하는 전도속도가 느리면 PR 간격은 증가한다.

2) QT 간격

최초 심실탈분극에서 마지막 심실 재분극까지의 시간 간격을 나타낸다. QT 간격은 QRS군과 ST 분절, T-파를 포함하고 있으며 심실의 탈분극과 재분극 두 가지 모두를 포함하는 시간이다.

3) 심실흥분시간

QRS파의 시작지점에서 R-파의 최고점까지의 기간을 심실흥분시간이란 하는데 이것은 탈분극파가 심장의 안쪽에서 바깥쪽까지 전달되는 데 걸리는 시간을 나타낸다. 근접효과라고도 하며 하나의 근편이 있을 때 자극받은 근편에서 반대편 근편까지 흥분이 전달되는 시간이라 할 수 있다.

4) ST 분절

QRS파 끝에서 T-파 시작 전까지의 사이(심실흥분의 말기)를 말하며 정상시 기선과 같은 높이에 위치한다. 정상시의 이 위치가 기선에서 0.1[mV] 이상 상승 또는 0.05[mV] 이하로 하강했을 시에는 심근의 이상을 반영한다.

5) 심박동수와 부정맥의 관계

심박동수는 심전도에 나타난 QRS군의 횟수를 분으로 나눈 분당심박수로 나타낼 수 있다. 심장주기길이는 R-파와 다음 R-파가 나타나는 기간, 즉 RR 간격과 동일한데 심박동수와 주기길이와는 식 (8-4)와 같은 관계가 있다.

$$\text{심박동수} = 1/\text{주기길이} \qquad (8\text{-}4)$$

따라서 심박동수의 변화는 주기길이에 영향을 주게 되고 주기길이의 변화는 곧 심장의 활동전압 변화를 의미한다. 즉, 심박동수의 증가는 활동전압 기간의 단축을 의미하는데 시간당 활동전압이 더 많이 나타날 뿐만 아니라 활동전압이 좀 더 짧아지고 마찬가지로 좀 더 짧은 불응기를 가지게 된다. 심박동수와 불응기의 관계로 인해 심박동수의 증가는 부정맥을 유발하는 요인이 될 수도 있다. 만약 심박동수가 증가하고 불응기가 짧아지면 심근세포는 조기에 흥분하게 된다.

(8) 심전도의 파형의 탈분극과 재분극 변환

보통 P-파를 심방수축파로 서술하는데 이는 P-파가 심방의 수축에 의해 발생하는 것이 아니라 동방결절에서 생성된 전기적 신호가 특수 자극전도계 경로를 따라 심방[4)]과 심실[5)]로 전달되면서 일어나는 심근의 탈분극과 재분극의 현상이 체표면의 전위측정에서 기록되는 파형으로 이해해야 한다.

심실근 세포의 탈분극과 재분극 현상이 심전도의 파형과 관계가 있음을 그림 8-29은 보여주고 있다.

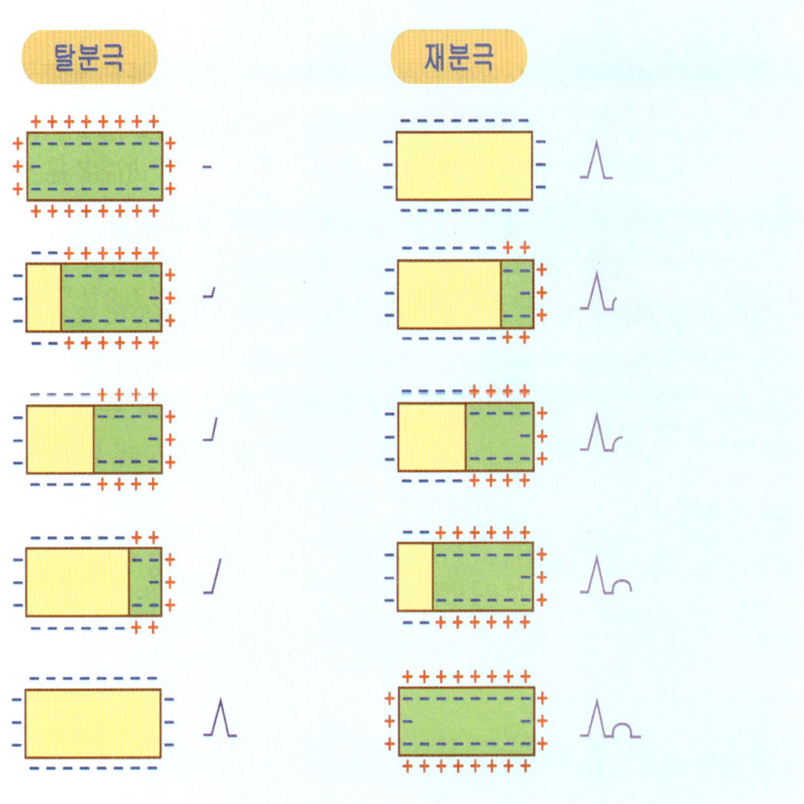

그림 8-29 • 심실근 세포의 탈분극과 재분극시 심전도 파형

4) 심방성분 : P파, PR 간격이다.

5) 심실성분 : QRS군파, ST파, T파, U파이다.

표 8-4 • 심전도 파형 정리표

파형 종류	파형의 내용
P-파	심방의 탈분극시 발생하는 파이다.
QRS군파	심실의 탈분극시에 발생하는 파이다.
T-파	심실의 재분극시 발생하는 파이다.
U-파	T-파 후에 생기는 느린 파이다.
기선	T-파가 끝나는 지점에서 다음 P-파가 시작되는 지점을 연결하는 파이다.
PR 간격	① P-파의 시작지점에서 QRS파의 시작지점까지의 간격이다. ② 방실의 흥분전도 시간을 의미한다.
QRS	Q-파, R-파, S-파를 합친 파이며 심실의 탈분극을 나타낸다.
ST 간격	① QRS 시작지점에서 T-파 시작지점까지 간격이다. ② 심실 전체의 흥분상태를 나타낸다. ③ 심근의 상태 반영 : 이 분절의 상승과 하강은 심장의 이상 징후를 나타낸다.
QT 간격	① QRS 시작지점에서 T-파가 끝나는 지점까지의 간격이다. ② 심실의 흥분과 흥분이 안정될 때까지 시간이다. ③ 심박동수와 관계가 있다.

4. 심전도의 목적

(1) 부정맥 진단

심전도의 가장 큰 목적은 부정맥의 진단을 위한 것이다.

부정맥이란 심장내 전기적 신호의 전달경로나 그 부위에 이상이 생겨 발생하는 것으로 심박동수가 정상보다 더 빨라지거나 느려지고 또는 불규칙한 주기로 인해 정상적인 활동을 하지 못하는 질환을 말한다.

대표적인 부정맥의 파형은 그림 8-30과 그림 8-31과 같다.

1) 정상동조

P-파, QRS파의 모양과 폭이 정상적이며 고르다. 심박수는 분당 60~100회이고 PR 간격은 0.12[s]에서 0.2[s] 사이로 일정하다.

2) 동빈맥

운동, 과도한 카페인 음료 섭취, 고열, 갑상선 기능 항진증 등으로 인해 동방결절의 자극발생이 증가되어 RR 간격이 정상보다 좁아져 생기는 것으로 분당 100회에서 160회의 빠른 심박동수를 갖는다. 심전도의 기본파형 모습은 정상적이다.

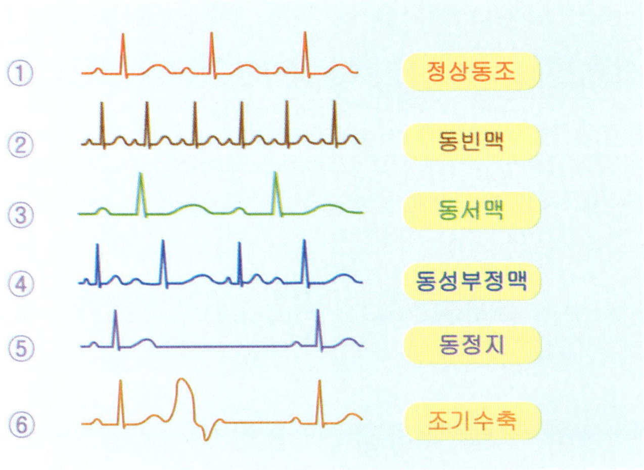

그림 8-30 • 부정맥의 심전도 파형(1)

3) 동서맥

갑상선 기능저하, 고령자, 허혈성 심질환 등으로 인해 동방결절의 자극 발생이 줄어들어 RR 간격이 길어져 생기는 것으로 분당 60회 이하의 심박동수를 갖는다. 역시 심전도의 기본 파형은 정상적이다.

4) 동성부정맥

보통 숨을 들이마실 때 심박동수가 빠른 빈맥이 나타나고 숨을 내쉴 때 느린 서맥이 나타나는 호흡성 부정맥으로 동방결절의 자극 발생이 일정치 못할 때 발생하는 것으로 고령자 또는 소아, 심장질환자에게서 잘 나타난다.

5) 동정지

심근경색이나 급성 심근염 등으로 인해 P-파와 QRS군이 갑자기 소실되는 것으로 이는 동방결절의 자극 발생이 일시적으로 정지되는 상태이다.

6) 조기수축

정상적인 심박 시기보다 빠른 자극이 심방, 방실접합부, 심실과 같이 동방결절 이외의 곳에서 발생하는 것으로 기외수축이라고도 하며 전체 부정맥의 30~40[%]를 차지할 정도로 매우 잘 발생하는 부정맥이다. 심장판막증, 고혈압증, 심근증 등에 의해 발생하며 노년층일수록 더 발병률이 높다.

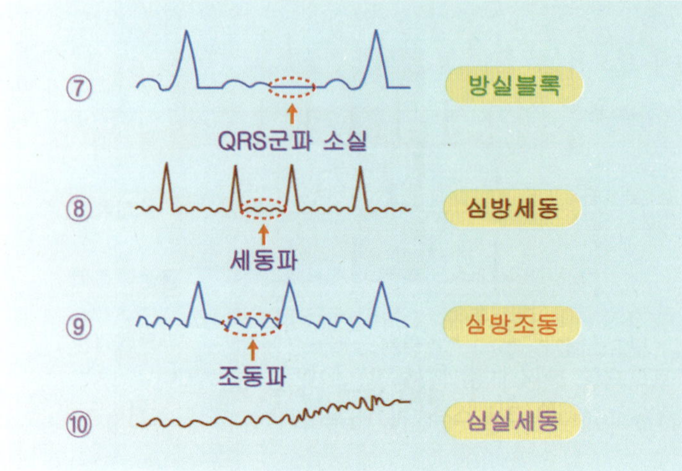

그림 8–31 • 부정맥의 심전도 파형(2)

7) 방실블록

심방에서의 자극 전도가 심실로 전달되지 못하는 상태를 말하며 노년기에 접어들수록 방실 전도계의 퇴행이 원인이 되는 경우가 많다.

8) 심방세동

자극에 대해 심방과 심실이 모두 규칙적으로 수축하지 않는 상태이기 때문에 절대성 부정맥이라고도 불린다.

P-파가 사라지며 대신 분당 300~600회의 출현을 갖는 빠른 템포의 불규칙한 세동파(F-파)가 나타난다. RR 간격이 모두 불규칙하게 나타난다. 대표적으로 승모판막증, 갑상선 기능항진증, 허혈성 심질환 등에 의해 발생된다.

9) 심방조동

심방의 수축과 그 뒤를 따르는 심실의 수축이 모두 빠르게 수축하는 상태로 P-파가 사라지고 분당 250~350회의 조동파(F-파)가 나타난다. 정상적인 심전도 파형은 아니지만 심방세동과는 다르게 RR 간격이 비교적 규칙적이며 심방흥분에 의한 자극의 여분이 심실로 규칙적으로 전달된다.

10) 심실세동과 심실조동

가장 치명적인 부정맥으로 심실근이 제 기능을 상실하고 심실의 어느 한 곳 또는 여러 곳에서 작은 흥분을 발생하며 빠르게 수축하는 현상이다. 체순환계로 어떠한 혈액도 공급할 수 없으며 수분 이상 지속되면 사망하기 때문에 즉각적인 응급처치가 필요하다. 급성심근경색, 쇼크, 중증심근장애시 등에 발생한다.

심실의 세동과 조동은 뚜렷한 구분이 어렵기 때문에 통상 두 현상 모두를 심실세동이란 용어로 통일한다.

11) 동방블록

동방결절에서의 자극 발생이 심방으로 전달되는 것이 차단되는 상태를 말하며 P-파, QRS군파, T-파가 소실되며 동방차단이라고도 한다. 심근경색, 심근염 등으로 인해 동방결절과 심방의 자극전도가 제대로 이루어지지 못해 발생한다.

5. 심전도의 유도

심전도는 Einthoven(아인토벤)이 처음 인체 표면에서 서로 떨어진 두 부위에서 전기를 측정한 이래 전자기기의 발달과 더불어 많은 발전을 이루면서 심장질환의 진단에 필수적인 방법이 되었다.

심전도 유도의 원리는 심장에서 발생하는 탈분극과 재분극으로 인한 전기적 현상이 전기적으로 전도체로 볼수 있는 신경과, 신체 조직을 통하여 신체 각 부위로 파급되는 현상에 의해 착안된 것이기 때문에 심근 개개에서 형성된 순간순간의 활동전위를 체표에서 연속적으로 측정하여 시간축상에 기록하는 방법이다. 하지만 유도부위와 심장으로부터의 거리, 또는 심장과 유도부위 중간에 위치하는 조직들의 물리적, 전기적 저항성 때문에 각 부위에서 측정한 전압의 크기는 일정하지 않다.

오른발에 연결하는 접지는 파형과는 상관이 없는 누설전류에 대한 보호접지이다.

(1) 쌍극유도

쌍극유도란 심장으로부터 떨어진 체표면 두 점 간의 상대적인 전위차를 기록하여 심장기전력의 변화를 측정하는 유도법으로 그림 8-32와 같은 표준사지유도가 이에 속한다.

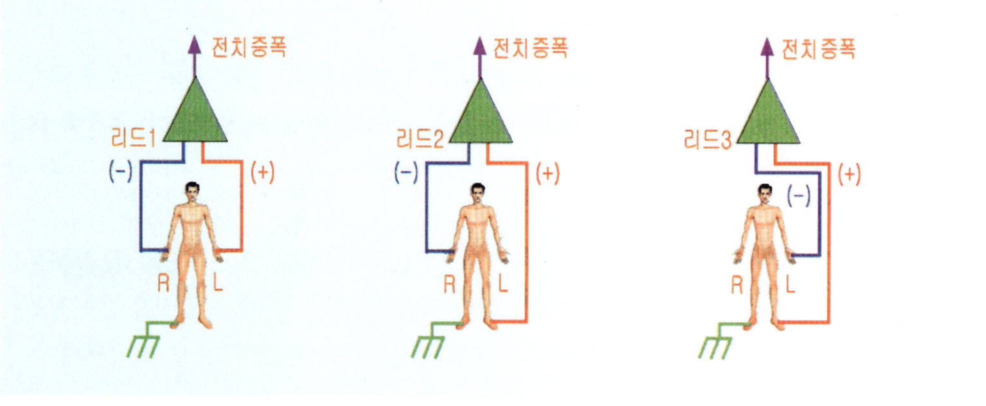

그림 8-32 • 표준사지유도(리드 1, 2, 3 유도)

1) 표준사지유도

Einthoven(아인토벤)은 좌우 양 팔과 왼다리의 3점을 이용하여 왼팔과 오른팔 사이에 연결한 전극을 리드 I, 오른팔과 왼다리 사이에 연결한 유도를 리드 II, 왼팔과 왼다리 사이에 연결한 유도를 리드 III으로 규정하였는데 이러한 유도를 표준유도라 한다.

① 전극을 오른손(R), 왼손(L), 왼발(F)에 부착하고 유도한다.

② 체표면의 두 전극 사이의 상대적인 전위차 변화를 포착한다.

I : 오른손–왼손 간의 전위차를 측정한다.

II : 왼발–오른손 간의 전위차를 측정한다.

III : 왼발–왼손 간의 전위차를 측정한다.

2) 아인토벤 공식

(8-5)와 같이 나타낼 수 있다.

$$\mathrm{I} + \mathrm{III} = \mathrm{II} \quad (8\text{-}5)$$

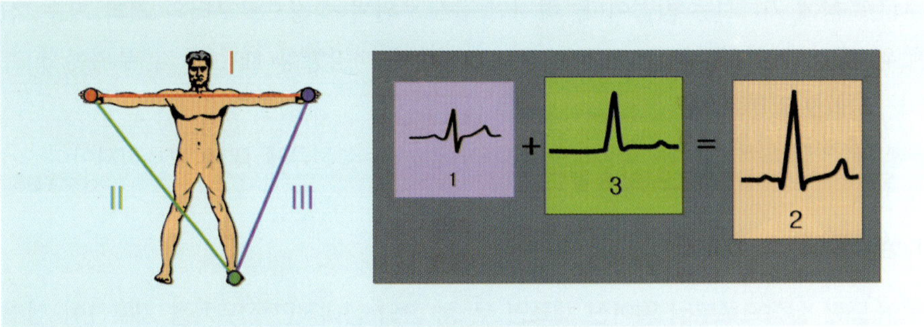

그림 8–33 • 아인토벤 삼각유도법

Einthoven(아인토벤)은 그림 8-33에서와 같이 서로 간에는 일정한 대수관계가 있다는 것을 발견하였는데 리드 I로 측정한 QRS파와 리드 III로 측정한 QRS파의 상하 진폭을 합하면 리드 II로 측정한 QRS파와 진폭이 일치한다.

(2) 단극유도

체표면의 특정 부위의 전위변화만을 강하게 나타내는 유도법이다. 일반적으로 유도법은 심장기전력으로부터 영향을 받지 않는 0전위의 기준전극을 필요로 하는데 현실적으로 신체부위로부터 얻는 것은 어렵기 때문에 윌슨이 개발한 중심전극이 기준전극으로 사용된다.

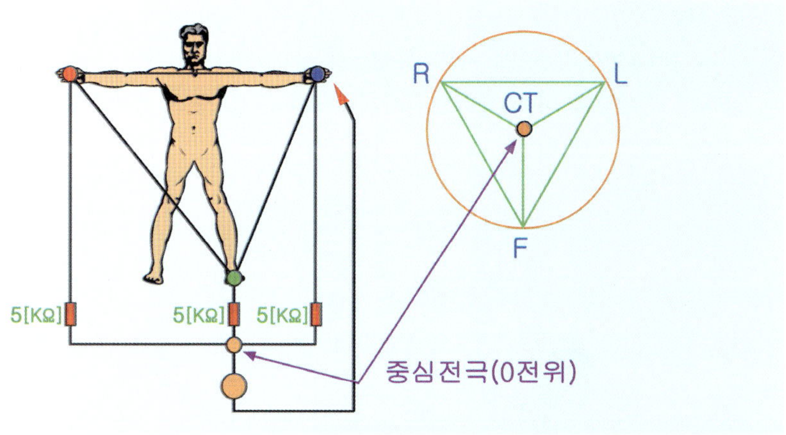

그림 8-34 • 월슨의 중심전극

오른손과 왼손 왼발에 5[kΩ]의 저항을 걸어 한 점에 묶으면 그 점의 전위는 0[V] 전위에 가까운 중심 전극이 된다. 따라서 이 중심전극을 이용하여 특정 부위에서의 심장의 활동전위를 그림 8-34와 같이 얻을 수 있다.

1) 증폭단극사지유도

증폭단극사지유도법을 그림 8-35는 간략하게 표현하고 있다. 증폭단극사지 유도법의 특징은 다음과 같다.

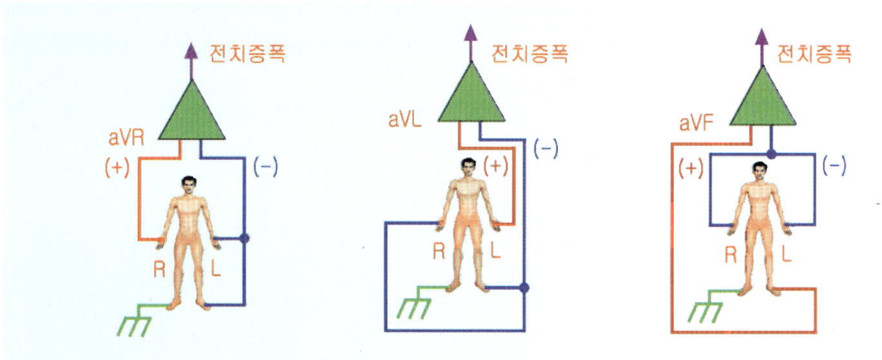

그림 8-35 • 증폭단극사지유도

① 윌슨(Wilson)의 단극사지유도법을 좀 더 개선한 골드버그(Goldberger)의 사지의 단극유도법이다.

② 왼손, 오른손, 왼발의 세 곳 중 어느 한 곳을 양극으로 정하고 그곳의 전위를 다른 두 개의 전극으로 연결된 기준점의 전위와 비교하여 기록하는 방식이다. 이러한 유도에 의해 측정되는 전위는 매우 낮기 때문에 원하는 파고의 크기를 나타내기 위해서 증폭기

를 사용한다.

③ aVR, aVL, aVF가 이에 속하고 쌍극유도(표준사지유도)는 심장 전체를 멀리서 관찰한 상대적 전위인데 비해 증폭단극사지유도는 신체표면의 중심전극을 기준으로 절대치에 가까운 크기로 나타낼 수 있다.

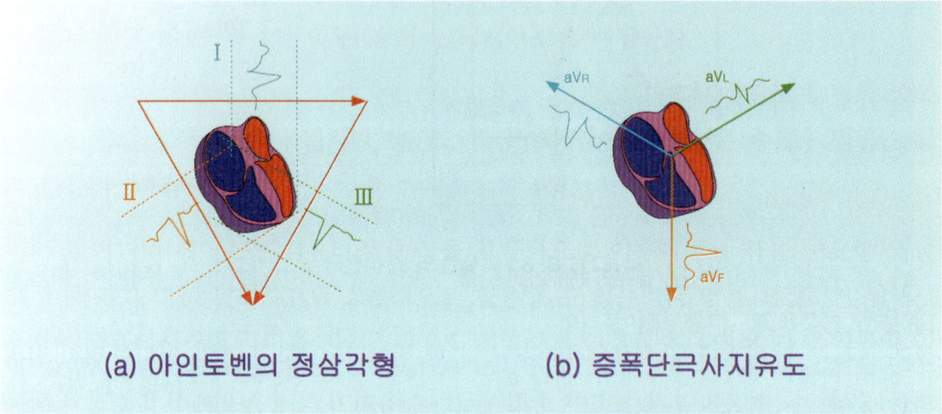

그림 8-36 • 각 유도법에 따른 심전도측정에서의 벡터방향

심장의 벡터적인 활동전위를 쌍극유도와 단극유도로 여러 방향에서 측정하는 것을 간략한 모식도로 그림 8-36에 나타낸 것이다.

아인토벤 삼각법에 의해서는 단지 3개의 측면에서만 심전도 파형을 얻을 수 있는 반면 증폭단극사지유도는 아인토벤의 삼각법으로 측정할 수 없는 방향의 심전도 파형을 얻을 수 있다. 이 두 개의 유도법에 의해 좀 더 다양한 방향으로의 심전도 측정이 가능한 것을 그림 8-37은 보여준다.

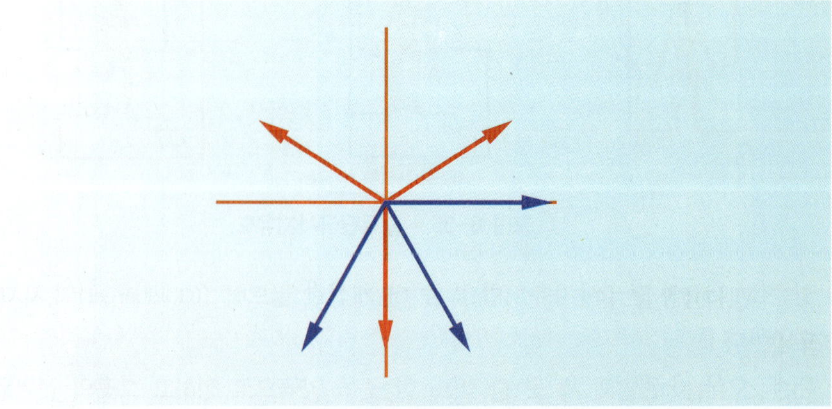

그림 8-37 • 단극유도와 쌍극유도에 의한 심전도 측정방향

2) 단극흉부유도

윌슨의 중심전극을 기준으로 그림 8-38과 같이 흉골에 부착한 6개의 유도부위와의 전위차를 순서대로(V1~V6) 측정해 나가는 단극유도이며 심장의 전기적 활동을 수평면에서 기록한 단극유도이다.

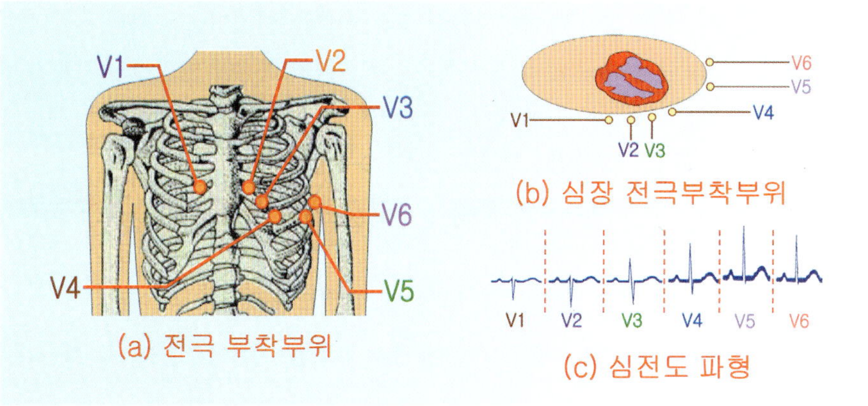

그림 8-38 • 흉부유도와 흉부유도에서의 QRS파의 변화

표 8-5 • 심전도 표준 12 유도법 정리표

유도	전극 위치	유 도 명	
I II III	왼손(+), 오른손(−) 왼발(+), 오른손(−) 왼발(+), 왼손(−)	쌍극유도	표준사지유도 (아인토벤유도)
aVR aVL aVF	오른손(+), 왼손과 왼다리의 중간단자(−) 왼손(+), 오른손과 왼다리의 중간단자(−) 왼다리(+), 오른손과 왼손의 중간단자(−)	단극유도 (기준점 있다)	단극사지유도 (골드버그유도)
V1	제4늑간, 흉골 오른쪽 가장자리	단극유도 (기준점 있다)	단극흉부유도 (윌슨유도)
V2	제4늑간, 흉골 왼쪽 가장자리		
V3	V2와 V4의 중간점		
V4	제5늑간, 좌쇄골 중간선과의 교차점		
V5	V4와 같은 높이에서 전액와선상		
V6	V4와 같은 높이에서 중액와선상		
	*흉부(+), 윌슨의 결합단자(−)		

흉부유도를 기록할 때는 흡인형 전극을 흉벽에 올바른 위치와 간격으로 붙여야 한다. 기록전극을 부착한 부위(+)로부터 탈분극이 멀어지면 파형은(−) 네거티브(negative)로 측정되며 반대로 탈분극이 가까워지면 파형은 (+) 포지티브(positive)로 측정된다(표 8-5 참조).

제 8 장

6. 기타의 심전도

(1) 벡터 심전도

일반적인 심전도는 심장기전력에 의하여 발생한 전위의 변화량을 시간에 따라 기록한 평면적인 스칼라[6] 심전계이기 때문에 방향을 가진 3차원적인 형태의 심장기전력을 정확하게 측정하기 위해선 크기뿐만 아니라 방향까지도 고려한 측정 방식이 필요하다.

벡터(vector)[7] 심전도란 심수축의 각 순간에 심장기전력의 특유한 방향과 크기를 벡터량으로 3차원 형태인 정면도, 측면도, 수평면도로 투영하여 얻은 각 파형을 편광판에 걸어 정점을 연결시켜 루프(환) 형태의 상을 얻는 심전도이다.

기준유도법인 프랭크 유도법으로 측정한다. 그림 8-39와 같이 7개 유도전극 I, E, C, A, M, F, H을 부착하여 x, y, z평면으로 정면과 측면 수평면에 대한 벡터 심전도를 얻는다. 이것은 심장 1주기만의 기록이기 때문에 부정맥 진단은 불가능하다.

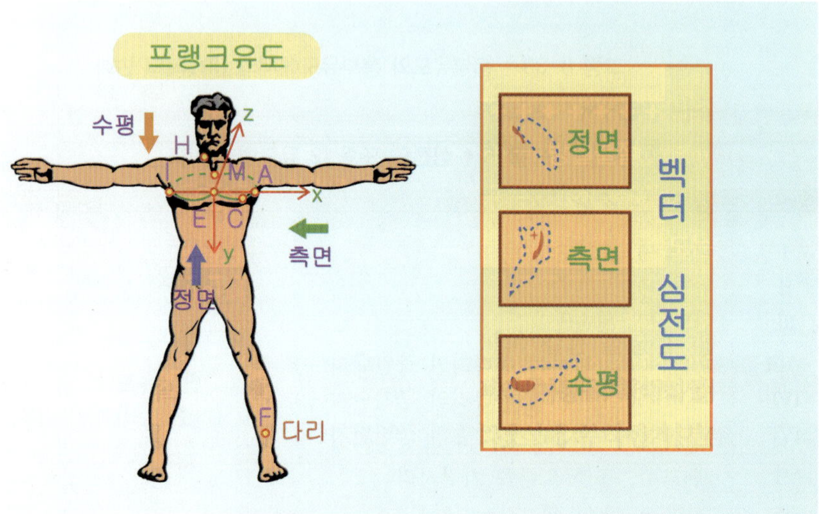

그림 8-39 • 프랭크 유도법

(2) 24시간 심전도

부정맥이나 협심증은 항상 증상이 있는 것이 아니고, 하루에 잠깐씩만 증상이 나타나는 경우가 많이 있다. 이런 질환의 진단을 위해서는 환자가 하루 종일 심전도기계를 몸에 부착하고 생활하면서 심전도를 기록해야 하는데 이때 24시간 동안 카세트테이프나 IC메모리

6) 스칼라(scala)란 방향은 고려하지 않은 양을 의미한다.

7) 벡터(vector)란 크기와 방향을 가진 역학적인 양을 의미한다.

에 환자의 심전도 정보를 기록하는 것이 24시간 심전도(Holter : 홀터 심전도)이다. 쌍극 흉부 유도방식으로 흉벽 관전극 4개와 접지전극 1개를 부착한다.

(3) 부하 심전도

관상동맥과 같은 질환은 안정시에 심전도가 정상으로 측정되지만 심장에 일정한 부담을 주면 비정상적임을 발견할 수 있는데 이와 같이 안정시의 심전도에서는 명확한 변화를 알 수 없는 경우에 심장에 일정한 부담을 주어 잠재되어 있는 질환을 찾는 것이 부하 심전도(loading : 로딩)의 목적이다.

1) 부하시험의 목적

① 관상동맥과 같은 순환질환의 유무를 진단할 수 있다.
② 관상동맥질환이나 협심증 등의 치료 후 효과를 평가할 수 있다.
③ 심근경색의 재활에 따른 경과를 모니터를 할 수 있다.
④ 말초순환장애와 심장장애를 감별할 수 있다.

2) 운동부하시험

① 마스터(master) 2계단법

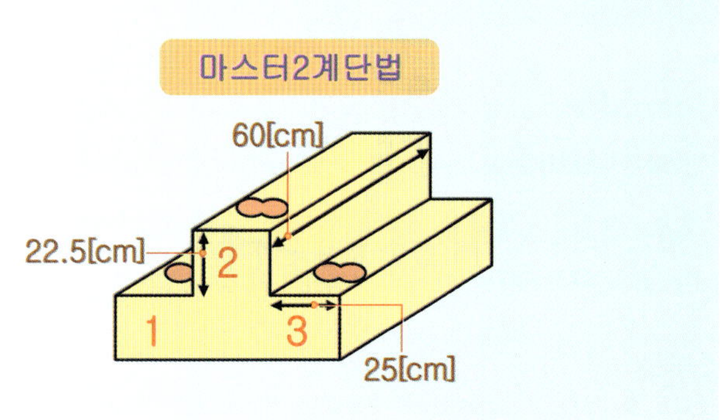

그림 8-40 • 마스터2계단법

㉠ 1회 승강횟수는 5스텝으로 한다(그림 8-40).
㉡ 싱글(single) 부하시험 : 해당횟수를 90[s] 안에 승강한다.
㉢ 더블(double) 부하시험 : 싱글 부하시험의 2배 횟수를 3분간에 승강한다.
㉣ 사전에 안정시의 표준 12유도법으로 심전도를 측정하고 운동을 실시한다. 운동 후 즉시 기록하여 심근허혈의 변화, 부정맥의 출현, 심박동수의 변화 등을 관찰한다.
㉤ 주의점 : 부하 직후 드리프트가 생기기 쉬우므로 일시 호흡정지 후 기록하며 3분 후, 6분 후에 측정한다.

② 트레이드 밀(Trade mil)법 : 과거 감옥에서 징벌로 사용하던 밟아서 돌리는 바퀴형태로서 전동 모터에 의해 회전하는 벨트 위를 강제로 보행 또는 주행시켜 심장에 부하를 일으킨다(그림 8-41).

㉠ 마스터법보다 부하가 크다.

㉡ 마스터 시험에서 이상이 발견되지 않는 허혈성 심장질환이 의심되는 경우 또는 허혈성 심장질환의 치유 후에 경과 정도와 한계를 측정하는 데 사용된다.

㉢ 부하량은 벨트의 회전속도와 경사에 의해 정해지며 운동 후에 12유도법으로 측정한다.

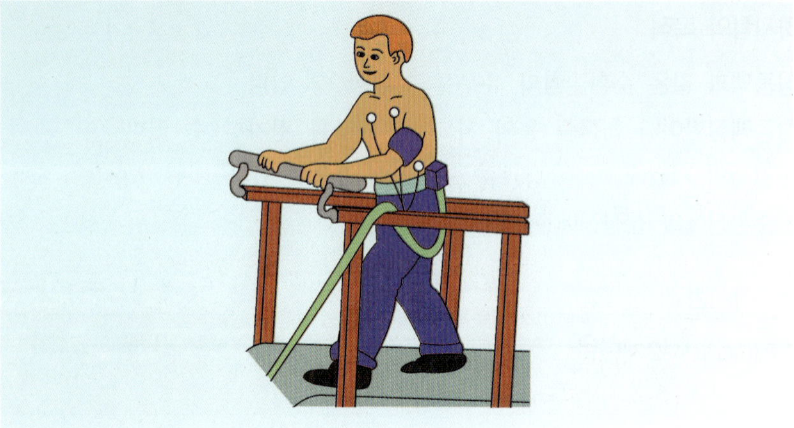

그림 8-41 • 트레이드 밀법

③ 자전거 에르고미터(Ergometer)법

㉠ 고정된 자전거 페달을 밟아 부하를 주는 방법이다.

㉡ 부하량은 회전수와 바퀴의 저항에 따라 변화한다.

3) 저산소부하시험

산소를 자연공기의 절반(산소 약 10[%], 질소 약 90[%])에서 15~20분간 호흡시킨다.

4) 약물부하시험

아트로핀 또는 아드레날린 등을 투여하여 심장에 부하를 준다.

5) 인공심방 페이싱

우심방에 카테터(catheter : 금속제의 가는 관)를 주입하여 전기자극을 주어 인공빈맥을 발생시킨다.

(4) 텔레미터 심전도

텔레미터(telemeter ECG) 심전도는 협심증이나 부정맥 환자의 일상생활 중 심전도 측정을 위해 또는 운동부하 측정, 스포츠의학 분야 그리고 장시간 모니터를 해야 하는 중환자실에 사용하는 심전도로 심장기전력의 신호를 유·무선으로 송신하고 수신측에 기록하는 심전도이다.

(5) 자동진단 심전도

자동진단 심전도(ECG analyzer : 애널라이저)는 심장의 전기적 활동전위 신호를 자동 심전계에서 측정한 후 AD변환기를 거쳐 컴퓨터로 전송, 컴퓨터는 다시 그 값을 분석하여 라인프린터로 출력한다. 유도절환이나 심전도 계측의 시작시점과 종료시점, 심전도편집 등의 조작을 전자적으로 제어할 수 있기 때문에 분석이 자동으로 되는 장점이 있다.

(6) 안전 심전도(Medical Electronics ECG)

ME는 국제적으로 안정성이 인정되는 기기를 뜻한다. 기존의 심전계들은 ME 기기에 속하지 못하지만 체표면에 전극을 부착하는 방식으로 마이크로쇼크를 줄여 왔기 때문에 사용할 수 있었다. 누설전류허용치와 IEC[8] 규격 요구사항에 따라 B형, BF형, CF형으로 나눌 수 있으며 특히 CF형 심전계는 안전심전계라고 한다.

표 8-6 • 장착부 형식별 기호

기 호	IEC 규격	의미
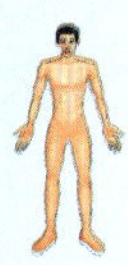	417 878-02-02	B형 기기
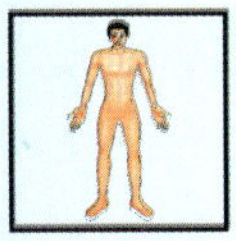	417-5333 878-02-03	BF형 기기
	417-5335 878-02-05	CF형 기기

8) IEC(International Electrotechnical Commission : 인터내셔널 일렉트로테크니컬 커미션 : 국제 전기 표준회의)

1) B(body : 보디)형

해당 IEC 규격 요구사항에 적합한 장착부로서 전기충격에 대한 보호를 갖추고 특히 허용 누설전류(100[μA])에 대해 보호되어야 한다. B형 장착부는 심장에 직접 사용하기에는 적당하지 않기 때문에 체표면 유도에만 사용한다.

2) BF(body float : 보디 플로트)형

해당 IEC 규격 요구사항에 적합한 F형 장착부로서 B형 장착부보다 정도가 높은(B+F) 전기충격에 대한 보호를 갖추어야 한다. 허용누설전류(100[μA]). BF형 장착부는 심장에 직접 사용하기에는 적당하지 않다.

3) CF(core float : 코어 플로트)형

해당 IEC 규격 요구사항에 적합한 F형 장착부로서 BF형 장착부보다 높은 전기충격에 대한 보호를 갖추어야 한다. 허용누설전류 10[μA] 이하로 수술실, CCU, ICU에서 사용할 수 있다.

(7) 특수한 유도에 의한 심전도

1) CCU(관상동맥 질환집중 치료 시스템), ICU(집중 치료실)의 심전도 유도법

CCU는 급성심근경색과 같이 발작증세 후 몇 시간 이내에 부정맥으로 사망하기 쉬운 응급환자에 대해 조기에 치집중료실(intensive care unit : 인텐시브 케어 유닛 : ICU)나 관상동맥 질환집중 치료 시스템(Cardiac Care Unit : 카디애크 캐어 유닛 : CCU)같이 심전도, 혈압, 맥박, 호흡수 등을 한눈에 알 수 있는 기기에 수용하여 집중 감시 및 치료를 하는 데 사용한다.

① 흉벽의 2점에 전극을 부착하여 흉부에 대한 쌍극유도를 한다.
② 홀터나 텔레미터 심전도에 이용된다.

2) 넵(Nehb)유도

흉부의 쌍극유도를 이용해 심근경색의 진단에 이용한다.

3) 고위유도

흉부유도의 표준부위에서 1늑간 혹은 2늑간 올린 곳에 전극을 부착하여 기록하는 방법이며 표준부위보다 내려 기록하는 방법을 저위유도라고 한다.

4) 식도유도 심전도

① 식도 안에 카테터(catheter)를 이용해 심장의 우심실벽에 가까운 장소의 전위를 측정하는 방법이다.

② P-파를 명확히 기록할 수 있어 상실성(심실윗부분) 부정맥의 감별과 진단에 유용하다.
③ 누전이 적은 안전심전계를 사용하는 것이 올바르다.

(8) 히스속 심전도

심장 카테터(catheter)를 이용해 심장 내부에 직접 전극을 넣고 심장내벽에서의 전위를 유도하여 심장의 자극전달계인 히스색부위의 심전파형을 관찰하는 심전도이다.
10[mA] 정도의 전류로도 심장정지를 일으킬 위험이 있으므로 주의가 필요하다.

① 우심 카테터를 사용한 심장내 유도에서 히스속 부근에 카테터 전극을 두고 히스속 전위 기록한다.
② 최근에는 체표면에서 비관혈적으로 히스속 전위를 기록하는 방법이 개발되고 있다.
③ 인공심박조절장치(인공 페이스메이커)가 생체와 잘 적응되는지의 유무판정에도 이용된다.

표 8-7 • 심전도 종류 정리표

종 류		특 성
벡터 심전도		크기와 방향을 고려한 심전도이다.
특수심전도	홀터 심전도	24시간 환자감시하는 심도전이다
	부하 심전도	심장에 부하를 주어 정상 심전도에서 보이지 않는 관상동맥질환을 진단한다.
텔레미터 심전도		심기전력 신호를 유·무선으로 전송, 수신한다.
자동진단 심전도		컴퓨터와 연결되어 신호의 분석과 편집이 용이하다.
안전 심전도(Medical Electronics ECG)		마이크로쇼크를 방지할 수 있다(누설허용치 : 10[μA]).
특수유도법 심전도	CCU, ICU	흉벽의 2점에 전극을 부착, 흉부의 쌍극유도이다.
	넵(Nehb)	흉부쌍극유도를 심근경색의 진단에 이용한다.
	고위유도	흉부유도의 표준부위에서 1늑간 또는 2늑간을 올려 기록한다.
	식도유도	식도강에서 단극유도(P-파가 명확히 유도됨)된다.
	히스속	심장 내부에 카테터(catheter) 전극을 넣어 히스속 전위기록한다.

7. 심전도기록의 주의점

(1) 심전도실

① 실내온도는 20~25[℃]도로 유지시킨다. 온도가 너무 낮으면 근전도의 혼입이 발생되기 쉽고 너무 더우면 기선의 동요가 발생하기 쉽다.
② 습도는 60[%] 이하로 유지시킨다. 습도가 너무 높으면 심전계 고장의 원인이 될 수 있다.

③ 침대의 시트는 절연 시트로, 침대의 받침대는 접지를 위한 금속제로 한다.

(2) 심전계

인체로부터 유도된 심전도는 신호의 크기가 매우 작으므로 이를 증폭하기 위한 증폭기가 필요하며 잡음을 해소하기 위한 필터장치와 마지막으로 환자의 안전을 위한 보호장치와 측정된 심전도를 기록하는 기록부가 필요하다. 전형적인 심전계의 구성을 간략히 그림 8-42는 나타낸 것이다.

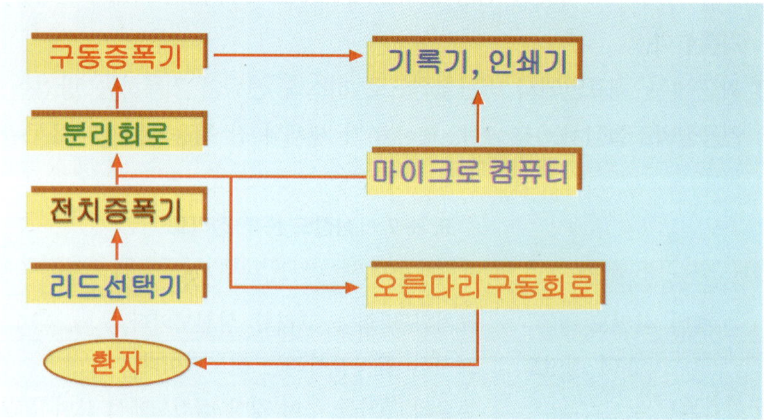

그림 8-42 • 전형적인 심전계의 구성도

1) 리드 선택기

환자에 접속되는 각 전극은 심전계의 리드 선택기에 연결된다. 리드 선택기의 역할은 해당 리드에 필요한 전극들을 선택하여 적절한 회로와 접속시켜 주는 역할을 한다.

2) 전치증폭기

입력 전치증폭기는 심전도 신호를 초기 증폭한다. 전치증폭기는 매우 높은 입력 임피던스와 높은 공통성분 제거비를 가져야 한다.

3) 분리회로

분리회로는 60[Hz]의 전류가 유입되는 것을 방지하는 회로가 내장되어 있다.

4) 구동증폭기

구동 증폭기회로는 심전도 신호가 기록기에 적절한 크기로 기록될 수 있도록 신호 레벨을 증폭하는 역할과 심전도의 주파수 특성에 맞는 대역필터로 구성되어 있다.

5) 기 타

위의 장치들 이외에 보조적인 장치나 기록을 위한 장치로 교정신호 발생기, 메모리 시스템, 마이크로컴퓨터, 기록기, 인쇄기 등이 있다.

① 접지(earth : 어스)를 확실하게 한다(인체의 오른발과 기계의 접지단자, 만약 접지단자가 없을 시에는 수도꼭지를 접지로 이용 가능하다).

② 하나의 전원은 반드시 심전도 기록만을 위하여 사용되어야 한다.

③ 표준검량선(calibration : 캘러브레이션)이 맞는지 확인한다.

㉠ 표준 크기 : 1[mV]의 전압을 넣었을 때 10[mm]의 진폭이 되도록 한다.

㉡ 심전도 용지기준으로 1[mm]는 가로 세로축의 가장 작은 눈금을 나타낸다.

④ 기선이 바르고 깨끗하게 측정되는지 확인한다.

⑤ 유도되는 파형이 잡음 없이 정확하게 측정되는지 확인한다(특히 흉부유도).

⑥ 전극을 부착할 부위에는 인공음영이 생길 우려가 있으므로 젤을 바른다. 특히 팔시계, 목걸이 등의 금속은 인공음영의 원인이 될 수 있는 것은 사전에 제거해야 한다.

⑦ 흉부유도시 주의점 : 남자의 경우 흉모는 인공음영의 원인이 될 수 있으므로 깎아 준다. 여자의 경우 유방의 위치에 따라 유도 데이터가 달라질 수 있으므로 정확히 늑골을 천지해 유도하는지 확인한다.

⑧ 시정수는 3.2초로 조정한다 : 시정수란 1[mV]의 전압이 1/3[mV]가 될 때까지 걸린 시간 T를 기록지상에서 측정한 시간의 값이다.

⑨ 심전도 기록지의 이동속도(paper speed : 페이퍼 스피드)를 꼭 확인한다.
표준속도는 25[mm/sec](초당 25[mm]의 속도)이다.

㉮ 1[mm] 이동에 0.04초의 시간 경과, 또는 5[mm] 이동에 0.2초 시간 경과한다.

⑩ 소아의 경우 움직임이 심할 경우 인공음영(artifact : 아터팩트)의 원인이 되는 것에 유의한다.

⑪ 누전에 유의한다 : 누전이란 절연이 불완전하여 전류의 일부가 전선 밖으로 새어 나가는 증상, 또는 그 전류(누설전류[9])를 의미한다.

⑫ 누전(예방)책 : 오른발 접지회로에 5[mA]의 퓨즈를 연결한다.

(3) 누설전류 처리의 중요성

의료 분야의 전기전자 장비는 일반적으로 절연체의 이상으로 인하여 발생되는 누설전류의 위험한 전기쇼크 사고를 방지하기 위하여 접지 시스템(① 전원의 절연, ② 입력회로 장치 본체에서

9) 누설전류 : 절연 금속으로부터 대지면으로 향하여 흐르는 전류이다. 접지 결선이 이루어지지 않으면 도전체나 전도경로 형성이 가능한 비전도체 표면(인체)으로 전류의 흐름이 발생할 수 있다. 따라서 이 전류는 항상 접지단자를 통하여 안전하게 대지로 유입되도록 해야 한다.

의 절연, ③ 접지)을 제공해야 한다. 만일 전력선과 인체가 접촉된 장비간의 절연체에 심각한 문제(절연파괴 또는 기름먼지 등에 의한 절연저항 저하현상)가 발생하면 전류는 대지를 향하여 흐르게 된다. 그 결과 위험을 방지하기 위하여 이 전류는 퓨즈를 끊어버리게 된다.

중요한 것은 그림 8-43처럼 접지되지 않은 장비에서 발생한 누설전류가 대지로 향하는 것이 중단된 상태에서 인체가 그 장비에 접촉하였을 때 쇼크 위험성이 발생하는데, 충격에 민감한 환자가 있는 의료장비에서 매우 위험한 상황이 된다. 그 이유는 환자가 몸의 상태가 매우 약하고 무의식 상태인 경우 약한 누설전류에도 인체 내부의 장기에 치명적인 쇼크를 줄 수 있다.

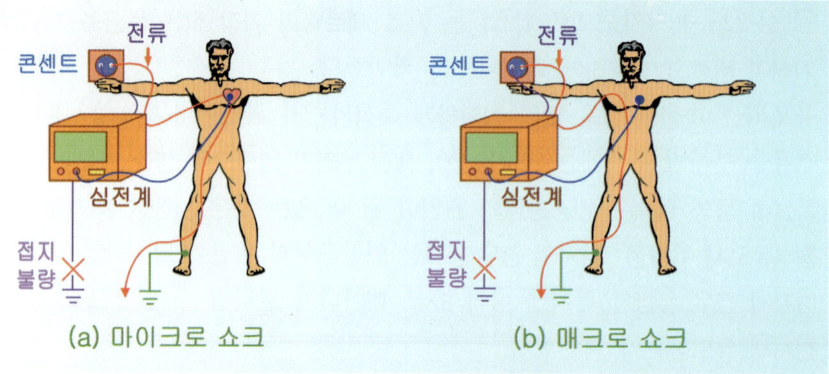

그림 8-43 • 심전계의 접지불량으로 인한 신체의 쇼크 위험성

(4) 누설전류의 측정

누설전류는 특수하게 제작된 계측기(누설 전류계)에 의하여 측정하는데 의료장비의 경우는 접지를 향하는 전류를 측정하여 검출한다. 누설전류는 항상 존재하는 것이기 때문에 의료장비인 경우 항상 의무적으로 안전관리 · 보수 · 점검 전반에 걸쳐 의료장비 규정에 따라 주기적인 검사를 실시하여야 한다(표 8-8 참조).

표 8-8 • 인체에 유입되는 전류에 대한 심장과 근육의 생체반응

전류치	생체반응
0.01[mA](10[μA])	마이크로쇼크[10](micro shock)의 허용전류치이다.
0.1[mA](100[μA])	직접 심장에 흐르면 심실세동[11]을 일으킨다. 매크로쇼크(macro shock)의 허용전류치이다.
1[mA]	최저 감지 전류이다.
10[mA]	근육을 자유롭게 움직이는 전류(이탈전류)이다.
100[mA]	체표를 통해 체내로 유입되어 심실세동을 일으킨다.

8. 인공음영

인공음영(Artifact : 아터팩트)이란 '인체에 부착된 금속이나 신체 외·내부의 활동 또는 움직임으로 인해 해부학적 근거가 없는 음영이 존재하게 되거나 파형의 결핍을 발생시키는 현상이며 또는 이상음형의 농도'로서 정의되기도 한다.

심전도에서 인공음영(Artifact : 아터팩트)을 발생시키는 원인은 다음과 같다.

(1) 교류에 의한 장애현상과 원인

50~60[Hz]의 규칙적인 진동파 간섭의 장애로 파형의 선이 두껍게 측정된다.

① 단선의 영향(전선의 접지불량 또는 절단되었을 경우 : 특히 대부분의 경우 오른발 유도 코드에서 단선 발생)이다.

② 전극과 유도 코드 간의 접속 또는 전극과 신체와의 접촉불량이다.

③ 유도선이 엉켜 있을 경우이다.

④ 주위에 전기를 사용하는 기구나 전자제품이 있어 교류장애의 원인이 되는 경우이다.

㉮ 모터, 룸쿨러, 냉장고, X-선 장치, 형광등, 라디오, TV 등이 원인이 된다. 현재의 전자제품들은 자체 콘덴서의 영향 때문에 전원차단이 아니라 아예 주위에서 제거해야 한다.

⑤ 심전계내의 교류장애제거장치의 고장이다.

㉮ 교류유도장애장치란 교류여과기로서 차동증폭기에서 제거되지 못한 상용교류잡음을 대역통과필터를 이용해 제거하는 장치이다.

⑥ 유도잡음의 혼입을 적극적으로 차단하기 위해 입력코드는 전원코드로부터 가급적 분리시키고 필요시 차폐용 매트를 사용한다.

(2) 근전도 혼입으로 인한 원인

① 환자의 불안, 긴장, 공포심, 움직임이 있는 경우(심방세동과 혼동 우려)이다.

㉮ 심방세동이 발생하면 가슴이 두근거리면서, 어지럽고 가슴이 답답해지며, 호흡이 어려워지는데 환자가 느끼는 극도의 긴장감으로 인해 이러한 심방세동과 비슷한 생리적 증상을 보여 심방세동의 F-파로 오인할 수 있다.

② 실온이 낮아 환자가 몸을 떠는 경우이다.

---

10) micro shock(마이크로쇼크)란 : 전류의 유입점, 유출점의 어느 한쪽에 심근을 통해서 흐르고 있거나 가까이 있을 때 일어날 수 있는 쇼크를 말한다. 의료설비에서는 micro-shock에 대한 대책으로 허용전류를 10[μA]로 목표로 한다.

11) 심실세동(ventricular fibrillation) : 심실근육이 불규칙 적으로 움직여 온몸에 혈액이 순환되지 않아 심장마비를 일으킨다.

③ 전극의 부착밴드를 너무 조여 환자에게 고통스러울 경우이다.

④ 환자가 대 · 소변을 참고 있어 신체적으로 불안정해지는 경우이다.

⑤ 파킨슨병[12)]을 가진 환자의 경우이다.

(3) 기선의 불안정

① 부착물 부위에 땀과 같은 이물질이 끼어 전극이나 피부가 오염된 경우이다.

② 호흡운동과 같은 신체적 활동으로 인한 기선이 동요하는 경우이다.

③ 전극밴드를 너무 느슨하게 부착하여 접속 또는 접촉불량인 경우이다.

④ 심전계 자체 원인(외부적 충격으로 인해 고장이 있는 경우 정전기 발생으로 인한 동요)이다.

9. 심전도 용어해설

- aberrant(어베런트 : 이상한) : 정상적으로 통하는 길을 사용하지 못하고 불규칙하거나 비정상적으로 통하는 길을 이용하는 것이다.
- antiarrythmic drugs(앤티어리드믹 드럭스 : 부정맥을 막는 약) : 심장 박동수와 리듬 등이 불규칙적으로 뛸 때에 심장 박동수를 바로잡기 위하여 흔히 사용되는 약품들이다.
- arrythmia(어리드미어 : 부정맥) : 전기적인 자극으로 파형이 생성이나 전달이 자기기능을 활동하지 못하여 일어나는 심장 리듬의 이상적인 것이다.
- artifact(아터팩트 : 인공산물) : 심장 자체의 비정상 리듬이 아니고 심전도를 찍는 과정 도중에 발생되거나 첨가된 인공적 파형, 여러 가지의 선들 또는 흠집이다.
- atrium(아트리움 : 심방) : 심방, 인간의 심장은 2개의 심방과 2개의 심실로 이루어져 있다. 심장으로 들어온 혈액을 받아 심실로 보내는 역할을 하는 방이다.
- automaticity(오토머티서티 : 자동성) : 전기를 방전할 수 있는 심장근육세포의 자동 능력이다.
- bundle of HIS(번들 오브 히스 : 히스 번들) : 작은 근육섬유다발로 구성되어 있는 것으로 심방에서 심실로 전기를 전달하는 역할을 한다. 히스 번들이라고 부르는 것이 더 일반화되어 있다.
- cardiac arrest(카디애크 어레스트 : 심장마비) : 심장마비라고도 부른다. 심실의 박동이 정지된 상태. 죽음이 직면하고 있는 상태이다.
- cardiac output(카디애크 아웃풋 : 심박출) : 매분당 심방에서 뿜어져 나오는 혈액량이다.
  C.O = 심박동수 × stroke volume
- cardioversion(카디오버전 : 심충격기) : 전기적으로 충격을 주는 것. QRS 콤플렉스

12) 파킨슨병(진전마비) : 간뇌의 변성 또는 동맥경화적인 변화를 주로 한 중추신경계의 퇴행성질환이다.

(complex)나 심실박동에 전기적으로 상응시켜 충격을 준다. 전체적인 심장의 전기를 감극시켜 방실결절에서 전체적인 전기를 재 출발점이 되도록 한다.

- compensatory mechanism(컴펜서터리 메커니즘) : 충분한 심박출이 발생할 수 있도록 박동수와 리듬을 변경하거나 조절할 수 있는 심장의 능력이다.
- coronary arteries(코로너리 아테리스 : 관상동맥) : 모양은 관모양처럼 생겼고 일반적으로 관상동맥이라고 부르며 심장 자체에 산소와 혈액을 공급한다. aortic valve(아이오틱 밸브) 바로 위쪽에 있는 aorta(에이오터) 부위에서 시작된다.
- defibrillation(디프브릴레이션 : 심실제동기) : 심장의 주기(cycle : 사이클)에 맞추거나 서로 맞지 않더라도 그냥 전기충격을 준다. fibrillating(피브릴레이팅)하고 있는 전체의 심근세포를 전기적으로 한꺼번에 감극시킨다. 그래서 방실결절에서 전기적인 pacing(측정)을 다시 할 수 있도록 해준다.
- depolarization(디폴러리제이션 : 탈분극) : 감극현상. 세포안정막에 있는 화학물질의 변화가 일어난다.
- diastole(다이애스털리 : 심장확장기) : 심장박동 주기 중에서 일을 쉬고 있으면서 심장내에 혈액이 들어오고 있는 기간이다.
- dissociation(디소시에이션 : 분리작용) : 심장이 다른 부위에서 일치되지 못하고 다르게 분리되어 일어나는 리듬이나.
- dysrythmia(디스리듬미어 : 부조화) : 심장박동의 부조화로 리듬이 안 맞는 것으로, 부정맥과 비슷한 용어로 사용된다.
- ectopic beat(엑토픽 비트 : 외부충격) : 방실에서 일어나지 않고 방실 바깥에서 온 초점. 자극(focus : 포커스)을 말한다.
- electrocardiogram(일렉트로카디오그램 : 심전계) : 심전도－심장의 수축에 따라 발생하는 활동전류를 기록하는 장치이다.
- electrode(일렉트로드 : 전극) : 심전도를 기록할 때 전기를 피부에서 감지하는 기구. 피부에서 생체전기를 받아들여 심전도 기계로 전송한다.
- escape beat(이스케이프 비트) : 심장박동이 오랫동안 일어나지 않고 쉬게 되면 결합(junction : 정션)이나 심실조직에서 박동을 일으키는데 이상 부위에서 만드는 심장박동을 말한다.
- exit block(이그지스트 블록) : 원래 시작되었던 장소를 떠나지 못하고 그 자리에서 측정(block : 블록)되어 버리는 전기의 전달 장애를 말한다.
- extrasystole(익스트러시스톨 : 외부수축기) : 정상적이라면 전기의 발생은 동방결절(sinus node : 시너스 노드)에서 시작되어야 하는데 이 동방결절[13] 밖에서 시작되어 수축을 일

13) 동방결절(sinoatrial node) : 심장의 수축을 시작하는 충동을 일으키고 심박의 조정 작용을 한다.

으킨 비정상 박동을 말한다. 미숙박동(premature beat : 프리머튜어 비트)은 보통 이것에 속한다.

- fibrillation(피블리에이션 : 세동) : 부정맥 중의 하나이며 심장의 각방(chamber : 챔버)들이 수축되는 게 아니라 심장근육이 불규칙하게 뛰어서 초래되는 전기적, 조직적이거나 규칙적이지 못하고 불규칙한 리듬을 보인다.
- ischemia(이스키미어 : 허혈) : 동맥이 수축되거나 관이 좁아져서 혈류가 이동하지 못하고 완전하게 단절되어 생체조직의 혈액 공급이 줄어든 상태이다.
- isoelectric(아이소일렉트릭 : 중성전압) : 전기적으로 음성도 양성도 아닌 전압이며 전기의 흐름이 없다. 심전도상에는 직선으로 나타난다.
- myocardial infarction(마이어카디얼 인파크션 : 심근경색) : 혈액과 산소의 공급이 부족해져 심장근육이 괴사를 당한다. 보통은 제한된 부위에 나타나는 병증이다.
- pacemaker[physiologic](페이스메이커[피지로직]) : 정상인에게는 동방결절(sinus node)이 생리적인 전기를 만들어서 전기를 준다. 이 전기가 결국은 심근을 수축시키는 작용을 한다.
- pacemaker artifact[blip 또는 spike](페이스메이커 아터팩트 : 페이스메이커 인공산물[블립 또는 스파이크]) : 기계적인 인공심박기에 의하여 만들어진 흔적을 말한다. 보통은 인공심박기에 의한 흔적을 만든 후 파도형태의 모양으로 나타난다.
- parasympathetic nervous system(패러심퍼세틱 너버스 시스템 : 부교감 신경계) : 자율신경계 중의 하나이며 심장박동을 느리게 하는 역할을 한다. (10번 뇌신경) 미주신경이 심장과 인체조직을 연결한다.
- PAT(피에이티 : 돌발적 심방 빈맥) : paroxsysmal atrial tachycardia(페로시스멀 앤트리얼 태키카디어)의 줄인 말이다.
- precordial ECG waves(프리코디얼 이시지 웨이브 : 흉부 심전계 파형) : 심전도를 찍을 때 이용되는 12유도법의 전극 중에서 흉부(가슴) 위에 붙이는 전극에 의하여 나오는 전기파의 기록들이다.
- pre-excitation(프리 엑사이테이션) : 심실의 한 부위에 정상생체 전기보다 조기에 나타나는 전기활성이다.
- P-wave(피-웨이브) : 심방부위를 스쳐지나가는 전기의 흐름이 그래프상 심전도에 표현되는 파형이다.
- PVC(피브이시 : 심실조기수축) : premature ventricular contraction(프리머튜어 벤트리큘러 컨트랙션)의 줄임말, PVB(beat : 비트), PVD(depolarization : 디폴라리제이션), VPC, VPB 라고도 쓴다.
- Q, R, S complex(큐, 알, 에스 콤플렉스) : 특별한 의미를 갖는 것은 아니고 Q, R, S파형

을 합해서 나오는 생체 전기적 파형을 말하는데 심실을 스쳐가는 전기적인 변화가 그래프상에 심전도에 나타나는 것을 합하여 말한다.

- re-entry(리-엔트리 : 다시 들어가는 것) : 여러 가지 부정맥 발생원인 중 하나가 이 기전에 속한다. 하나의 im-pulse가 어느 방향으로 전달되어 흘러간다. 바로 이것이 다른 길로 되돌아온다(echo beat : 에코 비트), 이렇게 다시 되돌아온 것이 맨 처음의 길로 또다시 들어가면 박동이 갑자기 빨라지게 된다.
- repolarization(리폴러리제이션 : 재분극) : 재분극, 전기의 강도가 정상상태(휴식기)로 되돌아온다. 즉 일단 사용된 전기가 재충전되어 원래의 전기강도로 되돌아온다.
- S-A(sino-atrial)node(사이노-앤트리얼 노드 : 동방결절) : 정상적으로 심장에 존재하는 심장박동의 근원이 되는 심장전기 박출장치이다.
- sensing(센싱 : 감지하는 것) : 인공심장 전기 박출기가 심장의 자연적인 수축작용을 감지해내는 능력, 컴퓨터화된 기능이 이 심장수축을 알아내는 능력이 있다.
- sequential pacing[dual chamber pacing](시퀀셜 페이싱[듀얼 챔버 페이싱]) : 심방과 심실에 각기 다른 두 개의 심극이 있어서 페이스(pace)를 할 수 있고 정상 사이클에 적응할 수 있는 능력이 있다.
- sick sinus syndrome(식 시누스 신드롬 : 병든 동방결절 증상) : 동방결절이 기능을 상실하여 심박동이 지나치게 느려진다. 그 때문에 심장박동이 정지상태까지 가든지, 느렸다-빨라지는 등 불규칙해진다.
- supra ventricular tachycardia[SVT](슈프러 벤트리큘러 태키카디어) : 일반적인 명칭인데 His bundle(히스 번들)이나 심실위 부위에서 발생되는 리듬을 통틀어 말하며 심실 전에 나타내는 빈맥(SVT)이라 부른다. 정확한 발생부위를 측정할 수 없을 때 SVT라고 부른다.
- sympathetic nervous system(심퍼세틱 너버스 시스템 : 교감신경계) : 교감신경계통, 자율신경계열의 하나로 심장의 박동을 빠르게 한다.
- systole(시스털리 : 수축기) : 심장박동 중 수축기이다.
- threshold(스레시홀드 : 역치) : 인공심장 박동기가 심장의 수축을 일으킬 수 있는 최소한의 자극 전기량이다.
- vector(벡터) : 전기적인 힘의 합계, 벡터에 따라 끌려가는 힘, 각도, 방향이 달라진다.
- ventricle(벤트리클 : 심실) : 심실. 근육이 두껍고 심장의 아래쪽에 있다. 혈액을 심장으로부터 순환계로 내보내는 근육질의 방이다.
- vulnerable period(벌너러블 피리어드 : 심장주기의 취약한 기간) : 심장의 사이클 중 심장근육이 부분적으로 재분극이 되는 기간이 있다. 이때는 정상 자극에 충분하게 반응할 준비가 되어 있지 않은 상태이다. 이 기간은 심전도상으로 T-파가 진행되고 있는 순간에 해당한다. 바로 이 순간에 전기적인 자극을 가하면 극히 비정상적인 파형과 반응이 나타난다.

03 | 심음도

1. 심음도란

청진기로 심음을 듣고 의사는 환자 심장의 기능적인 특성에 대한 중요한 정보를 얻게 된다. 하지만 이 방법은 의사의 감각에 의존하는 방법이기 때문에 개인능력의 차가 크고 신뢰성이 부족하다는 결점이 있으며 주파수가 적거나 음의 에너지가 너무 작을 때는 정확한 측정이 어려운 단점이 있다.

심음도(Phonocardiogram : PCG)는 청진에 비해 심음의 소리 에너지를 전기적 에너지로 바꾸어 파동으로 기록, 시각화하여 특정한 심음과 심장의 한 박동 주기내에서 일어나는 기계적인 일 또는 전기적인 현상 사이의 관계를 시간의 관점에서 비교할 수 있는 장점과 또한 청진에 비하여 심음과 심잡음을 정밀하게 구분할 수 있으며 청진의 한계 하한(약 20[kHz])에 가까운 저주파의 음을 정확하게 기록할 수 있는 장점이 있다.

2. 심음도의 발생시점

청진시 심음을 잘 들어 보면 심장 주기마다 두 가지 소리가 들리는데 이 중 먼저 것은 제Ⅰ심음이라 하며 그 뒤에 것은 제Ⅱ심음이라 한다.

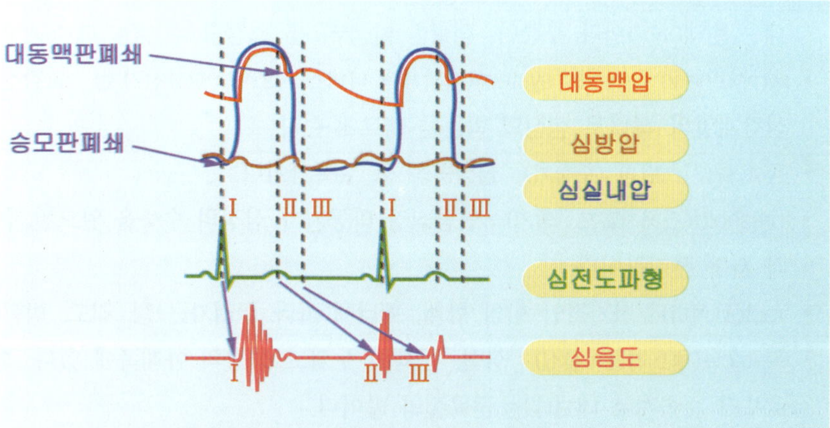

그림 8-44 • 심장의 활동과 심음도의 관계

① 제Ⅰ심음은 소리가 약간 길고 저음이며 제Ⅱ심음은 짧고 고음의 소리가 난다. 하지만 청진이 아닌 심음도 측정시에는 청진시에는 듣지 못하는 제Ⅲ심음과 제Ⅳ심음을 들을

수 있는데 이 제 Ⅲ, Ⅳ심음을 확장기 심음이라고도 한다.

② 심음의 주파수는 정상 심장에서는 30~200[kHz] 정도이지만 판막질환이나 선천성 심질환을 가진 환자에게서는 때때로 1[kHz] 이상의 심잡음이 발생하기도 한다.

③ 심음도(그림 8-44)의 제 Ⅰ, Ⅱ, Ⅲ 심음이 심장의 주기적인 심방과 심실의 수축과 그로 인해 발생하는 심장내 판막들이 움직이는 활동과 밀접한 관련이 있음을 보여주는데 심음의 발생기전은 심장근의 수축과 판막의 폐쇄 및 혈액의 흐름 등으로 인한 진동에서 발생한다.

심장의 한쪽 단면상에서 승모판과 폐동맥판의 변화를 위주로 심음도 파형과 시간적 관계를 그림 8-45는 간략하게 나타낸 것이다.

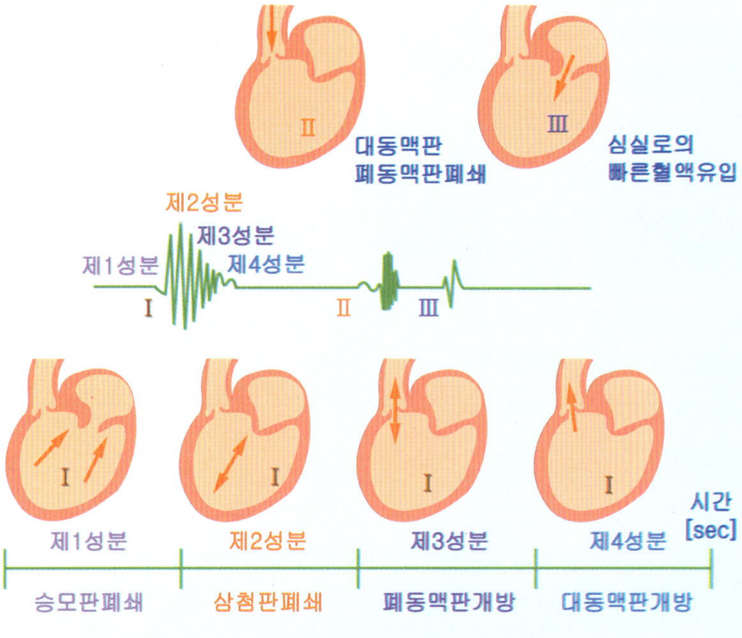

그림 8-45 • 심장박동에 따른 정상적인 심음도 파형

(1) 제Ⅰ심음

제Ⅰ심음, 즉 첫 번째 심음은 30~110[kHz]의 다양한 주파수를 가진 복합파로서 심실근의 수축 초기에 방실판이 닫힘과 동시에 혈액이 판막벽에 부딪힘으로써 생긴 진동음이다. 심실의 수축시 동시에 시작되며 방실판이 닫히는 순간부터 대동맥판이 개방되는 시점까지 약 0.146초 정도만 지속되는 심음이다.

제Ⅰ심음은 초기진동(1성분), 중간진동(2, 3성분), 최종진동(4성분)으로 나누어지는데 이같이 제Ⅰ심음이 나누어져 들리는 이유는 삼첨판과 승모판의 닫히는 시간이 서로 같지 않기 때문이다. 제Ⅰ심음의 4가지 성분을 설명하면 다음과 같다.

① 제1성분 : 그림 8-45에서 보듯이 승모판이 닫힐 때 발생한다.
② 제2성분 : 승모판이 닫힌 후 삼첨판이 닫힐 때 발생한다.
③ 제3성분 : 폐동맥판의 개방 때 발생한다.
④ 제4성분 : 대동맥판의 개방 때 발생한다.

(2) 제Ⅱ심음

제Ⅱ심음, 즉 두 번째 심음은 심실확장기의 시작 직후에 대동맥 판막과 폐동맥 판막이 닫힘으로써 일어나는 진동이다. 대동맥과 폐동맥내의 혈류가 감속되고 나가서 그 방향이 바뀌는 대동맥판과 폐동맥판의 폐쇄와 일치하는 심실 이완기에서 발생하는 음이다.

대동맥과 폐동맥판의 반월판이 닫히면서 생기는 저주파 진동에 의해 발생되며 주파수는 제Ⅰ심음보다 크지만 지속시간은 짧으며 2번째 심음은 심전도 상의 T-파의 종료시점과 일치한다.

(3) 제Ⅲ심음

제Ⅲ심음, 즉 세 번째 심음은 확장기 심음으로서 제Ⅱ심음보다 0.1~0.2[s] 후에 들리며 심실의 급속 충만기 끝에 심방으로부터 심실로 빠르게 유입되는 혈액이 심실을 진동시켜 발생한다. 심실의 근육벽이 이완하여 생기는 진동과도 관계가 있다. 이러한 작은 진폭의 저주파성 진동은 특히 어린아이들에게서 잘 들린다.

표 8-9 • 심장의 주기와 각 심음의 청취 구간

수축기	Ⅰ음	구출전기 변용기 등용수축기	방실판폐쇄(승모, 삼첨판) 반월판의 개방(대동맥, 폐동맥판)
		구출기	심실내의 혈액이 동맥으로 구출되어 반월판이 닫힐 때까지이다.
확장기	Ⅱ음	등용이완기	반월판의 폐쇄 후 승모판 개방까지이다.
	Ⅲ음	급속충만기 완속충만기	심방에서 심실로 급속히 혈액이 유입된다. 심방에서 부드럽게 심실로 유입된다.
	Ⅳ음	전수축기 (수축전기)	심방수축에서 심실수축이 시작되기까지의 시기이다. P-파가 나온 후 Ⅳ음이 나타난다.

(4) 제Ⅳ 심음

제Ⅳ심음은 제Ⅰ 심음 발생 직전, 심전도상에서의 P-파 개시 후 약 0.12[s] 후에 나타난다. 심방이 수축하면서 혈액을 심실로 밀어내어 좌심실에서 유발되는 낮고 약한 소리를 내는 저주파 진동음이다.

3. 심음도 측정법

심음도를 측정하기 위해서 특정한 트랜스듀서(microphone : 마이크로폰)를 흉곽상에 장착하는데 이때 장착되는 위치에 따라 심장 주기 중 특정한 상황과 시점에 대해 더 잘 들을 수 있기 때문에 그림 8-46과 같이 6개의 마이크로폰을 분할하여 장착한다.

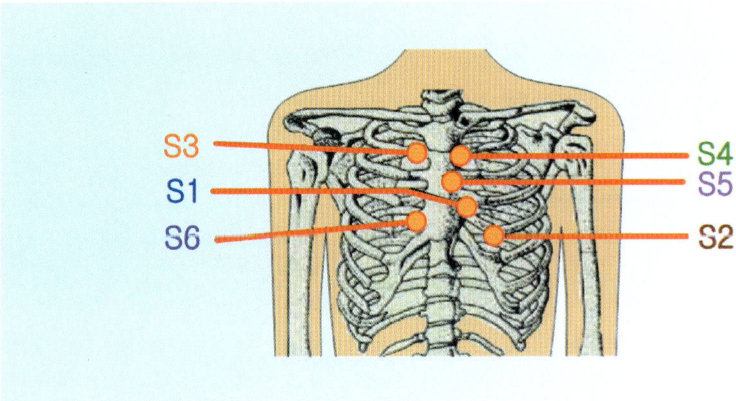

그림 8-46 • 심음도의 마이크로폰 장착(청취)부위

(1) 마이크로폰 부착위치

① S1 : 제4늑간 흉골좌연(승모판, 좌심실 영역)

② S2 : 심첨부(승모판, 좌심실 영역)

③ S3 : 제2늑간 흉골우연(대동맥판 영역)

④ S4 : 제2늑간 흉골좌연(폐동맥판 영역)

⑤ S5 : 제3늑간 흉골좌연(대동맥판, 폐동맥판 영역)

⑥ S6 : 제5늑간 우연(삼첨판, 우심실 영역)

(2) 청취부위

또한 각 부위마다 특정한 심장의 판막들의 움직임을 청취하는 특징이 있다.

① 승모판성음 : S1, S2에서 청취한다.
② 대동맥판성음 : S4, S5에서 청취, S3에서 일부 청취한다.
③ 폐동맥판성음 : S4, S5에서 청취한다.
④ 삼첨판성음 : S6에서 청취한다.

(3) 마이크로폰

심음도를 기록할 때 사용하는 것으로 마이크로폰(microphone)은 소리신호를 전기적 신호로 변환하는 트랜스듀서의 역할을 한다.

심음도용으로 사용되는 마이크로폰에는 그림 8-47과 같이 공기전도형 마이크로폰과 직접전도형 마이크로폰 등이 있는데 공기전도형은 심음만을 검출하며 직접전도형은 심음과 흉벽진동을 동시에 검출할 수 있다.

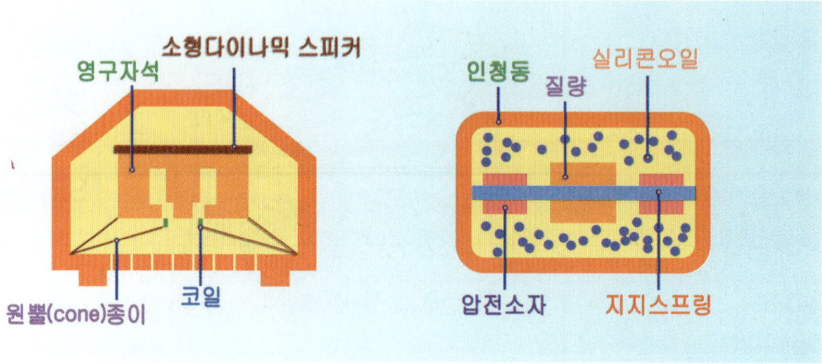

(a) 공기전도형　　　　(b) 가속도형(직접전도)

그림 8-47 • 일반적인 마이크로폰의 구조

4. 심음도의 잡음

심잡음은 심장내 압력차가 큰 두 곳에서 혈액이 빨리 움직일 때 와류에 의해 발생한다.

어린이들의 경우에는 수축기 초기에 발생하는 심잡음이 보통이지만 이러한 심잡음은 대부분의 어른의 경우에도 운동 직후에 들을 수 있다. 비정상적인 심잡음은 대동맥판, 폐동맥판 그리고 승모판의 협착이나 폐쇄부전증[14] 등에 기인한다. 이러한 증세들은 심잡음의 발생 시점이 심박동 주기 사이의 어느 곳에 해당하는가를 측정하여 찾아낼 수 있다. 잡음의 강도는 1~6도로 구분하며 숫자가 높아질수록 그 강도가 강한 것을 의미한다. 일반적으로

14) 폐쇄부전증 : 판막의 닫힘이 완전하지 않아 혈액이 새는 경우이다.

압력의 차이가 큰 곳에서 발생하는 잡음은 고음을 발생시키며 압력의 차이가 작고 혈류량이 많은 곳에서 발생하는 잡음은 저음을 발생시킨다.

(1) 수축기잡음

1) 구출잡음

제 I 심음 다음에 시작되어 수축기 중반에 최대가 되며 제 II 심음 이전에 사라지는 음을 말한다. 심실에서 대동맥이나 폐동맥으로 혈액이 분사될 때 발생되며 잡음의 강도가 1~2 정도 되고 짧은 저음이 특징인 기능성 잡음과 동맥판의 협착에 의해 발생하는 강도 3~4 정도의 탁성의 고음을 가진 협착음, 동맥판막을 통과하는 혈류량이 증가하여 발생하는 혈류잡음이 있다.

2) 범수축기 잡음

수축기 중 심실에서 비정상적인 유출에 의해 발생되는 것으로 제 I 심음에서 시작하여 제 II 음에서 끝나는 잡음이다. 승모판 폐쇄부전증에 의한 역류잡음이 있다.

(2) 이완기잡음

내동맥판을 통한 혈액 역류에 의해서 생성되는 잡음으로 제 II 심음 직후에 시작하여 확장기를 거치면서 그 강도가 감소하는 이완초기 잡음과 승모판 협착 등으로 인해 천둥소리처럼 구르는 소리를 내는 협착잡음과 그밖에 혈류잡음 등이 있다.

5. 필터를 이용한 심음도

심음계가 다른 의료기기와 다른 특징은 L, M, H, E 등 4종의 필터(filter)가 장착되어 있다.

① L : 30~100[kHz]의 주파수 대역이다.
② M : 중간 정도인 75~300[kHz]의 주파수 대역이다.
③ H : 150~600[kHz] 정도의 고주파수 대역이다.
④ E : 인간의 청각에 유사한 주파수 대역을 갖도록 설계된 필터들이다.

흉벽의 진동 성분을 청취되는 그대로 증폭하기에는 고주파 성분을 정밀하게 기록할 수 없기 때문에 원하지 않는 성분은 감쇠를 시키면서 필요한 성분은 검출하기 위해서이다.

심음은 30~1000[kHz]의 넓은 주파수 대역 특성이 있기 때문에 기록계는 비교적 주파수 특성이 좋은 전자 오실로그래프(oscillograph)와 같은 것을 사용해야 한다.

L, M, H, E 등 4종의 필터를 통해 각각 걸러진 심음도 파형을 그림 8-48에 나타내었다.

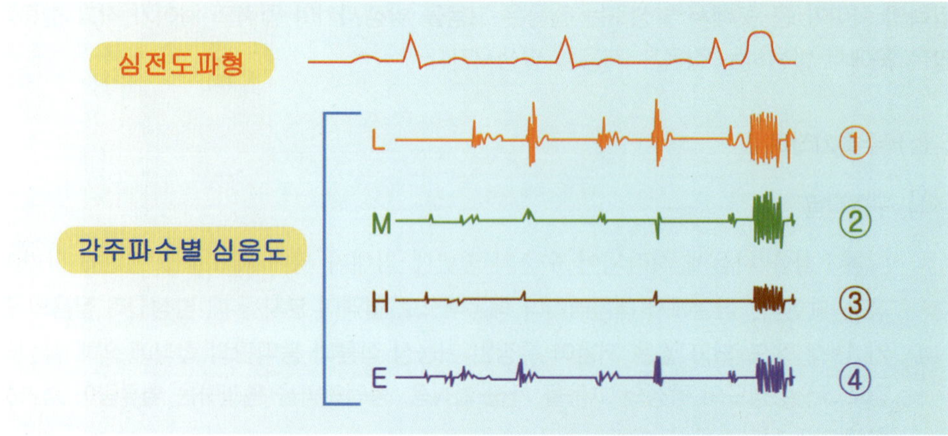

그림 8-48 • L, M, H, E 필터를 통한 심음도 파형

6. 심음계

일반적인 심음계의 구성을 보여주며 각 구성요소의 내용은 그림 8-49와 같다.

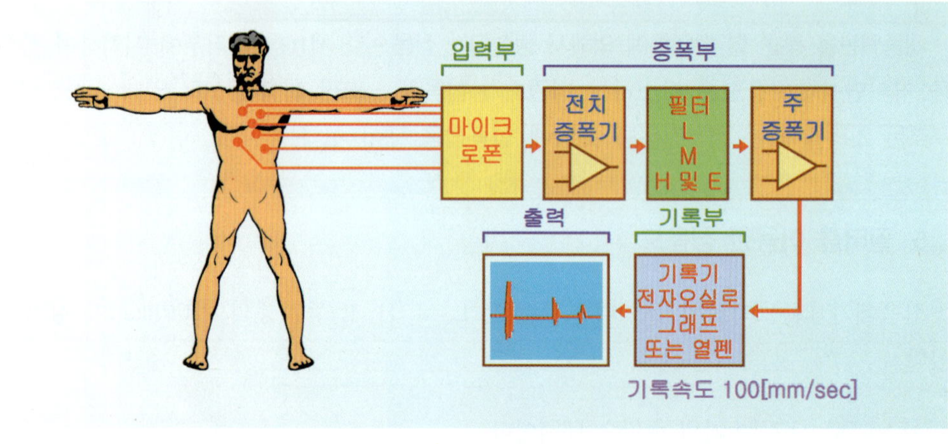

그림 8-49 • 심음계의 구성도

(1) 입력부(변환기, 마이크로폰)

음의 진동(소리) 에너지를 전기적 에너지로 변환시키는 역할을 한다.

(2) 증폭부[전치증폭기, 여과기(L, M, H, E), 주 증폭기]

미세한 마이크로폰의 전기적 에너지를 증폭하고 필요 없는 신호에 대해서는 감쇠를 통해 제거하거나 필요한 신호만을 통과시킨 후 전자 오실로그래프를 작동시킬 수 있는 크기로 증폭한다.

(3) 기록부

① 잉크 분사식 : 500[kHz]까지 기록이 가능하며 가장 많이 보급되어 있는 기록기이다.
② 전자 오실로그래프 : 주파수 특성이 좋다.

04 | 뇌전도

인간의 뇌는 무게가 1200~1500[g]밖에 되지 않지만 약 25조개 이상의 다극신경원과 중추신경계에서 한 신경원을 다른 신경원으로 연결시키는 셀 수 없을 정도로 많은 신경섬유로 구성된 우주에서 가장 복잡한 구조물이라고 볼 수 있다(그림 8-50).

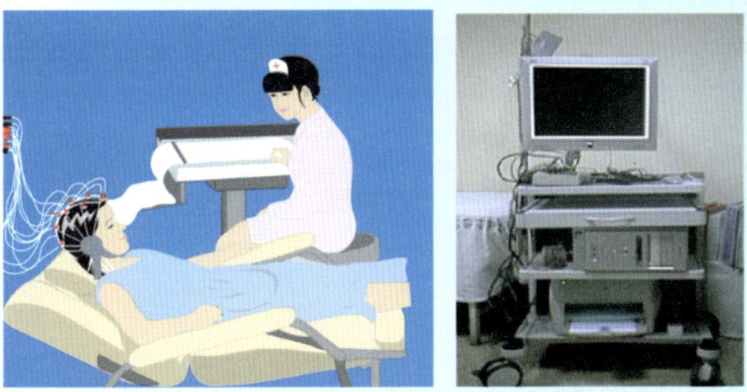

그림 8-50 • 뇌전도와 뇌파 측정모습

1. 뇌전도(뇌파)란

뇌전도(Electroencephalogram : 일렉트로인서펄러그램 : EEG, 이하 뇌파)는 뇌를 구성하는 뇌세포 집단의 미세하고 특이한 리듬의 전기적 활동을 전압의 변환형태로 측정한 것으로 다양하게 변화하는 뇌의 활동상태를 확인할 수 있으며 생리적으로 수면과 각성상태, 간질 등의 진단에 매우 유용하게 사용되는 방법이다.

㉮ 뇌파의 정지는 뇌사를 의미한다.

뇌의 전기적 활동의 근원은 흥분뉴런의 세포막을 투과해 지나가는 이온들에 의해 발생하는 전류이다. 이들 신경조직은 전도성 매질에 둘러싸여 있기 때문에 뉴런에서 발생한 전류는 머리 표면에까지 그 흐름이 미세하게 이어지게 된다. 미세한 전위(10[mV])가 머리표면에 발생(대뇌피질의 신경세포에서 발생하는 시냅스(synapse) 전위가 모여서 일어난다)하게 되는데 이 전위(두피에서의 측정치는 100[μV])를 측정하는 것이 바로 뇌전도의 원리이다.

1875년 R. 케이튼이 최초로 노출된 동물의 뇌에서 전류를 검출하여 척추동물의 뇌파가 확인되었으며 1928년 H. 베르거에 의해 사람의 머리표면으로부터 뇌파를 측정하는 것이 성공하였다(뇌파는 베르거리듬이라 한다). 이후 많은 뇌파 측정 기술이 급속히 향상되었고, 병소 부위나 성질 등을 정확하게 알 수 있다는 점에서 뇌의 병변을 진단하는 데 필수적인 방법으로 사용되고 있다.

현재는 뇌파에 대한 여러 가지 해석 방법이 시도되고 있으며 그 측정 방법이 간단하고 환자에게 주는 부담이 적어 신경과, 정신과, 소아과 등에서 널리 쓰이고 있다.

2. 상행성 망상체 부활계

상행성 망상체 부활계(ARAS : Acending Reticular Activating System : 어센딩 레티큘러 액티베이팅 시스템)는 혈압, 혈관운동, 반사 등에 의한 말초신경 흥분이 척수를 타고 뇌간 망상체를 통해 시상[15]으로 보내져 대뇌피질로 전달되는 경로(그림 8-51)를 의미한다. 특히 뇌간 망상체에서 보내는 흥분 정도에 따라 뇌의 흥분과 의식에 영향을 주기 때문에 각성과 수면에 관계된 뇌파는 모두 이 뇌간 망상체의 작용에 의한 것이며, 뇌간 망상체는 대뇌피질에 직접적인 영향을 줄 수도 있으며 시상에 영향을 주어 뇌파리듬을 조절하는 신경전달 망상로의 중요한 역할을 수행한다.

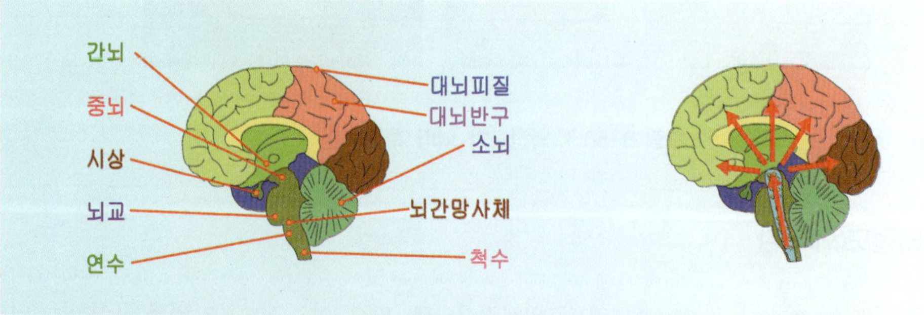

그림 8-51 • 상행성 망상체 부활계

15) 시상 : 긴 신경섬유다발로 대뇌피질과 방사상으로 연결되어 상호간 전기적 신호를 주고받을 수 있다.

3. 정상뇌파의 종류

정상적인 성인의 뇌파 파형(그림 8-52)은 대체로 정현곡선(사인파)에 가까운 파동으로 나타나며 주파수(0.5~100[kHz])와 의식수준에 따라 다음과 같이 분류할 수 있다.

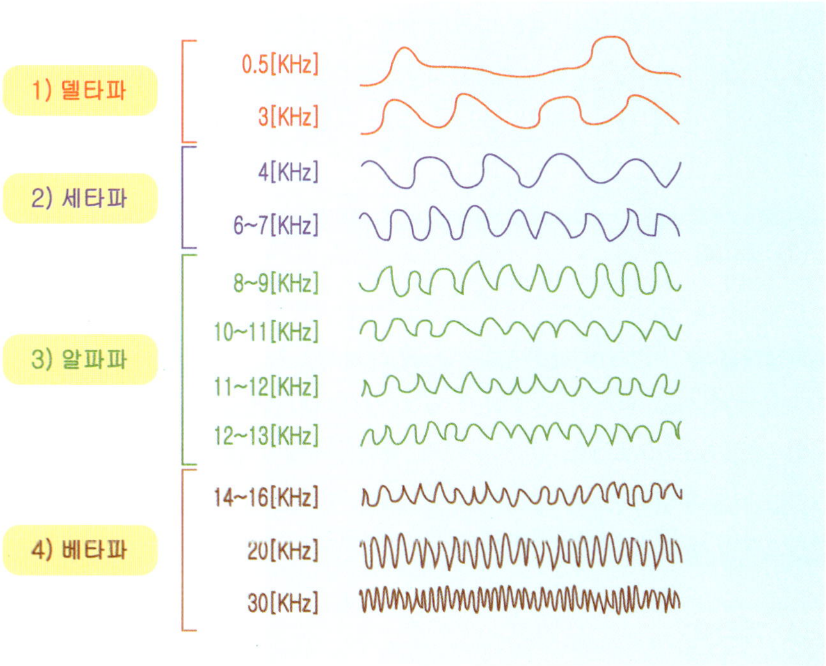

그림 8-52 • 주파수별 정상뇌파의 종류

(1) 델타파

델타파(진폭 : 100~200[μV])는 0.5~3.5[kHz] 범위 이하의 불규칙한 모든 파형들을 포함하고 있는 서파이며 나이에 관계없이 깊은 숙면상태시 발생하는 파이다. 만약 이 파형이 각성 시에 출현한다면 그것만으로도 이상 판정이 가능하며 간질, 뇌종양, 뇌염, 의식장애와 같은 심각한 뇌질환을 갖고 있는 사람에게서 주로 나타난다. 델타파 상태에서는 많은 양의 성장호르몬이 생성된다.

(2) 세타파

세타파(진폭 10~50[μV])는 4~7[kHz]의 주파수 범위를 가지며 알파파를 기준으로 느린 주파수를 가지므로 서파에 속한다. 몸과 마음이 다소 몽롱한 상태를 의미하며 졸림과 깨어 있음의 중간상태를 의미한다.

㉮ 차를 운전하고 잘 아는 길을 갈 때, 문득 지나온 길을 어떻게 운전해서 왔는지 기억이 나지 않는 경우가 있다. 일을 생각하거나, 누구를 생각한 경우가 대부분인데 이때는 새로운 생각이나 아이디어가 많이 떠오른다.

꾸벅꾸벅 졸고 있거나 얕은 수면상태에서 꿈과 같은 마음의 이미지가 생생한 기억으로 이어지는 경험 역시 바로 세타파에서 일어나는데 이와 같이 세타파는 순간적인 통찰력이나 일상의 생활과 업무로 인해 눌려 있던 창조적 아이디어를 일으키는 역할과 관련이 있으며 어린이에게는 흔히 나타나지만 성인의 경우 각성상태에서는 거의 나타나지 않고 출현한다 해도 작은 진폭의 산발적인 상태로 나타난다.

(3) 알파파

알파파(진폭 10~150[μV])는 8~13[kHz] 범위에서 발생하는 파형으로 조용하면서도 안정된 뇌파상태를 갖고 있으며 깨어 있는 정상인에게서 나타난다. 알파파는 근육이 이완되고 마음이 편안하면서도 의식이 집중되고 있는 상태이기 때문에 흔히 안정파 또는 명상파라고도 하며 건강하고 스트레스 없는 상태의 사람들에게서 많이 생성되는 경향이 있다. 알파파 파형은 뇌의 후두영역에서 가장 강하게 나타나며 두골의 정점부위와 정면부위에서 기록되기도 한다. 수면 중에 알파파는 완전히 사라진다.

(4) 베타파

베타파(진폭 : 약 5~10[μV])는 정상적으로는 14~30[kHz] 범위에서 발생하며 알파파를 기준으로 빠른 주파수를 가지기 때문에 속파라고도 한다. 긴장, 흥분 상태 등 활동할 때 발생하는 파로 일상생활 중 대부분 사람에게서 나타난다. 눈을 뜨고, 걷고, 흥분하고, 외부세계에 초점을 맞추고 있는 순간 우리의 뇌를 지배하고 있는 파이기 때문에 활동뇌파[16] 또는 스트레스파라고도 한다. 특히 집중력이 과도하거나 스트레스를 높게 받는 정신활동을 하는 동안은 알파파보다 더 파형이 불규칙한 고베타파(20[kHz] 이상)가 높게 나타난다. 베타파는 주로 머리의 중심부인 두골의 정점부위와 정면부위에서 검출된다.

(5) 감마파

감마파는 30[kHz] 이상의 주파수 범위를 가지며 높은 불안과 흥분시에 발생하는 파형이다.

감마파 상태에서는 온갖 생각들이 머릿속에 떠오르는 활발한 신경활동으로 인해 머리가 화끈하게 달아오르고 괴로움에 몸을 떨기까지 하는데 이런 상태가 자주 발생하고 지속되는 정신병자의 경우 고래고래 소리를 지르거나 난동을 부릴 때 나타나는 파이다.

16) 활동뇌파 : 의사결정, 논리적 추론, 문제해결 등과 연관된 뇌파

일반적으로 뇌파가 정상이라고 하는 것은 뇌파가 정상적인 패턴을 가졌기 때문이 아니라 비정상의 패턴이 없기 때문이며 또한 뇌의 구조나 기능이 비정상적이라 해서 항상 비정상 뇌파만을 만들지 않기 때문에 정상 뇌파가 항상 뇌에 병변[17]이 없다는 것은 아니다.

표 8-10 • 각 주파수별 뇌파의 상태

주파수	뇌파종류	의식차원	속도	정신과 신체의 상태
30[kHz] 이상	감마파	외적의식	속파	불안, 흥분을 한다.
14~30[kHz]	베타파			평상시의 뇌파, 업무와 육체활동과 같은 외계와 대응하여 긴장상태에서 일을 처리하고 있는 상태이다.
12~13[kHz] 10~12[kHz] 8~9[kHz]	빠른 알파파 중간 알파파 느린 알파파	내적의식	기본파	주위 집중과 약간의 긴장상태이다.
				공부능률 상태, 정신통일 상태, 기억력과 집중력 최대 상태, 스트레스를 해소한다.
				완전히 긴장이 이완된 명상 상태이다.
4~7[kHz]	세타파	내적의식	서파	졸음, 얕은 수면, 최면상태, 초능력상태이다.
0.5~3[kHz]	델타파	무 의 식		젖먹이 때 아기, 성인의 깊은 수면, 혼수상태이다.

4. 심신과 연령에 따른 뇌파의 형태

(1) 인간의 상태에 따른 뇌파의 형태

심신에 따른 뇌파의 모습을 그림 8-53은 보여주고 있다.

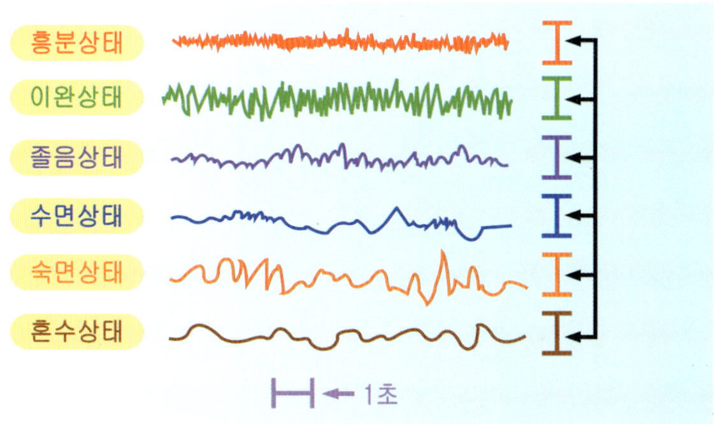

그림 8-53 • 인간의 정신상태에 따른 뇌파의 형태

17) 병변: 병이 원인이 되어 일어나는 생체 변화이다.

그래프로 알 수 있듯이 몸과 마음의 상태가 편안하고 이완된 상태일수록 진폭[18]이 크고 주파수가 긴 뇌파(서파)의 파형이 나타나며 각성과 흥분상태가 될수록 진폭이 작고 주파수가 짧은 뇌파(속파)가 나타난다. 일반적으로 서파의 경우 진폭이 높고 속파의 경우 진폭이 낮은 특징을 가지고 있다.

(2) 연령에 의한 뇌파 변화

뇌파는 뇌의 발달 정도와 특히 연령에 따른 변화가 심한데 그림 8-54의 뇌파기록과 같이 나이가 어린 유아기일수록 진폭이 매우 크며 주파수가 느리고 율동성이 고르지 않지만 성인이 될수록 서파가 감소하고 율동성이 향상된다. 각 연령별 뇌파의 특성은 아래와 같다.

① 신생아기(1개월까지) : 수면과 각성의 구분이 뚜렷하지 않기 때문에 뇌파 이외 수면 다원검사 등을 통해 기록을 얻어야 하며 주파수 0.5~3[kHz]의 진폭이 작은 불규칙한 델타파 서파가 나타난다. 때때로 고진폭의 불규칙한 델타파, 세타파의 서파가 나타나기도 한다.

② 소아기(생후 2~3개월) : 전반적으로 2~3[kHz]의 저진폭의 델타 서파가 불규칙하게 나타나며 때때로 4~6[kHz]의 율동파가 출현하기도 하는데 이것은 뇌의 발달상태를 측정하는 지표가 된다.

③ 영아기(1~12개월) : 6개월이 지난 후부터는 델타파보다 5~7[kHz] 정도의 세타파가 단독으로 출현을 시작하고 10월에서 12월이 경과하면 성인과 같은 알파파가 약간 연속적으로 나타나지만 전체적으로는 3[kHz] 이하의 서파가 지배한다.

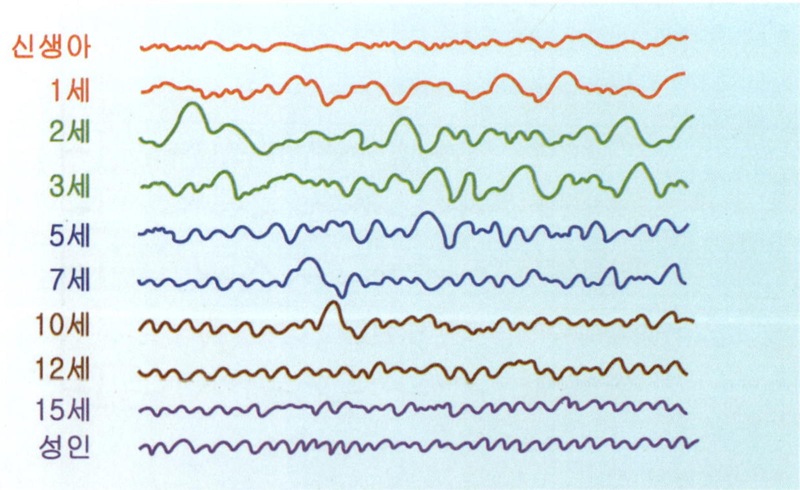

그림 8-54 • 연령에 따른 뇌파 변화

18) 진폭 : 주기적인 진동이 있을 때 진동의 중심으로부터 최대로 움직인 거리이다.

④ 유아기(1~5세) : 2~3세 이후 델타파의 출현이 현저히 적어지며 좌우 대칭적인 동기성이 증가한다. 3세 이후부터는 후두부에서 알파파가 고진폭으로 출현하며 5~6세가 되면 알파파의 활동이 전체에서 우세한 출현을 시작한다.

⑤ 아동기(6~9세) : 6세 이후부터는 후두부에서 우세하게 나타나는 8~9[Hz]의 알파파가 전체 뇌파의 기초율동파가 된다. 서파성분 중에 세타파 성분이 점점 사라지면서 성인 뇌파와 유사해진다.

⑥ 아동기 후기에서 사춘기(10~15세) : 10세를 기점으로 성인 뇌파의 형태를 띠기 시작하며(후두부 우세 9~10[kHz]의 알파파) 때때로 전두부, 두정부, 중심부, 측두부 지점에서 5~7[Hz]의 저진폭의 세타파가 혼입되기도 한다.

⑦ 성인(20세 이후) : 18세까지는 전두부와 그 이외의 부위에서 약간의 세타파가 출현하지만 20세 이후가 되면 대략적인 성인뇌파 형태로 굳어진다. 즉 서파 성분은 감소하며 속파 성분이 증가하게 된다. 하지만 65세 이상의 연령에서는 율동성이 고른 저진폭의 서파성분이 증가한다.

㉠ 후두부에 있어서 율동성 기초파의 주파수와 연령과의 관계는 같은 연령이라도 주파수 차이가 있고 개인차가 크다.

5. 뇌파를 해석하는 요소들

뇌파의 파형은 그림 8-55에서 나타나는 것처럼 다음과 같은 요소들을 가지고 있다.

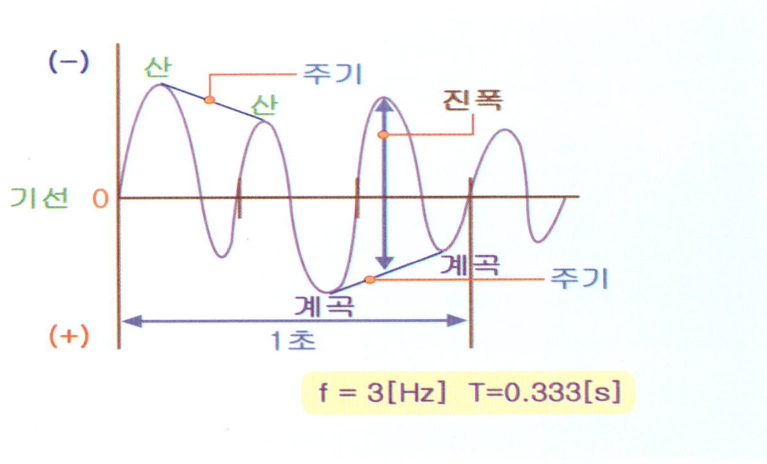

그림 8-55 • 주기와 주파수 진폭의 의미

(1) 주파수

① 1초 동안 반복되는 파의 수를 의미하고 단위는 [Hz](헤르츠)이다(식 8-6).

㉠ 100[Hz] : 초당 100개의 주기적인 파가 반복됨을 의미한다.

$$f = \frac{1}{T} \ (T\text{는 주기}) \tag{8-6}$$

주기란 하나의 파형이 진행될 때까지의 시간이다.

② 임상에서 취급되는 뇌파의 주파수는 0.5~수백 [kHz]까지이다.

③ 일반적으로 뇌파에서 주파수(frequency : 프리퀀스)가 높은 파형은 진폭이 작고 주파수가 낮은 파형은 진폭이 큰 특징이 있다.

(2) 진 폭

① 그림 8-56과 같이 파형의 계곡과 계곡 사이를 연결한 일직선상과 산으로부터의 수직거리가 진폭(amplitude : 앰퓨리 튜드)이 된다(또는 산과 산 사이를 연결한 일직선상과 계곡으로부터의 수직거리).

② 임상에서 취급되는 뇌파의 활동전위는 [μA]급 전위이다.

(3) 위상차

위상차란 그림 8-56에서 보듯이 같은 주파수 성분을 갖는 두 신호 간에 시간축상에서의 틀어진 간격 차이로 이해하면 된다.

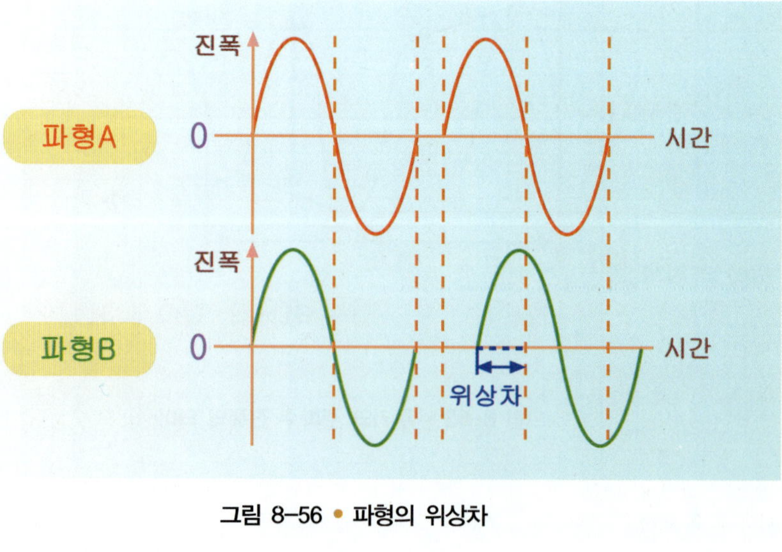

그림 8-56 • 파형의 위상차

(4) 음성파와 양성파

증폭기의 입력단자로 그림 8-57에 나타낸 것처럼 입력되는 두 지점의 전극을 그리드 1(Grid 1), 그리드 2(Grid 2)라 한다.

이때 출력되는 파형은 심전도와는 반대로 기선에서 상향으로 그려지는 것은 음성파 하향으로 그려지는 것은 양성파라고 한다.

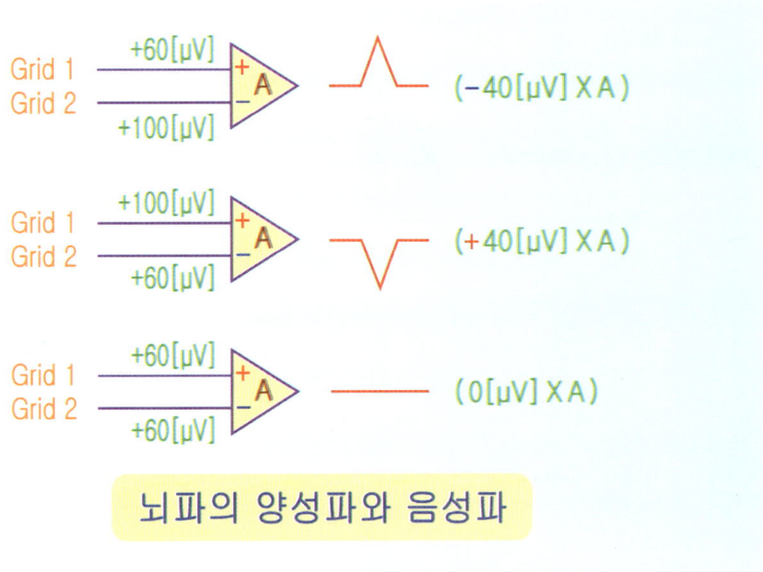

그림 8-57 • Grid 입력에 따른 출력 파형

(5) 기초율동

율동이란 진폭에 관계없이 일정한 주기를 가지고 반복되는 파로 이루어진 활동을 말하며, 눈을 감고 안정을 취하고 있는 상태에서 기록시 가장 많이 우세하게 출현하는 뇌파활동을 기초율동(배경활동)이라 한다. 보통 성인의 기초율동파는 평상시 정상 성인의 각성과 안정, 폐안시의 대부분을 차지하는 후두부 우세의 알파파이며 여기에 전두부 우세의 베타파가 섞여 나타나는 것이 기본적인 모습이다.

(6) 뇌파 출현 양식

지속성[19] 그밖에 산발성, 돌발성, 단발성, 율동성, 간헐성 등의 특징을 갖는다.

19) 지속성 : 기록 중에 일정한 패턴의 파형이 얼마나 자주 출현되는가를 의미하며 이 지속성을 시간에 대한 [%] 비율로 나타낸 것이 [%] time이라 한다.
㉮ 100[s] 동안의 기록에서 베타파가 10[s]의 시간만큼 출현되었을 때 베타파의 지속성은 10[%] time이라고 나타낼 수 있다.

제 8 장

6. 뇌파검사 방법

뇌파를 측정하기 위해서 전극을 부착하는 머리의 각 부위를 구분하는데 그림 8-58처럼 머리뼈의 명칭과 거의 동일하다.

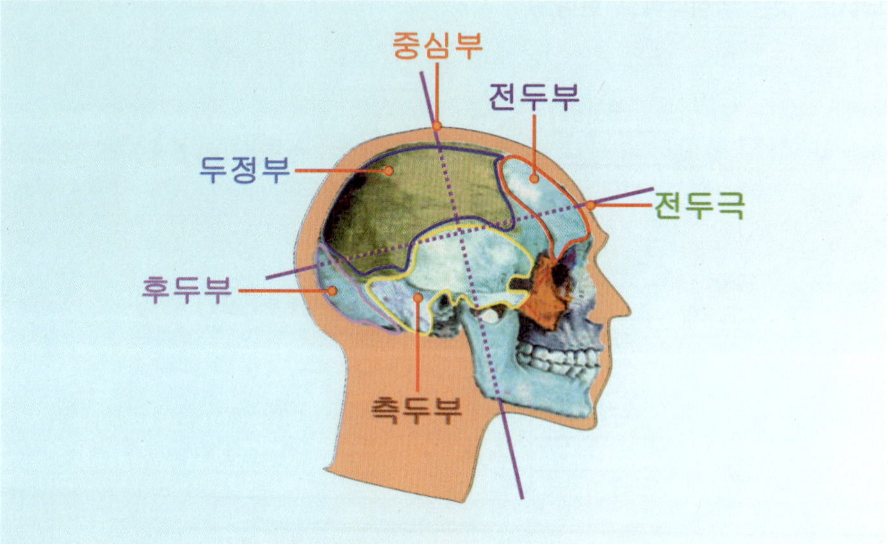

그림 8-58 • 머리의 각 부위명

머리의 각 부위명의 유래

- 전두부(Frontal : 프론털), 중심부(Central : 센트럴), 두정부(Parietal : 퍼라이어틀)
- 측두부(Temporal : 템퍼럴), 전두극(Frontal polar : 프론털 폴러)

(1) 전극의 부착

뇌파의 검사는 양도체의 전극을 머리에 접착 고정하여 머리표면으로부터 미세한 전위를 측정하는 원리이며 전극위치는 두피상에 광범위하게 부착될 수 있도록 해야 한다. 가장 보편적으로 쓰이는 전극위치방법은 1952년 국제뇌파학회에서 제시한 연합표준배치법으로 10－20 전극법이다.

총 21개의 전극을 사용하는데 전극은 그림 8-59와 그림 8-60과 같이 10－20전극법에 의해 정해진 비율에 따라 부착해야 한다.

① 전극을 상하, 좌우로 10[%]와 20[%]의 비율로 분할하여 부착한다.

② 활성전극 19개와 비활성전극 2개로 총 21개의 전극을 사용하며 비활성전극은 귓불이나 비근(코부위)을 이용한 전극으로 다른 활성부위에 비해 상대적으로 전위변동이 작은 부위이기 때문에 단극유도의 기준전극으로 사용한다.

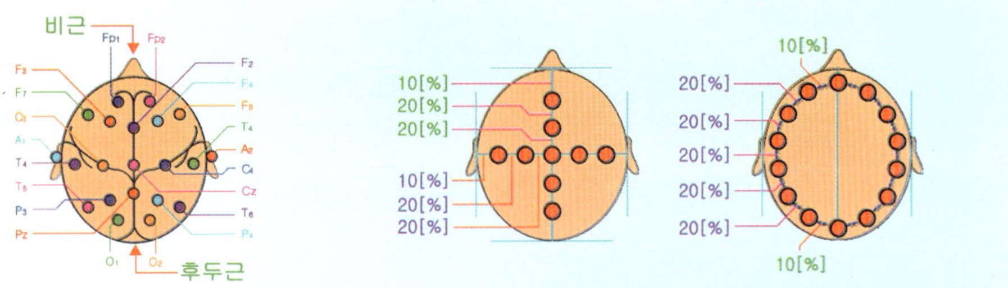

(a) 10-20법에 의한 전극부위 (b) 10-20법에 의한 전극부위의 위치선정

그림 8-59 • 10-20전극 부착법

③ 각 명칭은 비근과 후두극을 중심으로 대칭적이며 왼쪽은 홀수번호로 오른쪽은 짝수번호로 지정한다.

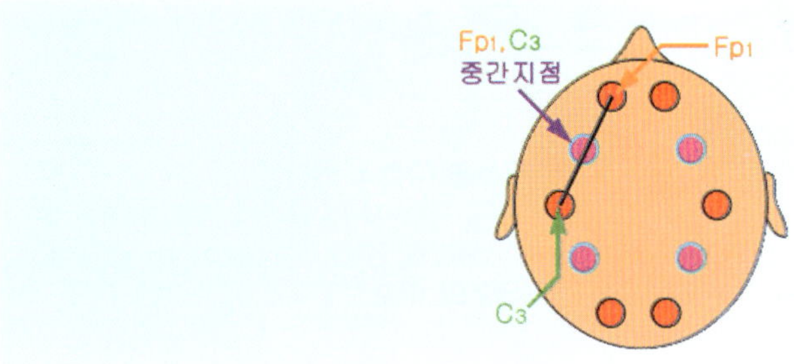

그림 8-60 • 10-20법의 전극 부착위치 결정원리

표 8-11 • 10-20법에 의한 전극배치법

표준전극명칭	구전극 명칭	전극위치의 부위명칭
Fp_1, Fp_2	LFp, RFp	좌우 전두극(전두전부)
F_3, F_4	LF, RF	좌우 전두부(전두중후부)
C_3, C_4	LC, RC	좌우 중심부(중심야, 중심회부)
P_3, P_4	LP, RP	좌우 두정부
O_1, O_2	LO, RO	좌우 후두부
F_7, F_8	LaT, RaT	좌우 측두전부(전측두부)
T_3, T_4	LmT, RmT	좌우 측두중부(중측두부)
T_5, T_6	LpT, RpT	좌우 측두후부(후측두부)
Fz	MF	정중 전두부
Cz	MC	정중 중심부(두개정, 두정점)
Pz	MP	정중 두정부
A_1, A_2	LE, RE	좌우 귓불

제 8 장

(2) 단극유도와 쌍극유도

단극유도와 쌍극유도의 측정 방식의 차이를 그림 8-61에 나타내었다.

뇌파기록 시에는 단극유도로 먼저 측정한 후 다시 쌍극유도를 측정하는 순서를 지키는 것이 바람직하며 1회 측정시 반드시 두 가지를 병행하여 측정해야 한다.

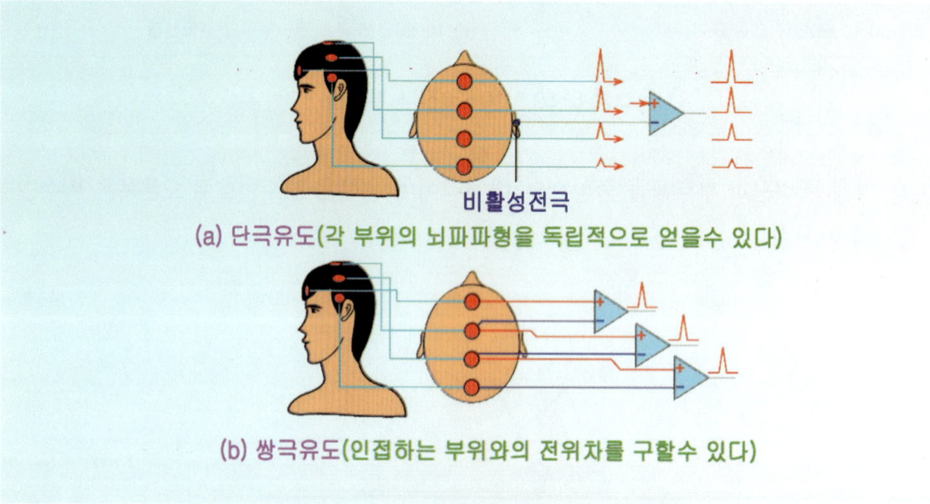

그림 8-61 • 단극유도와 쌍극유도의 비교

1) 단극유도

단극유도(그림 8-61(a))는 기준전극(비활성전극)과 활성전극 사이의 전위차를 구하는 것으로 기준전극은 귀나 코 부위에, 활성전극은 조사하고 싶은 위치의 기록전극에 연결하는데 비교적 광범위한 정보를 얻을 수 있으며 다른 부위에서의 뇌파 진폭과 비교하여 이상 뇌파의 발생 부위를 찾기가 수월한 방식이다.

- 단극유도의 특징
  ① 대뇌피질 하부와 심부의 이상을 쉽게 발견할 수 있다.
  ② 활성전극에 의한 전위변동을 절대치에 가깝게 기록 가능하다.
  ③ 뇌 전체적인 부위별 위상관계 및 진폭크기를 비교하기가 쉽다.
  ④ 서파에서의 최대 진폭을 추적하여 대략적인 초점부위(질병발생부위)를 찾기 쉽다.
  ⑤ 각 부위별 간에 미세한 국소적 전위차와 정확한 초점을 확인하기 어렵다.

2) 쌍극유도

쌍극유도(그림 8-61(b)) 한 쌍의 각 활성전극 간의 전위차를 측정하는 방식으로 기준전극을 사용하지 않고 두피상에 두 개의 활성전극 G1과 G2 를 증폭기로 입력하여 전위차를 기록한다.

활동전극이 인접하는 부위의 국재성(국소성, 국한성)의 이상을 알아보는 데 적합하다.

- 쌍극유도의 특징
  ① 위상역전 형태의 파형 측정시 이상뇌파의 발생부위를 쉽게 찾을 수 있다(그림 8-62).
  ② 대칭부위 및 근접부위와의 미세한 전위차에 대한 비교가 가능하다.
  ③ 파형의 왜곡이 발생하기 쉽다.
  ④ 미세한 두 신호의 전위차를 매우 크게 증폭하는 차동증폭기의 특성상 두피 부착 전극 간의 거리의 비가 약간이라도 맞지 않으면 정확한 기록을 얻을 수 없다.
  ⑤ 단극유도와 같이 기준전위에 대한 비교가 아니라 두 개의 활성전위에 대한 차 비교이기 때문에 최대 진폭을 통해 질병발생부위를 결정하기 어렵다.

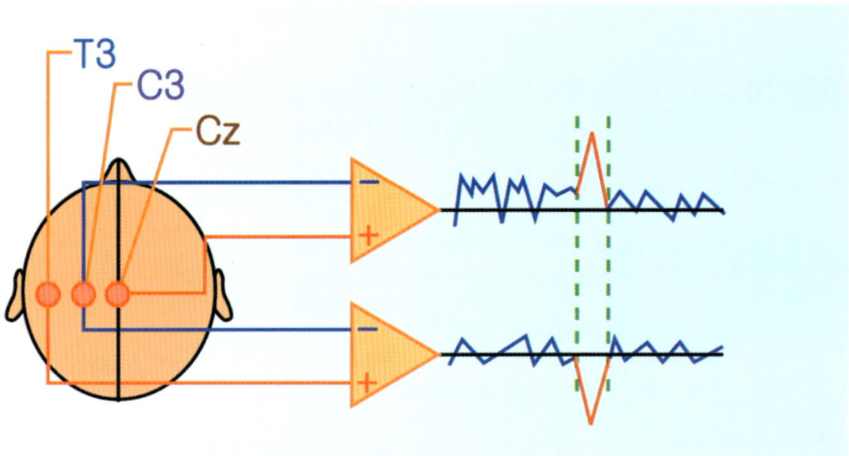

그림 8-62 • 쌍극유도에 의한 위상역전 측정

(3) 뇌파의 출력 방식

뇌파의 출력은 그림 8-63에 보듯이 다음과 같이 구분할 수 있다.

① 각 전극들에 대해 독립적으로 기준 출력하는 방식(그림 8-63(a))이다.
② 시간의 순서에 따른 출력 방식(시간상 빠른 뇌파가 상단부에 나타나게 된다(그림 8-63(b)).

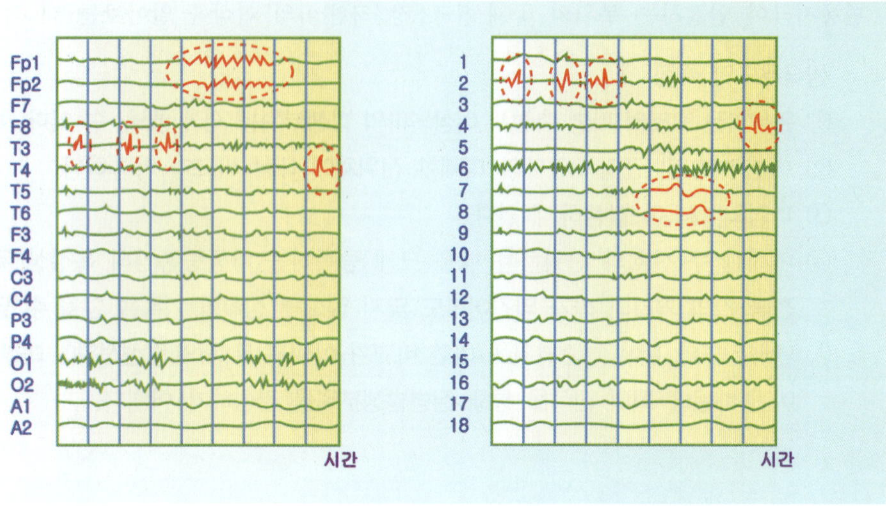

(a) 전극 기준 출력 방식　　　　(b) 시간 기준 출력 방식

그림 8-63 • 전극을 기준으로 한 출력 방식과 시간을 기준으로 한 출력 방식

7. 뇌파를 통한 진단

(1) 정상적인 뇌파를 기준으로 진단시

① 안정, 각성, 폐안상태의 뇌파는 후두부 우세의 알파파와 전두부 우세의 베타파가 대부분을 차지한다.

② 정상뇌파의 알파파 주파수 범위는 8~13[Hz] 사이에 있다. 일반적으로 알파파보다 늦은 파동이 일어나는 경우가 드물기 때문에 일반적으로 후두부에서 진폭이 높으면서 율동성이 좋은 알파파가 나타나며 알파파 율동은 1~2[s] 간격으로 점점 증가하고 점점 감소하는 현상을 보인다.

③ 전두, 중심 전측두에서는 후두보다 작은 알파파가 나타나며 20[μ V] 이하의 베타파 혼입이 많게 나타난다.

④ 주파수가 작은 8[Hz] 전후의 알파파(광범위성 알파파)가 후두부우세가 아닌 전두부 또는 광범위하게 전체 유도부위에서 지속해서 나타날 때는 뇌의 전반적인 경도의 기능저하와 두부외상 후유증 또는 고혈압, 뇌동맥경화 등을 의심할 수 있다.

⑤ 베타파와 같은 속파는 전두부, 중심부, 측두부에서 많이 측정된다.

⑥ 30[μ V]를 초과하는 진폭이 높은 속파가 출현하거나 현저한 좌우차를 보일 때는 이상소견으로 진단된다.

⑦ 정상인의 경우 안정과 각성시에 델타파가 나타거나 반복 출현하는 세타파가 나타나면

이상소견으로 진단된다.

⑧ 베타파의 주파수가 8[Hz] 부근에서 파동치는 경우도 이상 소견으로 진단된다.

⑨ 비정상적으로 높은 진폭이나 낮은 진폭의 뇌파도 이상소견으로 진단된다.

(2) 뇌파의 대칭적 특성을 이용한 진단

1) 단극유도시

뇌에서 발생하는 뇌파는 대칭적으로 동상의 가까운 형태를 가져야 한다. 따라서 단극유도시 Q_1과 Q_2같이 대칭상에 놓인 두 전극의 신호는 서로 비슷한 크기와 동위상의 모양(후두부의 경우 주파수는 10[%], 진폭은 50[%] 이내의 차는 정상으로 인정한다)이 정상으로 측정되어야 한다. 두 신호의 측정값이 큰 차이(좌우차)를 보일 경우(그림 8-64) 뇌의 이상을 의심할 수 있다.

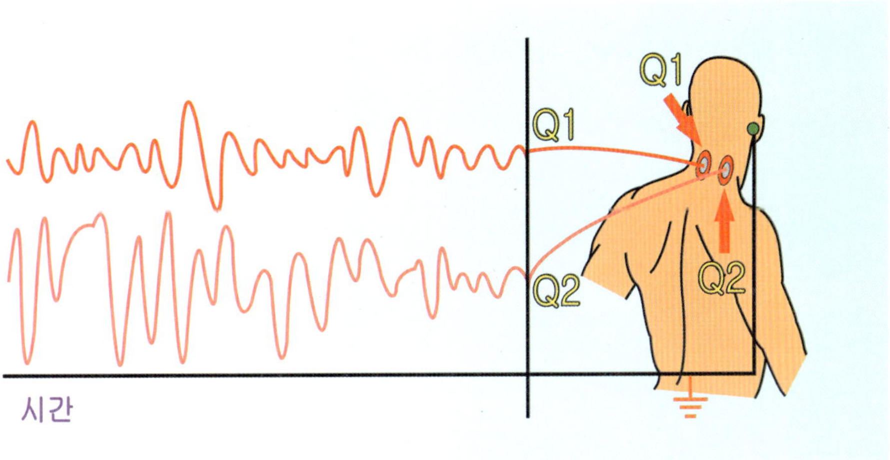

그림 8-64 • 대칭위치에 대한 단극유도에서의 좌우차

2) 쌍극유도시

Fp_1과 Fp_2와 같이 대칭 위치에 있는 전극의 쌍극유도는 뇌의 대칭적인 형태 때문에 동상(비슷한 크기의 전위와 위상)의 성질을 갖는 두 신호가 나오게 된다. 따라서 차동증폭기의 특성상(서로의 전위차를 증폭하기 때문에 동상의 입력에 대해선 이론상 0에 가까운 값이 나온다) 전위가 작은 신호가 출력되어야 하는데 그렇지 못할 경우(그림 8-65) 뇌의 장애를 의심할 수 있는 단서가 된다.

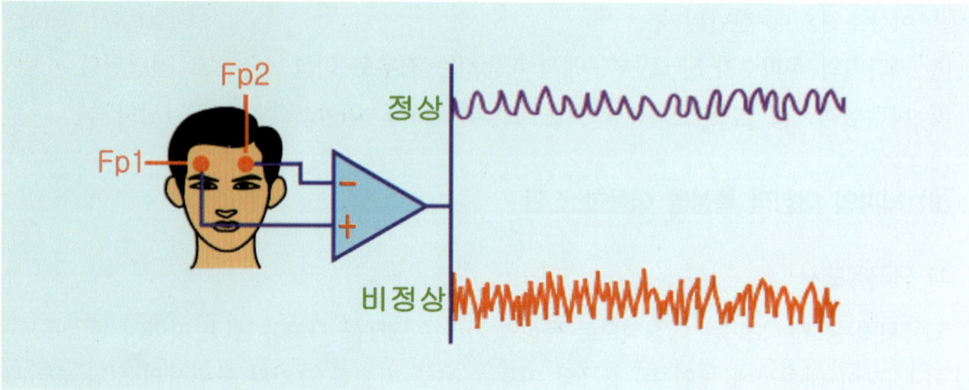

그림 8-65 • 대칭위치에 대한 쌍극유도 특성

(3) 간 질

간질시 발생하는 일반적인 간질파형(a, b)을 그림 8-66에 나타내었다.

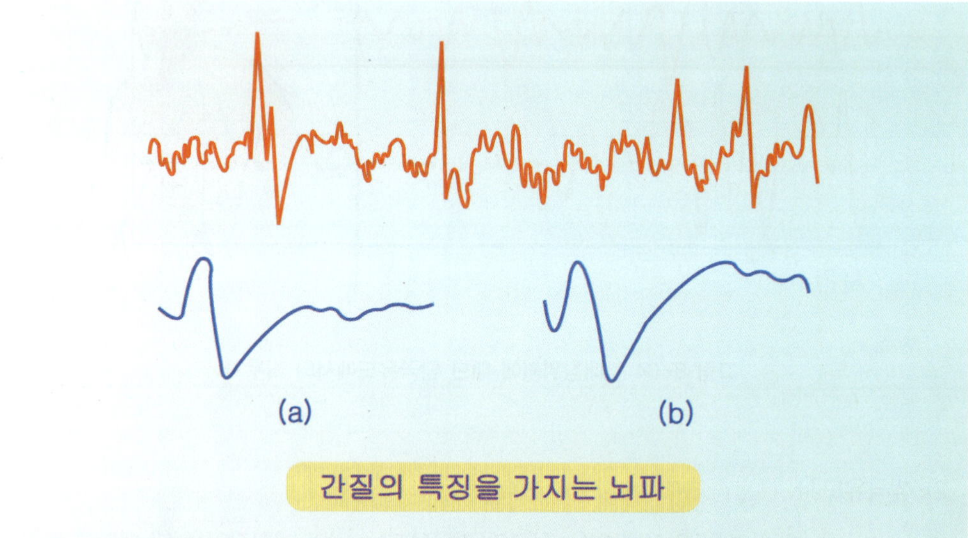

그림 8-66 • 간질에 대한 파형

1) 간질이란

뇌파의 목적은 뇌의 기능적 이상을 진단하는 것인데 간질은 가장 대표적인 뇌의 이상 장애 현상 중 하나이다. 간질은 신경세포의 일부가 짧은 시간 동안 과도한 전기를 발생시킴으로써 일어나는 반복적인 신경계의 발작증상으로 뇌파 측정시 배경활동파와는 구별되는 극파와 예파 그리고 예파의 서파를 동반한 극서파복합 모양의 간질 특정파가 나타난다.

발작은 대뇌 전체에서 동시에 시작되며 임상적으로는 신체 좌우 모두 부위에서 일시에 시작되고 의식 소실을 동반하며 뇌파검사에서는 양쪽 대뇌에서 전반적으로 간질파가 나타나는데 발작의 증상은 다음과 같다.

① 의식의 일시적인 상실 또는 혼탁과 생체의 변화가 나타난다.
② 보통 명백한 원인이 없이 일어난다.
③ 증상의 정도는 눈꺼풀을 가볍게 깜박이는 것부터 전신을 격심하게 떠는 것까지 다양하다.

표 8-12 • 연령별 간질의 발생원인

연령	발 생 원 인
영아기	주산기[20] 뇌손상, 선천성 기형, 저칼슘증, 저혈당증, 대사성 질환, 뇌막염 혹은 뇌염
유아기	열성경련[21], 주산기 뇌손상, 감염
학동기	특발성[22], 주산기 뇌손상, 외상, 감염
청장년기	외상, 종양, 특발성, 감염, 뇌졸중
노년기	뇌졸중, 뇌외상, 종양, 퇴행성 질환

2) 간질의 종류와 증상

① 강직 간대 발작(대발작) : 가장 흔한 형태의 발작으로, 환자는 아무런 전조 증상을 느끼지 못하고 갑자기 의식을 잃고 쓰러지며 전신의 근육에 경련이 일어난다. 소리를 지르거나 신음을 하고 입술에서는 침이 나오고 얼굴은 처음에는 푸르다가 창백해지는 증상을 보인다. 혀를 깨무는 수도 있으며 경련 중에 소변을 보는 경우도 있다. 경련시간은 일반적으로 수분 정도 지속된다. 처음에는 몸이 뻣뻣해지는 강직기를 거치며 이후에는 몸을 떠는 간대기로 넘어가고 몸을 떠는 간격이 점차 벌어지면서 간질을 마치게 된다. 발작이 끝나면 사지의 힘이 빠지게 된 후 몇 시간 동안 깊이 잠자는 경우가 많고 잠에서 깨더라도 두통을 호소하는 경우도 많다.

② 소발작 : 성인에게서는 드물게 나타나는 현상이며 5~7세에서 주로 발생하며 보통 사춘기가 되면 사라진다. 수 초 동안의 의식 소실을 나타내며 보통 눈을 깜박이거나 멍하게 앞을 응시하는 모습을 보이며 가벼운 근육의 경련이 동반되기도 한다. 증상이 심하면 하루 수십 차례 발생하기도 하며 특별히 3[Hz] 극서파 복합이 나타난다.

③ 근간대성 발작 : 의식의 변화는 별로 없으며 깜짝 놀란 듯이 전신의 근육이 순간적으로

20) 주산기 : 신생아 분만의 전후, 즉 임신 29주에서 생후 1주까지의 기간이다.
21) 열성경련 : 신경계가 미성숙한 연령의 아이들에서 잘 발생하는 것으로 고열로 인한 자극에 뇌의 일부분이 집중적으로 영향을 받아 전신의 경련을 보이는 질환이다.
22) 특발성 : 병리론적으로 명확한 원인이 없이 병이 발생하는 성질이다.

수축하는 증상이다. 몸 오므리는 동작이 확연히 눈에 띄는데 정상인들의 경우도 이와 비슷한 동작들이 무의식중에 나타나기 때문에 전문적인 감별이 필요하다.

④ **실조성 발작** : **몸의 수축하는 발작과 정반대로 깜짝 놀라며 힘이 빠지는 듯한 발작**이다. 신체의 근긴장이 갑자기 소실되기 때문에 급작스럽게 쓰러지게 되는 증상으로 외상을 입을 가능성이 매우 높다.

⑤ **전조** : 전조란 **타인에게 관찰되지 않는 발작**, 즉 **환자 본인만이 느끼는 발작 증상**이다. 공포감, 배 속에서 괴상한 느낌과 구역질이 나며 눈앞이 깜깜해지고 어지러운 느낌, 이상한 소리가 들리고, 섬광이 보이는 등 환자에 따라 한 가지 혹 복합적으로 나타나며 **신체적으로는 몸 한쪽 팔, 얼굴, 다리가 저린 느낌**이나 부분 경련으로 나타나기도 한다.

3) 의료상식

보통 발작시 발작 자체를 정지시키는 것은 불가능하다. 소발작인 경우 특별한 간호가 필요치 않지만 대발작인 경우는 다음과 같이 응급 대처해야 한다.

① 바닥에 눕히고 기구나 기타 딱딱한 물건 또는 위험한 기계 등에서 멀리 떨어지게 한다.

② 혀를 깨물거나 질식이 안 되도록 고개를 돌려주며 넥타이 같은 것은 느슨하게 풀어 준다.

㉮ 환자를 움직이지 못하게 손, 발을 꽉 잡거나 주물러 주는 것은 오히려 해로운 영향을 줄 수 있기 때문에 가급적 환자의 움직임을 자유롭게 방치해야 한다.

(4) 이상파형(또는 돌발파형)

뇌파는 뇌기능의 일부를 표시하는 것이기 때문에 사고 · 감정 · 의지 등은 뇌파의 파형만으론 정확히 판단하기는 어렵다. 다만 **뇌 전체의 활동상태**, 즉 눈을 뜨고 있는가, 잠을 자고 있는가 등의 단순한 의식수준 정도는 뇌파를 통해 상당히 정확하게 측정된다.

정상뇌파 이외의 것은 어떤 의미에서 볼 때 이상뇌파라고 할 수 있으나 정상뇌파가 개인차가 있고 지문과 비교할 수 있을 만큼 다종 다양하듯이 이상뇌파의 출현 역시 항상 비정상을 의미하진 않는다. 따라서 **이상뇌파를 진단하기 전 환자의 신체적 상태나 의식상태, 연령, 인공산물에 대한 충분한 고려가 선행**되어야 한다. 그러나 임상적으로 뇌의 이상을 판별할 수 있는 일정한 범위로 이상뇌파를 한정시킬 수 있다. 뇌의 기능에 이상이 생길 때 그것에 대응하여 이상뇌파가 나타나게 되는데 특히 **극파라고 하는 이상파형은 간질의 진단과 치료에 핵심적인 역할**을 한다. 그림 8-67은 전형적인 이상뇌파들의 형태를 보여주고 있다.

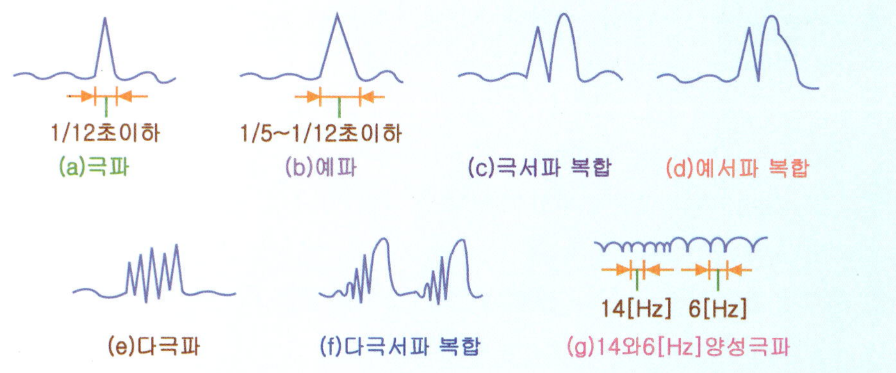

그림 8-67 • 돌발파의 종류

① **극파** : 진폭 크기와 상관없이 파의 폭, 즉 **지속시간이 30~80[msec]**(주기 1/12초) **이하이면서 갑자기 솟아오르는 뾰족하고 날카로운 돌발파**를 말한다. 극파는 배경활동과는 뚜렷하게 구별되며 간질환자 진단시 음성(상향)극파는 매우 중요한 단서가 된다(그림 8-67(a)).

② **예파** : 진폭에 관계없이 지속시간이 **80[msec] 이상**(1/5~1/12초 사이)인 **예리하고 날카로운 파**이다(그림 8-67(b)).

③ **극서파복합** : 극파와 연속하여 바로 서파가 출현하는 것으로 **진폭은 수십~수백[μV] 정도로 매우 크다.** 극파에서 서파까지의 **주파수가 3[Hz]인 파형을 3[Hz] 극서파복합**이라 하는데 이는 **간질의 소발작시 자주 출현**된다(그림 8-67(c)).

④ **예서파복합** : 예파에 뒤이어 서파가 연속해서 출현하는 파이며 주파수가 1.5~2.5[kHz] **범위인 예서복합파형은 레녹스 가스토 증후군**[23]에서 자주 출현한다(그림 8-67(d)).

⑤ **다극파** : 몇 개의 극파가 상접해 **무리지어 수 개 이상의 군을 이루며 나타나는 극파**이며 **난치성 간질**의 **경련시 발생하는 대표적인 이상파**이다(그림 8-67(e)).

⑥ **다극서파복합** : 극서파복합파에서 **극파가 한 개가 아닌 여러 개의 극파로 이루어진 파형**을 **다극서파복합**이라 한다. **근간대성 발작시 자주 출현**됨(그림 8-67(f)).

⑦ **14[Hz]와 6[Hz]의 양성극파** : 14[Hz] 또는 6[Hz]의 주파수를 갖는 리듬의 양성(하향)의 극파가 각 주파수별로 단독 또는 연발하여 나타나는 것으로 **자주 발생되는 지점은 후두부와 후측부**이다. **양성극파의 출현은 대뇌, 번연계, 뇌단부 등의 상해**를 의심할 수 있

23) **레녹스 가스토 증후군** : 약물로 조절하기 매우 힘든 유형의 간질로서 일반적으로 1~8세 사이의 어린 나이에 시작되며, 그 특성은 여러 유형의 발작이 나타나고 발달 장애를 동반하며 완치되는 경우는 거의 없다.

다(그림 8-67(g)).

⑧ 서파군발 : 배경활동과는 확연히 구분되는 고진폭의 서파가 연속해서 출현하는 형태로 1초 전후부터 수초까지의 지속시간을 갖는다.

⑨ 평탄뇌파 : 광범위한 뇌의 괴사를 나타내거나 뇌의 전기적 활동이 없는 것으로 임상적으로는 뇌사상태임을 의미한다.

⑩ 3상성파 : 대사성 질환에 의한 의식장애시 나타나기 쉽고, 간성혼수[24] 전기에 자주 출현한다.

⑪ 다형성 델타 활동 : 0.5~2.5[Hz]의 불규칙한 델타파가 측정되며 피질부에 있는 병변이 심하게 괴사되고 있는 상태에서 발생된다.

※ 비정상 뇌파 역시 항상 대뇌의 비정상을 나타내는 것은 아니다. 몇 가지 특정한 뇌파 이상이 정상인의 경우에도 관찰될 수 있기 때문이다.

8. 수면다원검사

(1) 수면에 대한 연구

수면에 대한 과학적 연구는 1929년 독일의 신경학자 H. 베르거가 인간의 뇌에서는 각성시와 수면시에 서로 다른 뇌파가 발생한다는 것을 발견한 것을 시점으로 시작되었으며, 1957년 W.C. Dement와 N. Kleitman에 의해 수면이 급속안구운동수면(REM : Rapid Eye Movement : 래피드 아이 무브먼트 : 램)과 비급속안구수면운동(NREM : Non Rapid Eye Movement : 논 래피드 아이 무브먼트 : 논램)으로 이루어진다는 사실이 밝혀지면서 수면의 본질에 대한 연구가 본격적으로 시작되었다.

전형적인 성인의 수면 시의 뇌파의 변화를 그림 8-68에 나타내었다. 각성하고 있으면서 눈을 감고 있을 때는 10[Hz] 전후의 알파파가 출현하다가 졸음이 오게 되면 알파파는 없어지고 진폭이 작은 4~6[Hz]의 서파와 가는 속파가 나타난다.

이어서 진폭이 큰 예파와 14[Hz] 정도의 빠른 방추파가 나타나게 되며 수면이 더 깊이 진행되면 방추파 외에 진폭이 큰 3[Hz] 정도의 서파가 나타난다. 더욱 수면이 깊어지면 방추파가 감소하여 거의 서파만이 출현된다.

24) 간성혼수 : 신체내에서 단백질이 분해되면서 나오는 암모니아의 처리작용이 잘 안되어 생기는 것으로 암모니아의 처리를 담당하는 간기능이 떨어지면 독성 암모니아에 의해 뇌가 영향을 받아 쉽게 자제력을 잃거나 정신을 잃는 경우가 발생하는 질환이다.

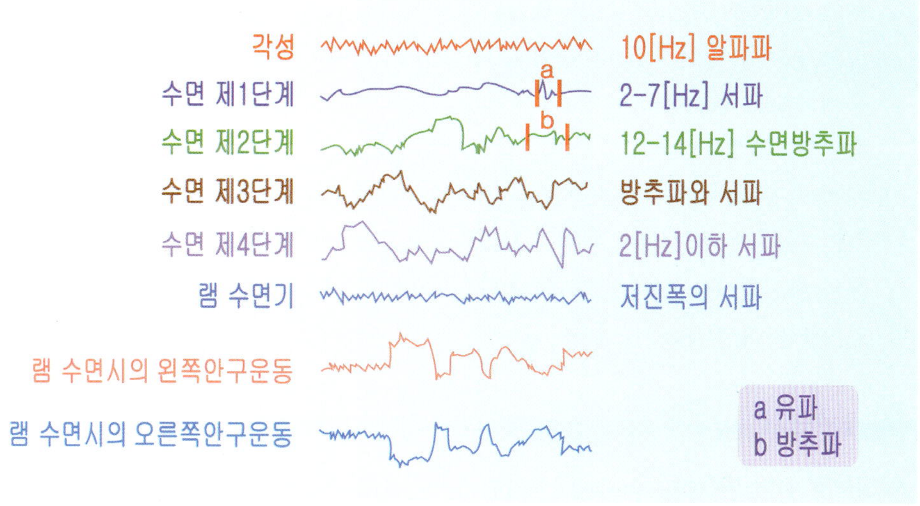

그림 8-68 • 수면단계의 순서와 램수면시의 안구운동

수면중에는 의식이 없으며 주위 환경변화에 대하여 반응이 활발하지 못하나 다시 각성 상태로 깨어나면 의식은 회복되는데 이런 점이 바로 혼수상태, 마취상태와 수면의 차이점이다.

수면중에는 혈압, 심박동수, 기초신진대사율이 떨어지며 혈관이 확장되기 때문에 많은 혈류량으로 인한 체온의 손실이 발생한다.

(2) 각성기

후두부 우세의 알파파가 뇌파의 전체적인 우세를 나타내며 진폭이 점점 증가하다가 다시 감소하는 현상을 보인다. 베타파는 수면 1단계 전까지 지속된다.

(3) 비램수면기

램수면기를 제외한 모든 수면단계를 비램수면기(Non Rapid Eye Movement : 논 래피드 아이 무브먼트 : NREM)라 하며 이 기간 중에는 안구의 뚜렷한 운동은 나타나지 않는다. 이 시기에서는 느린 주파수의 서파가 우세하게 나타나므로 서파수면기라고도 하며 뇌파의 활력징후가 감소한다. 비램수면기는 아래와 같이 4단계로 구분할 수 있다.

① 수면 제1단계(입면기 또는 졸음기) : 느린 안구운동이 발생하며 느린 알파파 우세에서 2~7[Hz]의 서파들이 출현되는 시기이다. 서파들 중 가장 우세한 것은 잔물결 같은 모양의 저진폭 세타파이기 때문에 이때 높은 진폭의 파형이 출현하면 측두엽 간질에 대한 이상소견을 가질 수 있다.

② 수면 제2단계 : 유파와 0.5초 이상의 지속시간을 갖는 수면방추파가 출현한다. 수면의 깊이가 더욱 깊어지면 12~14[Hz]의 수면 방추파가 양쪽 좌우반구와 두정부 근처에서 우세하게 출현한다.

③ 수면 제3단계 : 방추파와 서파의 혼합시기로 고진폭의 느린 서파들이 서서히 출현하는 시기이다. 방추파는 출현하거나 출현하지 않을 수도 있다.

④ 수면 제4단계 : 방추파가 완전히 사라지며 높은 진폭이면서 느린 서파들이 아주 잦게 출현되는 시기이다. 2[Hz] 이하의 서파들이 약 50[%] 이상 출현하는 시기이며 K-복합파와 서파들이 혼재해서 나타난다.

(4) 램수면기

저진폭의 세타파우세의 서파들이 50[%] 이상 고빈도로 출현한다.

수면이 깊어질수록 진폭이 작고 빠른 리듬의 뇌파가 측정되는데, 이 단계에서 빠른 안구운동이 일어나기 때문에 램(REM : Rapid Eye Movement : 래피드 아이 무브먼트)수면이라고 한다.

표 8-13 • 수면심도의 분류

국제분류	수면단계	뇌파 파형의 특징	구분
각성단계 stage W	각성기	알파파가 50[%] 이상 차지, 진폭의 저하 시작한다.	안정/각성
수면 1단계 stage 1	입면기 (졸음기)~ 경수면 초기	• 알파파의 소실(50[%] 이하로 감소)한다. • 느린 측면안구운동 발생한다. • 저진폭의 세타파 출현(잔물결파기)한다. • 두정부[25], 중심부에서 좌우 대칭적으로 돌발적인 예파가 출현(두정예파기)한다. • 2~3상성의 진폭(50~100[μV])이 높은 서파의 출현(유파기)	비램수면 (서파수면)
수면 2단계 stage2	경수면기	• 유파, 방추파 혼합기이다. • 지속시간 0.5초 이상되는 방추파[26]가 출현(12~14[Hz])한다 • 2~3상성의 서파인 K-복합파[27]가 출현한다.	
수면 3단계 stage3	중등도 수면기	방추파와 고진폭 서파가 혼재하며 2[Hz] 이하의 서파가 20~50[%]를 차지한다.	
수면 4단계 stage4	심수면기	방추파가 사라지며 2[Hz] 이하의 서파가 50[%] 이상 차지	
램수면기 stageREM	모순 수면기	• 저진폭의 서파가 절반 이상을 차지한다. • 급속 안구운동 출현, 뇌 대사활동 증가한다. • 외부의 자극에 대한 각성 역치가 높아진다.	REM수면

25) 두정부예파 : 초당 2회 이상으로 불규칙하게 출현하며 두정부에서 최대 진폭을 갖는 음성예파이다.

26) 방추파 : 0.5초 이상의 지속시간을 갖는 12~14[Hz]의 파형이다.

27) K-복합파 : 지속시간이 0.5초 이상으로 현저하게 길며 두정부예파보다 덜 뾰족한 파형이다.

수면중이면서도 이 시기의 뇌파의 형태는 깨어 있을 때와 유사하며, 서파 수면시보다 더 큰 자극이 있어야 각성이 되는 깊은 수면상태이기 때문에 모순수면기 또는 역설적 수면기라고도 한다. 램수면시 꿈을 많이 꾸기 때문에 꿈수면이라고도 하며 뇌파의 변화와 함께 체온, 맥박, 호흡 및 혈압이 상승하고 위장의 운동성은 감소하여 남성에게는 음경 발기가 나타나기도 한다. 이 시기에 대뇌에서는 깨어 있을 때보다 더 많은 양의 산소를 사용한다. 안구의 움직임은 활발한 활동성을 갖지만 신체 다른 부위의 근 긴장은 크게 저하된 상태가 된다.

램수면 기간은 약 20분간 지속되며 약 90분 정도마다 다시 반복되는데 아침이 가까워질수록 그 지속시간이 길어진다. 저진폭의 세타파우세의 서파들이 50[%] 이상 고빈도로 출현한다.

9. 뇌전도의 구성

일반적인 뇌전도의 구성도를 그림 8-69에 간략하게 표현하였다.

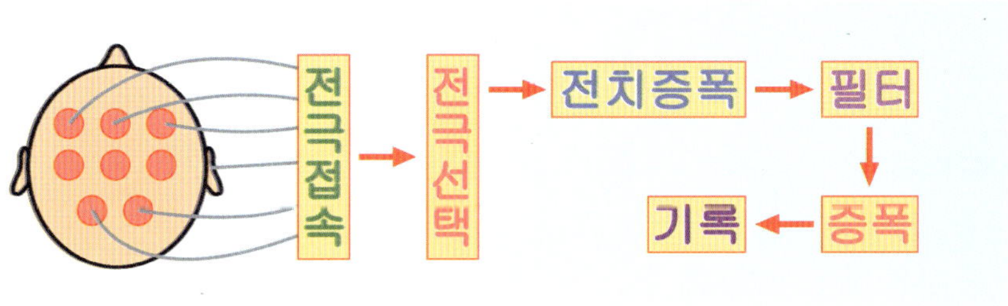

그림 8-69 • 일반적인 뇌전도의 구성

(1) 입력부

두피 위에 부착된 전극으로부터 미세한 뇌파의 전위변동을 유도하는 부분이다.

① 전극 접속기 : 접촉저항치, 즉 두피와 전극 간의 임피던스는 낮을수록 좋다.

② 전극 선택기 : G1 < G2일 때 진폭이 상향(음성파)으로 측정된다. 두피상의 전극이 활성 전극이 되며 귓불의 전극은 기준전극이 된다.

(2) 전치증폭부

1) 전치증폭기

생체신호의 증폭도와 동상성분(교류잡음)의 증폭도와의 비율을 판별비라고 하는데 동상성분 억제 정도(동상신호제거비)를 나타낸다. 판별비가 높을수록 동상 성분에 의한 전체 뇌파에 차지하는 교류 장해 정도는 작아진다.

① 차동증폭기로 구성, 교류잡음, 동상 성분억제한다.

② 뇌파신호는 역상, 증대 기록된다.

2) 동상신호제거비

교류에 의한 잡음이 차동증폭기의 입력단자로 스며들 때 차동증폭기에 의해 제거되지 못한 동상의 잡음신호가 출력에 영향을 줄 경우 그 영향의 크기 정도를 구분하는 비로소 전체의 출력 중에 동상에 의한 영향이 어느 정도 섞였는가로 이해하면 식 (8-7)이 된다.

$$\text{동상신호제거비} = 20\log\frac{\text{동상이득}}{\text{차동이득}}[\text{dB}] \tag{8-7}$$

(3) 필터부

뇌파의 주파수 성분 0.1～100[Hz] 범위이기 때문에 뇌파 증폭기는 0.1～100[kHz]의 주파수 성분에 대해서만 응답을 가져야 한다. 즉 뇌파진단의 목적이 되는 주파수 이외의 성분은 필터를 통해 차단시켜야 하는데 필터의 원리는 다음과 같다.

1) 고역통과필터

고역통과필터(High Pass Filter : 하이 패스 필터 : HPF)(그림 8-70)는 실제로 매우 제한된 용도로 사용되는 필터로 매칭구조 등에서 저주파 발진을 최소화하기 위해서 사용되며 뇌파 측정 시 저주파, 즉 1[Hz] 이하의 직류성분을 제거하기 위해 식 (8-8)을 사용한다.

$$f_H = \frac{1}{2\pi R_1 C_1} \tag{8-8}$$

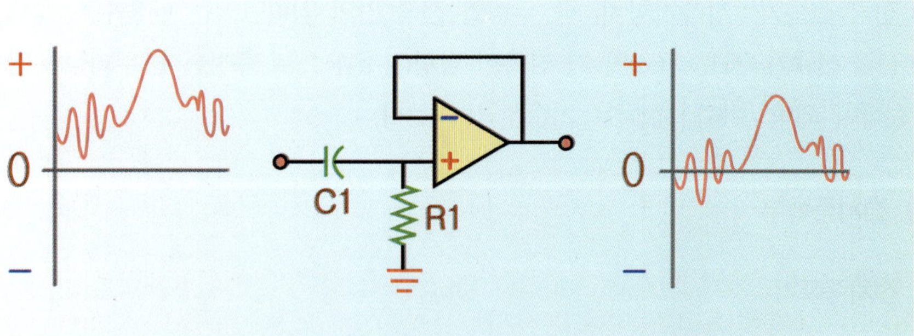

그림 8-70 • 고역통과필터(High Pass Filter : 하이 패스 필터 : HPF)

2) 저역통과필터

저역통과필터(Low Pass Filter : 로우 패스 필터 : LPF)(그림 8-71)는 주로 고주파 잡신호를 걸러내어 저주파의 필요한 신호만을 골라낼 때 많이 사용되는 필터 구조로 뇌파에서는 60[Hz] 이상의 주파수 성분을 차단시키는 역할을 하며 식 (8-9)로 나타낸다.

$$f_L = \frac{1}{2\pi R_2 C_2} \tag{8-9}$$

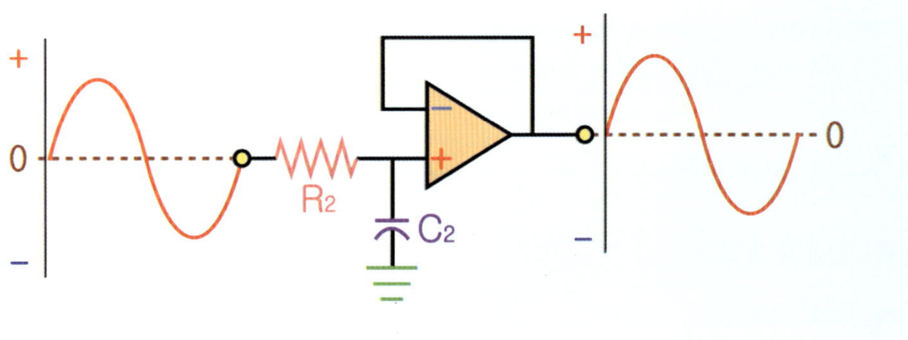

그림 8-71 • 저역통과필터

3) 대역통과필터

원하는 주파수 대역만 정확하게 골라낼 때 사용하는 것으로 그림 8-72와 같이 송신과 수신 시 정확한 주파수 대역만 보내고자 할 때 사용된다. 즉, 시스템마다 사용하는 주파수를 국한시켜 주는 역할을 한다.

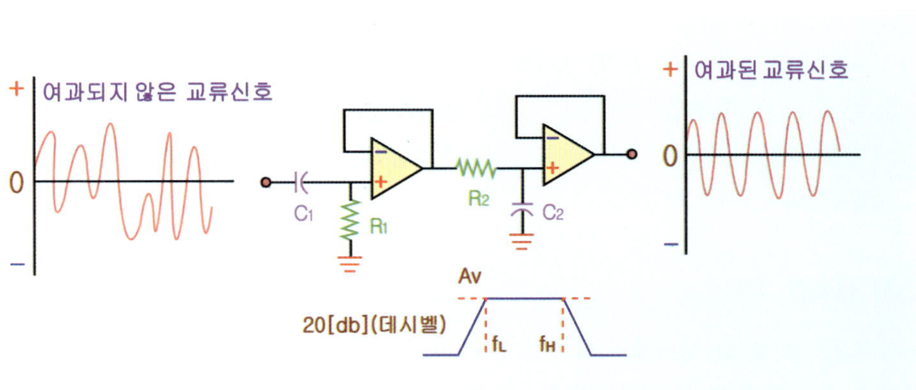

그림 8-72 • 대역통과필터(Band Pass Filter : 밴드 패스 필터 : BPF)

(4) 주증폭기

필터로 여과된 두피의 전위신호에 대한 전류의 크기는 임상뇌파기록에서와 같은 표면전극 사용시 신호의 진폭은 25~100[μ V] 범위이기 때문에 실제 기록부의 갈바노미터를 움직이기에는 그 크기가 작다. 따라서 전류를 충분히 크게 증폭할 수 있는 비교적 높은 이득을 가진 증폭기가 요구된다.

또한 뇌전도에 사용되는 전극은 심전도에 사용되는 전극보다 작아서 신호원 임피던스가 약간 높으므로 뇌파 증폭기에서는 높은 입력 임피던스가 필수적이다.

10. 인공산물

인공산물이란 뇌파를 기록시 측정하려고 하는 뇌파의 전위 성분 이외 다른 외부 또는 내부 신호가 혼입되거나 간섭되어 파형의 왜곡을 발생시키는 원인, 즉 잡음(전위신호) 등을 총칭하는 것이다. 뇌파 측정시 인공산물이 되는 원인은 다음과 같은 것이 있다.

(1) 교류의 혼입

누설전류, 전자유도, 정전유도, 고주파 변조잡음 등의 원인이다.

(2) 뇌파계 자체의 잡음

기계노후 또는 고장, 유도 코드의 불량 등 기계 자체의 결함에 의해 잡음이 발생된다.

(3) 심전도와 근전도, 맥파의 혼입

① 심전도의 QRS군파 중 극파의 형태를 갖는 R파가 출현하여 뇌파의 극파와 혼동시킬 수 있다.

② 불안 등으로 인한 극도의 긴장감으로 이를 꼭 깨물고 있을 때 측두근이 수축되는데 이로 인해 발생되는 전위변동으로 인해 뇌파의 극파와 혼동할 수 있다.

③ 전극이 전측두부 동맥혈관에 가깝게 부착되면 전극이 동맥의 활동에 의해 움직임을 갖게 되는데 이러한 움직임이 전극과 두피간의 임피던스를 증가시켜 기선을 동요시킬 수 있다.

(4) 금속성 의치

금속성 의치를 한 상태에서 환자가 입을 다물면 아랫니와 윗니가 서로 부딪히게 되는데 이때 높은 진폭의 극파성 잡음이 뇌파에 섞일 수 있다. 이때는 의치를 제거하거나 입을 가볍게 벌리게 한다.

(5) 안구운동, 호흡운동, 발한

발한으로 인해 땀을 흘리게 되면 피부의 전기저항이 변동을 하게 되어 느린 기선의 동요가 발생될 수 있다.

호흡을 하기 위한 몸의 움직임이 분극전압을 변동시킬 수 있다. 주의할 것은 호흡에 의해 가장 많은 움직임을 갖는 복부에는 유도선을 놓지 말아야 한다.

환자가 눈을 뜨거나 감을 때 또는 눈을 깜빡이는 안구 운동에 의해 전두부에서 톱니 모양의 파가 발생하는데 이로 인해 율동성을 가진 낮은 진폭이 혼입이 일어날 수 있다.

05 | 망막전도

1. 망막전도란

망막전도(Electroretinogram : 일렉트로레티노그램, ERG)는 눈의 망막에 광(光)자극을 주어 이때 발생하는 활동전압을 유도 및 증폭하여 기록하는 검사를 의미한다.

망막신경은 스스로 활동전위를 발생시키지는 않지만 빛에 의해 자극을 받으면 전위를 발생시킨다. 따라서 망막에 매우 짧은 시간 동안 빛을 비추면 탐사전극(망막의 내측면 또는 각막 위에 부착)과 기준전극(관자놀이, 이마 혹은 귓불) 간에 일시적인 전위차의 변화를 관찰할 수 있는데 이와 같이 망막에서 진행중인 전기적인 활동전위를 측정하는 것을 망막전도라고 부르며 그림 8-73이 활동전위를 망막전위라 한다. 망막전위의 크기는 약 100[μ V]이며, 주파수 특성은 약 500[Hz] 정도이다.

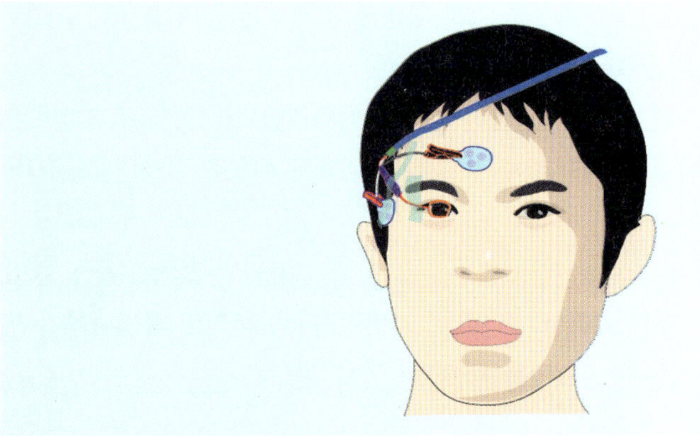

그림 8-73 • 망막전도

망막의 추상체나 간상체의 기능과 관계가 있으며 그 파형의 차이를 분석하여 주로 각막혼탁, 백내장, 홍채유착, 유리체 혼탁으로 안저를 검사할 수 없는 안질환의 진단이나 예후판정에 응용된다.

2. 눈의 구조와 빛에 대한 반응

(1) 눈의 구조

눈이란 물체의 형태와 모양, 색 등을 받아들이는 수용기와 빛에 의한 수용기의 화학적 변화에 의해 생성된 전위를 뇌로 전달하는 신경계로 구성되며 외부환경에 대한 정보를 제공해 주는 복잡한 구조물이다. 그림 8-74에 나타난 것처럼 망막전위의 측정은 망막내측이나 각막에서의 활성전극(특수 콘택트렌즈)과 관자놀이 등의 표준전극 사이의 전위차를 증폭하여 기록하며 눈의 구조는 다음과 같다.

① 공막 : 눈의 흰자위 부분 0.2~2[mm]의 두께이며 강한 결합조직막으로 안구를 보호하는 섬유성 막이다.

② 맥락막 : 혈관막으로 혈관이 풍부하며 0.2~0.5[mm]의 두께가 얇은 암흑갈색의 막으로 색소세포가 있어 암실처럼 빛을 차단하는 기능을 하며 망막 내면을 덮고 있다. 넓게 분포한 혈관으로 안구내에 영양을 공급시키며 앞 끝에 있는 모양체근은 원근조절에 관여한다.

③ 망막 : 안구의 가장 중요한 부위로서 두께는 약 3[mm]이며 질서있게 배열된 시각감수체 세포와 수평세포, 양극세포, 무축색세포, 신경절세포 등의 신경세포로 구성되어 있다. 시각감수체 세포에는 원추세포와 간상세포가 있는데 원추세포는 색깔을 인식하는 역할을 하며 간상세포는 명암을 구분하는 역할을 한다. 망막에는 황색을 띤 원형부 황반이 있는데 이곳에 상이 맺히면서 사물이 명료하게 보이게 된다.

④ 수정체 : 홍채 바로 뒤에 있는 탄력성을 가진 투명한 물체로 양면이 볼록렌즈 모양으로 돌출되어 있어서 광선을 굴절시키는 역할을 한다.

⑤ 초자체 : 수정체와 망막 사이의 공간에 들어 있는 무색투명한 젤리형의 조직이며 안구의 내압을 일정하게 유지시키는 역할과 수정체에서 망막에 이르는 광선의 통로 역할을 한다.

⑥ 안방수 : 수정체 전면의 공간(안방)에는 안방수가 있어 홍채와 수정체의 좁은 틈새로 전안방과 후안방의 물질이 서로 교통할 수 있다. 안방수가 눈 밖으로 빠져나가지 못하면 안압이 정상보다 높아지는데 이는 녹내장의 원인이 된다.

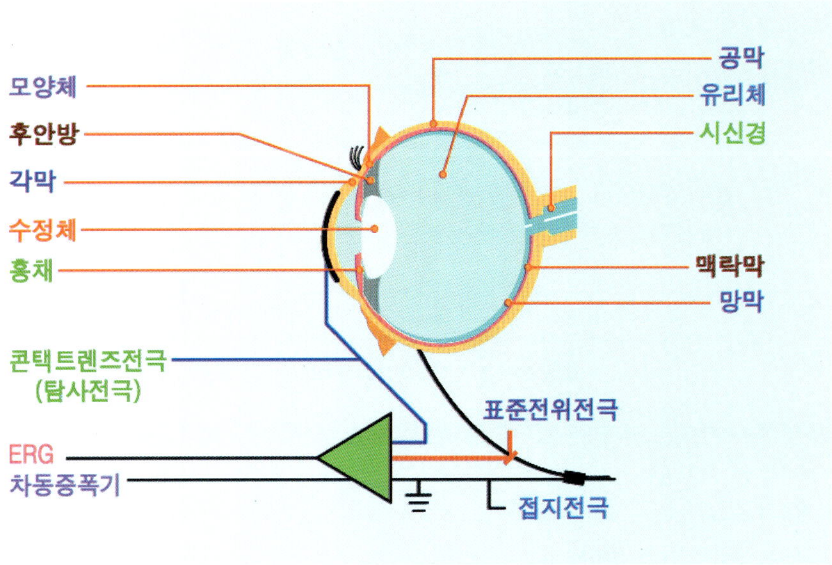

그림 8-74 • 안구의 수직단면과 망막전도의 측정원리

(2) 시각전도로

외부에서 눈으로 들어오는 광선은 각막, 안방수, 모양체근에 의하여 자유롭게 변화되어 광선을 망막의 한 점에 접합시키는 역할을 하는 수정체, 초자체를 통과하여 망막에 그림 8-75와 같이 도달한다.

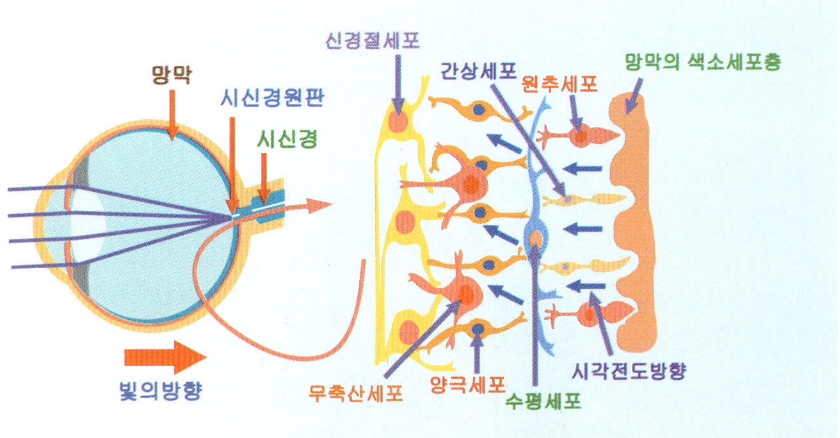

그림 8-75 • 망막에 도달하는 빛과 시각의 전도방향

외부로부터의 광선은 이들 투명체의 굴절률에 따라 알맞은 굴곡 형태로 망막에 투사된 후 다음과 같은 순서로 그림 8-76과 같이 우리의 뇌로 전달된다.

제 8 장

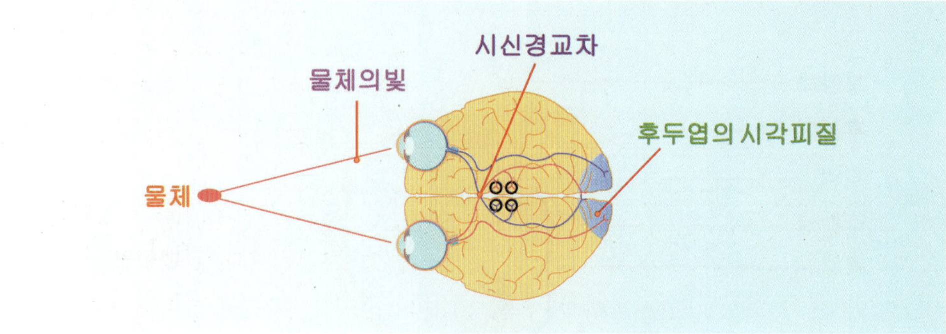

그림 8-76 • 대뇌피질에서의 신경전도로

① 빛은 망막의 제1신경원인 시세포층(원추세포와 간상세포)을 자극하여 흥분시킨다.

② 제2신경원인 양극 신경세포층은 원추세포와 간상세포에서 오는 흥분을 받아 시신경절세포로 자극을 전도한다.

③ 그 자극은 제3신경원인 시신경절세포층의 축색을 통해 망막 내부를 통과 후 시신경 원판에 모인 후 안구 밖의 시신경과 연결된 대뇌의 후두엽피질(브로드만 : Brodmann 영역)에 도달하여 시각충추의 시각피질에 투영된다. 우리의 뇌는 이러한 경로를 통해 망막에 맺혀진 상을 분석하여 그림 8-76과 같이 물체를 인식하게 된다.

3. 망막전도검사

(1) 검사방법

피검사자의 동공을 고정시킨 후 그림 8-77과 같이 국소마취 점안제를 넣고 망막전도검사용 콘택트렌즈 전극을 끼우며 기준전극은 양미간이나 이마에 붙인다.

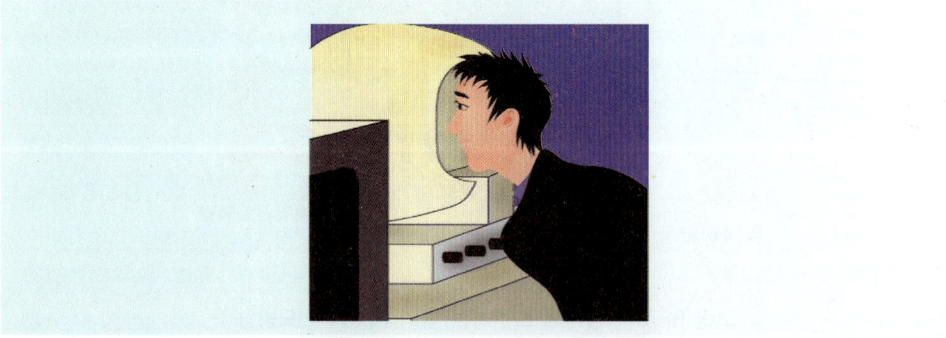

그림 8-77 • 망막전도검사

환자의 질환에 따라 명반응, 암반응 망막전도검사(그림 8-78)를 실시하는데 특히 주의할 점은 환자의 눈 깜빡임을 방지해야 하며 측정은 여러 번 하는 것이 아니고 1~2번에 결과를 얻어야 한다.

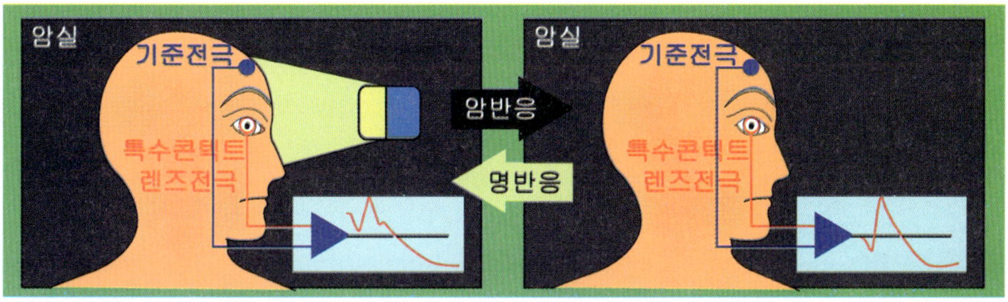

그림 8-78 • 일반적인 명반응 암반응의 망막전도 검사방법

(2) 명순응과 암순응

인간의 빛 수용은 망막의 중심부에 있는 원추세포와 간상세포가 주로 관여하는데 밝은 곳에서는 원추세포가, 어두운 곳에서는 간상세포가 광각에 관여한다. 밝은 곳에서 어두운 곳으로 옮기면 처음에는 거의 아무것도 보이지 않으나, 어둠에 익숙해지면 점차 어슴푸레하게 보이게 되는데 이러한 어둠에 대한 감각의 순응을 암순응이라 하고, 반대로 밝기(광)에 대한 광각의 순응을 명순응이라 한다(그림 8-79). 이와 같이 이는 빛에 대해서는 망막의 감도를 내려 많은 양의 빛을 받아들이고, 어둠속에서는 감도를 올려 빛에 반응해 나가는 생체 조절기구의 작용이다.

일반적으로 명순응 상태에서 암순응으로의 이행에는 수십 분을 필요로 하지만, 암순응 상태에서 명순응으로의 이행은 몇 분이면 완료한다.

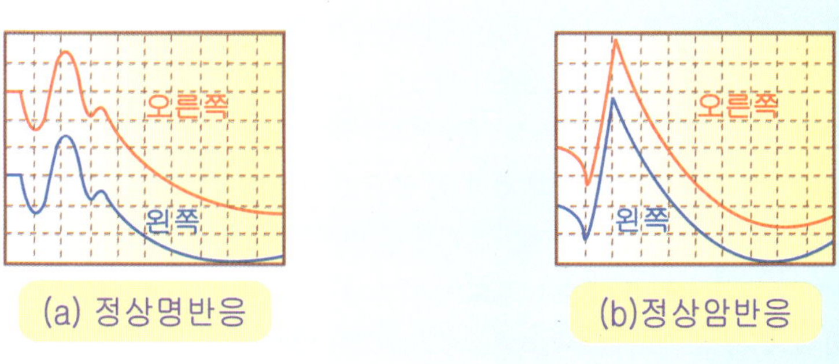

그림 8-79 • 명순응과 암순응시의 정상적인 망막전위도

임상적으로는 광각은 인지할 수 있는 최소의 강도, 즉 암순응 상태에서 빛의 자극 역치를 측정함으로써 검사한다.

암순응을 시작 후 단시간 내에 진폭의 변화가 나타나지만 약 15분 후에는 거의 변화가 없다. 하지만 야맹증 환자의 경우 장시간의 암순응시 망막전도 파형의 진폭에 증가가 발생한다.

(3) 일반적인 망막전도 파형

망막전도 파형(그림 8-80)을 구분하면 다음과 같다.

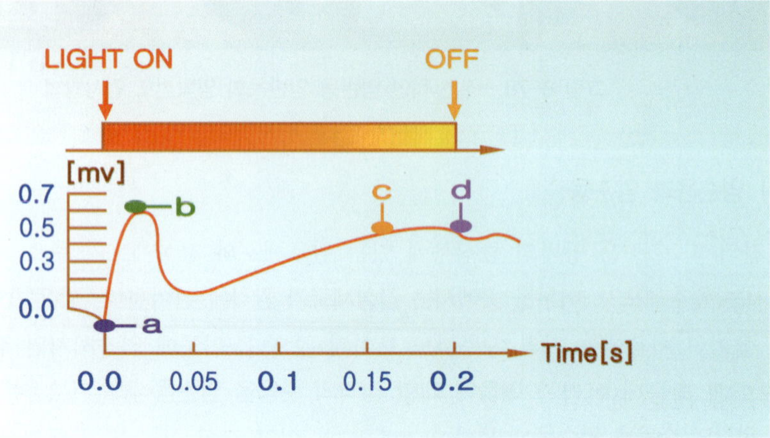

그림 8-80 • 척추동물의 자극에 대한 망막전도 파형(인간 역시 포함된다)

① a파는 주로 광수용기 신경원인 간상체와 추상체 세포로부터 발원되는 전위를 나타낸다.
② b파는 주로 쌍극신경세포층으로부터 발원되는 전위를 나타낸다.
③ c파는 광수용기가 끝나는 부분인 색소상피층에서 발원되는 전위를 나타낸다.
④ 자극이 끝나는 부분에서 나타나는 d파는 a, b파형 성분의 끝부분의 응답과 관련이 있다. 자극광의 강도가 약할 경우 b파만이 기록되나 자극광이 강해지면 a파와 율동양소파가 기록되며 b파의 진폭도 증가한다.
⑤ 일반적으로 망막전도에서는 a파, b파 및 율동양소파만이 측정되는데 이는 c파는 a파와 b파 후에 긴 시간 동안의 자극에 대하여 망막이 반응하는 것을 DC증폭기로 기록하는 파로서 a, b파의 기록과 c파의 기록은 시간적으로 0.5초 차이지만 빛에 의한 자극으로 환자의 눈이 깜빡거리게 됨으로써 사실상 c파의 정확한 파형을 볼 수 없기 때문이다.
⑥ b파의 대부분은 양극신경세포의 활동을 반영하고 있지만 파형의 일부분은 신경절 세포들에 의한 영향을 반영하고 있다.

신경절 세포들은 망막의 수렴성 때문에 양극신경 세포들의 수보다 작기 때문이며 망막의 신경절 세포의 세포체는 탈분극을 통해 축색돌기를 따라 뇌까지 이동하는 전파특성을 지닌 활동전위를 발생시킨다.

시세포의 기능이 비정상적이면 모든 파형이 비정상적으로 나타난다는 점을 염두에 두며 각 파형의 발생원을 숙지하는 것도 중요하다.

표 8-14 • 망막전도 파형과 발생원

망막전도 성분	발생원
a파	시세포
b파	쌍극신경세포
율동양소파	무축색세포
c파	망막색소상피

4. 임상적 응용

망막전도는 다음과 같은 병을 진단하는 데 매우 유용한 검사법이다.

(1) 당뇨병성 망막증

당뇨병이란 체내 인슐린의 절대량이 부족하거나 그 작용이 부족하여 혈당량이 높아진 상태가 장기간 계속됨으로써 신장, 신경, 망막과 전신의 크고 작은 혈관들을 침범하여 만성 합병증을 일으키는데, 당뇨병성 망막병증은 당뇨병 환자의 약 반수 이상에서 발생하며 실명을 일으키는 가장 큰 원인이다.

(2) 백내장

눈의 수정체에도 혼탁이 생겨 눈 속으로 빛이 잘 통과하지 못해 물체가 흐려져 시력이 떨어지게 되는 것으로 노화현상으로 유발되는 노인성 백내장이 가장 많으며 그밖에 당뇨, 포도막염, 외상 등에 의해 발생한다.

(3) 망막색소변성

망막의 시신경세포 중 흑백 및 명암을 구별하는 간상세포의 수가 점차로 줄어드는 질환으로 결국에는 모든 시세포에 장애를 일으킨다. 증상은 초기에 야맹증이 나타나고, 점차 시야가 좁아 보이는 시야의 협착이 진행되며 백내장, 녹내장, 원추각막, 근시 등이 동반될 수 있다.

(4) 야맹증

망막간상체의 기능장애로 광각이 약해지거나 암순응이 지연되어 밤이나 새벽 무렵에 시력이 크게 떨어져 눈이 잘 보이지 않게 되는 증세로서 선천적인 경우와 비타민 A의 결핍에 의한 것이 있다.

5. 검사시 주의점

① 환자가 눈을 깜빡거리거나 안구를 움직이면 인공산물이 발생될 수 있기 때문에 눈을 움직이지 못하도록 고정시켜야 한다.

② 측정시 진폭의 감소를 막기 위해 광자극에 의한 검사는 1~2번에 결과를 측정해야 한다.

③ 잡음발생시 콘택트렌즈 전극이 각막에 정확히 붙어 있는지 확인해야 한다.

④ 전해질 용액의 금속성분이 빛에 의해 광전효과를 발생시킬 수 있으므로 피부에 접촉되는 전극면을 검은색 종이나 필름 등으로 가려 준다.

6. 망막전도계의 조건

필터의 대역폭은 0.5~100[Hz]이며 증폭기 감도는 100[μ V/div] 정도이고, 광자극은 명순응과 암순응시 1.2[J]의 자극을 사용하며 시간감도는 20[msec/div]이다.

06 | 안구전도

1. 안구전도란

눈에는 망막전도와 같이 자극에 대한 응답전위의 일시적인 변화 이외에도 각막과 망막간에는 일정한 전위차(약 1[mV])가 존재하는데 이를 정전위라고 한다. 이 전위의 발생은 거의 대부분 망막색소상피가 기여하며 약 10[%] 정도만이 나머지 안구의 조직이 관여한다.

안구전도(Electrooculogram : 일렉트로아큘러그램, EOG)의 원리는 어두운 곳에서 한 전극을 각막 위에 놓고 다른 하나의 전극을 코 또는 머리 부위에 놓으면 2개의 전극 사이에서 전위차가 발생하는 것을 이용한 것이다. 이때 안구에 더 강한 빛을 비추면 이 정전위가 더 증가되는데 이 전위를 발광전위라 한다(그림 8-81).

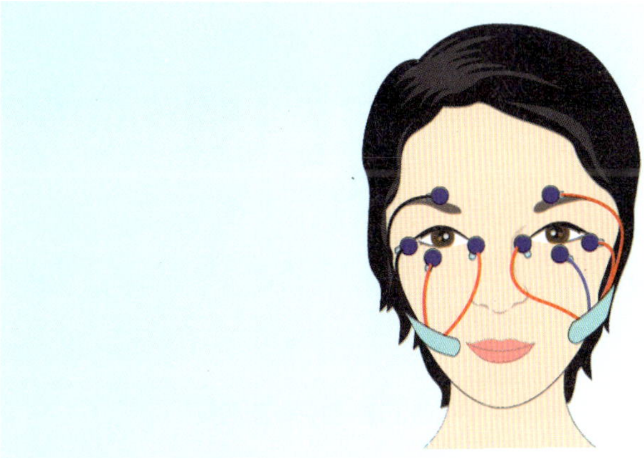

그림 8-81 • 안구전도

이 정전위와 발광전위를 합쳐 각막-망막전위라고 하며 각막의 전위는 망막의 전위에 비해 (+)전위를 가지며 망막은 각막에 비해 (-)전위를 갖는다.

2. 안구전도 측정법

일반적으로 안구의 앞과 뒤쪽의 전위차를 직접 측정하는 것은 불가능하므로 실용적인 안구전도 측정 방식은 양안각 부근에 전극을 부착시켜 안구의 움직임에 따라 그 전위차를 측정하는 방식을 사용한다.

전극부착위치(그림 8-82)에서 1번과 2번 전극, 3번과 4번 전극은 안구의 수평운동에 따른 안구전도를 측정하며 5번과 6번 전극은 안구의 수직운동에 대한 안구전도를 측정한다.

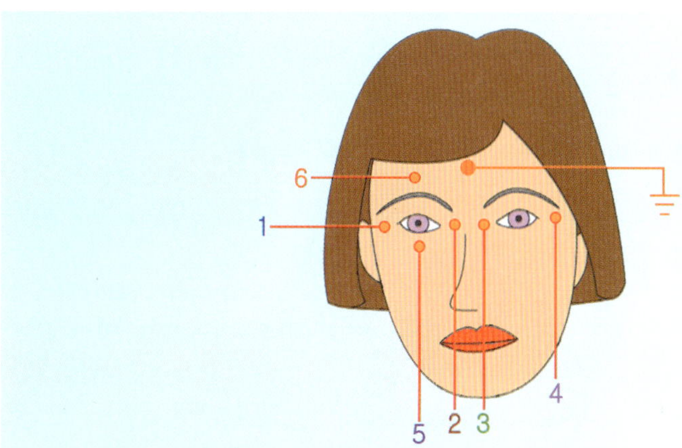

그림 8-82 • 안구전도의 전극부착위치

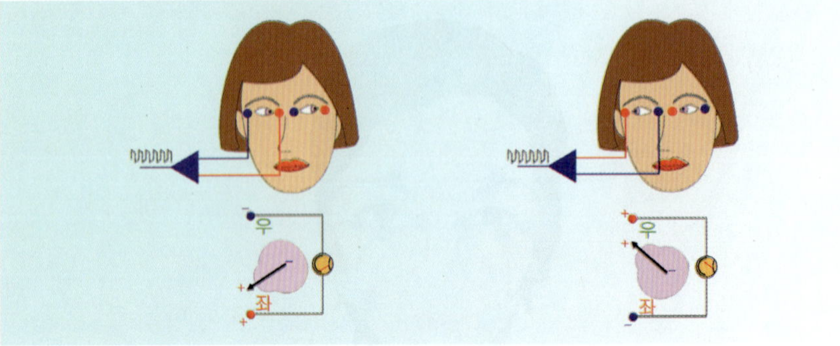

그림 8-83 • 안구의 좌우 운동에 따른 전위측정 방식

안구의 좌우 운동에 따른 전위측정 방식을 그림 8-83에 나타내었다. 이와 같이 안구의 움직임에 대한 각막 망막전위를 기록하는 것을 안구전도라 한다.

안구의 상하 운동에 따른 전위 측정을 그림 8-84에 나타내었다. 안구가 위로 움직일 때는 이마쪽이 양(+)의 전위를 띠며 코쪽이 음(−)의 전위를 띠는 모습을 보여 주고 있다.

정면을 응시할 때는 일정한 쌍극자가 두 전극 간에 형성되며 이때의 안구전도 출력은 0이 된다.

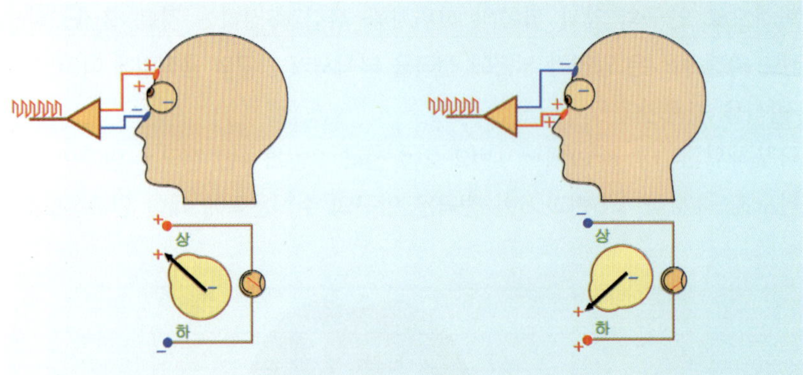

그림 8-84 • 안구의 상하 운동에 따른 전위측정

3. 안구전도의 검사방법

안구전도는 아래와 같은 검사를 실시하여 그림 8-85와 같은 그래프를 얻는다.

① 눈과 타깃(target)과의 거리는 1[m]로 하며 일정한 밝기의 실내등에서 수분간 안구전도를 측정하여 기록된 안정된 진폭을 기준값으로 설정한다.

② 암순응검사 : 암실에서 10~15분가량 암순응에 도달하도록 기다린 후 1분 간격으로 5~

6회 관찰한다. 암순응 직후에는 일과성의 진폭의 증가가 나타나지만 점차 감소하여 10분 전후에서는 최저치의 진폭을 나타내고 다시 약간 증가하는데 이때 최저치를 다크 스로프(dark trough)라 한다.

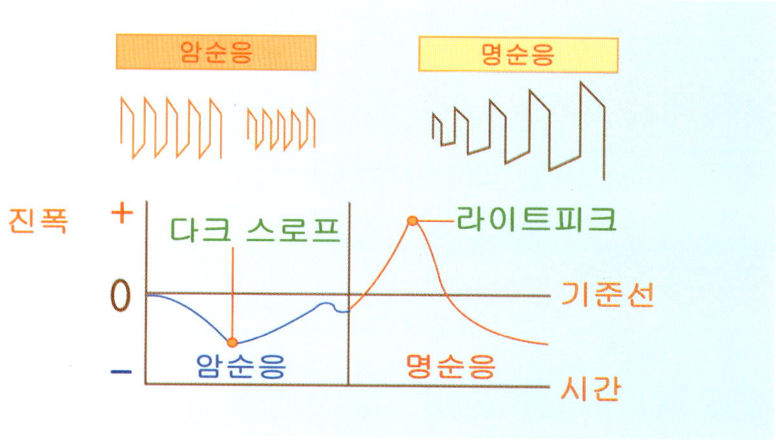

그림 8-85 • 암순응검사와 명순응검사를 통해 측정되는 다크 스로프와 라이트 피크

③ 명순응검사 : 15분간의 암순응검사 후 바로 실내등을 켜서 명순응을 실시한다. 역시 1분 간격으로 측정한다. 명순응 실시 후 망막전도의 진폭은 8분 전후에서 최대치를 나타내는데 이때의 최대 진폭을 라이트 피크(light peak)라 한다.

④ 검사자의 턱과 이마를 고정시키고 타깃을 따라 정확하게 안구가 움직이도록 유도한다.

4. 안구전도의 해석

암순응과 명순응의 관계를 아든 비율(Arden ratio : 아든 라디오)이라 하는데 망막질환 등 눈의 이상에 따라 달라지는 비율이다. 아든 비율을 구하는 공식은 식 (8-10)과 같다.

$$\text{Arden ratio} = \frac{\text{라이트 피크에서 } 5 \sim 6\text{개 측정치의 평균} \times 100}{\text{다크 스로프에서 } 5 \sim 6\text{개 측정치의 평균}} \qquad (8\text{-}10)$$

안구전도의 각 요소별 정상치는 표 8-15와 같다.

표 8-15 • 안구전도의 정상치

측정요소	정상 평균치	정상 범위
기준값	368 [μV]	148~938 [μV]
라이트 피크	238 [μV]	71~460 [μV]
다크 스로프	665 [μV]	214~125 [μV]
아든 비율(Arden ratio)	241 [%]	148~449 [%]
라이트 피크 도달시간		7~15 분
다크 스로프 도달시간		5~12 분

5. 안구전도의 응용

(1) 노인성 황반부 변성

황반부는 안저의 중심부에 위치하여 미세한 시력과 색각을 나타내는 중요한 부분인데 나이가 많아지면서 혹은 심한 혹사로 인해 이 황반부의 시세포가 적어지고 변성을 겪으면서 황반부 위축이 발생되어 시력이 감소하고 그 증상이 악화되면 실명에까지 이르는 질병이다.

(2) 선천성 황반부 변성

황반부의 변성은 많은 경우 노인에게서 발생되며, 간혹 젊은 사람에게서 발생하는 경우도 있으며 드물게 유전적인 원인도 있다.

(3) 염증성 황반부 질환

수술과정을 통해 안구에 물리적 자극이 가해지면 다소의 염증반응이 나타난다.

백내장 수술 후 일정기간 동안 포도막염, 각막염 및 결막염 등이 수반되며 이로 말미암아 자극증상(눈물, 눈꼽, 물감, 눈부심, 충혈 등)이 나타난다.

염증반응은 수술 후 3개월 정도에 걸쳐 서서히 치료된다. 그러나 드물게는 세균성, 수정체 중증의 염증인 경우에는 염증상태가 치유되더라도 안구내 막형성, 조직의 유착, 안구내 신경조직인 망막의 변성 혹은 각막혼탁 등으로 시력회복이 더딘 경우도 있다.

검은자위로서 유리창에 해당하는 각막에 염증이 발생하는 경우 각막염이라고 하며 각막부종 등으로 수술 후 시력회복이 더디거나 이물감, 눈부심, 혹은 통증으로 인해 눈물이 난다. 주로 안약제에 대한 과민반응이거나, 확인되지 않고 지나간 단순포진 및 대상포진 등의 잠복성 바이러스균에 의해 일어나는 경우 대개 약물에 의해 치료된다.

드물게는 각막궤양 등으로 이행되어 각막혼탁을 가져올 수도 있다. 염증반응으로는 낭포양 황반부종, 맥락막 삼출현상, 포도막염 등이 있으며 중증의 염증성 합병증은 거의 나타나지 않는다.

(4) 망막혈관장애

당뇨 등에 의한 합병증세로 눈의 모세혈관들에 혈액이 원활하게 공급되지 못해 발생하는 것으로 오랜 시간 고혈당 상태를 방치하면 망막의 모세혈관에 이상이 생겨 말초혈관의 순환 장애현상이 나타나고 망막의 여러 부위에 산소결핍 부위가 발생되는 질환이다.

6. 안구전도의 조건

① 시정수 : 0.3초이다.
② 증폭기 : 감도는 200[μ V/div]이며 필터의 대역폭은 0.08~100[Hz]이다.
③ 타깃 : 위치는 눈앞에서 1[m]이며 시정수 0.3초를 기준으로 분당 72분을 왕복할 수 있어야 한다. 이동각도는 수평면을 기준으로 좌로 15°, 우로 15°의 이동이 가능해야 한다.

07 | 초음파

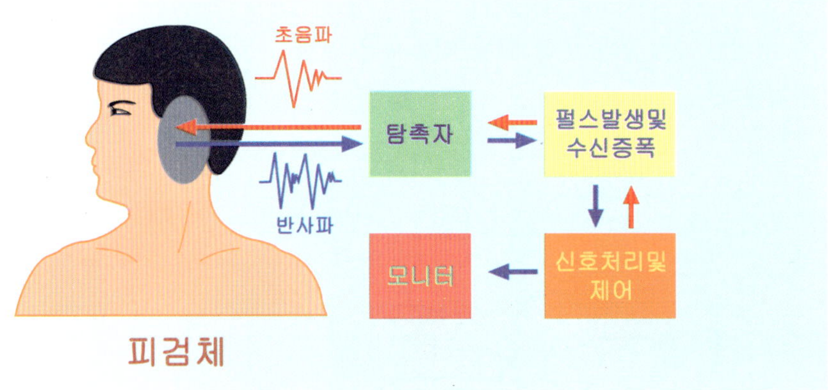

그림 8-86 • 초음파 진단기의 구조

일반적으로 인간의 소리에 대한 가청능력은 주파수 20~20,000[Hz] 사이인데 초음파(ultra-sonic waves : 울트라 소닉 웨이브)란 인간의 귀로 감지할 수 없는 음역 이상의 소리(음파)

를 의미하는 것으로 20[kHz] 이상의 주파수를 가리킨다. 높은 주파수인 초음파의 장점은 속도(음속)와 방향을 가지고 이동할 수 있다. 초음파가 통과하는 매질의 소리정항에 의해 반사 정도가, 밀도와 탄성에 의해 속도가 좌우되기 때문에 신체조직에서의 초음파 반사를 이용하면 물체의 반사된 메아리를 탐지하여 영상화함으로써 원하는 신체 내부의 내용물을 시각화할 수 있다(그림 8-86).

초음파 진동소자(수정, 황산리튬, 티탄산바륨 등)의 양전극 사이에 전압을 가하면 전압의 크기와 전하 등에 따라 진동자가 신축하는데 이 작용이 진동으로 바뀌어 초음파가 발생하게 된다. 진동소자는 전기적 에너지를 음파로 변환시키고 다시 반사음을 받아 전기적 에너지형태로 전환시키는 수신의 역할을 동시에 수행한다.

08 | 맥 파

일반적으로 환자를 진료할 때 환자의 맥을 짚어 보면 맥의 촉진에 의해 발생하는 맥박수, 리듬, 크기, 혈관의 성상 등의 많은 정보를 얻을 수 있는데 이 맥파(Mechano-cardiogram : 메카노카디오그램 : MCG)는 심장의 펌프질 기능에 의해 혈액이 순환되면서 형성된다.

맥파란 혈액박출시 대동맥의 기시부에서 혈압이 상승이 발생하여 그 부위의 혈관을 확장시키게 된다. 심실로부터 혈액이 계속 박출되는 시간의 흐름에 따라 대동맥 내 혈액의 관성을 능가하게 되어 혈압의 증가는 점점 말초혈관으로 전달되어 가는 것을 의미한다. 이것은 팽팽한 고무줄의 한쪽 끝을 진동시켜 전체 고무줄에 진동파가 전도되는 것과 같은 원리이다.

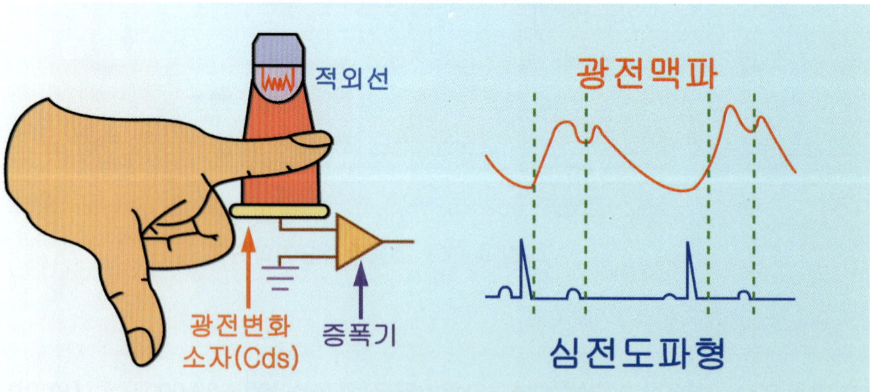

그림 8-87 • 광전식 용적맥파의 원리

맥파의 출현은 심장의 심실이 수축하면 좌심실에서 혈액이 대동맥으로 박출하고 대동맥압에 변동하는 경로에 의해 발생한다.

맥박의 수와 심박동의 수는 동일하지만 맥박의 전파속도는 혈류속도와는 상관없이 혈관벽의 탄력성에 영향을 받으며 혈류속도보다 활씬 빠르게 말초혈관에 전파된다.

전신에 있는 각 동맥에서 측정된 맥파는 동일하지 않으며 심장에서 멀어짐에 따라 큰 기복은 더욱 많이 발생하는 반면 적은 파동은 소실된다.

참고문헌

1. 기초전기전자공학(Electronics Fundamentals), Floyd 원저, 김종수 외 공역, 청문각
2. 디지털 논리회로 설계와 실험, 이기학 · 백주기 공저, 성안당
3. 디지털 논리회로(고등학교) 김은태 외 3인 공저, 교육인적자원부
4. 디지털 의료영상학 정환 · 이완 · 기문찬 공저, 정문각
5. 동력배선실기, 박원규 저, 한국산업인력공단
6. 무선설비 산업기사실기, 손원경 · 이태현 공저, 세화
7. 보장구 의지학, 권혜정 외 11인 공역, 고문사, 1993
8. 보조기 및 의수족, 이재학 · 황현교 편저, 고문사, 1986
9. 보조기 및 의수족, 박윤기 외 2인 편저, 고문사
10. 사람해부학, 정인혁, 아카데미서적
11. 심전도의 단기완성, 전종영, 고려의학
12. 심전도 해설, 김형묵, 고려의학
13. 생리학, 김종규, 정문각
14. 생리학, 이병희, 신광출판사
15. 쉽게 배우는 의학용어, 차봉석 · 김춘배 공저, 정문각
16. 쉽게 풀이한 의학용어, 이성란 외 공저, 현문사
17. 센서기초기술, 박기엽 · 김은원 공저, 광문각
18. 센서공학(Sensor&Transducer), 이덕출 · 공용혁 · 김성남 · 나승권 · 장창현 공저, 엔트미디어
19. 의공기사 자격시험 학습서, 김인영 외 8인 공저, 대한의용생체공학회
20. 의공기사(산업기사) 의용기계공학, 김동욱 외 26인 공저, 대한의용생체공학회, 교육개발연구원
21. 의공학(Medical Engineering), 이경성 · 최민주 공저, 청구문화사
22. 의공학개론, 김남균 외 12인 공저, 여문각
23. 의공학의 이해, 김태전 외 4인 편저, 고려의학
24. 임상 생리학, 김대식 외 15인, 고려의학
25. 임상 생리학 실습, 권경남 외 19인, 고려의학
26. 임상생리학, 대구보건대학 해부생리학 문제집, "대구보건대학"
27. 의지, 보조기학(개정판), 김장란 외 4인, 탑메디오피아
28. 의학용어, 김은자 외 10인, 정문각
29. 인터넷사이트(의학용어 백과사전 참조), 의지학, 보조학 참조
30. 의공학입문, 김남현 외 11인 공저, 신광출판사
31. 의용계측공학, 의공학 교육연구회 역편, 여문각
32. 의료정보학, 김선일 외 6인 공저, 여문각
33. 인체생리학, 이강이 외 편저, 현문사
34. 인체 해부학, 김창국 외 2인, 대경북스
35. 알기 쉬운 자동제어, 김원배 · 나승권 · 문명룡 · 이재규 · 조명현 · 차익수 공저, 동일출판사

36. 진단용 방사선 안전관리(II) 성능관리편, 대한방사선사협회, 대학서림
37. 진단용 방사선 안전관리(II) 행정관리편, 대한방사선사협회, 대학서림
38. 전자의공학 김익수 편역, 도서산업사
39. 자동화를 위한 센서공학, 김원회 · 김준식 공저, 성안당
40. 자동화를 위한 센서의 기초와 활용, 김상진 · 왕종배 공저, 연학사
41. 전기이론, 김용하 · 김수욱 공저, 한국산업인력관리공단
42. 전기전자의 기초, 강찬희 외 공저, 북스힐
43. 전기 · 전자의 기초, 이다까 시게오 저, 전자회로 연구회 역, 대광서림
44. 전기 · 전자 측정, 김선태 외 5인 공저, 한국직업능력 개발원
45. 전자회로(Electronic Devices and Circuit Theory), 김수원 · 박재홍 공역, 사이텍미디어
46. 전자회로의 이해, 김평호 · 나승권 · 이동원 · 최성재 공저, 남두도서
47. 전자공학@정보사회, 바이오전자 윤영로 외 6인, 대한전자공학회 교양도서
48. 정보전송 공학/개론, 양윤석, 세화
49. 정보통신 산업기사 실기, 김병철 · 정현기 공저, 태영
50. 초음파 영상학, 강선일 외 16인 공저, 정문각
51. 초급자를 위한 PSPICE 활용, 황락훈 · 조문택 · 이충식 · 나승권 공저, 동일출판사
52. 최신전자기초실습, 임승하 · 황호웅 · 나승권 · 이종성 공저, 남두도서
53. 회로이론, 박송배, 문원당
54. 기타추가내용은 인터넷에서 발췌
55. DK 인체생리 · 해부도, 민유정, 대경북스
56. PSPICE와 PSIM 시뮬레이션중심의 전력전자공학, 서영수 · 황락훈 · 조문택 · 심광영 · 곽동걸 · 채수형 · 나승권 공저, 동일출판사
57. Analog Integrated Circuit Application, Michael Jacob, Prentice hall
58. Basic Engineering Circuit Analysis, David Irwin, Wiley
59. Design of Pulse Oxieter, Webster, Institute of Physics publishing
60. Fundamentals of Analog Circuit, Floyd, Prentice Hall
61. Fundamentals of biomechanics, Nihat Ozkaya, Springer
62. Logic and Computer Design Fundamentals, Morris Mano, Prentice Hall
63. Lower-limb prosthesis : including prosthetist's supplement, New York University Medical Center

〈인터넷사이트〉
1. HTTP : Poc.e-bohun.or.kr/서울 보훈병원 보장구 센터
2. HTTP : myhome.nate.com/cpojis/순천제일대학 의료보장구과
3. http : // ko.wikipedia.org
4. http : //www.sewoonmedical.co.kr
5. http : //www.bicon.com
6. http : //blog.daum.net/arissong80/
7. http : //www.sngbio.com)

찾아보기

|||| 저자약력 ||||

▪ 나 승 권

- 서울 청량초등, 경희중, 한양공업고등학교 전기과 졸업
- 한국 폴리텍VII 대학 동부산 캠퍼스 전기, 전자과 2년 수료
- 한국 폴리텍II 대학 인천캠퍼스 전기과 기능장 과정 졸업
- 강원 상지영서대학 전자과 졸업(전문학사)
- 충북 세명대학교 전기전자학과 졸업(공학사)
- 충북 세명대학교 일반대학원 전기전자학과 졸업(전력전자 및 자동제어 전공, 공학석사)
- 충북 세명대학교 일반대학원 전기전자학과 졸업(의공학 및 전력전자응용전공, 공학박사)
- 부산위생(한방)병원 전기 및 의용기사 7년 근무
- 한국수자원공사 전기기사 7년 근무
- 강원 상지영서대학, 의료시스템정보과 강의(현)
- 한국폴리텍III 대학 원주캠퍼스 의용공학과 교수(현)
- 의료정보관리사, 병원코디네이터(Hospital Coordinator)사
- 전기기기기능장, 전기공사기능장, 산업안전기사, 전자산업기사
- 전기공사특급기술자, 한국전력기술인특급기술자, 한국전력기술인특급감리사
- 한국전력기술인설계사 면허, 전기 · 전자 기술지도사 이외 10개의 자격증과 면허취득
- 한국산업인력공단 의공(산업)기사, 의료전자기능사 이론, 실기 출제(검토)위원(현)
- (재)원주의료기기테크노밸리 의료기기자문위원(현)
- 원주단지혁신클러스터추진단 기술과제 평가위원(현)
- 강원지식재산권 서포터즈 위원회 위원(현)
- 강원테크노파크 대량생산공정기술개발사업선정(의료기기) 평가위원(현)
- 메디칼디바이스저널, 기술편집 자문위원(현)
- (주)ED, (주)메디아나, (주)써유메디칼시스템, (주)메디즌, (주)엠에스믹스미작현, (주)태연메디칼, (주)대화기기, (주)메디칼써프라이, (주)리스템, (주)에이아이랩, (주)바이오프로테크 의료기술 자문위원(현)
- TUV Korea Ltd. TUV Suddeutschland Group(Medical-Health-Service부서), 의료기기자문 및 외래교수(현)
- ISO 9001(국제심사원), (재)키캅연구소 전문위원(서비스 품질, 우수기업 인증원)
- 대한의용생체공학회, 대한의공협회, 한국의료정보교육협회, 산단공혁신클러스터, 한국산업기술재단, 대한전력전자학회, 한국산학기술학회, 대한전기학회 회원

현대 의용기계공학

2009년 2월 25일 1판 1쇄 발행

저 자 나 승 권
발행인 남 승 우

발행처 도서출판 상尚 학學 당堂

서울특별시 동작구 사당3동 220-43
TEL : 02) 595-1692~4
FAX : 02) 595-1394
E-mail : namdoo6@unitel.co.kr
신고 : 2-155호 (1968. 11. 29)

정가 37,000원

ISBN 978-89-93383-13-3 93560